U0337334

陈士铎医书全集

清·陈士铎　著

【上】

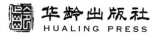

华龄出版社
HUALING PRESS

图书在版编目（CIP）数据

陈士铎医书全集／（清）陈士铎撰. -- 北京：华龄
出版社,2022.8

ISBN 978-7-5169-2313-9

Ⅰ.①陈… Ⅱ.①陈… Ⅲ.①中国医药学–古籍–中
国–清代 Ⅳ.①R2-52

中国版本图书馆 CIP 数据核字（2022）第 122804 号

责任编辑 郑建军			**责任印制** 李未圻	

书　　名	陈士铎医书全集		作　者	〔清〕陈士铎　撰
出　　版 发　　行	华龄出版社 HUALING PRESS			
社　　址	北京市东城区安定门外大街甲57号		邮　编	100011
发　　行	(010)58122255		传　真	(010)84049572
承　　印	河北华商印刷有限公司			
版　　次	2022 年 8 月第 1 版		印　次	2022 年 8 月第 1 次印刷
规　　格	880mm ×1230mm		开　本	1/32
印　　张	54.5		字　数	750千字
书　　号	ISBN 978-7-5169-2313-9			
定　　价	148.00 元（全三册）			

出版说明

陈士铎，字敬之，号远公、莲公，自号大雅堂主人，别号朱华子，浙江绍兴人，大约生于明朝天启年间，卒于清朝康熙年间。清代著名医学家。他出生于医学世家，少习儒家典籍，屡试不第，又逢清军入关，社会动荡，便弃儒学医。一生性好游历，北至北京，南达广西、四川，遍访各地医家与奇人异士。陈氏著述甚富，有《外经微言》《石室秘录》《辨证玉函》等留传于世。在书中以《灵枢》《素问》《伤寒论》为本，取古人意又不泥古人之法，善于辩证，临证时灵活变通，还提出了阴阳颠倒、六脏七腑等学说，对中医理论多有贡献。

本次出版的《陈士铎医书全集》，共收录了七部著作。其中《外经微言》以天津市卫生职工医学院图书馆藏的清代精抄本为底本，《脉诀阐微》以清乾隆年间刊刻的《洞垣全书》中收录的版本为底本，《辨证玉函》以1985年出版的《明清中医珍善孤本精选》中收录的清代康熙年间刊本为底本，《辨证录》以清乾隆年间喻义堂刊本为底本，《洞天奥旨》以清乾隆年间大雅堂刊本为底本，《石室秘录》和《本草新编》以清康熙年间本澄堂刊本为底本。原书均为繁体竖排，现改为简体横排，并加现代标点，方便当今读者阅读。

总目录

上　册

全集一　外经微言 ················· 1

全集二　脉诀阐微 ················· 93

全集三　辨证玉函 ················· 119

全集四　石室秘录 ················· 205

全集五　辨证录（卷之一）··········· 507

中　册

全集五　辨证录（卷之二至卷之十四）······ 553

下　册

全集六　洞天奥旨 ················· 1119

全集七　本草新编 ················· 1347

目　录

上　册

全集一　外经微言

外经微言一卷 ……………………… 2

阴阳颠倒篇 ………………………… 2

顺逆探原篇 ………………………… 3

回天生育篇 ………………………… 4

天人寿夭篇 ………………………… 5

命根养生篇 ………………………… 6

救母篇 ……………………………… 7

红铅损益篇 ………………………… 9

初生微论篇 ………………………… 10

骨阴篇 ……………………………… 11

外经微言二卷 ……………………… 12

媾精受妊篇 ………………………… 12

社生篇 ……………………………… 13

天厌火衰篇 ………………………… 14

经脉相行篇 ………………………… 15

经脉终始篇 ………………………… 16

经气本标篇 …………………… 17

脏腑阐微篇 …………………… 18

考订经脉篇 …………………… 19

胞络配腑篇 …………………… 28

外经微言三卷 …………………… 30

胆腑命名篇 …………………… 30

任督死生篇 …………………… 31

阴阳二跷篇 …………………… 32

奇恒篇 …………………… 33

小络篇 …………………… 33

肺金篇 …………………… 34

肝木篇 …………………… 35

肾水篇 …………………… 36

心火篇 …………………… 38

外经微言四卷 …………………… 40

脾土篇 …………………… 40

胃土篇 …………………… 41

胞络火篇 …………………… 42

三焦火篇 …………………… 43

胆木篇 …………………… 44

膀胱水篇 …………………… 45

大肠金篇 …………………… 46

小肠火篇 …………………… 47

命门真火篇 …………………… 48

外经微言五卷 ················· 50

命门经主篇 ················· 50

五行生克篇 ················· 51

小心真主篇 ················· 53

水不克火篇 ················· 54

三关升降篇 ················· 55

表微篇 ················· 56

呼吸篇 ················· 56

脉动篇 ················· 57

瞳子散大篇 ················· 58

外经微言六卷 ················· 59

诊原篇 ················· 59

精气引血篇 ················· 59

天人一气篇 ················· 60

地气合人篇 ················· 61

三才并论篇 ················· 62

五运六气离合篇 ················· 64

六气分门篇 ················· 64

六气独胜篇 ················· 65

三合篇 ················· 66

外经微言七卷 ················· 69

四时六气异同篇 ················· 69

司天在泉分合篇 ················· 69

从化篇 ················· 70

冬夏火热篇 …………………… 71

暑火二气篇 …………………… 71

阴阳上下篇 …………………… 72

营卫交重篇 …………………… 72

五脏互根篇 …………………… 73

八风固本篇 …………………… 74

外经微言八卷 …………………… 75

八风命名篇 …………………… 75

太乙篇 …………………… 76

亲阳亲阴篇 …………………… 77

异传篇 …………………… 78

伤寒知变篇 …………………… 79

伤寒同异篇 …………………… 80

风寒殊异篇 …………………… 81

阴寒格阳篇 …………………… 82

春温似疫篇 …………………… 83

外经微言九卷 …………………… 84

补泻阴阳篇 …………………… 84

善养篇 …………………… 85

亡阳亡阴篇 …………………… 86

昼夜轻重篇 …………………… 87

解阳解阴篇 …………………… 88

真假疑似篇 …………………… 89

从逆窥源篇 …………………… 90

移寒篇 ·············· 91

寒热舒肝篇 ·············· 92

全集二　脉诀阐微

鬼真君脉诀序 ·············· 94

第一篇 ·············· 95

第二篇 ·············· 103

第三篇 ·············· 107

第四篇 ·············· 114

第五篇　妇人小儿脉诀 ·············· 117

全集三　辨证玉函

弁　言 ·············· 120

卷之一元　阴症阳症辨 ·············· 122

伤风伤寒 ·············· 122

中　风 ·············· 124

吐　症 ·············· 125

泻　症 ·············· 126

疟　疾 ·············· 127

痢　疾 ·············· 128

癫　狂 ·············· 129

咳　嗽 ·············· 130

大小便闭 ·············· 131

心　痛 ·············· 133

腹　痛 ·············· 135

头　痛 ·············· 136

目　痛 …………………………………… 138

双　蛾 …………………………………… 139

痈　疮 …………………………………… 140

脱　症 …………………………………… 141

汗　症 …………………………………… 142

痰　症 …………………………………… 143

肿　胀 …………………………………… 144

暑　症 …………………………………… 146

喘　症 …………………………………… 147

中　邪 …………………………………… 148

吐　血 …………………………………… 149

梦　遗 …………………………………… 150

吞　酸 …………………………………… 151

腰　痛 …………………………………… 152

霍　乱 …………………………………… 153

生　产 …………………………………… 154

小　产 …………………………………… 155

产　后 …………………………………… 156

子　嗣 …………………………………… 156

卷之二亨　**虚症实症辨** …………………… 158

咳　嗽 …………………………………… 158

喘　症 …………………………………… 161

双　蛾 …………………………………… 162

目　痛 …………………………………… 163

吐　症 ……………………………………… 164

泻　症 ……………………………………… 166

头　痛 ……………………………………… 168

臂　痛 ……………………………………… 169

足　痛 ……………………………………… 170

齿　痛 ……………………………………… 170

心　痛 ……………………………………… 171

胁　痛 ……………………………………… 172

腹　痛 ……………………………………… 173

吐　血 ……………………………………… 174

发　狂 ……………………………………… 175

耳　聋 ……………………………………… 176

疮　痛 ……………………………………… 177

大小便闭 …………………………………… 178

大　渴 ……………………………………… 179

大　汗 ……………………………………… 180

卷之三利 　**上症下症辨** ……………… 182

怔　忡 ……………………………………… 182

痿　症 ……………………………………… 183

气　病 ……………………………………… 184

痰　症 ……………………………………… 185

痨　病 ……………………………………… 186

心　惊 ……………………………………… 187

中　满 ……………………………………… 188

关　格 ················· 190

卷之四贞　**真症假症辨** ·········· 191

痈　疽 ················· 191

火　症 ················· 192

厥　症 ················· 193

吐血衄血 ·············· 194

发　狂 ················· 195

大　吐 ················· 196

大　泻 ················· 197

大　渴 ················· 197

狐　疝 ················· 198

热入血室 ·············· 199

痢　疾 ················· 200

痰　症 ················· 201

大　满 ················· 201

疟　疾 ················· 202

伤　寒 ················· 203

全集四　石室秘录

序　一 ················· 206

序　二 ················· 208

序　三 ················· 209

序　四 ················· 210

卷　一　礼集 ··········· 212

正医法 ················· 212

反医法 …………………………… 216

顺医法 …………………………… 218

逆医法 …………………………… 219

内治法 …………………………… 223

外治法 …………………………… 224

完治法 …………………………… 227

碎治法 …………………………… 229

大治法 …………………………… 234

小治法 …………………………… 236

偏治法 …………………………… 237

全治法 …………………………… 244

生治法 …………………………… 247

死治法 …………………………… 250

卷 二 乐集 …………………………… 253

上治法 …………………………… 253

中治法 …………………………… 257

下治法 …………………………… 258

先治法 …………………………… 261

后治法 …………………………… 263

急治法 …………………………… 264

缓治法 …………………………… 267

本治法 …………………………… 268

末治法 …………………………… 271

不内外治法 ……………………… 273

阴治法 …………………………… 274

阳治法 …………………………… 276

假治法 …………………………… 278

真治法 …………………………… 280

男治法 …………………………… 281

女治法 …………………………… 282

虚治法 …………………………… 284

实治法 …………………………… 285

寒治法 …………………………… 286

热治法 …………………………… 288

通治法 …………………………… 289

寒治法 …………………………… 291

解治法 …………………………… 292

敛治法 …………………………… 294

升治法 …………………………… 296

堕治法 …………………………… 298

开治法 …………………………… 299

闭治法 …………………………… 301

吐治法 …………………………… 303

泄治法 …………………………… 304

卷　三　射集 …………………… 305

王治法 …………………………… 305

霸治法 …………………………… 306

倒治法 …………………………… 308

缚治法 …………………………………… 309

肥治法 …………………………………… 310

瘦治法 …………………………………… 311

摩治法 …………………………………… 311

浴治法 …………………………………… 312

达治法 …………………………………… 313

发治法 …………………………………… 314

夺治法 …………………………………… 314

深治法 …………………………………… 315

浅治法 …………………………………… 317

长治法 …………………………………… 317

短治法 …………………………………… 320

日治法 …………………………………… 321

夜治法 …………………………………… 322

气治法 …………………………………… 324

血治法 …………………………………… 324

脏治法 …………………………………… 326

腑治法 …………………………………… 328

常治法 …………………………………… 330

变治法 …………………………………… 330

初治法 …………………………………… 334

终治法 …………………………………… 336

专治法 …………………………………… 337

分治法 …………………………………… 338

同治法 …………………………………… 340

异治法 …………………………………… 341

劳治法 …………………………………… 342

逸治法 …………………………………… 343

吸治法 …………………………………… 344

引治法 …………………………………… 345

单治法 …………………………………… 346

双治法 …………………………………… 346

立治法 …………………………………… 348

卧治法 …………………………………… 349

饥治法 …………………………………… 351

饱治法 …………………………………… 352

卷 四 御集 ……………………………… 355

富治法 …………………………………… 355

贫治法 …………………………………… 355

产前治法 ………………………………… 356

产后治法 ………………………………… 359

老治法 …………………………………… 360

少治法 …………………………………… 361

东南治法 ………………………………… 361

西北治法 ………………………………… 362

皮毛治法 ………………………………… 362

肌肤治法 ………………………………… 363

筋脉治法 ………………………………… 364

温治法 ·················· 366

清治法 ·················· 367

收治法 ·················· 367

散治法 ·················· 369

软治法 ·················· 369

坚治法 ·················· 371

抑治法 ·················· 372

扬治法 ·················· 375

痰治法 ·················· 375

火治法 ·················· 377

静治法 ·················· 379

动治法 ·················· 380

春夏治法 ·················· 381

秋冬治法 ·················· 381

奇治法 ·················· 382

平治法 ·················· 397

奇治法 ·················· 398

偶治法 ·················· 398

形治法 ·················· 399

气治法 ·················· 400

暗治法 ·················· 401

明治法 ·················· 402

卷 五 书集 ·················· 404

久治法 ·················· 404

暂治法 …………………………… 404

远治法 …………………………… 405

近治法 …………………………… 409

轻治法 …………………………… 410

重治法 …………………………… 411

瘟疫治法 ………………………… 414

瘴疠治法 ………………………… 415

得治法 …………………………… 417

失治法 …………………………… 417

意治法 …………………………… 418

神治法 …………………………… 419

伤寒相舌秘法 …………………… 419

雷真君十七论 …………………… 421

一论五行 ………………………… 422

二论脏腑 ………………………… 425

三论阴阳 ………………………… 427

四论昼夜 ………………………… 427

五论四时 ………………………… 428

六论气色 ………………………… 429

七论脉诀 ………………………… 430

八论强弱 ………………………… 430

九论寒热 ………………………… 431

十论生死 ………………………… 431

十一论真假 ……………………… 432

十二论老少 …………………… 433

十三论气血 …………………… 434

十四论命门 …………………… 434

十五论任督 …………………… 435

十六论子嗣 …………………… 436

十七论瘟疫 …………………… 437

岐天师儿科治法 ……………… 438

诸真人传授儿科 ……………… 440

张真人传痘疹门 ……………… 442

钱真人传痘疮神方 …………… 443

岐天师传治回毒方 …………… 444

岐天师又传治回毒岁久不愈方 …… 444

岐真人传儿科秘法 …………… 445

长沙张真人传治小儿感冒风寒方 …… 446

儿 科 …………………………… 447

卷 六 数集 ………………… 450

伤寒门 …………………………… 450

中寒门 …………………………… 467

中暑门 …………………………… 469

水湿门 …………………………… 472

热症门 …………………………… 475

燥症门 …………………………… 477

内伤门 …………………………… 483

血 症 …………………………… 496

腹　痛 ……………………………… 497

喉　痛 ……………………………… 498

气　郁 ……………………………… 499

癫　症 ……………………………… 499

狂　症 ……………………………… 500

呆　病 ……………………………… 500

厥　症 ……………………………… 501

斑　疹 ……………………………… 502

亡　阳 ……………………………… 502

痢　疾 ……………………………… 503

五　绝 ……………………………… 503

砒　毒 ……………………………… 504

虎　伤 ……………………………… 504

汤火伤 ……………………………… 505

痈疽并无名疮毒 ………………… 505

跋 ……………………………………… 506

全集五　辨证录

序 ……………………………………… 508

辨证录自序 ………………………… 510

凡　例 ……………………………… 512

卷之一 ……………………………… 514

伤寒门 ……………………………… 514

中寒门 ……………………………… 545

全集一

外经微言

外经微言一卷

阴阳颠倒篇

黄帝闻广成子窈窈冥冥之旨,叹广成子之谓天矣。退而夜思,尚有未获。遣鬼臾区问于岐伯天师曰:帝问至道于广成子,广成子曰:至道之精,窈窈冥冥;至道之极,昏昏默默。无视无听,抱神以静,形将自正。必静必清,无劳汝形,无摇汝精,无思虑营营,乃可以长生。目无所见,耳无所闻,心无所知,汝神将守汝形,形乃长生。慎汝内,闭汝外,多知为败。我为汝遂于大明之上矣,至彼至阳之原也。为汝入于窈冥之门矣,至彼至阴之原也。天地有官,阴阳有藏,慎守汝身,物将自壮。我守其一,以处其和,故身可以不老也。天师必知厥义,幸明晰之。岐伯稽首奏曰:大哉言乎,非吾圣帝安克闻至道哉。帝明知故问,岂欲传旨于万祀乎,何心之仁也!臣愚,何足知之。然仁圣明问,敢备述以闻。窈冥者,阴阳之谓也。昏默者,内外之词也。视听者,耳目之语也。至道无形而有形,有形而实无形。无形藏于有形之中,有形化于无形之内,始能形与神全,精与神合乎。鬼臾区曰:诺,虽然,师言微矣,未及其妙也。岐伯曰:乾坤之道,不外男女。男女之道,不外阴阳。阴阳之道,不外顺逆。顺则生,逆则死也。阴阳之原,即颠倒之术也。世人皆顺生,不知顺之有死;皆逆死,不知逆之有生,故未老先衰矣。广成子之教示帝行颠倒之术也。

鬼臾区赞曰:何言之神乎。虽然,请示其原。岐伯曰:颠倒之术,即探阴阳之原乎。窈冥之中有神也,昏默之中有神也,视听之中有神也。探其原而守神,精不摇矣。探其原而保精,神不驰矣。精固神全,形安能敝乎。鬼臾区覆奏帝前。帝曰:俞哉,载之《外经》,传示臣工,使共闻至道,同游于无极之野也。

陈士铎曰:此篇帝问而天师答之,乃首篇之论也。问不止黄帝,而答止天师者,帝引天师之论也。帝非不知阴阳颠倒之术,明知故问,亦欲尽人皆知广成子之教也。

顺逆探原篇

伯高太师问于岐伯曰:天师言颠倒之术,即探阴阳之原也,其旨奈何?岐伯不答,再问曰,唯唯三问。岐伯叹曰:吾不敢隐矣。夫阴阳之原者,即生克之道也。颠倒之术者,即顺逆之理也。知颠倒之术,即可知阴阳之原矣。伯高曰:阴阳不同也。天之阴阳,地之阴阳,人身之阴阳,男女之阴阳,何以探之哉?岐伯曰:知其原亦何异哉! 伯高曰:请显言其原。岐伯曰:五行顺生不生,逆死不死。生而不生者,金生水而克水,水生木而克木,木生火而克火,火生土而克土,土生金而克金,此害生于恩也。死而不死者,金克木而生木,木克土而生土,土克水而生水,水克火而生火,火克金而生金,此仁生于义也。夫五行之顺相生而相克,五行之逆不克而不生。逆之至者,顺之至也。伯高曰:美哉言乎。然何以逆而顺之也?岐伯曰:五行之顺,得土而化。五行之逆,得土而神。土以合之,土以成之也。伯高曰:余知之矣。阴中有阳,杀之内以求生乎。阳中有阴,生之内以出死乎。余与帝同游于无极之野也。岐伯曰：逆而顺之，必先顺而逆之。绝欲而毋为邪所侵也，守神而毋为境所移也，练气而毋为物所诱也，保精而毋为妖所耗也。服药饵以生其津，慎吐纳以添其液，慎劳逸以安其髓，节饮食以益其气，其庶几乎。伯高曰：天师教我以原者全矣。岐伯曰：未也，心死则身生，死心之道，即逆之之功也。心过死则身亦不生，生心之道又顺之之功也。顺而不顺，始成逆而不逆乎。伯高曰：志之矣，敢忘秘诲哉。

陈士铎曰：伯高之问，亦有为之问也。顺中求逆，逆处求顺，亦死克之门也。今奈何求生于顺乎。于顺处求生，不若于逆处求生之为得也。

回天生育篇

雷公问曰：人生子嗣，天命也。岂尽非人事乎？岐伯曰：天命居半，人事居半也。雷公曰：天可回乎？岐伯曰：天不可回，人事则可尽也。雷公曰：请言人事。岐伯曰：男子不能生子者，病有九；女子不能生子者，病有十也。雷公曰：请晰言之。岐伯曰：男子九病者：精寒也，精薄也，气馁也，痰盛也，精涩也，相火过旺也，精不能射也，气郁也，天厌也。女子十病者：胞胎寒也，脾胃冷也，带脉急也，肝气郁也，痰气盛也，相火旺也，肾水衰也，任督病也，膀胱气化不行也，气血虚而不能摄也。雷公曰：然则治之奈何？岐伯曰：精寒者，温其火乎。精薄者，益其髓乎。气馁者，壮其气乎。痰盛者，消其涎乎。精涩者，顺其水乎。火旺者，补其精乎。精不能射者，助其气乎。气郁者，舒其气乎。天厌者，增其势乎，则男子无子而可以有子矣。不可徒益其相火也。胞胎冷者,温其胞胎乎。脾胃冷者,暖其脾胃乎。带脉急者,缓其带脉乎。肝气郁者,开其肝气乎。痰气盛者,消其痰气乎。相火旺者,平其相火乎。肾水衰者,滋其肾水乎。任督病者,理其任督乎。膀胱气化不行者,助其肾气以益膀胱乎。气血不能摄胎者,益其气血以摄胎乎,则女子无子而可以有子矣。不可徒治其胞胎也。雷公曰:天师之言,真回天之法也。然用天师法男女仍不生子奈何? 岐伯曰:必夫妇德行交亏也。修德以宜男,岂虚语哉。

陈士铎曰:男无子有九,女无子有十,似乎女多于男也。谁知男女皆一乎,知不一而一者,大约健其脾胃为主,脾胃健而肾亦健矣,何必分男女哉。

天人寿夭篇

伯高太师问岐伯曰:余闻形有缓急,气有盛衰,骨有大小,肉有坚脆,皮有厚薄,可分寿夭然乎? 岐伯曰:人有形则有气,有气则有骨,有骨则有肉,有肉则有皮。形必与气相合也,皮必与肉相称也,气血经络必与形相配也。形充而皮肤缓者寿。形充而皮肤急者夭。形充而脉坚大者,气血之顺也,顺则寿。形充而脉小弱者,气血之衰也,衰则危。形充而颧不起者,肉胜于骨也,骨大则寿,骨小则夭。形充而大,肉䐃坚有分理者,皮胜于肉也,肉疏则夭,肉坚则寿。形充而大肉无分理者,皮仅包乎肉也,肉厚寿,肉脆夭。此天生,人不可强也,故见则定人寿夭,即可测人生死矣。少师问曰:诚若师言,人之寿夭天定之矣,无豫于人乎? 岐伯曰:寿夭定于天,挽回天命者人也。寿夭听于天,戕贼其形骸,泻泄其精髓,耗散其气血,不必至天数而先夭者,天不任咎也。少师曰:天可回乎? 岐伯曰:天不可回,而天可节也。节天之有余,补人之不足,不亦善全其天命乎? 伯高太师闻之曰:岐天师真善言天也。世人贼夭之不足,乌能留人之有余哉! 少师曰:伯高非知在人之天者乎。在天之夭,难回也。在人之夭,易延也。吾亦修吾之天,以全天命乎。

陈远公①曰:天之夭难延,人之夭易延。亦训世延人之夭也。伯高之论,因天师之教而推广之,不可轻天师而重伯高也。

命根养生篇

伯高太师复问岐伯曰:养生之道,可得闻乎? 岐伯曰:愚何足以知之。伯高再问,岐伯曰:人生天地之中,不能与天地并久者,不体天地之道也。天赐人以长生之命,地赐人以长生之根。天地赐人以命根者,父母予之也。合父母之精,以生人之身,则精即人之命根也。魂魄藏于精之中,魂属阳,魄属阴,魂趋生,魄趋死。夫魂魄皆神也。凡人皆有神,内存则生,外游则死。魂最善游,由于心之不寂也。广成子谓:抱神以静者,正抱心而同寂也。伯高曰:夫精者,非肾中之水乎? 水性主动,心之不寂者,不由于肾之不静乎? 岐伯曰:肾水之中,有真火在焉。水欲下而火欲升,此精之所以不静也。精一动而心摇摇矣。然而制精之不动,仍在心之寂也。伯高曰:吾心寂矣,肾之精欲动奈何? 岐伯曰:水火原相须也,无火则水不安,无水则火亦不安。制心而精

---

① 陈士铎,号远公。

动者,由于肾水之涸也。补先天之水以济心,则精不动而心易寂矣。

陈远公曰:精出于水,亦出于水中之火也。精动由于火动,火不动则精安能摇乎?! 可见精动由于心动也,心动之极则水火俱动矣。故安心为利精之法也。

救母篇

容成问于岐伯曰:天癸之水,男女皆有之,何以妇人经水谓之天癸乎? 岐伯曰:天癸水,壬癸之水也。壬水属阳,癸水属阴,二水者先天之水也。男为阳,女为阴,故妇人经水以天癸名之。其实壬癸未尝不合也。容成曰:男子之精,不以天癸名者,又何故欤? 岐伯曰:精者,合水火名之。水中有火,始成其精。呼精而壬癸之义已包于内,故不以天癸名之。容成曰:精与经同一水也,何必两名之? 岐伯曰:同中有异也。男之精,守而不溢;女之经,满而必泄也。癸水者,海水也,上应月,下应潮,月有盈亏,潮有往来,女子之经水应之,故潮汐月有信,经水亦月有期也。以天癸名之,别其水为癸水,随天运为转移耳。容成曰:其色赤者何也? 岐伯曰:男之精,阳中之阴也,其色白。女之经,阴中之阳也,其色赤。况流于任脉,通于血海,血与经合而成浊流矣。容成曰:男之精亏而不溢者,又何也? 岐伯曰:女子阴有余阳不足,故满而必泄。男子阳有余阴不足,故守而不溢也。容成曰:味咸者何也? 岐伯曰:壬癸之水,海水也。海水味咸,故天癸之味应之。容成曰:女子二七经行,稚女不行经何也? 岐伯曰:女未二七则任冲未盛,阴气未动,女犹纯阳也,故不行经耳。容成曰:女过二七，不行经而怀孕者，又何也？岐伯曰：女之变者也，名为暗经，非无经也。无不足，无有余，乃女中最贵者。终身不字，行调息之功，必长生也。容成问曰：妇女经水，上应月，下应潮，宜月无愆期矣。何以有至有不至乎？岐伯曰：人事之乖违也。天癸之水，生于先天，亦长于后天也。妇女纵欲伤任督之脉，则经水不应月矣。怀抱忧郁以伤肝胆，则经水闭而不流矣。容成曰：其故何也？岐伯曰：人非水火不生，火乃肾中之真火，水乃肾中之真水也。水火盛则经盛，水火衰则经衰。任督脉通于肾，伤任督未有不伤肾者。交接时，纵欲泄精，精伤任督之脉亦伤矣。任督脉伤，不能行其气于腰脐，则带脉亦伤，经水有至有不至矣。夫经水者，火中之水也。水衰不能制火，则火炎水降，经水必先期至矣。火衰不能生水，则水寒火冷，经水必后期至矣。经水之愆期，因水火之盛衰也。容成曰：肝胆伤而经闭者，谓何？岐伯曰：肝藏血者也，然又最喜疏泄。胆与肝为表里也，胆木气郁，肝木之气亦郁矣。木郁不达，任冲血海皆抑塞不通，久则血枯矣。容成曰：木郁何以使水之闭也？岐伯曰：心肾无咎不交者也。心肾之交接，责在胞胎，亦责在肝胆也。肝胆气郁，胞胎上交肝胆，不上交于心，则肾之气亦不交于心矣。心肾之气不交，各脏腑之气抑塞不通，肝克脾，胆克胃，脾胃受克，失其生化之司，何能资于心肾乎？水火未济，肝胆之气愈郁矣。肝胆久郁，反现假旺之象，外若盛内实虚。肾因子虚转去相济涸水，而郁火焚之，木安有余波以下泄乎？此木郁所以水闭也。鬼臾区问曰：气郁则血闭，血即经乎？岐伯曰：经水，非血也。鬼臾区曰：经水非血，何以血闭而经即断乎？岐伯曰：经水者，天一之水也，出于肾经，故以经水名之。鬼臾区曰：水出于肾，色宜白矣，何赤乎？岐伯曰：经水者，至阴之精，有至阳之气存焉，故色赤耳，非色赤即血也。鬼臾区曰：人之肾有补无泻，安有余血乎？岐伯曰：经水者，肾气所化，非肾精所泄也。女子肾气有余，故变化无穷耳。鬼臾区曰：气能化血，各经之血不从之而泄乎？岐伯曰：肾化为经，经化为血，各经气血无不随之而各化矣。是以肾气通则血通，肾气闭则血闭也。鬼臾区曰：然则气闭宜责在肾矣，何以心肝脾之气郁而经亦闭也？岐伯曰：肾水之生，不由于三经。肾水之化，实关于三经也。鬼臾区曰：何也？岐伯曰：肾不通肝之气，则肾气不能开。肾不交心之气，则肾气不能上。肾不取脾之气，则肾气不能成。盖交相合而交相化也。苟一经气郁，气即不入于肾，而肾气即闭矣。况三经同郁，肾无所资，何能化气而成经乎？是以经闭者，乃肾气之郁，非止肝血之枯也。倘徒补其血，则郁不宣反生火矣。徒散其瘀，则气益微反耗精矣。非惟无益，而转害之也。鬼臾区曰：大哉言乎！请勒之金石，以救万世之母乎。

陈远公曰：一篇救母之文，真有益于母者也。讲天癸无余义，由于讲水火无余义也。水火之不通，半成于人气之郁。解郁之法，在于通肝胆也，肝胆通则血何闭哉！正不必又去益肾也。谁知肝胆不郁而肾受益乎，郁之害亦大矣。

红铅损益篇

容成问曰：方士采红铅接命，可为训乎？岐天师曰：慎欲者采之，服食延寿；纵欲者采之，服食丧躯。容成曰：人能慎欲，命自可延，何借红铅乎？岐伯曰：红铅延景丹也。容成曰：红铅者，天癸水也。虽包阴阳之水火,溢满于外则水火之气尽消矣,何以接命乎? 岐伯曰:公之言,论天癸则可,非论首经之红铅也。经水甫出户辄色变,独首经之色不遽变者,全其阴阳之气也。男子阳在外,阴在内;女子阴在外,阳在内。首经者,坎中阳也。以坎中之阳补离中之阴,益乎不益乎? 独补男有益,补女有损。补男者,阳以济阴也;补女者,阳以亢阳也。容成曰:善。

陈远公曰:红铅何益于人,讲无益而成有益者,辨其既济之理也。谁谓方士非恃之以接命哉。

初生微论篇

容成问曰:人之初生,目不能睹,口不能餐,足不能履,舌不能语,三月而后见,八月而后食,期岁而后行,三年而后言,其故何也? 岐伯曰:人之初生,两肾水火未旺也。三月而火乃盛,故两目有光也。八月而水乃充,故两龈有力也。期岁则髓旺而膑生矣。三年则精长而囟合矣。男十六天癸通,女十四天癸化。容成曰:男以八为数,女以七为数,予知之矣。天师于二八、二七之前,《内经》何未言也? 岐伯曰:《内经》首论天癸者,叹天癸难生易丧也。男必至十六而天癸满,年未十六皆未满之日也。女必至十四而天癸盈,年未十四皆未满之日也。既满既盈,又随年俱耗,示人宜守此天癸也。容成曰:男八八之后犹存,女七七之后仍在,似乎天癸之未尽。天师何以七七、八八之后不再言之欤? 岐伯曰:予论常数耳,常之数可定,变之数不可定也。予所以论常不论变耳。

陈远公曰:人生以天癸为主,有则生,无则死也。常变之说,惜此天癸也。二七、二八之论，亦可言而言之，非不可言而不言也。

骨阴篇

鸟师问于岐伯曰：婴儿初生，无膝盖骨，何也？岐伯曰：婴儿初生，不止无膝盖骨也，囟骨、耳后完骨皆无之。鸟师曰：何故也？岐伯曰：阴气不足也。阴气者，真阴之气也。婴儿纯阳无阴，食母乳而阴乃生，阴生而囟骨、耳后完骨、膝盖骨生矣。生则儿寿，不生则夭。鸟师曰：其不生何也？岐伯曰：三骨属阴，得阴则生，然亦必阳旺而长也。婴儿阳气不足，食母乳而三骨不生，其先天之阳气亏也。阳气先漓，先天已居于缺陷，食母之乳补后天而无余，此三骨之所以不生也。三骨不生又焉能延龄乎！鸟师曰：三骨缺一，亦能生乎？岐伯曰：缺一则不全乎其人矣。鸟师曰：请悉言之。岐伯曰：囟门不合则脑髓空也；完骨不长则肾宫虚也；膝盖不生则双足软也。脑髓空则风易入矣；肾宫虚则听失聪矣；双足软则颠仆多矣。鸟师曰：吾见三骨不全亦有延龄者，又何故欤？岐伯曰：三者之中，惟耳无完骨者亦有延龄，然而疾病不能无也。若囟门不合、膝盖不生，吾未见有生者。盖孤阳无阴也。

陈远公曰：孤阳无阴，人则不生，则阴为阳之天也。无阴者，无阳也。阳生于阴之中，阴长于阳之外，有三骨者，得阴阳之全也。

外经微言二卷

媾精受妊篇

雷公问曰:男女媾精而受妊者,何也? 岐伯曰:肾为作强之官,故受妊而生人也。雷公曰:作强而何以生人也? 岐伯曰:生人者,即肾之技巧也。雷公曰:技巧属肾之水乎,火乎? 岐伯曰:水火无技巧也。雷公曰:离水火又何以出技巧乎? 岐伯曰:技巧成于水火之气也。雷公曰:同是水火之气,何生人有男女之别乎? 岐伯曰:水火气弱则生女,水火气强则生男。雷公曰:古云:女先泄精则成男,男先泄精则成女。今曰:水火气弱则生女,水火气强则生男。何也? 岐伯曰:男女俱有水火之气也,气同至则技巧出焉,一有先后不成胎矣。男泄精,女泄气,女子泄精则气脱矣,男子泄气则精脱矣,乌能成胎?! 雷公曰:女不泄精,男不泄气,何以受妊乎? 岐伯曰:女气中有精,男精中有气,女泄气而交男子之精,男泄精而合女子之气,此技巧之所以出也。雷公曰:所生男女,有强有弱,自分于父母之气矣。但有清浊寿夭之异,何也? 岐伯曰:气清则清,气浊则浊,气长则寿,气促则夭。皆本于父母之气也。雷公曰:生育本于肾中之气,余已知之矣。但此气也,豫于五脏七腑之气乎? 岐伯曰:五脏七腑之气,一经不至皆不成胎。雷公曰:媾精者,动肾中之气也。与五脏七腑何豫乎? 岐伯曰:肾藏精,亦藏气。藏精者,藏五脏七腑之精也。藏气者,藏五脏七腑之气也。藏则俱藏,泄则俱泄。雷公曰:泄气者,亦泄血乎?岐伯曰:精即血也。气无形,血有形,无形化有形,有形不能化无形也。雷公曰:精非有形乎?岐伯曰:精虽有形,而精中之气正无形也。无形隐于有形,故能静能动。动则化耳,化则技巧出矣。雷公曰:微哉言乎,请传之奕祀,以彰化育焉。

陈士铎曰:男女不媾精,断不成胎。胎成于水火之气,此气即男女之气也。气藏于精中,精虽有形而实无形也。形非气乎,故成胎即成气之谓。

社生篇

少师问曰:人生而白头,何也?岐伯曰:社日生人,皮毛皆白,非止髯发之白也。少师曰:何故乎?岐伯曰:社日者,金日也。皮毛须髯皆白者,得金之气也。少师曰:社日非金也,天师谓之金日,此余之未明也。岐伯曰:社本土也,气属金,社日生人犯金之气。金气者,杀气也。少师曰:人犯杀气,宜夭矣,何又长年乎?岐伯曰:金中有土,土乃生气也。人肺属金,皮毛亦属金,金之杀气得土则生,逢金则斗。社之金气伐人皮毛,不入人脏腑,故得长年耳。少师曰:社日生人皮毛髯发不尽白者,又何故软?岐伯曰:生时不同也。少师曰:何时乎?岐伯曰:非己午时,必辰戌丑未时也。少师曰:己午火也,火能制金之气,宜矣。辰戌丑未土也,不助金之气乎?岐伯曰:社本土也,喜生恶泄,得土则生,生则不克矣。少师曰:同是日也,何社日之凶如是乎?岐伯曰:岁月日时俱有神司之,社日之神与人最亲,其性最喜洁也,生产则秽矣。两气相感,儿身受之,非其煞之暴也。少师曰:人生有记,赤如朱,青如靛,黑如锅,白如雪,终身不散,何也?岂亦社日之故乎?岐伯曰:父母交媾,偶犯游神,为神所指,志父母之过也。少师曰:色不同者,何欤?岐伯曰:随神之气异也。少师曰:记无黄色者,何也?岐伯曰:黄乃正色,人犯正神,不相校也,故亦不相指,不相指,故罔所记耳。

陈远公曰:社日生人,说来有源有委,非孟浪成文者可比。

天厌火衰篇

容成问曰:世有天生男子音声如女子,外势如婴儿,此何故欤?岐伯曰:天厌之也。容成曰:天何以厌之乎?岐伯曰:天地有缺陷,安得人尽皆全乎?容成曰:天未尝厌人,奈何以天厌名之。岐伯曰:天不厌而人必厌也,天人一道,人厌即天厌矣。容成曰:人何不幸成天厌也?岐伯曰:父母之咎也。人道交感,先火动而后水济之,火盛者生子必强,火衰者生子必弱,水盛者生子必肥,水衰者生子必瘦。天厌之人,乃先天之火微也。容成曰:水火衰盛分强弱肥瘦,宜也,不宜外阳之细小。岐伯曰:肾中之火,先天之火,无形之火也。肾中之水,先天之水,无形之水也。火得水而生,水得火而长,言肾内之阴阳也。水长火,则水为火之母;火生水,则火为水之母也。人得水火之气以生身,则水火即人之父母也。天下有形不能生无形也,无形实生有形。外阳之生,实内阳之长也。内阳旺而外阳必伸,内阳旺者得火气之全也。内阳衰矣,外阳亦何得壮大哉!容成曰:火既不全,何以生身乎?岐伯曰:孤阴不生,孤阳不长。天厌之人,但火不全耳,未尝无阴阳也。偏于火者,阳有余而阴不足,偏于水者,阴有

余而阳不足也。阳既不足，即不能生厥阴之宗筋，此外阳之所以
屈而不伸也，毋论刚大矣。容成曰：善。

陈远公曰：外阳之大小，视水火之偏全，不视阴阳之有无耳。
说来可听。

经脉相行篇

雷公问曰：帝问脉行之逆顺若何，余无以奏也。愿天师明教
以闻。岐伯曰：十二经脉有自上行下者，有自下行上者，各不同
也。雷公曰：请悉言之。岐伯曰：手之三阴从脏走手，手之三阳
从手走头，足之三阳从头走足，足之三阴从足走腹，此上下相行
之数也。雷公曰：尚未明也。岐伯曰：手之三阴：太阴肺，少阴
心，厥阴胞络也。手太阴从中府走大指之少商，手少阴从极泉走
小指之少冲，手厥阴从天池走中指之中冲。皆从脏走手也。手
之三阳：阳明大肠，太阳小肠，少阳三焦也。手阳明从次指商阳
走头之迎香，手太阴从小指少泽走头之听宫，手少阳从四指关冲
走头之丝竹空，皆从手走头也。足之三阳：太阳膀胱，阳明胃，少
阳胆也。足太阳从头睛明走足小指之至阴，足阳明从头头维走
足次指之厉兑，足少阳从头前关走四指之窍阴，皆从头走足也。
足之三阴：太阴脾，少阴肾，厥阴肝也。足太阴从足大指内侧隐
白走腹之大包，足少阴从足心涌泉走腹之俞府，足厥阴从足大指
外侧大敦走腹之期门，皆从足走腹也。雷公曰：逆顺若何？岐伯
曰：手之阴经，走手为顺，走脏为逆也；手之阳经，走头为顺，走手
为逆也；足之阴经，走腹为顺，走足为逆也；足之阳经，走足为顺，
走头为逆也。雷公曰：足之三阴，皆走于腹，独少阴之脉下行，何

也？岂少阴经易逆难顺乎？岐伯曰：不然，天冲脉者，五藏六腑之海也。五藏六腑皆禀焉。其上者，出于颃颡，渗诸阳，灌诸精，下注少阴之大络，出于气冲，循阴阳内廉入腘中，伏行骭骨内，下至内踝之后，属而别其下者，并由少阴经渗三阴，其在前者，伏行出跗属下，循跗入大指间，渗诸络而温肌肉，故别络邪结则跗上脉不动，不动则厥，厥则足寒矣。此足少阴之脉少异于三阴而走腹则一也。雷公曰：其少异于三阴者为何？岐伯曰：少阴肾经中藏水火，不可不曲折以行，其脉不若肝脾之可直行于腹也。雷公曰：其走腹则一者何？岐伯曰：肾之性喜逆行，故由下而上，盖以逆为顺也。雷公曰：逆行宜病矣。岐伯曰：逆而顺故不病，若顺走是违其性矣，反生病也。雷公曰：当尽奏之。岐伯曰：帝问何以明之？公奏曰：以言导之，切而验之，其髁必动。乃可以验逆顺之行也。雷公曰：谨奉教以闻。

陈远公曰：十二经脉有走手、走足、走头、走腹之异，各讲得凿凿。其讲顺逆不同处，何人敢措一辞。

经脉终始篇

雷公问于岐伯曰：十二经之脉既有终始，《灵》《素》详言之。而走头、走腹、走足、走手之义，尚未明也，愿毕其辞。岐伯曰：手三阳从手走头，足三阳从头走足，乃高之接下也。足三阴从足走腹，手三阴从腹走手，乃卑之趋上也。阴阳无间，故上下相迎，高卑相迓，与昼夜循环同流而不定耳。夫阴阳者，人身之夫妇也；气血者，人身之阴阳也。夫倡则妇随，气行则血赴，气主煦之，血主濡之。乾作天门，大肠司其事也。巽作地户，胆持其权也。泰居艮，小肠之昌也。否居坤，胃之殃也。雷公曰：善，请言顺逆之别。岐伯曰：足三阴自足走腹，顺也；自腹走足，逆也。足三阳自头走足，顺也；自足走头，逆也。手三阴自藏走手，顺也；自手走藏，逆也。手三阳自手走头，顺也；自头走手，逆也。夫足之三阴从足走腹，惟足少阴肾脉绕而下行，与肝脾直行者，以冲脉与之并行也，是以逆为顺也。

陈远公曰：十二经有头腹手足之殊，有顺中之逆，有逆中之顺，说得更为明白。

经气本标篇

雷公问于岐伯曰：十二经气有标本乎？岐伯曰：有之。雷公曰：请言标本之所在。岐伯曰：足太阳之本在跟以上五寸中，标在两络命门。足少阳之本在窍阴之间，标在窗笼之前。足少阴之本在内踝下三寸中，标在背腧。足厥阴之本在行间上五寸所，标在背腧。足阳明之本在厉兑，标在人迎，颊挟颃颡。足太阴之本在中封前上四寸中，标在舌本乎。太阳之本在外踝之后，标在命门之上一寸。手少阳之本在小指次指之间上二寸，标在耳后上角下外眦。手阳明之本在肘骨中上至别阳，标在颜下合钳上。手太阴之本在寸口中，标在腋内动脉。手少阴之本在锐骨之端，标在背腧。手心主之本在掌后两筋之间二寸中，标在腋下三寸。此标本之所在也。雷公曰：标本皆可刺乎？岐伯曰：气之标本皆不可刺也。雷公曰：其不可刺，何也？岐伯曰：气各有冲，冲不可刺也。雷公曰：请言气冲。岐伯曰：胃气有冲，腹气有冲，头气有冲，胫气有冲，皆不可刺也。雷公曰：头之冲何所乎？岐伯曰：头之冲,脑也。雷公曰:胸之冲何所乎? 岐伯曰:胸之冲,膺与背腧也。腧亦不可刺也。雷公曰:腹之冲何所乎? 岐伯曰:腹之冲,背腧与冲脉及左右之动脉也。雷公曰:胫之冲何所乎? 岐伯曰:胫之冲,即脐之气街及承山踝上以下。此皆不可刺也。雷公曰:不可刺止此乎? 岐伯曰:大气之抟而不行者,积于胸中,藏于气海,出于肺,循咽喉,呼吸而出入也。是气海犹气街也,应天地之大数,出三入一,皆不可刺也。

陈远公曰:十二经气各有标本,各不可刺。不可刺者,以冲脉之不可刺也。不知冲脉,即不知刺法也。

脏腑阐微篇

雷公问于岐伯曰:脏止五乎? 腑止六乎? 岐伯曰:脏六腑七也。雷公曰:脏六何以名五也? 岐伯曰:心肝脾肺肾五行之正也,故名五脏。胞胎非五行之正也,虽脏不以脏名之。雷公曰:胞胎何以非五脏之正也? 岐伯曰:心火也,肝木也,脾土也,肺金也,肾水也,一脏各属一行。胞胎处水火之歧,非正也,故不可称六脏也。雷公曰:肾中有火亦水火之歧也,何肾称脏乎? 岐伯曰:肾中之火先天火也,居两肾中而肾专司水也。胞胎上系心,下连肾,往来心肾,接续于水火之际,可名为火,亦可名为水,非水火之正也。雷公曰:然则胞胎何以为脏乎? 岐伯曰:胞胎处水火之两歧,心肾之交,非胞胎之系不能通达上下,宁独妇人有之,男子未尝无也。吾因其两歧,置于五脏之外,非胞胎之不为脏也。雷公曰:男女各有之,亦有异乎? 岐伯曰:系同而口异也。男女无此系,则水火不交,受病同也。女系无口,则不能受妊,是胞胎者,生生之机,属阴而藏于阳,非脏而何。雷公曰:胞胎之口又何以异？岐伯曰:胞胎之系,上出于心之膜膈,下连两肾,此男女之同也。惟女下大而上细,上无口而下有口,故能纳精以受妊。雷公曰:腑七而名六何也？岐伯曰:大小肠、膀胱、胆、胃、三焦、胞络,此七腑也。遗胞络不称腑者,尊帝耳。雷公曰:胞络可遗乎？岐伯曰:不可遗也。胞络为脾胃之母,土非火不生。五脏六腑之气咸仰于心君,心火无为,必借胞络有为,往来宣布胃气,能入脾气,能出各脏腑之气,始能变化也。雷公曰:胞络既为一腑,奈何尊帝遗之。尊心为君火,称胞络为相火,可乎？请登之《外经》咸以为则。

陈远公曰:脏六而言五者,言脏之正也。腑七而言六者,言腑之偏也。举五而略六,非不知胞胎也;举六而略七,非不知胞络也。有雷公之问,而胞胎胞络昭于古今矣。

考订经脉篇

雷公问于岐伯曰:十二经脉天师详之,而所以往来相通之故,尚未尽也。幸宣明奥义,传诸奕祀可乎？岐伯曰:可。肺属手太阴,太阴者,月之象也。月属金,肺亦属金。肺之脉走于手,故曰手太阴也。起于中焦胃脘之上,胃属土,土能生金,是胃乃肺之母也。下络大肠者,以大肠亦属金,为胃之庶子,而肺为大肠之兄,兄能包弟,足以网罗之也。络即网罗包举之义。循于胃口者,以胃为肺之母,自必游熙于母家,省受胃土之气也。肺脉又上于膈,胃之气多,必分气以给其子,肺得胃母之气,上归肺宫,必由膈而升肺。受胃之气肺自成家,于是由中焦而脉乃行,横出腋下，畏心而不敢犯也。然而肺之系实通于心，以心为肺之君，而肺乃臣也，臣必朝于君，此述职之路也。下循臑内，行少阴心主之前者，又谒相之门也。心主即心胞络，为心君之相，胞络代君以行事。心克肺金，必借心主之气以相刑。呼吸相通，全在此系之相联也。肺禀天玉之尊，必奉宰辅之令，所以行于少阴心主之前而不敢缓也。自此而下，于肘中乃走于臂，由臂而走于寸口鱼际，皆肺脉相通之道。循鱼际出大指之端，为肺脉之尽。经脉尽，复行，从腕后直出次指内廉，乃旁出之脉也。

雷公曰：脾经若何？岐伯曰：脾乃土脏，其性湿，以足太阴名之。太阴之月，夜照于土，月乃阴象，脾属土，得月之阴气，放以太阴名之。其脉起于足之大指端，故又曰足太阴也。脾脉既起于足下，下必升上，由足大指内侧肉际，过横骨后，上内踝前廉，上踹内，循胫骨后，交出厥阴之前，乃入肝经之路也。夫肝木克脾，宜为脾之所畏，何故脉反通于肝，不知肝虽克土，而木亦能成土，土无木气之通，则土少发生之气，所以畏肝而又未尝不喜肝也。交出足厥阴之前，图合于肝木耳。上膝肢内前廉入腹者，归于脾经之本脏也。盖腹，脾之正宫，脾属土，居于中州，中州为天下之腹，脾乃人一身之腹也。脾与胃为表里，脾内而胃外，脾为胃所包，故络于胃，脾得胃气，则脾之气始能上升，故脉亦随之上膈，趋喉咙而至舌本，以舌本为心之苗，而脾为心之子，子母之气自相通而不隔也。然而舌为心之外窍，非心之内庭也。脾之脉虽至于舌，而终未至于心，故其支又行，借胃之气，从胃中中脘之外上膈，而脉通于膻中之分，上交于手少阴心经，子亲母之象也。

雷公曰：心经若何？岐伯曰：心为火脏，以手少阴名之者，盖心火乃后天也。后天者，有形之火也。星应荧惑，虽属火而实属阴，且脉走于手，故以手少阴名之。他脏腑之脉皆起于手足，心脉独起于心，不与众脉同者，以心为君主，总揽权纲，不寄其任于四末也。心之系，五脏七腑无不相通，尤通者小肠也。小肠为心之表，而心实络于小肠，下通任脉，故任脉即借小肠之气以上通于心，为朝君之象也。心之系又上与肺相通，挟咽喉而入于目，以发其文明之彩也。复从心系上肺，下出腋下，循臑内后廉，行手厥阴经心主之后，下肘，循臂至小指之内出其端，此心脉系之直行也。又由肺曲折而后，并脊直下，与肾相贯串，当命门之中，此心肾既济之路也。夫心为火脏，惧畏水克，何故系通于肾，使肾有路以相犯乎？不知心火与命门之火原，不可一日不相通也。心得命门之火则心火有根，心非肾水之滋则心火不旺。盖心火必得肾中水火以相养，是以克为生也。既有肾火肾水之相生，而后心之系各通脏腑，无扞格之忧矣。由是而左通于肝，肝本属木，为生心之母也。心火虽生于命门先天之火，而非后天肝木培之则先天之火气亦不旺，故心之系通于肝者，亦欲得肝木相生之气也。肝气既通，而胆在肝之旁，通肝即通于胆，又势之甚便者，况胆又为心之父，同本之亲尤无阻隔也。由是而通于脾，脾乃心之子也，虽脾土不借心火之生，然胃为心之爱子，胃土非心火不生，心既生胃，生胃必生脾，此脾胃之系所以相接而无间也。由是而通于肺，火性炎上，而肺叶当之，得母有伤，然而顽金非火不柔，克中亦有生之象，倘肺金无火则金寒水冷，胃与膀胱之化源绝矣，何以温肾而传化于大肠乎。由是而通于心主，心主即膻中胞络也，为心君之相臣，奉心君以司化，其出入之经，较五脏六腑更近,真有心喜亦喜,心忧亦忧之象,呼吸相通,代君司化以使令夫三焦,俾上中下之气无不毕达,实心之系通之也。

雷公曰:肾经若何? 岐伯曰:肾属水,少阴正水之象。海水者,少阴水也,随月为盈虚,而肾应之。名之为足少阴者,脉起于足少阴之下也,由足心而上,循内踝之后,别入跟中,上腨出腘上股贯脊,乃河车之路,即任督之路也。然俱属于肾,有肾水而河车之路通,无肾水而河车之路塞,有肾水而督脉之路行,无肾水而督脉之路断,是二经之相通相行,全责于肾,故河车之路、督脉之路,即肾经之路也。由是而行于肝,母入于子舍之义也。由是而行于脾,水行于地中之义也。过肝脾二经而络于膀胱者,以肾为膀胱之里,而膀胱为肾之表,膀胱得肾气而始化,正同此路之相通,气得以往来之耳。其络于膀胱也,贯脊会督而还出于脐之前,通任脉始得达于膀胱,虽气化可至,实有经可通而通之也。其直行者,又由肝以入肺,子归母之家也。由肺而上循喉咙,挟舌本而终,是欲朝君先通于喉舌也。夫肾与心虽若相克而实相生,故其系别出而绕于心,又未敢遽朝于心君,注胸之膻中胞络而后,肾经之精上奉,化为心之液矣,此君王下取于民之义,亦草野上贡于国之谊也。各脏止有一而肾有二者,两仪之象也。两仪者,日月也。月主阴,日主阳,似肾乃水脏宜应月不宜应日,然而月之中未尝无阳之气,日之中未尝无阴之气,肾配日月正以其中之有阴阳也。阴藏于阳之中,阳隐于阴之内,叠相为用,不啻日月之照临也。盖五脏七腑各有水火,独肾脏之水火处于无形,乃先天之水火,非若各脏腑之水火俱属后天也。夫同是水火,肾独属之先天,实有主以存乎两肾之间也。主者,命门也。命门为小心,若太极之象能生先天之水火,因以生后天之水火也。于是裁成夫五脏七腑,各安于诸宫,享其奠定之福,化生于无穷耳。

雷公曰:肝经若何?岐伯曰:肝属足厥阴。厥阴者,逆阴也,上应雷火。脉起足大指丛毛之际,故以足厥阴名之。雷火皆从地起,腾于天之上,其性急,不可制抑,肝之性亦急,乃阴经中之最逆者,少拂其意,则厥逆而不可止。循跗上上踝,交出太阴脾土之后,上腘内廉,循腹入阴毛中,过阴器,以抵于小腹,虽趋肝之路,亦趋脾之路也。既趋于脾,必趋于胃矣。肝之系既通于脾胃,凡有所逆,必先犯于脾胃矣,亦其途路之熟也。虽然,肝之系通于脾胃,而肝之气必归于本宫,故其系又走于肝叶之中,肝叶之旁有胆附焉,胆为肝之兄,肝为胆之弟,胆不络肝而肝反络胆者,弟强于兄之义也。上贯膈者,趋心之路也。肝性急,宜直走于心之宫矣,乃不直走于心,反走膜膈,布于胁肋之间者,母慈之义也。慈母怜子必为子多方曲折,以厚其藏,胁肋正心宫之仓库也,然而其性正急,不能久安于胁肋之间,循喉咙之后,上入颃颡,连于目系,上出额间而会督脉于巅顶,乃木火升上之路也。其支者,从目系下颊环唇,欲随口舌之窍以泄肝木之郁火也。其支者,又从肝别贯膈,上注肺中,畏肺金之克木,通此经为侦探之途也。

雷公曰:五脏已知其旨矣。请详言七腑。岐伯曰:胃经亦称阳明者,以其脉接大肠手阳明之脉,由鼻额而下走于足也。然而胃经属阳明者,又非同大肠之谓。胃乃多气多血之腑,实有日月并明之象,乃纯阳之腑,主受而又主化也。阳主上升,由额而游行于齿口唇吻,循颐颊耳前而会于额颅,以显其阳之无不到也。

其支别者,从颐后下人迎,循喉咙入缺盆,行足少阴之外,下膈通肾与心包之气。盖胃为肾之关,又为心包之用,得气于二经,胃始能蒸腐水谷以化精微也。胃既得二经之气,必归于胃中,故仍属胃也。胃之旁络于脾,胃为脾之夫,脾为胃之妇,脾听胃使,以行其运化者也。其直行者,从缺盆下乳内廉,挟脐而入气街。气街者,气冲之穴也,乃生气之源,探源而后,气充于乳房,始能散布各经络也。其支者,起于胃口,循腹过足少阴肾经之外,本经之里下至气街而合,仍是取气于肾,以助其生气之源也。由是而胃既得气之本,乃可下行,以达于足。从气街而下髀关,抵伏兔,下膝膑,循胫下跗,入中指之内庭而终者,皆胃下达之路也。其支者,从膝之下廉三寸,别入中指之外间,复是旁行之路,正见其多气多血,无往不周也。其支者,别跗上,入大指间,出足厥阴,交于足太阴,避肝木之克,近脾土之气也。

雷公曰:请言三焦之经。岐伯曰:三焦属之手少阳者,以三焦无形,得胆木少阳之气,以生其火而脉起于手之小指次指之端,故以手少阳名之。循手腕出臂贯肘,循臑之外,行手太阳之里,手阳明之外,火气欲通于大小肠也。上肩循臂臑,交出足少阳之后,正倚附于胆木以取其木中之火也。下缺盆,由足阳明之外而交会于膻中;之上焦,散布其气而络绕于心胞络;之中焦,又下膈入络膀胱以约下焦。若胃若心胞络若膀胱,皆三焦之气往来于上中下之际,故不分属于三经而仍专属于三焦也。然而三焦之气虽往来于上中下之际,使无根以为主,则气亦时聚时散,不可久矣。讵知三焦虽得胆木之气以生,而非命门之火则不长。三焦有命门以为根而后,布气于胃,则胃始有运用之机;布气于心胞络,则心胞络始有运行之权;布气于膀胱,则膀胱始有运化之柄也。其支者,从膻中而上,出缺盆之外,上项系耳后,直上出耳上角至颎,无非随肾之火气而上行也。其支者,又从耳后入耳中,出耳前,过客主人之穴,交颊至目锐眦,亦火性上炎,随心包之气上行。然目锐眦实系胆经之穴,仍欲依附木气以生火气耳。

雷公曰:请言心主之经。岐伯曰:心主之经即胞络之府也,又名膻中。属手厥阴者,以其代君出治,为心君之相臣,臣乃阴象,故属阴。然奉君令以出治,有不敢少安于顷刻,故其性又急,与肝木之性正相同,亦以厥阴名之,因其难顺而易逆也。夫心之脉出于心之本宫,心胞络之脉出于胸中,胞络在心之外,正在胸之中,是脉出于胸中者,正其脉属于胞络之本宫也。各脏腑脉出于外,心与胞络脉出于中,是二经较各脏腑最尊也。夫肾系交于心胞络,实与肾相接,盖心主之气与肾宫命门之气同气相合,故相亲而不相离也。由是下于膈,历络三焦,以三焦之腑气与命门心主之气彼此实未尝异,所以笼络而相合为一,有表里之名,实无表里也。其支者,循胸中出胁抵腋,循臑内行于太阴肺脾少阴心肾之中,取肺肾之气以生心液也。入脉下臂,入掌内,又循中指以出其端。其支者,又由掌中循无名指以出其端,与少阳三焦之脉相交会,正显其同气相亲,表里如一也。夫心主与三焦两经也,必统言其相合者,盖三焦无形。借心主之气相通于上中下之间,故离心主无以见三焦之用,所以必合而言之也。

雷公曰:请言胆经。岐伯曰:胆经属足少阳者,以胆之脉得春木初阳之气,而又下趋于足,故以足少阳名之。然胆之脉虽趋于足,而实起目之锐眦,接手少阳三焦之经也。由目锐眦上抵头角,下耳循颈,行手少阳之脉前,至肩上,交出手少阳之后,以入缺盆之外,无非助三焦之火气也。其支者,从耳后入耳中,出走耳前,至目锐眦之后,虽旁出其支,实亦仍顾三焦之脉也。其支者,别自目外而下大迎,合手少阳三焦,抵于𬡗下,下颈,复合缺盆,以下胸中,贯膜、膈、心胞络,以络于肝,盖心胞络乃胆之子,而肝乃胆之弟,故相亲而相近也。第胆虽肝之兄,而附于肝,实为肝之表,而属于胆。肝胆兄弟之分,即表里之别也。胆分肝之气,则胆之汁始旺,胆之气始张,而后可以分气于两胁,出气街,统毛际而横入髀厌之中也。其直者,从缺盆下腋,循胸过季胁,与前之入髀厌者相合,乃下循髀外,行太阳阳明之间,欲窃水土之气以自养也。出膝外廉,下辅骨以直抵绝骨之端,下出外踝,循跗上入小指次指之间,乃其直行之路也。其支者,又别跗上,入大指歧骨内出其端,还贯入爪甲,出三毛,以交于足厥阴之脉,亲肝木之气以自旺,盖阳得阴而生也。

雷公曰:请言膀胱之经。岐伯曰:膀胱之经属足太阳者,盖太阳为巨阳,上应于日,膀胱得日之火气,下走于足,犹太阳火光普照于地也。其脉起目内眦,交手太阳小肠之经,受其火气也。上额交巅,至耳上角,皆火性之炎上也。其直行者,从巅入络脑,还出别下项,循肩膊内挟脊两旁下行,抵于腰,入循膂络肾,盖膀胱为肾之表,故系连于肾,通肾中命门之气,取其气以归膀胱之中,始能气化而出小便也。虽气出于肾经,而其系要不可不属之膀胱也。其支者,从腰中下挟脊以贯臀,入腘中而止,亦借肾气下达之也。其支者,从膊内别行下贯胛膂,下历尻臀,化小便通阴之器而下出也。过髀枢,循髀外下合腘中,下贯于两踹内,出外踝之后，循京骨，至小指外侧，交于足少阴之肾经，亦取肾之气可由下而升，以上化其水也。

雷公曰：请言小肠之经。岐伯曰：小肠之经属手太阳者，以脉起于手之小指，又得心火之气而名之也。夫心火属少阴，得心火之气，宜称阴矣。然而心火居于内者为阴，发于外者为阳，小肠为心之表也，故称阳而不称阴，且其性原属阳，得太阳之日气，故亦以太阳名之。其脉上腕出踝，循臂出肘，循臑行手阳明少阳之外，与太阳胆气相通，欲得金气自寒，欲得木气自生也。交肩上，入缺盆，循肩向腋下行，当膻中而络于心，合君相二火之气也。循咽下膈以抵于胃，虽火能生胃，而小肠主出不主生，何以抵胃，盖受胃之气，运化精微而生糟粕，犹之生胃也。故接胃之气，下行任脉之外，以自归于小肠之正宫，非小肠之属而谁属乎。其支者，从缺盆循颈颊上至目锐眦，入于耳中，此亦火性炎上，欲趋窍而出也。其支者，别循颊上颐，抵鼻至目内眦，斜络于颧，以交足太阳膀胱之经，盖阳以趋阳之应也。

雷公曰：请言大肠之经。岐伯曰：大肠之经名为手阳明者，以大肠职司传化，有显明昭著之意，阳之象也。夫大肠属金，宜为阴象，不属阴而属阳者，因其主出而不主藏也。起于手大指次指之端，故亦以手名之。循指而入于臂，入肘上臑，上肩下入缺盆而络于肺，以肺之气能包举大肠，而大肠之系亦上络于肺也。大肠得肺气而易于传化，故其气不能久留于膈中，而系亦下膈，直趋大肠以安其传化之职。夫大肠之能开能阖，肾主之，是大肠之气化宜通于肾，何以大肠之系绝，不与肾会乎？不知肺金之气即肾中水火之气也，肾之气必来于肺中，而肺中之气既降于大肠之内,则肾之气安有不入于大肠之中者乎。不必更有系通肾,而后得其水火之气,始能传化而开合之也。其支者,从缺盆上颈贯颊,入下齿缝中,还出夹两口吻,交于唇中之左右,上挟鼻孔,正显其得肺肾之气,随肺肾之脉而上升之征也。

陈远公曰:十二经脉各说得详尽,不必逐段论之。

胞络配腑篇

天老问于岐伯曰:天有六气,化生地之五行,地有五行,化生人之五脏。有五脏之阴,即宜有五腑之阳矣,何以脏止五,腑有七也? 岐伯曰:心胞络,腑也,性属阴,故与脏气相同,所以分配六腑也。天老曰:心胞络既分配腑矣,是心胞络即脏也,何不名脏而必别之为腑耶? 岐伯曰:心胞络,非脏也。天老曰:非脏列于脏中,毋乃不可乎? 岐伯曰:脏称五不称六,是不以脏予胞络也。腑称六,不称七,是不以腑名胞络也。天老曰:心胞络,非脏非腑何以与三焦相合乎? 岐伯曰:胞络与三焦为表里,二经皆有名无形,五脏有形与形相合,胞络无形,故与无形相合也。天老曰:三焦为孤脏,既名为脏,岂合于胞络乎? 岐伯曰:三焦虽亦称脏,然孤而寡合,仍是腑非脏也,舍胞络之气,实无可依,天然配合,非勉强附会也。天老曰:善。雷公曰:肺合大肠,心合小肠,肝合胆,脾合胃,肾合膀胱,此天合也。三焦与心胞络相合,恐非天合矣。岐伯曰:胞络非脏而与三焦合者,胞络里三焦表也。雷公曰:三焦腑也,何分表里乎? 岐伯曰:三焦之气,本与肾亲,亲肾不合肾者,以肾有水气也。故不合肾而合于胞络耳。雷公曰:胞络之火气出于肾,三焦取火于肾,不胜取火于胞络乎。岐伯曰:膀胱与肾为表里,则肾之火气必亲膀胱而疏三焦矣。胞络得肾之火气,自成其腑,代心宣化,虽腑犹脏也。胞络无他腑之附,得三焦之依而更亲,是以三焦乐为表,胞络亦自安于里,孤者不孤,自合者永合也。雷公曰:善。应龙问曰:胞络腑也,三焦亦自成腑,何以为胞络之使乎?岐伯曰:胞络即膻中也,为心膜膈,近于心宫,遮护君主,其位最亲,其权最重,故三焦奉令不敢后也。应龙曰:胞络代心宣化,宜各脏腑皆奉令矣,何独使三焦乎?岐伯曰:各腑皆有表里,故不听胞络之使,惟三焦无脏为表里,故胞络可以使之。应龙曰:三焦何乐为胞络使乎?岐伯曰:胞络代心出治,腑与脏同,三焦听使于胞络,犹听使于心,故胞络为里,三焦为表,岂勉强附会哉。应龙曰:善。

陈士铎曰:胞络之合三焦,非无因之合也。胞络之使三焦,因其合而使之也,然合者仍合于心耳,非胞络之司为合也。

外经微言三卷

胆腑命名篇

胡孔甲问于岐伯曰：大肠者，白肠也，小肠者，赤肠也，胆非肠，何谓青肠乎？岐伯曰：胆贮青汁，有入无出，然非肠何能通而贮之乎，故亦以肠名之。青者，木之色，胆属木，其色青，故又名青肠也。胡孔甲曰：十一脏取决于胆，是腑亦有脏名矣，何脏分五而腑分七也？岐伯曰：十一脏取决于胆，乃省文耳，非腑可名脏也。孔甲曰：胆既名为脏，而十一脏取决之，固何所取之乎？岐天师曰：胆司渗，凡十一脏之气得胆气渗之，则分清化浊，有奇功焉。孔甲曰：胆有入无出，是渗主入而不主出也，何能化浊乎？岐伯曰：清渗入则浊自化，浊自化而清亦化矣。孔甲曰：清渗入而能化，是渗入而仍渗出矣。岐伯曰：胆为清净之府。渗入者，清气也，遇清气之脏腑亦以清气应之，应即渗之机矣，然终非渗也。孔甲曰：脏腑皆取决于胆，何脏腑受胆之渗乎？岐伯曰：大小肠膀胱皆受之，而膀胱独多焉，虽然膀胱分胆之渗，而胆之气虚矣。胆虚则胆得渗之祸矣，故胆旺则渗益，胆虚则渗损。孔甲曰：胆渗何气则受损乎？岐伯曰：酒热之气，胆之所畏也，过多则渗失所司，胆受损矣，非毒结于脑则涕流于鼻也。孔甲曰：何以治之？岐伯曰：刺胆络之穴，则病可已也。孔甲曰：善。

陈士铎曰：胆主渗，十二脏皆取决于胆者，正决于渗也。胆不能渗又何取决乎。

任督死生篇

雷公问曰:十二经脉之外,有任督二脉,何略而不言也? 岐伯曰:二经之脉不可略也。以二经散见于各经,故言十二经脉而二经已统会于中矣。雷公曰:试分言之。岐伯曰:任脉行胸之前,督脉行背之后也。任起于中极之下,以上毛际,循腹里,上关元,至咽咙上颐,循面入目眦,此任脉之经络也。督脉起于少腹,以下骨中央,女子入系廷孔,在溺孔之际,其络循阴器合篡间,统篡后,即前后二阴之间也,别绕臀至少阴,与巨阳中络者合少阴,上股内后廉,贯脊属肾与太阳。起于目内眦,上额交巅上,入络脑,至鼻柱,还出别下项,循肩膊挟脊抵腰中,入循膂络肾。其男子循茎下至篡,与女子等,其少腹直上者,贯脐中央,上贯心,入喉上颐环唇,上系两目之下中央,此督脉之经络也。虽督脉止于龈交,任脉止于承浆,其实二脉同起于会阴。止于龈交者未尝不过承浆,止于承浆者未尝不过龈交,行于前者亦行于后,行于后者亦行于前,循环周流彼此无间,故任督分之为二,合之仍一也。夫会阴者,至阴之所也。任脉由阳行于阴,故脉名阴海。督脉由阴行于阳,故脉名阳海。非龈交穴为阳海,承浆穴为阴海也。阴交阳而阴气生,阳交阴而阳气生,任督交而阴阳自长,不如海之难量乎,故以海名之。雷公曰:二经之脉络予已知之矣。请问其受病何如? 岐伯曰:二经气行则十二经之气通,二经气闭则十二经之气塞,男则成疝,女则成瘕,非遗溺即脊强也。雷公曰:病止此乎? 岐伯曰:肾之气必假道于任督二经,气闭则肾气塞矣。女不受妊，男不射精，人道绝矣。然则任督二经之脉络，即人死生之道路也。雷公曰：神哉论也。请载《外经》，以补《内经》未备。

陈士铎曰：任督之路，实人生死之途，说得精好入神。

阴阳二跷篇

司马问曰：奇经八脉中有阴跷阳跷之脉，可得闻乎？岐伯曰：《内经》言之矣。司马曰：《内经》言之，治病未验或有未全欤。岐伯曰：《内经》约言之，实未全也。阴跷脉足少阴肾经之别脉也，起于然骨之照海穴，出内踝上，又直上之，循阴股以入于阴，上循胸里，入于缺盆，上出入迎之前，入于目下鸠，属于目眦之睛明穴，合足太阳膀胱之阳跷而上行，此阴跷之脉也。阳跷脉足太阳膀胱之别脉也，亦起于然骨之下申脉穴，出外踝下，循仆参，郄于附阳，与足少阳会于居髎，又与手阳明会于肩髃及巨骨，又与手太阳阳维会于臑俞，与手足阳明会于地仓及巨髎，与任脉足阳明会于承泣，合足少阴肾经之阴跷下行，此阳跷之脉也。然而跷脉之起止，阳始于膀胱而止于肾，阴始于肾而止于膀胱，此男子同然也，若女子微有异。男之阴跷起于然骨，女之阴跷起于阴股；男之阳跷起于申脉，女之阳跷起于仆参。知同而治同，知异而疗异，则阳跷之病不至阴缓阳急，阴跷之病不至阳缓阴急，何不验乎。司马公曰：今而后，阴阳二跷之脉昭然矣。

陈士铎曰：二跷之脉，分诸男女。《内经》微别，人宜知之，不可草草看过。

奇恒篇

奢龙问于岐伯曰：奇恒之腑，与五脏并主藏精，皆可名脏乎？岐伯曰：然。奢龙曰：脑髓骨脉胆女子胞，既谓奇恒之腑，不宜又名脏矣。岐伯曰：腑谓脏者，以其能藏阴也。阴者，即肾中之真水也。真水者，肾精也。精中有气，而脑髓骨脉胆女子胞皆能藏之，故可名腑，亦可名脏也。奢龙曰：修真之士，何必留心于此乎？岐伯曰：人欲长生，必知斯六义，而后可以养精气，结圣胎者也。奢龙曰：女子有胞以结胎，男子无胞何以结之？岐伯曰：女孕男不妊，故胞属之女子，而男子未尝无胞也，男子有胞而后可以养胎息，故修真之士必知。斯六者至要者则胞与脑也，脑为泥丸，即上丹田也；胞为神室，即下丹田也。骨藏髓，脉藏血，髓藏气，脑藏精，气血精髓尽升泥丸，下降于舌，由舌下华池，由华池下廉泉玉英，通于胆，下贯神室。世人多欲，故血耗气散，髓竭精亡也。苟知藏而不泻，即返还之道也。奢龙曰：六者宜藏，何道而使之藏乎？岐伯曰：广成子有言，毋摇精，毋劳形，毋思虑营营，非不泻之谓乎。奢龙曰：命之矣。

陈士铎曰：脑、髓、骨、脉、胆、女子胞，非脏也，非脏而以脏名之，以其能藏也，能藏故以脏名之，人可失诸藏乎？

小络篇

应龙问于岐伯曰：膜原与肌腠有分乎？岐伯曰：二者不同也。应龙曰：请问不同？岐伯曰：肌腠在膜原之外也。应龙曰：肌腠有脉乎？岐伯曰：肌腠膜原皆有脉也，其所以分者，正分于其脉耳。肌腠之脉，外连于膜原，膜原之脉，内连于肌腠。应龙曰：二脉乃表里也，有病何以分之？岐伯曰：外引小络痛者，邪在肌腠也。内引小络痛者，邪在膜原也。应龙曰：小络又在何所？岐伯曰：小络在膜原之间也。

陈士铎曰：小络一篇，本无深文，备载诸此。以小络异于膜原耳，知膜原之异，即知肌腠之异也。

肺金篇

少师问曰：肺金也，脾胃土也，土宜生金，有时不能生金者谓何？岐伯曰：脾胃土旺而肺金强，脾胃土衰而肺金弱，又何疑乎。然而脾胃之气太旺，反非肺金所喜者，由于土中火气之过盛也。土为肺金之母，火为肺金之贼，生变为克，乌乎宜乎。少师曰：金畏火克，宜避火矣，何又亲火乎？岐伯曰：肺近火，则金气之柔者必销矣。然肺离火，则金气之顽者必折矣。所贵微火以通薰肺也。故土中无火，不能生肺金之气。而土中多火，亦不能生肺金之气也。所以烈火为肺之所畏，微火为肺之所喜。少师公曰：善。请问金木之生克？岐伯曰：肺金制肝木之旺，理也。而肝中火盛，则金受火炎肺，失清肃之令矣。避火不暇，敢制肝木乎？即木气空虚，已不畏肺金之刑，况金受火制，则肺金之气必衰，肝木之火愈旺，势必横行无忌，侵伐脾胃之土，所谓欺子弱而凌母强也。肺之母家受敌，御木贼之强横，奚能顾金子之困穷，肺失化源，益加弱矣。肺弱欲其下生肾水难矣，水无金生则水不能制火，毋论上焦之火焚烧，而中焦之火亦随之更炽甚，且下焦之火亦挟水沸腾矣。少师曰：何肺金之召火也？岐伯曰：肺金，娇脏也,位居各脏腑之上,火性上炎,不发则已,发则诸火应之。此肺金之所以独受厥害也。少师曰:肺为娇脏,曷禁诸火之威逼乎,金破不鸣断难免矣。何以自免于祸乎?岐伯曰:仍赖肾子之水以救之。是以肺肾相亲更倍于土金之相爱。以土生金,而金难生土。肺生肾,而肾能生肺,昼夜之间,肺肾之气实彼此往来两相通,而两相益也。少师曰:金得水以解火,敬闻命矣。然金有时而不畏火者,何谓乎?岐伯曰:此论其变也。少师曰:请尽言之。岐伯曰:火烁金者,烈火也。火气自微何以烁。金非惟不畏火,且侮火矣。火难制金,则金气日旺。肺成顽金过刚而不可犯,于是肃杀之气必来伐木。肝受金刑力难生火,火势转衰,变为寒火奚。足畏乎。然而火过寒无温气以生土,土又何以生金。久之火寒而金亦寒矣。少师曰:善。请问金化为水,而水不生木者,又何谓乎?岐伯曰:水不生木,岂金反生木乎。水不生木者,金受火融之水也。真水生木而融化之,水克木矣。少师曰:善。

陈士铎曰:肺不燥不成顽金,肺过湿不成柔金,以肺中有火也。肺得火则金益,肺失火则金损。故金中不可无火,亦不可有火也。水火不旺,金反得其宜也。总不可使金之过旺耳。

肝木篇

少师曰:肝属木,木非水不养,故肾为肝之母也。肾衰则木不旺矣,是肝木之虚,皆肾水之涸也。然而肝木之虚,不全责肾水之衰者,何故?岐伯曰:此肝木自郁也。木喜疏泄,遇风寒之邪,拂抑之事,肝辄气郁不舒。肝郁必下克脾胃,制土有力,则木气自伤,势必求济肾水,水生木而郁气未解,反助克土之横。土怒水助转来克水。肝不受肾之益，肾且得土之损，未有不受病者也。肾既病矣，自难滋肝木之枯，肝无水养，其郁更甚。郁甚而克土愈力。脾胃受伤气难转输，必求救于心火，心火因肝木之郁全不顾心，心失化源，何能生脾胃之土乎。于是怜土子之受伤，不敢咎肝母之过，逆反嗔肺金不制肝木，乃出其火而克肺，肺无土气之生，复有心火之克则肺金难以自存。听肝木之逆，无能相制矣。少师曰：木无金制宜木气之舒矣，何以仍郁也？岐伯曰：木性曲直，必得金制有成。今金弱木强，则肝寡于畏，任郁之性以自肆，土无可克水，无可养火，无可助，于是木空受焚矣。此木无金制而愈郁也。所以治肝必解郁为先，郁解而肝气自平。何至克土，土无木克则脾胃之气自易升腾，自必忘克，肾水转生肺金矣。肺金得脾胃二土之气，则金气自旺，令行清肃。肾水无匮乏之忧，且金强制木，木无过旺肝气平矣。少师曰：肝气不平可以直折之乎？岐伯曰：肝气最恶者郁也。其次则恶不平，不平之极即郁之极也。故平肝尤尚解郁。少师曰：其故何也？岐伯曰：肝气不平，肝中之火过旺也。肝火过旺，由肝木之塞也。外闭内焚，非烁土之气即耗心之血矣。夫火旺宜为心之所喜，然温火生心，烈火逼心，所以火盛之极，可暂用寒凉以泻。肝火郁之极，宜兼用舒泄以平肝也。少师曰：善。

陈士铎曰：木不郁则不损，肝木之郁即逆之之谓也。人能解郁，则木得其平矣，何郁之有？

肾水篇

少师曰：请问肾水之义。岐伯曰：肾属水，先天真水也。水生于金，故肺金为肾母。然而肺不能竟生肾水也，必得脾土之气熏蒸,肺始有生化之源。少师曰:土克水者也,何以生水？岐伯曰:土贪生金,全忘克水矣。少师曰:金生水而水养于金,何也？岐伯曰:肾水非肺金不生,肺金非肾水不润。盖肺居上焦,诸脏腑之火,咸来相逼,苟非肾水灌注,则肺金立化矣。所以二经子母最为关切。无时不交相生,亦无时不交相养也。是以补肾者必须益肺,补肺者必须润肾,始既济而成功也。少师曰:肾得肺之生即得肺之损,又何以养各脏腑乎？岐伯曰:肾交肺而肺益生肾,则肾有生化之源。山下出泉涓涓正不竭也。肾既优渥,乃分其水以生肝。肝木之中本自藏火,有水则木且生心,无水则火且焚木,木得水之济,则木能自养矣。木养于水,木有和平之气,自不克土。而脾胃得遂其升发之性,则心火何至躁动乎。自然水不畏火之炎,乃上润而济心矣。少师曰:水润心固是水火之既济,但恐火炎而水不来济也。岐伯曰:水不润心,故木无水养也。木无水养肝必干燥,火发木焚,烁尽脾胃之液,肺金救土之不能,何暇生肾中之水。水涸而肝益加燥,肾无沥以养肝,安得余波以灌心乎！肝木愈横,心火愈炎,肾水畏焚,因不上济于心,此肾衰之故,非所谓肾旺之时也。少师曰:肾衰不能济心,独心受其损乎？岐伯曰:心无水养,则心君不安,乃迁其怒于肺金,遂移其火以逼肺矣。肺金最畏火炎,随移其热于肾,而肾因水竭,水中之火正无所依,得心火之相会,翕然升木变出龙雷,由下焦而腾中焦,由中焦而腾上焦,有不可止遏之机矣。是五脏七腑均受其害,宁独心受损乎！少师曰:何火祸之酷乎？岐伯曰:非火多为害,乃水少为炎也。五脏有脏火,七腑有腑火,火到之所,同气相亲,故其势易旺,所异者,水以济之也。而水止肾脏之独有,且水中又有火也。水之不足,安敌火之有余。此肾脏所以有补无泻也。少师曰:各脏腑皆取资于水,宜爱水而畏火矣。何以多助火以增焰乎?岐伯曰:水少火多,一见火发,惟恐火之耗水,竞来顾水,谁知反害水乎。此祸生于爱,非恶水而爱火也。少师曰:火多水少,泻南方之火,非即补北方之水乎?岐伯曰:水火又相根也。无水则火烈,无火则水寒,火烈则阴亏也,水寒则阳消也。阴阳两平,必水火既济矣。少师曰:火水既济独不畏土之侵犯乎?岐伯曰:土能克水,而土亦能生水也。水得土以相生,则土中出水,始足以养肝木而润各脏腑也。第不宜过于生之,则水势汪洋亦能冲决堤岸,水无土制,变成洪水之逆流,故水不畏土之克也。少师曰:善。

陈士铎曰:五行得水则润,失水则损。况取资多而分散少乎?故水为五行之所窃,不可不多也。说得水之有益,有此可悟水矣。

心火篇

少师曰:心火,君火也。何故宜静不宜动?岐伯曰:君主无为,心为君火,安可有为乎!君主有为,非生民之福也。所以心静则火息,心动则火炎。息则脾胃之土受其益,炎则脾胃之土受其灾。少师曰:何谓也?岐伯曰:脾胃之土喜温火之养,恶烈火之逼也。温火养则土有生气而成活土,烈火逼则土有死气而成焦土矣。焦火何以生金,肺金干燥,必求济于肾水,而水不足以济之也。少师曰:肾水本济心火者也,何以救之无裨乎?岐伯曰:人身之肾水原非有余,况见心火之太旺,虽济火甚切,独不畏火气之烁乎。故避火之炎，不敢上升于心中也。心无水济则心火更烈，其克肺益甚。肺畏火刑，必求援于肾子，而肾子欲救援而无水，又不忍肺母之凌烁，不得不出其肾中所有，倾国以相助。于是水火两腾，升于上焦，而与心相战。心因无水以克肺，今见水不济心火来助肺，欲取其水而转与火，相合则火势更旺。于是肺不受肾水之益，反得肾火之虐矣。斯时肝经之木，见肺金太弱，亦出火以焚心明助肾母，以称于实报肺仇而加刃也。少师曰：何以解氛乎？岐伯曰：心火动极矣，安其心而火可息也。少师曰：可用寒凉直折其火乎？岐伯曰：寒凉可暂用，不可久用也。暂用则火化为水，久用则水变为火也。少师曰：斯又何故钦？岐伯曰：心火必得肾水以济之也。滋肾安心则心火永静，舍肾安心则心火仍动矣。少师曰：凡水火未有不相克也，而心肾水火何相交而相济乎？岐伯曰：水不同耳。肾中邪水最克心火，肾中真水最养心火，心中之液即肾内真水也。肾之真水旺，而心火安。肾之真水衰，而心火沸。是以心肾交而水火既济，心肾开而水火未济也。少师曰：心在上，肾在下，地位悬殊，何彼此乐交无间乎？岐伯曰：心肾之交，虽胞胎导之，实肝木介之也。肝木气通，肾无阻隔，肝木气郁，心肾即闭塞也。少师曰：然则肝木又何以养之？岐伯曰：肾水为肝木之母，补肾即所以通肝木。非水不旺火，非木不生欲，心液之不枯，必肝血之常足。欲肝血之不乏，必肾水之常盈，补肝木要不外补肾水也。少师曰：善。

　　陈士铎曰：心火，君火也。君心为有形之火，可以水折。不若肾中之火，为无形之火也。无形之火，可以水养。知火之有形、无形，而虚火、实火可明矣。

外经微言四卷

脾土篇

少师问曰：脾为湿土，土生于火，是火为脾土之父母乎？岐伯曰：脾土之父母，不止一火也。心经之君火，胞络、三焦、命门之相火，皆生之。然而君火之生，脾土甚疏；相火之生，脾土甚切，而相火之中命门之火，尤为最亲。少师曰：其故何欤？岐伯曰：命门盛衰，即脾土盛衰。命门生绝即脾土生绝也。盖命门为脾土之父母，实关死生。非若他火之可旺、可微、可有、可无也。少师曰：命门火过旺，多非脾土之宜，又何故乎？岐伯曰：火少则土湿，无发生之机；火多则土干，有燥裂之害。盖脾为湿土，土中有水。命门者，水中之火也。火藏水中则火为既济之火。自无亢焚之祸，与脾土相宜，故火盛亦盛，火衰亦衰，火生则生，火绝则绝也。若火过于旺，是火胜于水矣。水不足以济火，乃未济之火也。火似旺，而实衰，假旺而非真旺也。与脾土不相宜耳。非惟不能生脾，转能耗土之生气。脾土无生气则赤地干枯，欲化精微以润各脏腑难矣。且火气上炎与三焦胞络之火直冲而上与心火相合。火愈旺而土愈耗，不成为焦火得乎。少师曰：焦土能生肺金乎？岐伯曰：肺金非土不生。今土成焦土，中鲜润泽之气，何以生金哉。且不特不生金也，更且嫁祸于肺矣。盖肺乏土气之生，又多火气之逼，金弱木强，必至之势也。木强凌土而土败更难生金,肺金绝而肾水亦绝也,水绝则木无以养,木枯自焚益添火焰,土愈加燥矣。少师曰:治何经以救之?岐伯曰:火之有余水之不足也,补水则火自息。然而徒补水则水不易生,补肺金火气则水有化源,不患乎无本也。肾得水以制火,则水火相济,火无偏旺之害。此治法之必先补水也。少师曰:善。

陈士铎曰:脾土与胃土不同。生脾土与胃土生不同,虽生土在于火也,然火各异。生脾土必须于心,生胃土必须于胞络。心为君火,胞络为相火也。二火断须补肾,以水能生火耳。

胃土篇

少师问曰:脾胃皆土也,有所分乎?岐伯曰:脾,阴土也;胃,阳土也。阴土逢火则生,阳土必生于君火。君火者,心火也。少师曰:土生于火,火来生土,两相亲也,岂胃土遇三焦命门之相火,辞之不受乎?岐伯曰:相火与胃不相合也,故相火得之而燔,不若君火得之而乐也。少师曰:心包亦是相火,何与胃亲乎?岐伯曰:心胞络代君火以司令者也,故心包相火即与君火无异,此胃上之所以相亲也。少师曰:心包代心之职,胃土取资心包,无异取资心火矣。但二火生胃,土则受益;二火助胃,火则受祸者,何也?岐伯曰:胃土衰则喜火之生,胃火盛则恶火之助也。少师曰:此又何故欤?岐伯曰:胃阳土宜弱不宜强。少师曰:何以不宜强也?岐伯曰:胃多气多血之府,其火易动,动则燎原而不可制,不特烁肺以杀子,且焚心以害母矣,且火之盛者,水之涸也。火沸上腾必至有焚林竭泽之虞,烁肾水烧肝木,其能免乎?少师曰:治之奈何?岐伯曰:火盛必济之水,然水非外水也,外水可暂救以止炎,非常治之法也。必大滋其内水之匮。内水者,肾水也。然而火盛之时,滋肾之水不能泻胃之火,以火旺不易灭,水衰难骤生也。少师曰:又将奈何? 岐伯曰:救焚之法,先泻胃火,后以水济之。少师曰:五脏六腑皆借胃气为生,泻胃火不损各脏腑乎? 吾恐水未生,肾先绝矣。岐伯曰:火不息则土不安,先息火后济水,则甘霖优渥,土气升腾,自易发生万物。此泻胃正所以救胃,是泻火非泻土也。胃土有生机,各脏腑岂有死法乎。此救胃又所以救肾,并救各脏腑也。少师曰:胃气安宁,肝木来克奈何? 岐伯曰:肝来克胃,亦因肝木之燥也,木燥则肝气不平矣,不平则木郁不伸,上克胃土,土气自无生发之机,故调胃之法以平肝为重。肝气平矣又以补水为急,水旺而木不再郁也,惟是水不易旺仍须补肺金,旺则生水,水可养木,金旺则制木,木不克土,胃有不得其生发之性者乎。少师曰:善。

陈士铎曰:胃土以养水为主,养水者助胃也。胃中有水,则胃火不沸。故补肾正所以益胃也。可见胃火之盛由于肾水之衰,补肾水正补胃土也。故胃火可杀,胃火宜培,不可索也。

胞络火篇

少师曰:心包之火无异心火,其生克同乎? 岐伯曰:言同则同,言异则异。心火生胃,心包之火不止生胃也。心火克肺,心包之火不止克肺也。少师曰:何谓也? 岐伯曰:心包之火生胃,亦能死胃。胃土衰得心包之火而土生,胃火盛得心包之火而土败。土母既败,肺金之子何能生乎! 少师曰:同一火也,何生克之异? 岐伯曰:心火,阳火也。其势急而可避,心包之火,阴火也。其势缓而可亲。放心火之克肺一时之刑,心包之克肺,实久远之害。害生于刑者,势急而患未大害。生于恩者,势缓而患渐深也。少师曰:可救乎? 岐伯曰:亦在制火之有余而已。少师曰:制之奈何? 岐伯曰:心包阴火,窃心之阳气以自养之,必得肾之阴气以自存。心欲温肾,肾欲润心,皆先交心包以通之,使肾水少衰,心又分其水气,肾且供心火之不足,安能分余惠以慰心包。心包干涸,毋怪其害胃土也。补肾水之枯,则水足灌心而化液,即足注心包而化津。此不救胃,正所以救胃也。少师曰:胞络之火可泻乎? 岐伯曰:胃土过旺,必泻心包之火。然心包之火可暂泻而不可久泻也。心包逼近于心,泻胞络则心火不宁矣。少师曰:然则奈何? 岐天师曰:肝经之木,胞络之母也。泻肝则心胞络之火必衰矣。少师曰:肝亦心之母也,泻肝而心火不寒乎? 岐天师曰:暂泻肝则胞络损其焰,而不至于害心。即久泻肝则心君减其炎,亦不至于害胞络,犹胜于直泻胞络也。少师曰:诚若师言,泻肝经之木,可救急而不可图缓,请问善后之法? 岐伯曰:水旺则火衰,既济之道也。安能舍补肾水别求泻火哉。少师曰:善。

陈士铎曰:胞络之火为相火,相火宜补不宜泻也。宜补而用泻,必害心包矣。

三焦火篇

少师曰:三焦无形,其火安生乎? 岐伯曰:三焦称腑,虚腑也。无腑而称腑,有随寓为家之义。故逢木则生,逢火则旺。即逢金,逢土亦不相仇而相得。总欲窃各脏腑之气以自旺也。少师曰:三焦耗脏腑之气,宜为各脏腑之所绝矣,何以反亲之也?

岐伯曰:各脏腑之气非三焦不能通达上下,故乐其来亲而益之以气,即有偷窃亦安焉而不问也。少师曰:各脏腑乐与三焦相亲,然三焦乐与何脏腑为更亲乎? 岐伯曰:最亲者,胆木也。胆与肝为表里,是肝胆为三焦之母,即三焦之家也。无家而寄生于母家,不无府而有府乎。然而三焦之性喜动恶静,上下同流,不乐安居于母宅,又不可谓肝胆之宫竟是三焦之府也。少师曰:三焦火也,火必畏水,何故与水亲乎? 岐伯曰:三焦之火最善制水,非亲水而喜入于水也。盖水无火气之温则水成寒水矣。寒水何以化物。故肾中之水,得三焦之火而生;膀胱之水,得三焦之火而化。火与水合实有既济之欢也。但恐火过于热,制水太甚,水不得益而得损,必有干燥之苦也。少师曰:然则何以治之? 岐伯曰:泻火而水自流也。少师曰:三焦无腑,泻三焦之火,何从而泻之? 岐伯曰:视助火之脏腑以泻之,即所以泻三焦也。少师曰:善。

陈士铎曰:三焦之火附于脏腑,脏腑旺而三焦旺,脏腑衰而三焦衰,故助三焦在于助各脏腑也,泻三焦火可置脏腑于不问乎? 然则三焦盛衰全在视腑也。

胆木篇

少师曰:胆寄于肝,而木必生于水。肾水之生肝即是生胆矣,岂另来生胆乎? 岐伯曰:肾水生木必先生肝,肝即分其水以生胆。然肝与胆皆肾子也,肾岂有疏于胆者乎。惟胆与肝为表里,实手足相亲,无彼此之分也。故肾水旺而肝胆同旺,肾水衰而肝胆同衰。非仅肝血旺而胆汁盈,肝血衰而胆汁衰也。少师曰:然亦有肾水不衰,胆气自病者何也? 岐伯曰:胆之汁主藏,胆之气主泄,故喜通不喜塞也。而胆气又最易塞,一遇外寒,胆气不通矣;一遇内郁,胆气不通矣。单补肾水不舒胆木,则木中之火不能外泄,势必下克脾胃之土,木土交战多致胆气不平,非助火以刑肺,必耗水以亏肝,于是胆郁肝亦郁矣。肝胆交郁,其塞益甚。故必以解郁为先,不可徒补肾水也。少师曰:肝胆同郁,将独鲜胆木之塞乎?岐伯曰:郁同而解郁,乌可异哉。胆郁而肝亦郁,肝舒而胆亦舒。舒胆之后济之补水,则水荫木以敷荣,木得水而调达,既不绝肝之血,有不生心之液者乎。自此三焦得木气以为根,即胞络亦得胆气以为助,十二经无不取决于胆也。何忧匮乏哉!少师曰:善。

陈士铎曰:肝胆同为表里,肝盛则胆盛,肝衰则胆衰,所以治胆以治肝为先。肝易于郁,而胆之易郁,又宁与肝胆殊乎,故治胆必治肝也。

膀胱水篇

少师曰:水属阴,膀胱之水谓之阳水,何也?岐伯曰:膀胱之水,水中藏火也。膀胱无火,水不化,故以阳水名之。膀胱腑中本无火也。恃心肾二脏之火相通化水,水始可藏而亦可泄。夫火属阳,膀胱既通火气,则阴变为阳矣。少师曰:膀胱通心肾之火,然亲于肾而疏于心也。心火属阳,膀胱亦属阳,阳不与阳亲,何也?岐伯曰:膀胱与肾为表里最为关切,故肾亲于膀胱。而膀胱亦不能疏于肾也。心不与膀胱相合,毋怪膀胱之疏心矣。然心虽不合于膀胱,而心实与小肠为表里,小肠与膀胱正相通也。心合小肠,不得不合膀胱矣。是心与膀胱其迹若远而实近也。少师曰:然则膀胱亲于心而疏于肾乎?岐伯曰:膀胱阳水也,喜通阴火而不喜通阳火,似心火来亲未必得之化水。然而肾火不通心火,则阴阳不交,膀胱之阳火正难化也。少师曰:此又何故欤?岐伯曰:心火下交于肾,则心包三焦之火齐来相济,助胃以化膀胱之水。倘心不交肾,心包三焦之火各奉心火以上炎,何敢下降以私通于肾。既不下降,敢代君以化水乎。少师曰:君火无为,相火有为,君火不下降,胞络相火正可代君出治。何以心火不交,相火亦不降乎?岐伯曰:君臣一德而天下治。君火交而相火降,则膀胱得火而水化。君火离而相火降,则膀胱得火而水干。虽君火恃相火而行,亦相火必借君火而治。肾得心火之交,又得胞络之降,阴阳合为一性,竟不能分肾为阴、心为阳矣。少师曰:心肾之离合,膀胱之得失如此乎?岐伯曰:膀胱可寒而不可过寒,可热而不可过热。过寒则遗,过热则闭,皆心肾不交之故也。此水火所以重既济耳。少师曰:善。

陈士铎曰:膀胱本为水腑。然水中藏火,无水不交,无火亦不交也。故心肾二脏皆通于膀胱之腑。膀胱不通,又何交乎!交心肾,正藏水火也。

大肠金篇

少师曰:金能生水,大肠属金,亦能生水乎?岐伯曰:大肠之金,阳金也。不能生水,且借水以相生。少师曰:水何能生金哉?岐伯曰:水不生金而能养金,养即生也。少师曰:人身火多于水,安得水以养大肠乎?岐伯曰:大肠离水实无以养,而水苦无多。所异者,脾土生金,转输精液庶无干燥之虞。而后以肾水润之,便庆濡泽耳。是水土俱为大肠之父母也。少师曰:土生金,而大肠益燥何也？岐伯曰：土柔而大肠润，土刚而大肠燥矣。少师曰：土刚何以燥也？岐伯曰：土刚者，因火旺而刚也。土刚而生金更甚，然未免同火俱生，金喜土而畏火，虽生而实克矣。安得不燥哉。少师曰：水润金也，又善荡金者，何故钦？岐伯曰：大肠得真水而养，得邪水而荡也。邪正不两立，势必相遇而相争。邪旺而正不能敌，则冲激澎湃倾肠而泻矣。故大肠尤宜防水。防水者，防外来之水非防内存之水也。少师曰：人非水火不生，人日饮水何以防之？岐伯曰：防水何若培土乎。土旺足以制水，土旺自能生金。制水，不害邪水之侵。生金，无愁真水之涸，自必火静而金安可传导而变化也。少师曰：大肠无火，往往有传导变化而不能者，又何故钦？岐伯曰：大肠恶火又最喜火也。恶火者，恶阳火也。喜火者，喜阴火也。阴火不同，而肾中之阴火尤其所喜。喜火者，喜其火中之有水也。少师曰：肾火虽水中之火，然而克金，何以喜之？岐伯曰：肺肾子母也。气无时不通，肺与大肠为表里，肾气生肺，即生大肠也。大肠得肾中水火之气，始得司其开阖也。倘水火不入于大肠，开阖无权，何以传导变化乎！少师曰：善。

陈士铎曰：大肠无水火，何以开阖？开阖既难，何以传导变化乎？可悟大肠必须于水火也。大肠无水火之真，即邪来犯之，故防邪仍宜润正耳。

小肠火篇

少师曰：小肠属火乎？属水乎？岐伯曰：小肠与心为表里，与心同气，属火无疑。其体则为水之路，故小肠又属水也。少师曰:然则小肠居水火之间,乃不阴不阳之腑乎。岐伯曰:小肠属阳,不属阴也。兼属之水者,以其能导水也。水无火不化,小肠有火,故能化水。水不化火,而火且化水,是小肠属火明矣。惟小肠之火代心君以变化,心即分其火气以与小肠,始得导水以渗入于膀胱。然有心之火气、无肾之水气则心肾不交水火不合,水不能遽渗于膀胱矣。少师曰:斯又何故乎?岐伯曰:膀胱,水腑也,得火而化,亦必得水而亲。小肠之火欲通膀胱,必得肾中真水之气以相引,而后心肾会而水火济,可渗入亦可传出也。少师曰:小肠为受盛之官,既容水谷,安在肠内无水,必借肾水之通膀胱乎?岐伯曰:真水则存而不泄,邪水则走而不守也。小肠得肾之真水,故能化水谷而分清浊,不随水谷俱出也。此小肠所以必资于肾气耳。少师曰:善。

陈士铎曰:小肠之火,有水以济之。故火不上焚,而水始下降也。火不上焚者,有水以引之也,水不下降者,有火以升之也,有升有引,皆既济之道也。

命门真火篇

少师曰:命门居水火中,属水乎?属火乎?岐伯曰:命门,火也。无形有气,居两肾之间,能生水而亦藏于水也。少师曰:藏于水以生水,何也?岐伯曰:火非水不藏,无水则火沸矣。水非火不生,无火则水绝矣。水与火盖两相生而两相藏也。少师曰:命门之火,既与两肾相亲宜与各脏腑疏矣。岐伯曰:命门为十二经之主。不止肾恃之为根,各脏腑无不相合也。少师曰:十二经皆有火也,何借命门之生乎?岐伯曰:十二经之火,皆后天之火也。后天之火非先天之火不化。十二经之火得命门先天之火则生生不息，而后可转输运动变化于无穷，此十二经所以皆仰望于命门，各倚之为根也。少师曰：命门之火气甚微，十二经皆来取资，尽为分给，不虞匮乏乎？岐伯曰：命门居水火中，水火相济，取之正无穷也。少师曰：水火非出于肾乎？岐伯曰：命门水火虽不全属于肾，亦不全离乎肾也。盖各经之水火均属后天，独肾中水火则属先天也。后天火易旺，先天火易衰。故命门火微，必须补火，而补火必须补肾，又必兼水火。补之正，以命门之火可旺，而不可过旺也。火之过旺，水之过衰也。水衰不能济火，则火无所制，必焚沸于十二经，不受益而受损矣。故补火必须于水中补之。水中补火则命门与两肾有既济之欢，分布于十二经，亦无未济之害也。少师曰：命门之系人生死甚重，《内经》何以遗之？岐伯曰：未尝遗也。主不明则十二官危。所谓主者，正指命门也。七节之旁有小心。小心者，亦指命门也。人特未悟耳。少师曰：命门为主，前人未言何也。岐伯曰：广成子云：窈窈冥冥，其中有神。恍恍惚惚，其中有气。亦指命门也。谁谓前人勿道哉。且命门居于肾，通于任督，更与丹田神室相接。存神于丹田，所以温命门也。守气于神室，所以养命门也。修仙之道无非温养命门耳。命门旺而十二经皆旺，命门衰而十二经皆衰也。命门生而气生，命门绝而气绝矣。少师曰：善。

陈士铎曰：命门为十二经之主。《素问》不明言者，以主之难识耳。然不明言者，未尝不显言之也，无如世人不悟耳，经天师指示而命门绝而不绝矣。秦火未焚之前，何故修命门者少，总由于不善读《内经》也。

外经微言五卷

命门经主篇

雷公问于岐伯曰：十二经各有一主，主在何经？岐伯曰：肾中之命门为十二经之主也。雷公曰：十二经最神者，心也。宜心为主，不宜以肾中之命门为主也。岐伯曰：以心为主，此主之所以不明也。主在肾之中，不在心之内。然而离心非主，离肾亦非主也。命门殆通心肾以为主乎。岂惟通心肾哉。五脏七腑无不共相贯通也。雷公曰：其共相贯通者，何也？岐伯曰：人非火不生，命门属火，先天之火也。十二经得命门之火始能生化，虽十二经来通于命门，亦命门之火原能通之也。雷公曰：命门属火，宜与火相亲，何偏居于肾以亲水气耶？岐伯曰：肾火，无形之火也；肾水，无形之水也。有形之火，水能克之。无形之火，水能生之。火克于水者，有形之水也。火生于水者，无形之水也。然而无形之火偏能生无形之水，故火不藏于火，转藏于水。所谓一阳陷于二阴之间也。人身先生命门而后生心。心生肺，肺生脾，脾生肝，肝生肾，相合而相生，亦相克而相生也。十二经非命门不生，正不可以生克而拘视之也。故心得命门，而神明应物也；肝得命门，而谋虑也；胆得命门，而决断也；胃得命门，而受纳也；脾得命门，而转输也；肺得命门，而治节也；大肠得命门，而传导也；小肠得命门，而布化也；肾得命门，而作强也；三焦得命门，而决渎也;膀胱得命门,而畜泄也。是十二经为主之官,而命门为十二官之主。有此主则十二官治。无此主则十二官亡矣。命门为主,供十二官之取资。其火易衰,其火亦易旺,然衰乃真衰,旺乃假旺。先天之火非先天之水不生,水中补火,则真衰者不衰矣。火中补水,则假旺者不旺矣。见其衰,补火而不济之以水则火益微;见其旺,泻火而不济之以水则火益炽。雷公曰:何道之渺乎,非天师又孰能知之。

陈士铎曰:命门在心肾之中,又何说之有无,如世人未知也。此篇讲得畅快,非无主之文。

五行生克篇

雷公问于岐伯曰:余读《内经》载五行甚详,其旨尽之乎?岐伯曰:五行之理,又何易穷哉。雷公曰:盍不尽言之?岐伯曰:谈天乎,谈地乎,谈人乎?雷公曰:请言人之五行。岐伯曰:心、肝、脾、肺、肾配火、木、土、金、水,非人身之五行乎?雷公曰:请言其变。岐伯曰:变则又何能尽哉。试言其生克。生克之变者,生中克也,克中生也。生不全生也,克不全克也,生畏克而不敢生也,克畏生而不敢克也。雷公曰:何以见生中之克乎?岐伯曰:肾生肝,肾中无水,水涸而火腾矣,肝木受焚,肾何生乎?肝生心,肝中无水,水燥而木焦矣,心火无烟,肝何生乎?心君火也,胞络相火也,二火无水将自炎也,土不得火之生,反得火之害矣。脾生肺金也,土中无水,干土何以生物,铄石流金,不生金反克金矣。肺生肾水也,金中无水,死金何以出泉。崩垆飞汞,不生水反克水矣。盖五行多水则不生,五行无水亦不生也。雷公曰:何以见克中之生乎?岐伯曰:肝克土,土得木以疏通则土有生气矣。脾克水,水得土而畜积则土有生基矣。肾克火,火得水以相济,则火有神光矣。心克金,然肺金必得心火以煅炼也。肺克木,然肝木必得肺金以斫削也。非皆克以生之乎。雷公曰:请言生不全生。岐伯曰:生不全生者,专言肾水也。各脏腑无不取资于肾。心得肾水而神明焕发也;脾得肾水而精微化导也;肺得肾水而清肃下行也;肝得肾水而谋虑决断也。七腑亦无不得肾水而布化也。然而取资多者分给必少矣。亲于此者疏于彼,厚于上者薄于下。此生之所以难全也。雷公曰:请言克不全克。岐伯曰:克不全克者,专言肾火也。肾火易动难静,易逆难顺,易上难下,故一动则无不动矣,一逆则无不逆矣,一上则无不上矣。腾于心躁烦矣。入于脾干涸矣,升于肺喘嗽矣,流于肝焚烧矣,冲击于七腑燥渴矣。虽然肾火乃雷火也,亦龙火也。龙雷之火其性虽猛,然聚则力专,分则势散,无乎不克反无乎全克矣。雷公曰:生畏克而不敢生者若何?岐伯曰:肝木生心火也,而肺金太旺,肝畏肺克不敢生心则心气转弱,金克肝木矣。心火生胃土也,而肾火太旺不敢生胃则胃气更虚,水侵胃土矣。心包之火生脾土也,而肾水过泛不敢生脾,则脾气加困,水欺脾土矣。脾胃之土生肺金也,而肝木过刚,脾胃畏肝不敢生肺,则肺气愈损,木侮脾胃矣。肺金生肾水也,而心火过炎,肺畏心克,不敢生肾,则肾气益枯,火刑肺金矣。肾水生肝木也,而脾胃过燥,肾畏脾胃之土,不敢生肝,则肝气更凋,土制肾水矣。雷公曰:何法以制之乎?岐伯曰:制克以遂其生,则生不畏克。助生而忘其克,则克即为生。雷公曰:善。克畏生而不敢克者,又若何?岐伯曰:肝木之盛由于肾水之旺也,木旺而肺气自衰,柔金安能克刚木乎。脾胃土盛由于心火之旺也,土旺而肝气自弱,僵木能克焦土乎。肾水之盛由肺金之旺也,水旺而脾土自微浅,土能克湍水乎。心火之盛由于肝木之旺也,火旺而肾气必虚,匀水能克烈火乎。肺金之盛由于脾土之旺也,金盛而心气自怯,寒火能克顽金乎。雷公曰:何法以制之? 岐伯曰:救其生不必制其克,则弱多为强。因其克反更培其生则衰转为盛。雷公曰:善。

陈士铎曰:五行生克本不可颠倒,不可颠倒而颠倒者,言生克之变也。篇中专言其变,而变不可穷矣,当细细观之。

小心真主篇

为当问于岐伯曰:物之生也,生于阳。物之成也,成于阴。阳,火也;阴,水也。二者在身藏于何物乎? 岐伯曰:大哉,问也。阴阳有先后天之殊也,后天之阴阳藏于各脏腑。先天之阴阳藏于命门。为当曰:命门何物也? 岐伯曰:命门者,水火之源。水者,阴中之水也;火者,阴中之火也。为当曰:水火均属阴,是命门藏阴不藏阳也。其藏阳又何所乎? 岐伯曰:命门,藏阴即藏阳也。为当曰:其藏阴即藏阳之义何居? 岐伯曰:阴中之水者,真水也;阴中之火者,真火也。真火者,真水之所生;真水者,真火之所生也。水生于火者,火中有阳也。火生于水者,水中有阳也。故命门之火,谓之原气。命门之水,谓之原精。精旺则体强,气旺则形壮。命门水火实藏阴阳,所以为十二经之主也。主者,即十二官之化源也。命门之精气尽,则水火两亡,阴阳间隔,真息不调,人病辄死矣。为当曰:阴阳有偏胜,何也? 岐伯曰:阴胜者,非阴盛也,命门火微也。阳胜者,非阳盛也,命门水竭也。为当曰:阴胜在下阳胜在上者,何也?岐伯曰:阴胜于下者,水竭其源则阴不归阳矣。阳胜于上者,火衰其本则阳不归阴矣。阳不归阴,则火炎于上而不降。阴不归阳,则水沉于下而不升。可见命门为水火之府也,阴阳之宅也,精气之根也,死生之窦也。为当曰:命门为十二官之主寄于何脏?岐伯曰:七节之旁中有小心,小心即命门也。为当曰:鬲肓之上,中有父母,非小心之谓欤。岐伯曰:鬲肓之上,中有父母者,言三焦胞络也,非言小心也。小心在心之下,肾之中。

陈士铎曰:小心在心肾之中,乃阴阳之中也。阴无阳气则火不生,阳无阴气则水不长。世人错认小心在鬲肓之上,此命门真主不明也,谁知小心即命门哉!

水不克火篇

大封司马问于岐伯曰:水克火者也,人有饮水而火不解者,岂火不能制水乎?岐伯曰:人生于火,养于水。水养火者,先天之真水也。水克火者,后天之邪水也。饮水而火热不解者,外水不能救内火也。大封司马曰:余终不解其义,幸明示之。岐伯曰:天开于子,地辟于丑,人生于寅,寅实有火也。天地以阳气为生,以阴气为杀。阳即火,阴即水也。然而火不同,有形之火,离火也。无形之火,乾火也。有形之火,水之所克。无形之火,水之所生。饮水而火不解者,无形之火得有形之水而不相入也。岂惟不能解,且有激之而火炽者。大封司马曰:然则水不可饮乎?岐伯曰:水可少饮以解燥。不可畅饮以解氛。大封司马曰:

此何故乎？岐伯曰：无形之火旺，则有形之火微。无形之火衰，则有形之火盛。火得水反炽，必多饮水也，水多则无形之火因之益微矣。无形之火微，而有形之火愈增酷烈之势，此外水之所以不能救内火，非水之不克火也。大封司马曰：何以治之？岐伯曰：补先天无形之水，则无形之火自息矣，不可见其火热饮水不解，劝多饮以速亡也。

陈士铎曰：水分有形无形，何疑于水哉？水克有形之火，难克无形之火，故水不可饮也。说得端然实理，非泛然而论也。

三关升降篇

巫咸问曰：人身三关在何经乎？岐伯曰：三关者，河车之关也。上玉枕、中肾脊、下尾闾。巫咸曰：三关何故关人生死乎？岐伯曰：关人生死，故名曰关。巫咸曰：请问生死之义。岐伯曰：命门者，水中火也。水火之中实藏先天之气，脾胃之气后天之气也。先天之气不交于后天，则先天之气不长。后天之气不交于先天，则后天之气不化。二气必昼夜交，而后生生不息也。然而后天之气必得先天之气先交而后生。而先天之气必由下而上，升降诸脾胃，以分散于各脏腑。三关者，先天之气所行之径道也。气旺则升降无碍，气衰则阻，阻则人病矣。巫咸曰：气衰安旺乎？岐伯曰：助命门之火，益肾阴之水，则气自旺矣。巫咸曰：善。

陈士铎曰：人有三关，故可生可死。然生死实在先天，不在后天也。篇中讲后天者返死而生，非爱生而恶死。人能长守先天，何恶先天之能死乎！

表微篇

奚仲问于岐伯曰：天师《阴阳别论》中有阴结，阳结之言。结在脏乎？抑结在腑乎？岐伯曰：合脏腑言之也。奚仲曰：脏阴腑阳，阴结在脏，阳结在腑乎？岐伯曰：阴结阳结者，言阴阳之气结也。合脏腑言之，非阳结而阴不结，阴结而阳不结也。阴阳之道，彼此相根，独阳不结，独阴亦不结也。奚仲曰：《阴阳别论》中，又有刚与刚之言。言脏乎？言腑乎？岐伯曰：专言脏腑。阳阴气不和，脏腑有过刚之失，两刚相遇，阳过旺阴不相接也。奚仲曰：脏之刚乎？抑腑之刚乎？岐伯曰：脏刚传腑，则刚在脏也。腑刚传脏，则刚在腑也。奚仲曰：《阴阳别论》中又有阴抟阳抟之言，亦言脏腑乎？岐伯曰：阴抟阳抟者，言十二经之脉，非言脏腑也。虽然十二脏腑之阴阳不和，而后十二经脉始现阴阳之抟，否则抟之象不现于脉也。然则阴抟阳抟，言脉而即言脏腑也。奚仲曰：善。

陈士铎曰：阳结、阴结、阴抟、阳抟，俱讲得微妙。

呼吸篇

雷公问于岐伯曰：人气之呼吸应天地之呼吸乎？岐伯曰：天地人同之。雷公曰：心肺主呼，肾肝主吸，是呼出乃心肺也，吸入乃肾肝也。何有时呼出不属心肺而属肾肝，吸入不属肾肝而属心肺乎？岐伯曰：一呼不再呼，一吸不再吸，故呼中有吸，吸中有呼也。雷公曰：请悉言之。岐伯曰：呼出者，阳气之出也。吸入者，阴气之入也。故呼应天，而吸应地。呼不再呼，呼中有吸也。吸不再吸，吸中有呼也。故呼应天而亦应地，吸应地而亦应天。所以呼出心也、肺也，从天言之也;吸入肾也、肝也,从地言之也。呼出肾也、肝也,从地言之也;吸入心也、肺也,从天言之也。盖独阳不生,呼中有吸者,阳中有阴也;独阴不长,吸中有呼者,阴中有阳也。天之气不降,则地之气不升;地之气不升,则天之气不降。天之气下降者,即天之气呼出也;地之气上升者,即地之气吸入也。故呼出心肺,阳气也,而肾肝阴气辄随阳而俱出矣。吸入肾肝,阴气也,而心肺阳气辄随阴,而俱入矣。所以阴阳之气,虽有呼吸,而阴阳之根无间隔也。呼吸之间,虽有出入,而阴阳之本无两歧也。雷公曰:善。

陈士铎曰:呼中有吸,吸中有呼,是一是二,人可参天地也。

脉动篇

雷公问于岐伯曰:手太阴肺、足阳明胃、足少阴肾,三经之脉常动不休者,何也? 岐伯曰:脉之常动不休者,不止肺、胃、肾也。雷公曰:何以见之? 岐伯曰:四末阴阳之会者,气之大络也。四街者,气之曲径也。周流一身,昼夜环转,气无一息之止,脉无一晷之停也。肺、胃、肾脉独动者,胜于各脏腑耳。非三经之气独动不休也。夫气之在脉也,邪气中之也,有清气中之,有浊气中之。邪气中之也,清气中在上,浊气中在下,此皆客气也。见于脉中,决于气口。气口虚,补而实之。气口盛,泻而泄之。雷公曰:十二经动脉之穴可悉举之乎? 岐伯曰:手厥阴心包经,动脉在手之劳宫也。手太阴肺经,动脉在手之大渊也。手少阴心经,动脉在手之阴郄也。足太阴脾经,动脉在腹冲门也。足厥阴肝经,动脉在足之太冲也。足少阴肾经,动脉在足之太溪也。手少阳三焦经,动脉在面之和髎也。手太阳小肠经,动脉在项之天窗也。手阳明大肠经,动脉在手之阳溪也。足太阳膀胱经,动脉在足之委中也。足少阳胆经,动脉在足之悬钟也。足阳明胃经,动脉在足之冲阳也。各经时动时止,不若胃为六腑之原,肺为五脏之主,肾为十二经之海,各常动不休也。

陈士铎曰:讲脉之动处,俱有条理,非无因之文也。

瞳子散大篇

云师问于岐伯曰:目病,瞳子散大者何也? 岐伯曰:必得之内热多饮也。云师曰:世人好饮亦常耳,未见瞳子皆散大也。岐伯曰:内热者,气血之虚也。气血虚,则精耗矣。五脏六腑之精皆上注于目,瞳子尤精之所注也。精注瞳子,而目明,精不注瞳子,面目暗。今瞳子散大则视物必无准矣。云师曰:然往往视小为大也。岐伯曰:瞳子之系通于脑。脑热则瞳子亦热,热极而瞳子散大矣。夫瞳子之精,神水也。得脑气之热,则水中无非火气,火欲爆而光不收,安得不散大乎。云师曰:何火之虐乎? 岐伯曰:必饮火酒兼食辛热之味也。火酒大热,得辛热之味以助之则益热矣。且辛之气散,而火酒者,气酒也,亦主散。况火酒至阳之味,阳之味必升于头面,火热之毒直归于脑中矣。脑中之精,最恶散而最易散也。得火酒辛热之气,有随入随散者脑气既散于中,而瞳子散大应于外矣。彼气血未虚者,脑气尚不至尽散也,故瞳子亦无散大之象。然目则未有不昏者也。云师曰:善。

陈士铎曰:瞳子散大,不止于酒。大约肾水不足,亦能散大。然水之不足,乃火之有余也。益其阴而火降,火降而散大者不散大也。不可悟火之虐乎。必认作火酒之一者,尚非至理。

外经微言六卷

诊原篇

雷公问于岐伯曰：五脏六腑各有原穴，诊之可以知病，何也？岐伯曰：诊脉不若诊原也。雷公曰：何谓也？岐伯曰：原者，脉气之所注也。切脉之法繁而难知，切腧之法约而易识。雷公曰：请言切腧之法。岐伯曰：切腧之法，不外阴阳。气来清者，阳也。气来浊者，阴也。气来浮者，阳也。气来沉者，阴也。浮而无者，阳将绝也。沉而无者，阴将绝也。浮而清者，阳气之生也。沉而清者，阴气之生也。浮而浊者，阴血之长也。浮而清者，阳血之长也。以此诊腧，则生死浅深如见矣。

陈士铎曰：诊原法不传久矣。天师之论，真得其要也。

精气引血篇

力牧问于岐伯曰：九窍出血何也？岐伯曰：血不归经耳。力牧曰：病可疗乎？岐伯曰：疗非难也，引其血之归经，则瘥矣。力牧曰：九窍出血，脏腑之血皆出矣。难疗而曰易疗者，何也？岐伯曰：血失一经者重，血失众经者轻。失一经者，伤脏腑也，失众经者，伤经络也。力牧曰：血已出矣，何引而归之？岐伯曰：补气以引之，补精以引之也。力牧曰：气虚则血难摄，补气摄血则余已知之矣。补精引血余实未知也。岐伯曰：血之妄行，由肾火之乱动也。肾火乱动,由肾水之大衰也。血得肾火而有所归,亦必得肾水以济之也。夫肾水、肾火如夫妇之不可离也。肾水旺而肾火自归。肾火安,而各经之血自息。犹妇在家而招其夫,夫既归宅,外侮辄散。此补精之能引血也。力牧曰:兼治之乎抑单治之乎?岐伯曰:先补气后补精。气虚不能摄血,血摄而精可生也。精虚不能藏血,血藏而气益旺也。故补气必须补精耳。力牧曰:善。虽然血之妄出,疑火之祟耳。不清火而补气,毋乃助火乎。岐伯曰:血至九窍之出,是火尽外泄矣,热变为寒,乌可再泄火乎?清火则血愈多矣。力牧曰:善。

陈士铎曰:失血,补气本是妙理。谁知补精即补气乎?补气寓于补精之中,补精寓于补血之内,岂是泛然作论者。寒变热,热变寒,参得个中趣,才是大罗仙。

天人一气篇

大挠问于岐伯曰:天有转移,人气随天而转移,其故何也?岐伯曰:天之转移,阴阳之气也。人之气亦阴阳之气也。安得不随天气为转移乎。大挠曰:天之气分春夏秋冬,人之气恶能分四序哉?天之气配日月支干,人之气恶能配两曜一旬十二时哉?岐伯曰:公泥于甲子以论天也。天不可测,而可测。人亦不可侧,而可测也。天之气有春、夏、秋、冬,人之气有喜、怒、哀、乐,未尝无四序也。天之气有日、月,人之气有水、火,未尝无两曜也。天之气,有甲、乙、丙、丁、戊、己、庚、辛、壬、癸。人之气,有阳跷、阴跷、带、冲、任、督、阳维、阴维、命门、胞络,未尝无一旬也。天之气有子、丑、寅、卯、辰、巳、午、未、申、酉、戌、亥。人之气,有心、肝、脾、肺、肾、心包、胆、胃、膀胱、三焦、大小肠,未尝无十二时也。天有气,人即有气以应之。天人何殊乎。大挠曰:天之气万古如斯,人之气何故多变动乎?岐伯曰:人气之变动,因乎人,亦因乎天也。春宜温而寒,则春行冬令矣。春宜温而热,则春行夏令矣。春宜温而凉,则春行秋令矣。夏宜热而温,则夏行春令也。夏宜热而凉,则夏行秋令也。夏宜热而寒,则夏行冬令也。秋宜凉而热,非秋行夏令乎?秋宜凉而温,非秋行春令乎?秋宜凉而寒,非秋行冬令乎?冬宜寒而温,是冬行春令矣。冬宜寒而热,是冬行夏令矣。冬宜寒而凉,是冬行秋令矣。倒行逆施,在天既变动若此,欲人脏腑中不随天变动必不得之数矣。大挠曰:天气变动,人气随天而转移,宜尽人皆如是矣。何以有变,有不变也?岐伯曰:人气随天而变者,常也。人气不随天而变者,非常也。大挠曰:人气不随天气而变,此正人守其常也。天师谓非常者,予不得其旨,请言其变。岐伯曰:宜变而不变,常也。而余谓非常者,以其异于常人也。斯人也必平日固守元阳,未丧其真阴者也。阴阳不调,随天气之变动,彼自行其阴阳之正令,故能不变耳。大挠曰:彼变动者何以治之?岐伯曰:有余者泻之,不足者补之,郁则达之,热则寒之,寒则温之,如此而已。

陈士铎曰:天人合一,安能变乎。说得合一之旨。

地气合人篇

大挠问曰:天人同气,不识地气亦同于人乎?岐伯曰:地气之合于人气,《素问》《灵枢》已详哉言之,何公又问也?大挠曰:《内经》言地气,统天气而并论也,未尝分言地气。岐伯曰:三才并立,天气即合于地气,地气即合于人气,原不必分言之也。大挠曰:地气有独合于人气之时,请言其所以合也?岐伯曰:言其合则合,言其分则分。大挠曰:请言人之独合于地气。岐伯曰:地有九州,人有九窍,此人之独合于地也。大挠曰:《内经》言之矣。岐伯曰:虽言之未尝分晰之也。大挠曰:请言其分。岐伯曰:左目合冀,右目合雍,鼻合豫,左耳合扬,右耳合兖,口合徐,脐合荆,前阴合营,后阴合幽也。大挠曰:其病何以应之?岐伯曰:冀之地气逆,而人之左目病焉。雍之地气逆,而人之右目病焉。豫之地气逆,而人之鼻病焉。扬之地气逆,而人之左耳病焉。兖之地气逆,而人之右耳病焉。徐之地气逆,而人之口病焉。荆之地气逆,而人之脐病焉。营之地气逆,而人之前阴病焉。幽之地气逆,而人之后阴病焉。此地气之合病气也。大挠曰:有验,有不验何也?岐伯曰:验者,人气之漓也。不验者,人气之固也。固者多,漓者少,故验者亦少。似地气之不尽合人气也,然而合者理也。大挠曰:既有不验,恐非定理。岐伯曰:医统天地人以言道,乌可缺而不全乎。宁言地气听其验不验也。大挠曰:善。

陈士铎曰:地气实合于天,何分于人乎?地气有验不验者,非分于地气,已说其合,胡必求其合哉!

三才并论篇

鬼臾区问曰:五运之会,以司六气。六气之变,以害五脏。是五运之阴阳,即万物之纲纪,变化之父母,生杀之本始也。夫子何以教区乎?岐伯曰:子言是也。鬼臾区退而作《天元纪》各论，以广五运六气之义。岐伯曰：鬼臾区之言大而肆乎，虽然执臾区之论，概治五脏之病，是得一而失一也。鬼臾区曰：何谓乎？岐伯曰：五运者，五行也。谈五运即阐五行也。然五行止有五，五运变成六，明者视六犹五也。昧者眩六为千矣。鬼臾区曰：弟子之言非欤？岐伯曰：子言是也。鬼臾区曰：弟子言是夫子有后言，请亟焚之。岐伯曰：医道之大也，得子言大乃显然。而医道又微也，执子言微乃隐。余所以有后言也。虽然余之后言，正显子言之大也。鬼臾区曰：请悉言之。岐伯曰：五运乘阴阳而变迁，五脏因阴阳而变动。执五运以治病未必有合也，舍五运以治病未必相离也。遗五运以立言，则医理缺其半。统五运以立言，则医道该其全。予故称子言之大而肆也。鬼臾区曰：请言缺半之理。岐伯曰：阴阳之气，有盈有虚。男女之形，有强有弱，盈者，虚之兆。虚者，盈之机。盖两相伏也。强者弱之媒，弱者强之福。盖两相倚也。合天地人以治邪，不可止执五运以治邪也。合天地人以扶正，不可止执五运以扶正也。鬼臾区曰：医道合天地人者，始无弊乎？岐伯曰：人之阴阳与天地相合也。阳极生阴，阴极生阳，未尝异也。世疑阴多于阳，阴有群阴，阳无二阳也。谁知阳有二阳乎。有阳之阳，有阴之阳，君火为阳之阳，相火为阴之阳，人有君火、相火而天地亦有之，始成其为天，成其为地也。使天地无君火万物何以昭苏，天地无相火万物何以震动。天地之君火，日之气也。天地之相火，雷之气也。雷出于地而轰于天，日临于天而照于地。盖上下相合，人亦何独不然。合天地人以治病则得其全，执五运以治病则缺其半矣。鬼臾区稽首而叹曰：大哉！圣人之言乎，区无以测师矣。

陈士铎曰：六气即五行之论，知五行即知六气矣。世不知五运即不知五行也。不知五行，即不知六气矣。

五运六气离合篇

鬼臾区问曰：五运与六气并讲，人以为异，奈何？岐伯曰：五运非六气，则阴阳难化。六气非五运，则疾病不成。二者合而不离也，夫寒、暑、湿、燥、风、火，此六气也。金、木、水、火、土，此五运也。六气分为六，五运分为五，何不可者，讵知六气可分，而五运不可分也。盖病成于六气，可指为寒、暑、湿、风、火，病成于五运，不可指为金、木、水、火、土。以金病必兼水，水病必兼木，木病必兼火，火病必兼土，土病必兼金也。且有金病而木亦病，木病而土亦病，土病而水亦病，水病而火亦病，火病而金亦病也。故六气可分门以论症，五运终难拘岁以分门。诚以六气随五运以为转移，五脏因六气为变乱，此分之不可分也。鬼臾区曰：然则何以治六气乎？岐伯曰：五运之盛衰随五脏之盛衰为强弱，五脏盛而六气不能衰，五脏强而六气不能弱。逢司天、在泉之年寒、暑、湿、燥、风、火有病、有不病者，正五脏强而不弱也。所以五脏盛者，何畏运气之侵哉。鬼臾区曰：善。

陈士铎曰：六气之病，因五脏之不调也。五脏之不调即五行之不正也，调五行即调六气矣。

六气分门篇

雷公问于岐伯曰：五运六气合而不离，统言之可也。何鬼臾区分言之多乎？岐伯曰：五运不可分，六气不可合。雷公曰：其不可合者,何也?岐伯曰:六气之中有暑火之异也。雷公曰:暑火皆火也,何分乎?岐伯曰:火,不一也。暑外火,火内火也。雷公曰:等火耳。火与火相合,而相应也。奈何异视之?岐伯曰:内火之动,必得外火之引。外火之侵,必得内火之召也。似可合以立论,而终不可合。以分门者,内火与外火异也。盖外火,君火也。内火,相火也。君火即暑,相火即火。暑乃阳火,火乃阴火。火性不同,乌可不区而别乎?六气分阴阳,分三阴三阳也,三阴三阳中分阳火阴火者,分君相之二火也。五行概言火,而不分君相。六气分言火,而各配支干。二火分配,而暑与火各司其权,各成其病矣。故必宜分言之也。臾区之说,非私言也。实闻予论,而推广之。雷公曰:予昧矣,请示世之不知二火者。

陈士铎曰:五行止有一火,六气乃有二火。有二火乃分配支干矣,支干虽分,而君相二火实因六气而异。言之于不可异而异者,异之于阴阳之二火也。

六气独胜篇

雍父问曰:天地之气,阴阳尽之乎?岐伯曰:阴阳足以包天地之气也。虽然,阴阳之中,变化错杂,未可以一言尽也。雍父曰:请言其变。岐伯曰:六气尽之矣。雍父曰:六气是公之已言也,请言所未言。岐伯曰:六气之中有余不足,胜复去留,臾区言之矣。尚有一端未言也。遇司天在泉之年,不随天地之气转移,实有其故,不可不论也。雍父曰:请悉论之。岐伯曰:辰戌之岁,太阳司天而天柱不能窒抑之,此肝气之胜也。己亥之岁,厥阴司天而天蓬不能窒抑之,此心气之胜也。丑未之岁,太阴司天而天蓬不能窒抑之,此胞络之气胜也。子午之岁,少阴司天而天冲不能窒抑之,此脾气之胜也。寅申之岁,少阳司天而天英不能窒抑之,此肺气之胜也。卯酉之岁,阳明司天而天内不能窒抑之,此肾气之胜也。雍父曰:司天之胜,予知之矣。请言在泉之胜。岐伯曰:丑未之岁,太阳在泉而地晶不能窒抑之,此肝胆之气胜也。寅申之岁,厥阴在泉而地玄不能窒抑之,此心与小肠之气胜也。辰戌之岁,太阴在泉而地玄不能窒抑之,此胞络三焦之气胜也。卯酉之岁,少阴在泉而地苍不能窒抑之,此脾胃之气胜也。巳亥之岁,少阳在泉而地彤不能窒抑之,此肺与大肠之气胜也。子午之岁,阳明在泉而地阜不能窒抑之,此肾与膀胱之气胜也。雍父曰:予闻顺天地之气者昌,逆天地之气者亡。今不为天地所窒抑,是逆天地矣,不夭而独存,何也?岐伯曰:顺之昌者,顺天地之正气也。逆之亡者,逆天地之邪气也。顺可逆而逆可顺乎?雍父曰:同是人也,何以能独胜乎?岐伯曰:人之强弱不同,纵欲与节欲异也。雍父曰:善。

陈士铎曰:天蓬地玄,独有二者,正分其阴阳也。阴阳同而神亦同者,正显其顺逆也。可见宜顺不宜逆矣。

三合篇

雷公问曰:寒暑燥湿风火,此六气也。天地之运化何合于人而生病?岐伯曰:五行之生化也。雷公曰:人之五脏,分金木水火土,彼此有胜负而人病,此脏腑之自病也,何关于六气乎?岐伯曰:脏腑之五行,即天之五行,地之五行也。天地人三合而生化出矣。雷公曰:请问三合之生化。岐伯曰:东方生风,风生木,木生酸,酸生肝,肝生筋,筋生心,在天为风,在地为木,在体为筋,在气为柔,在脏为肝,其性为暄,其德为和,其用为动,其色为苍,其化为荣,其虫毛,其政为散,其令宣发,其变摧拉,其眚陨落,其味为酸,其志为怒,怒伤肝,悲胜怒,风伤肝,燥胜风,酸伤筋,辛胜酸,此天地之合人肝也。南方生热,热生火,火生苦,苦生心,心生血,血生脾,在天为热,在地为火,在体为脉,在气为炎,在脏为心,其性为暑,其德为显,其用为燥,其色为赤,其化为茂,其虫羽,其政为明,其令郁蒸,其变炎烁,其眚燔焫,其味为苦,其志为喜,喜伤心,恐胜喜,热伤气,寒胜热,苦伤气,咸胜苦,此天地之合人心也。中央生湿,湿生土,土生甘,甘生脾,脾生肉,肉生肺,在天为湿,在地为土,在体为肉,在气为克,在脏为脾,其性静坚,其德为濡,其用为化,其色为黄,其化为盈,其虫倮,其政为谧,其令云雨,其变动注,其眚淫溃,其味为甘,其志为思,思伤脾,怒胜思,湿伤肉,风胜湿,甘伤脾,酸胜甘,此天地之合人脾也。西方生燥,燥主金,金生辛,辛生肺,肺生皮毛,在天为燥,在地为金,在体为皮毛,在气为成,在脏为肺,其性为凉,其德为清,其用为固,其色为白,其化为敛,其虫介,其政为劲,其令雾露,其变肃杀,其眚苍落,其味为辛,其志为忧,忧伤肺,喜胜忧,热伤皮毛,寒胜热,辛伤皮毛,苦胜辛,此天地之合人肺也。北方生寒,寒生水,水生咸,咸生肾,肾生骨髓,髓生肝,在天为寒,在地为水,在体为骨,在气为坚,在脏为肾,其性为凛,其德为寒,其用为藏,其色为黑,其化为肃,其虫鳞,其政为静,其令为寒,其变凝冽,其眚冰雹,其味为咸,其志为恐;恐伤肾,思胜恐,寒伤血,燥胜寒,咸伤血,甘胜咸,此天地之合人肾也。五脏合金木水火土,斯化生之所以出也。天地不外五行,安得不合哉。雷公曰:五行止五,不应与六气合也。岐伯曰:六气即五行也。雷公曰:五行五而六气六,何以相合乎？岐伯曰:使五行止五,则五行不奇矣。五行得六气,则五行之变化无穷。余所以授六气之论,而臾区乃肆言之也。雷公曰:六气之中,各配五行,独火有二,此又何故？岐伯曰:火有君相之分耳:人身火多于水,五脏之中,无脏非火也,是以天地之火亦多于金木水土也,正显天地之合于人耳。雷公曰:大哉言乎,释蒙解惑,非天师之谓欤！请载登六气之篇。

陈士铎曰:五行不外五脏,五脏即六气之论也。因五行止有五,惟火为二,故六气合二火而论之,其实合五脏而言之也。

外经微言七卷

四时六气异同篇

天老问曰：五脏合五时，六经应六气，然《诊要经终篇》以六气应五脏而终于六经，《四时刺逆从论》以六经应四时而终于五脏，《诊要篇》以经脉之生于五脏而外合于六经，《四时刺逆从论》以经脉本于六气而外连于五脏，何也？岐伯曰：人身之脉气，上通天，下合地，未可一言尽也，故彼此错言之耳。天老曰：章句同而意旨异，不善读之，吾恐执而不通也。岐伯曰：医统天地人以立论，不知天何知地，不知地何知人。脉气循于皮肉筋骨之间，内合五行，外合六气，安得一言而尽乎。不得不分之以归于一也。天老曰：请问归一之旨。岐伯曰：五时之合五脏也，即六气之合五脏也。六气之应六经也，即五时之应六经也。知其同，何难知异哉！天老曰：善。

陈士铎曰：何尝异，何必求同；何尝同，不妨言异。人惟善求之可耳。

司天在泉分合篇

天老问曰：司天在泉，二气相合，主岁何分？岐伯曰：岁半以上，天气主之。岁半以下，地气主之。天老曰：司天之气主上半岁乎？在泉之气主下半岁乎？岐伯曰：然。天老曰：司天之气何以主上半岁也？岐伯曰：春夏者，天之阴阳也，阳生阴长，天之气也，故上半岁主之。天老曰：在泉之气何以主下岁也？岐伯曰：秋冬者，地之阴阳也。阴杀阳藏，地之气也，故下半岁主之。天老曰：一岁之中，天地之气截然分乎？岐伯曰：天地之气，无日不交。司天之气始于地之左，在泉之气本乎天之右。一岁之中，互相感召，虽分而实不分也。天老曰：然则司天在泉，何必分之乎？岐伯曰：不分言之则阴阳不明，奚以得阴中有阳，阳中有阴之义乎。司天之气始于地而终于天，在泉之气始于天而终于地。天地升降，环转不息，实有如此，所以可合而亦可分之也。天老曰：司天之气何以始于地？在泉之气何以始于天乎？岐伯曰：司天之气始于地之左，地中有天也；在泉之气始于天之右，天中有地也。天老曰：善。

陈士铎曰：司天在泉，合天地以论之，才是善言天地者。

从化篇

天老问曰：燥从热发，风从燥起，埃从风生，雨从湿注，热从寒来，其故何欤？岐伯曰：五行各有胜，亦各有制也。制之太过则受制者应之，反从其化也。所以热之极者，燥必随之，此金之从火也。燥之极者，风必随之，此木之从金也。风之极者，尘霾随之，此土之从木也。湿蒸之极者，霖雨随之，此水之从土也。阴寒之极者，雷电随之，此火之从水也。乃承制相从之理，何足异乎。天老曰：何道而使之不从乎？岐伯曰：从火者润其金乎；从金者抒其木乎；从木者培其土乎；从土者导其水乎；从水者助其火乎。毋不足、毋有余，得其平而不从矣。天老曰：润其金而金仍从火，抒其木而木仍从金，培其土而土仍从木，导其水而水仍从土，助其火而火仍从水，奈何？岐伯曰：此阴阳之已变，水火之已漓，非药石针灸之可疗也。

陈士铎曰:言浅而论深。

冬夏火热篇

胡孔甲问于岐伯曰:冬令严冷凛冽之气,逼人肌肤,人宜畏寒,反生热症,何也?岐伯曰:外寒则内益热也。胡孔甲曰:外寒内热,人宜同病,何故独热?岐伯曰:肾中水虚,不能制火,因外寒相激而火发也,人生无脏非火,无腑非火也,无不借肾水相养。肾水盛则火藏,肾水涸则火动,内无水养则内热已极,又得外寒束之,则火之郁气一发,多不可救。胡孔甲曰:火必有所助而后盛,火发于外,外无火助,宜火之少衰,乃热病发于夏转轻,发于冬反重,何也?岐伯曰:此正显火郁之气也。暑日气散而火难居,冬日气藏而火难泄,难泄而泄之,则郁怒之气所以难犯而转重也。胡孔甲曰:可以治夏者治冬乎?岐伯曰:辨其火热之真假耳,毋论冬夏也。胡孔甲曰:善。

陈士铎曰:治郁无他治之法,人亦治郁而已矣。

暑火二气篇

祝融问于岐伯曰:暑与火皆热症也,何六气分为二乎?岐伯曰:暑病成于夏,火病四时皆有,故分为二也。祝融问曰:火病虽四时有之,然多成于夏,热蕴于夏而发于四时,宜暑包之矣。岐伯曰:火不止成于夏,四时可成也。火宜藏不宜发,火发于夏日者,火以引火也,其在四时,虽无火之可发,而火蕴结于脏腑之中,每能自发,其酷烈之势较外火引之者更横,安可谈暑而不谈火乎。祝融曰:火不可发也,发则多不可救。与暑热之相犯有异乎?岐伯曰:暑与火热同而实异也。惟其不同,故夏日之火不可与春秋冬之火共论。惟其各异,即夏日之暑不可与夏日之火并举也。盖火病乃脏腑自生之热,非夏令暑热所成之火。故火症生于夏,仍是火症,不可谓火是暑、暑即是火也。祝融曰:暑火非一也,分二气宜矣。

陈士铎曰:暑与火不可并论,独吐至理。

阴阳上下篇

常伯问于岐伯曰:阳在上、阴在下,阳气亦下行乎?岐伯曰:阴阳之气,上下相同。阳之气未尝不行于下也。常伯曰:寒厥到膝不到巅,头痛到巅不到膝,非阴气在下,阳气在上之明验乎?岐伯曰:阴气生于阳,阳气生于阴。盖上下相通,无彼此之离也。阳气从阴,出于经脉之外;阴气从阳,入于经脉之中,始得气血贯通而五脏七腑无不周遍也。寒厥到膝,阳不能达也,非阳气专在上而不在下也。头痛到巅,阴不能降也,非阴气专在下而不在上也。天地不外阴阳,天地之阴阳不交,则寒暑往来,收藏生长,咸无准实,人何独异哉。

陈士铎曰:阳宜达,阴宜降也。二者相反,则达者不达,降者不降矣。论理阳之达有降之势,阴之降有达之机,总贵阴阳之不可反也。

营卫交重篇

雷公问曰:阳气出于卫气,阴气出于营气。阴主死,阳主生,阳气重于阴气,宜卫气重于营气矣。岐伯曰:营卫交重也。雷公曰:请问交重之旨。岐伯曰:宗气积于上焦,营气出于中焦,卫气出于下焦。盖有天，有阳气，有阴气。人禀天地之二气，亦有阴阳，卫气即阳也。由下焦至中焦以升于上焦，从阴出阳也。营气即阴也，由中焦至上焦以降于下焦，从阳入阴也。二气并重，交相上下，交相出入，交相升降，而后能生气于无穷也。雷公曰：阴阳不可离，予既已知之矣。但阴气难升者谓何？岐伯曰：阴气精专，必随宗气以同行于经隧之中，始于手太阴肺经太渊穴，而行于手阳明大肠经、足阳明胃经、足太阴脾经、手少阴心经、手太阳小肠经、足太阳膀胱经、足少阴肾经、手厥阴心包经、手少阳三焦经、足少阳胆经、足厥阴肝经，而又始于手太阴肺经。盖阴在内不在外，阴主守内不主卫外，纤折而若虽升实无晷之不升也，故营卫二气人身并重，未可重卫轻营也。雷公曰：善。

陈士铎曰：营卫原并重也，世重卫而轻营者，不知营卫也。

五脏互根篇

雷公问于岐伯曰：阳中有阴，阴中有阳，余既知之矣。然论阴阳之变迁也，未知阴中有阳，阳中有阴，亦有定位乎？岐伯曰：阴阳互相根也，原无定位。然求其位，亦有定也，肺开窍于鼻、心开窍于舌、脾开窍于口、肝开窍于目、肾开窍于耳，厥阴与督脉会于巅，此阳中有阴，阴居阳位也。肝与胆为表里，心与小肠为表里，肾与膀胱为表里，脾与胃为表里，肺与大肠为表里，胞络与三焦为表里，此阴中有阳，阳居阴位也。雷公曰：请言互根之位。岐伯曰：耳属肾而听声，声属金，是耳中有肺之阴也。鼻属肺而闻臭，臭属火，是鼻中有心之阴也。舌属心而知味，味属土，是舌中有脾之阴也。目有五轮，通贯五脏，脑属肾，各会诸体，是耳与脑有五脏之阴也。大肠俞在脊十六椎旁,胃俞在脊十二椎旁,小肠俞在背第十八椎,胆俞在脊十椎旁,膀胱俞在中膂第二十椎,三焦俞在肾俞之上脊第十三椎之旁,胞络无俞,寄于膈俞,在上七椎之旁,是七腑阳中有阴之位也。惟各有位,故其根生生不息也。否则虚器耳,何根之有哉。雷公曰:善。

陈士铎曰:阴中有阳,阳中有阴,无位而有位者,以阴阳之有根也。

八风固本篇

雷公问于岐伯曰:八风出于天乎,出于地乎,抑出于人乎?岐伯曰:八风出于天地,人身之五风合而成病,人无五风,天地之风不能犯也。雷公曰:请问八风之分天地也。岐伯曰:八风者,春夏秋冬,东西南北之风也。春夏秋冬之风,时令之风也,属于天。东西南北之风,方隅之风也,属于地。然而地得天之气,风乃长。天得地之气,风乃大。是八风属于天地,可分而不可分也。雷公曰:人之五风,何以合天地乎?岐伯曰:五风者,心肝脾肺肾之风也。五脏虚而风生矣。以内风召外风,天地之风始翕然相合。五脏不虚,内既无风,外风何能入乎。雷公曰:风既入矣,祛外风乎,抑消内风乎?岐伯曰:风由内召,不治内将何治乎。雷公曰:治内风而外风不散奈何?岐伯曰:内风不治,外风益入,安得散乎。治脏固其本,治风卫其标,善治八风者也。雷公曰:何言之善乎。请志之,传示来者。

陈士铎曰:小风之来,皆外感也。外感因于内招,故单治内不可也,单治外亦不可也。要在分之中宜合,合之中宜分也。

外经微言八卷

八风命名篇

少俞问岐伯曰：八风分春夏秋冬，东西南北乎？岐伯曰：然。少俞曰：东西南北，不止四风，合之四时则八风，不足以概之也。岐伯曰：风不止八，而八风实足概之。少俞曰：何谓也？岐伯曰：风从东方来，得春气也。风从东南来，得春气而兼夏气矣。风从南方来，得夏气也。风从西南来，得夏气而兼秋气矣。风从西方来，得秋气也。风从西北来，得秋气而兼冬气矣。风从北方来，得冬气也，风从东北来，得冬气而兼春气矣。此方隅时令合而成八也。少俞曰：八风有名乎？岐伯曰：东风名和风也，东南风名薰风也，南风名热风也，西南风名温风也，西风名商风也，西北风名凉风也，北风名寒风也，东北风名阴风也。又方隅时令合而名之也。少俞曰：其应病何如乎？岐伯曰：和风伤在肝也，外病在筋。薰风伤在胃也，外病在肌。热风伤在心也，外病在脉。温风伤在脾也，外病在腹。商风伤在肺也，外病在皮。凉风伤在膀胱也，外病在营卫。寒风伤在肾也，外病在骨。阴风伤在大肠也，外病在胸胁。此方隅时令与脏腑相合而相感也。然而脏腑内虚，八风因得而中之，邪之所凑，其气必虚，非空言也。少俞曰：人有脏腑不虚而八风中之者，又是何谓？岐伯曰：此暴风猝中，不治而自愈也。

陈士铎曰：八风之来皆外感也。外感因于内召，故治内而外邪自散，若自外病者不必治之。

太乙篇

风后问于岐伯曰：八风可以占疾病之吉凶乎？岐伯曰：天人一理也，可预占以断之。风后曰：占之不验何也？岐伯曰：有验有不验者，人事之不同耳。天未尝不可占也。风后曰：请悉言之。岐伯曰：八风休咎，无日无时不可占也。如风从东方来，寅卯辰时则顺，否则逆矣，逆则病。风从北方来，申酉戌时则顺，否则逆矣，逆则病。风从南方来，巳午未时则顺，否则逆矣，逆则病。风从北方来，亥子丑时则顺，否则逆矣，逆则病。风后曰：予闻古之占风也，多以太乙之日为主。天师曰：无日无时不可占也，恐不可为训乎？岐伯曰：占风以太乙日，决病所以验不验也。风后曰：舍太乙以占吉凶，恐不验更多耳。岐伯曰：公何以信太乙之深也。风后曰：太乙移日，天必应之风雨。风雨和则民安而病少，风雨暴则民劳而病多。太乙在冬至日有变，占在君。太乙在春分日有变，占在相。太乙在中宫日有变，占在相吏。太乙在秋分日有变，占在将。太乙在夏至日有变，占在民。所谓有变者，太乙居五宫之日，得非常之风也。各以其所主占之，生吉克凶多不爽也。岐伯曰：请言风雨之暴。风后曰：暴风南方来，其伤人也，内舍于心，外在脉，其气主热。暴风西南方来，其伤人也，内舍于脾，外在肌，其气主弱。暴风西方来，其伤人也，内舍于肺，外在皮肤，其气主燥。暴风西北方来，其伤人也，内舍于小肠，外在手太阳脉，脉绝则溢，脉闭则结不通，善暴死，其气主清。

暴风从北方来，其伤人也，内舍于肾，外在骨，与肩背之膂筋，其气主寒。暴风东北方来，其伤人也，内舍于大肠，外在两胁腋骨下及肢节，其气主温。暴风东方来，其伤人也，内舍于肝，外在筋纽，其气主湿。暴风东南方来，其伤人也，内舍于胃，外在肌肉，其气主重着。言风而雨概之矣。岐伯曰：人见风辄病者，岂皆太乙之移日乎。执太乙以占风，执八风以治病，是泥于论风也。夫百病皆始于风，人之气血虚馁，风乘虚辄入矣。何待太乙居宫哉。

陈士铎曰：人病全不在太乙，说得澹而有味。

亲阳亲阴篇

风后问于岐伯曰：风与寒异乎？岐伯曰：异也。风后曰：何异乎？岐伯曰：风者八风也，寒者寒气也，虽风未有不寒者，要之风各异也。风后曰：风与寒有异，入人脏腑亦有异乎？岐伯曰：风入风府，寒不入风府也。风后曰：其义何居？岐伯曰：风，阳邪；寒，阴邪。阳邪主降，阴邪主升。主降者由风府之穴而入，自上而下也。主升者不由风府，由脐之穴而入，自下而上也。风后曰：阴邪不从风府入，从何穴而入乎？岐伯曰：风府之穴，阳经之穴也；脐之穴，阴经之穴也。阳邪从阳而入，故风入风门也；阴邪从阴而入，故寒入脐也。阳亲阳，阴亲阴，此天地自然之道也。风后曰：风穴招风，寒穴招寒，风门，风穴也，宜风之入矣。脐非寒穴也，何寒从脐入乎？岐伯曰：脐非寒穴，通于命门，命门火旺，则寒不能入，命门火衰，则腹内阴寒，脐有不寒者乎。阴寒之邪，遂乘虚寒之隙，夺脐而入矣，奚论寒穴哉。风后曰：善。

陈士铎曰：阳邪入风府，阴邪入脐，各有道路也。

异传篇

雷公问曰：各脏腑之病皆有死期，有一日即死者，有二三日死者，有四五日死者，有五六日至十余日死者，可晰言之乎？岐伯曰：病有传经不传经之异，故死有先后也。雷公曰：请问传经。岐伯曰：邪自外来，内入脏腑，必传经也。雷公曰：请问不传经。岐伯曰：正气虚自病，则不传经也。雷公曰：移寒移热，即传经之谓乎？岐伯曰：移即传之义，然移缓传急。雷公曰：何谓乎？岐伯曰：移者脏腑自移。传者邪不欲在此腑而传之彼脏也。故移之势缓而凶传之势急而暴，其能杀人则一也。雷公曰：其传经杀人若何？岐伯曰：邪入于心，一日死，邪入于肺三日，传于肝四日，传于脾五日，传于胃十日死，邪入于肝三日，传于脾五日，传于胃十日，传于肾又三日，邪散而愈，否则死。邪入于脾一日，传于胃二日，传于肾三日，传于膀胱十四日，邪散而愈，否则死。邪入于胃五日，传于肾八日，传于膀胱又五日，传于小肠又二日，传于心则死。邪入于肾三日，传于膀胱又三日，传于小肠又三日，传于心则死。邪入于膀胱五日，传于肾又一日，传于小肠又一日，传于心则死。邪入于胆五日，传于肺又五日，传于肾又五日，传于心则死。邪入于三焦一日，传于肝三日，传于心则死。邪入于胞络一日，传于胃二日，传于胆三日，传于脾四日，传于肾五日，传于肝不愈，则再传，再传不愈则死。邪入于小肠一日，传于膀胱二日，传于肾三日，传于胞络四日，传于胃五日，传于脾六日，传于肺七日，传于肝八日，传于胆九日，传于三焦十日，传于大肠十一日，复传于肾，如此再传，不已则死。邪入于大肠一日，传于小肠二日，传于三焦三日，传于肺四日，传于脾五日，传于肝六日，传于肾七日，传于心则死。不传心仍传小肠，则生也。邪入于胆，往往不传，故无死期可定。然邪入于胆，往往如见鬼神，有三四日即死者，此热极自焚也。雷公曰：善。

陈士铎曰：移缓传急，确有死期可定，最说得妙。

伤寒知变篇

雷公问曰：伤寒一日，巨阳受之，何以头项痛，腰脊强也？岐伯曰：巨阳者，足太阳也。其脉起于目内眦，上额，交巅入络脑，还出别下项，循肩膊内，挟脊，抵腰中，寒邪必先入于足太阳之经，邪入足太阳，则太阳之经脉不通，为寒邪所据，故头项痛，腰脊强也。雷公曰：二日阳明受之，宜身热、目疼、鼻干、不得卧矣。而头项痛，腰脊强又何故欤？岐伯曰：此巨阳之余邪未散也。雷公曰：太阳之邪未散宜不入阳明矣。岐伯曰：二日则阳明受之矣。因邪留恋太阳，未全入阳明，故头项尚痛，腰脊尚强，非二日阳明之邪全不受也。雷公曰：三日少阳受之，宜胸胁痛、耳聋矣。邪宜出阳明矣。既不入少阳，而头项、腰脊之痛与强，仍未除者又何故欤？岐伯曰：此邪不欲传少阳，转回于太阳也。雷公曰：邪传少阳矣，宜传入于三阴之经，何以三日之后，太阳之症仍未除也？岐伯曰：阳经善变，且太阳之邪与各经之邪不同。各经之邪循经而入。太阳之邪出入自如，有入有不尽入也。惟不尽入，故虽六七日而其症未除耳。甚至七日之后，犹然头项痛、腰脊强，此太阳之邪乃原留之邪，非从厥阴复出，传之足太阳也。雷公曰：四日太阴受之，腹满嗌干。五日少阴受之，口干舌燥。六日厥阴受之，烦满囊缩。亦有不尽验者何也？岐伯曰：阴经不变，不变而变者，邪过盛也。雷公曰：然则三阳三阴之经皆善变也。变则不可以日数拘矣。岐伯曰：日数者言其常也。公问者言其变也。变而不失其常则变则可生，否则死矣。雷公曰：两感于寒者变乎？岐伯曰：两感者，越经之传也，非变也。

陈士铎曰：伤寒之文，世人不知，读此论人能悟否，无奈治伤寒者不能悟也。

伤寒同异篇

雷公问于岐伯曰：伤寒之病多矣，可悉言之乎？岐伯曰：伤寒有六，非冬伤于寒者，举不得谓伤寒也。雷公曰：请言其异。岐伯曰：有中风，有中暑，有中热，有中寒，有中湿，有中疫，其病皆与伤寒异。伤寒者，冬月感寒，邪入营卫，由腑而传于脏也。雷公曰：暑热之症，感于夏，不感于三时，似非伤寒矣。风寒湿疫，多感于冬日也，何以非伤寒乎？岐伯曰：百病皆起于风。四时之风，每直中于脏腑，非若传经之寒，由浅而深入也。寒之中人，自在严寒，不由营卫直入脏腑，是不从皮肤渐进，非传经之伤寒也。水王于冬，而冬日之湿，反不深入，以冬令收藏也，他时则易感矣。疫来无方，四时均能中疫，而冬疫常少二症，俱不传，皆非伤寒也。雷公曰：寒热之不同也，何热病亦谓之伤寒乎？岐伯曰：寒感于冬，则寒必变热，热变于冬，则热即为寒，故三时之热病不可谓寒，冬日之热病不可谓热，是以三时之热病不传经，冬日之热病必传经也。雷公曰：热病传经，乃伤寒之类也，非正伤寒也，何天师著《素问》，有热病传经之文，而伤寒反无之，何也？岐伯曰：类宜辩而正不必辩也。知类即知正矣。雷公曰：善。

陈士铎曰：伤寒必传经，断在严寒之时，非冬日伤寒举不可谓伤寒也。辩得明，说得出。

风寒殊异篇

风后问于岐伯曰：冬伤于寒与春伤于寒，有异乎？岐伯曰：春伤于寒者风也，非寒也。风后曰：风即寒也，何异乎？岐伯曰：冬日之风则寒，春日之风则温，寒伤深，温伤浅，伤深者入少阳而传里，伤浅者入少阳而出表，故异也。风后曰：传经乎？岐伯曰：伤冬日之风则传，伤春日之风则不传也。风后曰：其不传何也？岐伯曰：伤浅者，伤在皮毛也。皮毛属肺，故肺受之不若伤深者入于营卫也。风后曰：春伤于风，头痛鼻塞，身亦发热，与冬伤于寒者何无异也？岐伯曰：风入于肺，鼻为之不利，以鼻主肺也。肺既受邪，肺气不宣，失清肃之令，必移邪而入于太阳矣，膀胱畏邪，坚闭其经，水道失行，水不下泄，火乃炎上，头即痛矣。夫头乃阳之首也，既为邪火所据，则一身之真气皆与邪争，而身乃热矣。风后曰：肺为胃之子，肺受邪，宜胃来援，何以邪入肺而恶热，口渴之症生，岂生肺者转来刑肺乎？岐伯曰：胃为肺之母，见肺子之寒，必以热救之，夫胃之热，心火生之也，胃得心火之生则胃土过旺，然助胃必克肺矣。火能刑金，故因益而反损也。风后曰：呕吐者何也？岐伯曰：此风伤于太阴也。风在地中，土必震动，水泉上溢则呕吐矣，散风而土自安也。风后曰：风邪入太阳，头痛何以有痛不痛之殊也？岐伯曰：肺不移风于太阳，则不痛耳。风后曰：风不入于太阳，头即不痛乎？岐伯曰：肺通于鼻，鼻通于脑，风入于肺，自能引风入脑而作头痛，肺气旺则风入于肺而不上走于脑，故不痛也。风后曰：春伤于风，往来寒热，热结于里，何也？岐伯曰：冬寒入于太阳，久则变寒，春风入于太阳，久则变热，寒则动传于脏，热则静结于腑，寒在脏则阴与阳战而发热,热在腑则阳与阴战而发寒,随脏腑之衰旺,分寒热之往来也。风后曰:伤风自汗何也?岐伯曰:伤寒之邪,寒邪也。伤风之邪,风邪也。寒邪入胃,胃恶寒而变热,风邪入胃,胃喜风而变温,温则不大热也,得风以扬之,火必外泄,故汗出矣。风后曰:春伤于风,下血谵语,一似冬伤于寒之病,何也?岐伯曰:此热入血室,非狂。伤于寒者,热自入于血室之中,其热重伤于风者,风祛热入于血室之内,其热轻也。风后曰:谵语而潮热者,何也?岐伯曰:其脉必滑者也。风后曰:何也?岐伯曰:风邪入胃,胃中无痰则发大热,而谵语之声高。胃中有痰则发潮热,而谵语之声低。潮热发谵语,此痰也。滑者,痰之应也。风后曰:春伤于风,发厥、心下悸,何也?岐伯曰:伤于寒者,邪下行,伤于风者,邪上冲也。寒乃阴邪,阴则走下,风乃阳邪,阳则升上。治寒邪先定厥,后定悸,治风邪先定悸,后定厥,不可误也。风后曰:伤于风而发热如见鬼者,非狂乎?岐伯曰:狂乃实邪,此乃虚邪也。实邪从太阳来也,邪炽而难遏;虚邪从少阴来也,邪旺而将衰。实邪火逼心,君而外出,神不守于心也。虚邪火引肝,魂而外游,魄不守于肺也。风后曰:何论之神乎,吾无测师矣。

　　陈士铎曰:风与寒殊,故论亦殊,人当细观之。

阴寒格阳篇

　　盘盂问于岐伯曰:大小便闭结不通,饮食辄吐,面赭唇焦,饮水亦呕,脉又沉伏,此何症也?岐伯曰:肾虚寒盛,阴格阳也。盘盂曰:阴何以格阳乎?岐伯曰:肾,少阴经也,恶寒喜温。肾寒则阳无所附,升而不降矣。盘盂曰:其故何也?岐伯曰:肾中有水火存焉。火藏水中,水生火内,两相根而两相制也。邪入则水火相离而病生矣。盘盂曰:何邪而使之离乎?岐伯曰:寒热之邪皆能离之,而寒邪为甚。寒感之轻则肾中之虚阳上浮,不至格拒之至也。寒邪太盛,拒绝过坚,阳杜阴而力衰,阴格阳而气旺,阳不敢居于下焦,冲逆于上焦矣,上焦冲逆,水谷入喉,安能下入于胃乎。盘盂曰:何以治之?岐伯曰:以热治之。盘盂曰:阳宜阴折,热宜寒折,今阳在上而作热,不用寒反用热,不治阴反治阳,岂别有义乎?岐伯曰:上热者,下逼之使热也;阳升者,阴祛之使升也。故上热者下正寒也,以阴寒折之,转害之矣,故不若以阳热之品顺其性而从治之,则阳回而阴且交散也。盘盂曰:善。

陈士铎曰:阴胜必须阳折,阳胜必须阴折,皆从治之法也。

春温似疫篇

风后问于岐伯曰:春日之疫,非感风邪成之乎?岐伯曰:疫非独风也。春日之疫,非风而何。风后曰:然则春温即春疫乎?岐伯曰:春疫非春温也。春温有方而春疫无方也。风后曰:春疫无方,何其疾之一似春温也?岐伯曰:春温有方而时气乱之,则有方者变而无方,故与疫气正相同也。风后曰:同中有异乎?岐伯曰:疫气热中藏杀,时气热中藏生。风后曰:热中藏生,何多死亡乎?岐伯曰:时气者,不正之气也。脏腑闻正气而阴阳和,闻邪气而阴阳乱。不正之气即邪气也,故闻之而辄病,转相传染也。风后曰:闻邪气而不病者,又何故欤?岐伯曰:脏腑自和,邪不得而乱之也。春温传染,亦脏腑之虚也。风后曰:脏腑实而邪远,脏腑空而邪中,不洵然乎。

陈士铎曰:温似疫症,不可谓温即是疫,辩得明爽。

外经微言九卷

补泻阴阳篇

雷公问于岐伯曰：人身阴阳分于气血，《内经》详之矣。请问其余。岐伯曰：气血之要，在气血有余不足而已。气有余则阳旺阴消，血不足则阴旺阳消。雷公曰：治之奈何？岐伯曰：阳旺阴消者，当补其血；阴旺阳消者，当补其气。阳旺阴消者，宜泻其气；阴旺阳消者，宜泻其血。无不足，无有余，则阴阳平矣。雷公曰：补血则阴旺阳消，不必再泻其气；补气则阳旺阴消，不必重泻其血也。岐伯曰：补血以生阴者，言其常补阴也；泻气以益阴者，言其暂泻阳也。补气以助阳者，言其常补阳也；泻血以救阳者，言其暂泻阴也。故新病可泻，久病不可轻泻也；久病宜补，新病不可纯补也。雷公曰：治血必当理气乎？岐伯曰：治气亦宜理血也。气无形，血有形，无形生有形者，变也；有形生无形者，常也。雷公曰：何谓也？岐伯曰：变治急，常治缓。势急不可缓，亟补气以生血；势缓不可急，徐补血以生气。雷公曰：其故何也。岐伯曰：气血两相生长，非气能生血，血不能生气也。第气生血者，其效速；血生气者，其功迟。宜急而亟者，治失血之骤也；宜缓而徐者，治失血之后也。气生血则血得气而安，无忧其沸腾也；血生气则气得血而润，无虞其干燥也。苟血失补血则气且脱矣。血安补气则血反动矣，雷公曰：善。

陈士铎曰：气血俱可补也，当于补中寻其原，不可一味呆补为妙。

善养篇

雷公问于岐伯曰：春三月谓之发陈，夏三月谓之蕃秀，秋三月谓之容平，冬三月谓之闭藏，天师详载《四气调神大论》中。然调四时则病不生，不调四时则病必作，所谓调四时者，调阴阳之时令乎？抑调人身阴阳之气乎？愿晰言之。岐伯曰：明乎哉问也！调阴阳之气，在人不在时也。春三月调木气也，调木气者顺肝气也。夏三月调火气也。调火气者顺心气也。秋三月调金气也，调金气者顺肺气也。冬三月调水气也，调水气者顺肾气也。肝气不顺，逆春气矣，少阳之病应之。心气不顺，逆夏气矣，太阳之病应之。肺气不顺，逆秋气矣，太阴之病应之。肾气不顺，逆冬气矣，少阴之病应之。四时之气可不调乎。调之实难，以阴阳之气不易调也，故人多病耳。雷公曰：人既病矣，何法疗之？岐伯曰：人以胃气为本，四时失调，致生疾病，仍调其胃气而已。胃调脾自调矣，脾调而肝心肺肾无不顺矣。雷公曰：先时以养阴阳，又何可不讲乎？岐伯曰：阳根于阴，阴根于阳，养阳则取之阴也，养阴则取之阳也。以阳养阴，以阴养阳，贵养之于豫也，何邪能干乎？闭目塞兑，内观心肾，养阳则漱津送入心也，养阴则漱津送入肾也，无他异法也。雷公曰：善。天老问曰：阴阳不违背而人无病，养阳养阴之法止调心肾乎？岐伯曰：《内经》一书，皆养阳养阴之法也。天老曰：阴阳之变迁不常，养阴养阳之法，又乌可执哉？岐伯曰：公言何善乎。奇恒之病，必用奇恒之法疗之,豫调心肾,养阴阳于无病时也。然而病急不可缓,病缓不可急,亦视病如何耳。故不宜汗而不汗,所以养阳也;宜汗而急汗之,亦所以养阳也;不宜下而不下,所以养阴也;宜下而大下之,亦所以养阴也。岂养阳养阴专尚补而不尚攻乎。用攻于补之中,正善于攻也;用补于攻之内,正善于补也。攻补兼施,养阳而不损于阴,养阴而不损于阳,庶几善于养阴阳者乎。天老曰:善。

陈士铎曰:善养一篇,俱非泛然之论,不可轻用攻补也。

亡阳亡阴篇

鸟师问岐伯曰:人汗出不已,皆亡阳也。岐伯曰:汗出不已,非尽亡阳也。鸟师曰:汗症未有非热也,热病即阳病矣。天师谓非阳何也?岐伯曰:热极则阳气难固,故汗泄亡阳,溺属阴,汗属阳,阳之外泄,非亡阳而何谓?非尽亡阳者,以阳根于阴也,阳之外泄由于阴之不守也。阴守其职,则阳根于阴,阳不能外泄也。阴失其职,则阴欲自顾不能,又何能摄阳气之散亡乎。故阳亡本于阴之先亡也。鸟师曰:阴亡则阴且先脱,何待阳亡而死乎? 岐伯曰:阴阳相根,无寸晷之离也。阴亡而阳随之即亡,故阳亡即阴亡也,何分先后乎。鸟师曰:阴阳同亡,宜阴阳之共救矣,乃救阳则汗收而可生,救阴则汗止而难活,又何故乎? 岐伯曰:阴生则缓,阳生阴则速,救阴而阳之绝不能据回,救阳而阴之绝可以骤复,故救阴不若救阳也。虽然,阴阳何可离也。救阳之中,附以救阴之法,则阳回而阴亦自复也。鸟师曰:阴阳之亡,非旦夕之故也,曷不于未亡之前先治之? 岐天师曰:大哉言乎! 亡阴亡阳之症,皆肾中水火之虚也,阳虚补火以生水,阴虚补水以制火,可免两亡矣。鸟师曰:善。

陈士铎曰:阴阳之亡,由于阴阳之两不可守也,阳摄于阴,阴摄于阳,本于水火之虚,虚则亡,又何疑哉!

昼夜轻重篇

雷公问于岐伯曰:昼夜可辨病之轻重乎?岐伯曰:病有重轻,宜从昼夜辨之。雷公曰:辨之维何?岐伯曰:阳病昼重,阴病昼轻,阳病夜轻,阴病夜重。雷公曰:何谓也?岐伯曰:昼重夜轻,阳气旺于昼,衰于夜也。昼轻夜重,阴气旺于夜,衰于昼也。雷公曰:阳病昼轻,阴病夜轻,何故乎?岐伯曰:此阴阳之气虚也。雷公曰:请显言之。岐伯曰:阳病昼重夜轻,此阳气与病气交旺,阳气未衰也,正与邪斗,尚有力也,故昼反重耳。夜则阳衰矣,阳衰不与邪斗,邪亦不与正斗,故夜反轻耳。阴病昼轻夜重,此阴气与病气交旺,阴气未衰也,正与邪争,尚有力也,故夜反重耳。昼则阴衰矣,阴衰不敢与邪争,邪亦不与阴争,故昼反轻耳。雷公曰:邪既不与正相战,宜邪之退舍矣,病犹不瘥,何也?岐伯曰:重乃真重,轻乃假轻。假轻者视之轻而实重,邪且重入矣,乌可退哉。且轻重无常,或昼重夜亦重,或昼轻夜亦轻,或时重时轻,此阴阳之无定,昼夜之难拘也。雷公曰:然则何以施疗乎?岐伯曰:昼重夜轻者,助阳气以祛邪,昼轻夜重者,助阴气以祛邪,皆不可专祛其邪也。昼夜俱重,昼夜俱轻,与时重时轻峻于补阴,佐以补阳,又不可泥于补阳而专于祛邪也。

陈士铎曰:昼夜之间,轻重自别。

解阳解阴篇

奢龙问于岐伯曰：阳病解于戌，阴病解于寅，何也？岐伯曰：阳病解于戌者，解于阴也。阴病解于寅者，解于阳也。然解于戌者不始于戌，解于寅者不始于寅，不始于戌者由寅始之也，不始于寅者由亥始之也。解于戌而始于寅，非解于阴乃解于阳也，解于寅而始于亥，非解于阳乃解于阴也。奢龙曰：阳解于阳，阴解于阴，其义何也？岐伯曰：十二经均有气王之时，气王则解也。奢龙曰：十二经之王气，可得闻乎？岐伯曰：少阳之气王寅卯辰，太阳之气王巳午未，阳明之气王申酉戌，太阴之气王亥子丑，少阴之气王子丑寅，厥阴之气王丑寅卯也。奢龙曰：少阴之王何与各经殊乎？岐伯曰：少阴者，肾水也。水中藏火，火者阳也。子时一阳生，丑时二阳生，寅时三阳生，阳进则阴退，故阴病遇子丑寅而解者，解于阳也。奢龙曰：少阴解于阳，非解于阴矣。岐伯曰：天一生水，子时水生，即是王地，故少阴遇子而渐解也。奢龙曰：少阳之解始于寅卯，少阴厥阴之解终于寅卯，又何也？岐伯曰：寅为生人之首，卯为天地门户，始于寅卯者，阳得初之气也；终于寅卯者，阴得终之气也。奢龙曰：三阳之时，王各王三时，三阴之时，王连王三时，又何也？岐伯曰：阳行健，其道长，故各王其时；阴行钝，其道促，故连王其时也。奢龙曰：阳病解于夜半，阴病解于日中，岂阳解于阳，阴解于阴乎？岐伯曰：夜半以前者阴也，夜半以后者阳也；日中以后者阴也，日中以前者阳也。阳病必于阳王之时，先现解之机，至夜半而尽解也；阴病必于阴王之时，先现解之兆，至日中而尽解也。虽阳解于阳，实阳得阴之气也;虽阴解于阴,实阴得阳之气也。此阳根阴、阴根阳之义耳。奢龙曰:善。

陈士铎曰:阳解于阴,阴解于阳,自有至义,非泛说也。

真假疑似篇

雷公问曰:病有真假,公言之矣。真中之假,假中之真,未言也。岐伯曰:寒热虚实尽之。雷公曰:寒热若何?岐伯曰:寒乃假寒,热乃真热。内热之极,外现假寒之象,此心火之亢也。火极似水,治以寒则解矣。热乃假热,寒乃真寒,下寒之至,上发假热之形,此肾火之微也,水极似火,治以热则解矣。雷公曰:虚实若何?岐伯曰:虚乃真虚,实乃假实。清肃之令不行,饮食难化,上越中满,此脾胃假实,肺气真虚也。补虚则实消矣。实乃真实,虚乃假虚,疏泄之气不通,风邪相侵,外发寒热,此肺气假虚,肝气真实也。治实则虚失矣。雷公曰:尽此乎?岐伯曰:未也,有时实时虚,时寒时热,状真非真,状假非假,此阴阳之变,水火之绝也。雷公曰:然则何以治之?岐伯曰:治之早则生,治之迟则死。雷公曰:将何法早治之?岐伯曰:救胃肾之气,则绝者不绝,变者不变也。雷公曰:水火各有其假,而火尤难辨奈何?岐伯曰:真火每现假寒,假火每现真热。然辨之有法也,真热者阳症也,真热现假寒者,阳症似阴也,此外寒内热耳。真寒者阴症也,真寒现假热者,阴症似阳也,此外热内寒耳。雷公曰:外寒内热,外热内寒,水火终何以辨之?岐伯曰:外寒内热者,真水之亏,邪气之胜也。外热内寒者,真火之亏,正气之虚也。真水真火,肾中水火也。肾火得肾水以相资,则火为真火,热为真热;肾火离肾水以相制，则火为假火，热成假热矣。辨真辨假，以外水试之，真热得水则解，假热得水则逆也。雷公曰：治法若何？岐伯曰：补其水则假火自解矣。雷公曰：假热之症，用热剂而瘥者，何也？岐伯曰：肾中之火喜阴水相济，亦喜阴火相引，滋其水矣，用火引之，则假火易藏，非舍水竟用火也。雷公曰：请言治火之法。岐伯曰：补真水则真火亦解也。虽然，治火又不可纯补水也，祛热于补水之中，则假破真现矣。雷公曰：善。

陈士铎曰：不悟真何知假，不悟假何知真。真假之间，亦水火之分也。识破水火之真假，则真假何难辨哉！

从逆窥源篇

应龙问曰：病有真假，症有从逆，予知之矣。但何以辨其真假也？岐伯曰：寒热之症，气顺者多真，气逆者多假。凡气逆者皆假寒假热也。知其假，无难治真矣。应龙曰：请问气逆者何症也？岐伯曰：真阴之虚也。应龙曰：真阴之虚何遂成气逆乎？岐伯曰：真阴者，肾水也。肾水之中有火存焉，火得水而伏，火失水而飞，凡气逆之症皆阴水不能制阴火也。应龙曰：予闻阴阳则两相配也，未闻阴与阴而亦合也。岐伯曰：人身之火不同，有阴火，阳火，阳火得阴水而制者，阴阳之顺也。阴火得阴水而伏者，阴阳之逆也。应龙曰：阴阳逆矣，何以伏之？岐伯曰：此五行之颠倒也。逆而伏者正，顺而制之也。应龙曰：此则龙之所不识也。岐伯曰：肾有两歧，水火藏其内，无火而水不生，无水而火不长，不可离也。火在水中，故称阴火，其实水火自分阴阳也。应龙曰：阴火善逆，阴水亦易逆，何故？岐伯曰：此正显水火之不可离也。火离水而逆,水离火而亦逆也。应龙曰:水火相离者,又何故欤?岐伯曰:人节欲少而纵欲多,过泄其精则阴水亏矣,水亏则火旺,水不能制火而火逆矣。应龙曰:泄精损水,宜火旺不宜火衰也,何火有时而寒乎?岐伯曰:火在水中,水泄而火亦泄也,泄久则阴火亏矣,火亏则水寒,火不能生水而水逆也。故治气逆者皆以补肾为主,水亏致火逆者补肾则逆气自安,火亏致水逆者补肾而逆气亦安。应龙曰:不足宜补,有余宜泻,亦其常也,何治肾之水火,不尚泻尚补乎?岐伯曰:肾中水火,各脏腑之所取资也,故可补不可泻,而水尤不可泻也。各脏腑有火无水,皆肾水滋之,一泻水则各脏腑立槁矣。气逆之症,虽有水火之分,而水亏者多也,故水亏者补水而火亏者亦必补水。盖水旺则火衰,水生则火长也。应龙曰:补水而火不衰,补水而水不长,又奈何?岐伯曰:补水以衰火者,益水之药宜重。补水以长火者,益水之药宜轻也。应龙曰:善。

陈士铎曰:人身之逆,全在肾水之不足。故补逆必须补水,水足而逆者不逆也。

移寒篇

应龙问曰:肾移寒于脾,脾移寒于肝,肝移寒于心,心移寒于肺,肺移寒于肾,此五脏之移寒也。脾移热于肝,肝移热于心,心移热于肺,肺移热于肾,肾移热于脾,此五脏之移热也。五脏有寒热之移,六腑有移热无移寒何也?岐伯曰:五脏之五行正也,六腑之五行副也。五脏受邪,独当其胜;六腑受邪,分受其殃。且脏腑之病,热居什之八,寒居什之二也。寒易回阳,热难生阴,故热非一传而可止,脏传未已,又传诸腑,腑又相传,寒则得温而解,在脏有不再传者,脏不遍传,何至再传于腑乎。此六腑所以无移寒之证也。应龙曰:寒不移于腑,独不移于脏乎? 岐伯曰:寒入于腑而传于腑,甚则传于脏,此邪之自传也,非移寒之谓也。应龙曰:移之义若何? 岐伯曰:本经受寒,虚不能受,移之于他脏腑,此邪不欲去而去之,嫁其祸也。应龙曰:善。

陈士铎曰:六腑有移热而无移寒,以寒之不移也,独说得妙,非无征之文。

寒热舒肝篇

雷公问曰:病有寒热,皆成于外邪乎? 岐伯曰:寒热不尽由于外邪也。雷公曰:斯何故欤? 岐伯曰:其故在肝,肝喜疏泄,不喜闭藏,肝气郁而不宣,则胆气亦随之而郁,胆木气郁,何以生心火乎。故心之气亦郁也,心气郁则火不遂,其炎上之性,何以生脾胃之土乎。土无火养,则土为寒土,无发生之气矣,肺金无土气之生,则其金不刚,安有清肃之气乎。木寡于畏,反克脾胃之土,土欲发舒而不能,土木相刑,彼此相角,作寒作热之病成矣。正未尝有外邪之干,乃五脏之郁气自病,徒攻其寒而热益盛,徒解其热而寒益猛也。雷公曰:合五脏以治之,何如? 岐伯曰:舒肝木之郁,诸郁尽舒矣。

陈士铎曰:五郁发寒热,不止木郁也,而解郁之法独责于木,以木郁解而金土水火之郁尽解,故解五郁,惟尚解木郁也,不必逐经解之。

全集二

脉诀阐微

鬼真君脉诀序

《脉诀》自王叔和传后，世鲜其人，谁知叔和止注《脉经》，误传有《脉诀》也。叔和既无《脉诀》，何传诀而不传经？以《脉经》之多不及《脉诀》之约也。然《脉诀》始于高阳生，非叔和原文也。铎遇云中逸老于燕市，传法之备，而不传《脉经》者，以《素问》《灵枢》二书言脉之多也。虽然，于多之中而求其约，安在必求脉于《灵》《素》哉？

鬼真君名臾区，云中逸老弟子也。貌甚奇，面长尺有一寸，发短而鬈，深目鼻高，耳垂下且大，非凡近士也。且岐天师备传法，何不传脉于铎？因授是书，皆切脉法也。夫真君为天师之徒，天师传道之备，胡真君传脉之约乎？盖病分脏腑，若脉则传脏而不及腑，宁脉与病异哉？不知病必兼脏，而脉不可兼脏也。《灵》《素》二书，有时合而言之，何今传《脉诀》独与病殊乎？以脏病而腑亦病，腑病而脏亦病，故治脏而腑在其中，切脏而腑亦在其内，又何必合言之。所以单言脏而不及腑也。真君之传，虽出于天师，亦真君之独见也。传止五篇，其言约矣。然皆言脏之文，治脏不可通之治腑哉？

　　　　山阴陈士铎敬之甫别号远公题于文笔峰之小琅琊

第一篇

鬼真君曰:脉理甚微,原非一言可尽;人病多变,又岂一脉能包?论其阴阳,别其生死,察其脏腑,观其症候,即上中下之宜分,必寸关尺之自定。左寸心,左关肝,火木宁无至性;右寸肺,右关脾,土金本有深情。惟两尺为肾,水火实难分配,中间是命,左右还可同观。三焦别上中下以相诊,余经合寸关尺而共视。盖部位乌容倒置,辨贵分明,而表里何必细分,不宜拘执。虽按指以三部为法,数息便悟。断经顾看,脉以五脏为主,知脏即通治腑。察四令之节气,春夏异于秋冬;审一日之暑时,寅卯殊于申酉。大约逢克则凶,逢生可救,我生则缓,我克难医,因五行而推断,举一隅而可知。弦似乎紧,涩似乎微;浮与芤相反,沉与伏宁殊;洪同实状,弱带濡形;辨之既清,病将安遁?故急则为痛;弦则为风;紧则为邪,缓则为虚,微则为冷,数则为热;滑则痰多,涩则郁塞;洪为火旺;大为血干;沉为阴寒,迟为困乏;小者气衰;细者血涸,浮者气升;伏者脉结;芤多失血,实多壅气;弱是阴亏,濡是湿犯;长是正气之和;短是邪气之克;代为正气之衰,革为正气之脱;结为邪气之搏,促为正气之耗,动有变动之机,静有安宁之喜;毛主火之将旺;石乃水之极沉,耎是力薄,坚是邪深,钩为气血之和,躁为气血之燥。搏击指而有太过之虞,散去指而无可留之状;脉嫌其绝,脉贵其平,既知各脉之异同,可断诸证之常变。然而诊脉必须得时,要在日之平旦;按指原无异法,贵取气之甚清,自然虚实易明,盛衰易辨矣。

陈士铎曰:脉理之不明也久矣! 以致看病不真,用药寡效,是脉之精微不可不讲也。然而精微出于浅近,过求乎窈杳,反致失之,此鬼真君脉诀之妙,妙在浅近,使人人易知而深入也。

又曰:脉有阴阳之不同,王叔和分七表八里,似乎切脉之分明,不知无一脉无阴阳,非浮为阳而沉为阴、迟为阴而数为阳也,阴中有阳,阳中有阴,于中消息,全在临症时察之,心可意会,非笔墨能绘画耳。

又曰:十二经各有脉,分十二经看之,自然玄妙入神。然而过求其精,反失其约,盖五脏之脉能统摄七腑,腑病治脏,脏安而腑自安,故脉诀止消言脏,而不必言腑也。

又曰:切脉以呼吸为准,一呼脉二动,一吸脉二动,为是平人无病之脉,有余不及皆病也。世人切脉,多以三指齐按于寸关尺,以候各脉,焉得备观其阴阳虚实邪正之分哉?必须先以一指,观其左寸,后及左关,又及左尺;然后又及右寸,又及右关,又及右尺,逐部分别,再以三指准之,则何异何同,始了然于胸中。见浮言其风,见沉言其积,见迟言其痛,见数言其热,自能阴阳莫逃,邪正有别,虚实不淆矣。

又曰:春、夏、秋、冬、长夏,各有定脉,《内经》已详言之矣。春主弦也;夏主钩也,钩即微洪之意,秋主毛也,冬主石也,长夏主耎弱也。太过不及,均是病征,尤不可见者,克我之脉也。如春宜弦而见毛,夏宜钩而见石,及至秋冬,未有不病者,余可类推矣。

又曰:脉随血而行,而血随时而运,病脉行至克我之脉,则病必重;行至生我之脉,则病必轻。盖金脉逢金时必旺,木脉逢金时必衰,故木病值当卯,则木当其令,逢申酉则木失其时,观寅卯申酉之旺衰,即知金木之病情症候矣。即一木可通之火、土、水、金,即寅卯申酉而可通之子午巳亥辰戌丑未也矣。

又曰:脏腑之病虽各不同,要不外五行之生克。逢生则病易愈也;逢克则病难痊也。我生则泄我之气;我克则劳我之神,脏腑为战争之地,胸腹为角斗之场,敌则扫除而斩伐甚多,伤损必过矣。调停于生克之间,和解于败亡之内,仍于金木水火土而善用之也。

又曰:脉有相似而实不相同者,尤宜分辨。盖脉似相同,而病实各异,一经错认,死生反掌,可不慎欤?

又曰:脉之秘诀,大约三十八字尽之,而每字实有秘要,非一言可尽也。即非一言可尽,而鬼真君何以每一字皆用一言以诏示天下,岂脉诀贵少而不贵多乎? 不知秘诀不必太多,而论诀正不必太少也。

又曰:急则为痛,言见急脉即为痛病也。急似乎数,而未至于数也。急似乎紧,而未至于紧也,有不可缓之状,乃气与火相斗,邪与正相战也。

又曰:弦则为风,弦乃春天之正脉,春天见弦脉,正风水之得令,非病也。苟见于夏秋冬季,则弦为风矣。

又曰:紧则为邪,邪者亦风之类。但风邪感之甚骤,则脉必现紧耳。

又曰:缓则为虚,虚者重按之不能鼓指也,鼓指亦非太劲之谓,言其不能,微微鼓指耳。最宜活看。

又曰:微则为冷,冷者寒也。不论何部见微脉者,多是寒症。

又曰:数则为热,热乃火病,火性炎上,其性最速,故数脉作热论也。但数有不同,有阴数阳数之异,有初数久数之分,然而热则一也。

又曰:滑则痰多,天下至滑者无过于水,痰亦水也。水多则痰生,痰多则滑,见其宜也。然则水病不一,滑脉不常,何故单以痰多属之滑也?不知水未结痰其体静,水既结痰其体动也。动极则滑极,脉见滑矣,非痰多而何?

又曰:涩则郁塞,涩脉乃往来之不甚舒畅也。此阴阳不和,气血不达,外感于风寒,内阻于忧郁,抑塞而不通,郁而未发之状。六部见此象,俱能成病,而尤于肝经不宜。一见涩脉,即以解郁通塞之药急治之,则随手见功也。

又曰:洪为火旺,洪者来大而去数也。洪与大有分,按指若大,久之而不见其大,止见其数,重按之不见其数,而仍见其大者为洪也。夏见此脉为宜,否则皆火旺之极也。

又曰:大为血干,大者重按而仍洪也。火之有余,乃血之不足,血不能制火,乃见大脉,在夏天则犹非大忌,然见大脉,即宜补血滋阴,以水伏火之为得耳。

又曰:沉为阴寒,沉者至深之象,深则未有不阴,阴则未有不寒者也。入石洞而阴寒逼人者,正以其深沉耳。

又曰:迟为困乏,迟者,言俟之而不能进也。行百里者半九十,非迟之之谓乎?是其力乏神困,欲进而不能,非可进而不肯进也。

又曰:小者气衰,小脉言脉之小而不能大也,气不充之故耳。

又曰:细脉,言脉之细而不能粗也。江河细流,正水缩也。

人身之血少,自然脉细矣。

又曰:浮脉指按即得,气举而升之也。

又曰:伏脉,指按始终不可得,或隐隐约约,或有或无者,是邪气搏结正气而不能出也。用药出之者生,然出之骤,亦非佳兆。

又曰:芤脉,中空如无也。血失,则内无血养,安得不中空乎?

又曰:实脉,不独按指有力,且有不可止抑之状,非正气之有余,乃邪气之有余也。邪气有余,自然壅阻正气矣。

又曰:弱脉,不能强旺之状,阴虚而不敢与阳气相争也。

又曰:濡脉,言其濡滞也,湿则沾濡,非软?

又曰:长脉之现,正气之和也。有胃气则脉自修长,有从容和缓之象。

又曰:短脉者欲长而不能。欲速而不达,因邪气克犯正气,正负则邪胜也。

又曰:代脉之现,正气之衰,不得不止以息其气也。有痰气之结,壅格不散,亦现代脉者,然正气不衰,痰安能作祟,使脉中止而不还乎?

又曰:革脉,来浑浑而浊,乱至击指者是,盖正气之欲脱也。

又曰:结脉,其来则缓,而时又现止,是力不能不止也。明是正气甚衰,不敢与邪气相斗,邪气搏结于一身耳。

又曰:促脉,急遽之状,气耗而势难宽舒也。

又曰:动脉,有不能安静之势,动极生变也。

又曰:静脉,与动相反,不动则不变,自享宁静之福矣。

又曰:毛脉,言如羽毛之拂体,乃有余之象,火将浮而又息之状,夏秋之间之正脉也。在夏则生气之旺也,在秋则旺气之衰也,在他时则热气之盛也,宜于活看。

又曰:石脉乃沉脉之至,藏之极也。冬时正脉,余时见之为寒冷矣。

又曰:软脉,不能刚键之状,明是力之不胜耳。

又曰:坚脉,至硬之状,邪气深入,牢不可破也。

又曰:钩脉,洪而不大之象,如钩之有留也。乃胃脉和平火不盛,而司其令夏日见之,尤为平脉也。

又曰:躁脉,似动而非动,似数而非数,似促而非促,似急而非急也,若有干枯烦扰之状。

又曰:搏脉者,击指之谓也。各脉皆能击指,俱属太过。

又曰:散脉者,即解索之兆,乃欲留而不能留,欲存而不能存也。

又曰:绝脉者,言脉之将断而未断,可续而不续也,死亡之时,必现此脉。

又曰:平脉者,言各脉之得其平也。如浮不甚浮,沉不甚沉,迟不甚迟,数不甚数耳。人现平脉,多是胃气之全也。胃气无伤,又宁有疾病哉?此脉之所以贵得平耳。

又曰:鬼真君《脉诀》,止得三十八字,然而人之疾病,已尽括于其内,要在辨其异中之同,与同中之异,则因常可以通变,遇变可以因常,随时随地,随症随人,无不可起死以回生矣,又何必拘拘于日之平旦,乘人之清气诊脉治病哉?

又曰:五脏七腑各有脉,俱在寸关尺观之。《内经》分三部之内外前后上下,以细察其部位,何其详也,而鬼真君独重五脏,将七腑略而不言,止将三焦命门以示世,又皆不专属之于肾,何其略也? 不知脏可以包腑,而腑不可以包脏,论腑太详,必至反遗夫脏矣。不若专言五脏,治脏而治腑在其中矣。三焦乃腑之一,何独举而言之? 因世错认三焦在于肾中,故特指明也。命门为十二经之主,世人不知,而以右尺观之,恐失命主之义,故鬼真君辨明之也。

又曰:或疑王叔和《脉诀》,因遗落心包,遂至传疑千载,今鬼真君之诀,将七腑全然不讲,不更滋甚乎? 然而切脉止可切五脏也。七腑部位,《内经》虽分,似乎有一定之理,而究难别脏腑之异,不若单切五脏,论其五行之生克,病情反无可遁也。此鬼真君不言七腑,真是至捷之法,亦是至玄之机,幸勿作王叔和遗落心包一例,而并讥之也。

又曰:脉贵知微,然而得其微又甚难也。暗中摸索,而欲使脏腑之疾病,了然手指之间,易乎不易乎? 虽然切脉必须问症,症是腑病,即以脏之脉合之,脏之脉不病,便是腑病也,治腑而病可愈矣。症是脏病,亦以脏之脉合之,脏之脉病,是非腑病也,治脏而病亦愈矣。苟知此法,又何微之不可得哉!

又曰:凡人之脉,多不相同,不可以此人之脉,概论诸彼人也。看一人之脉,当取其左右两手之各脉,一一而消息之,辨其何部独异,乃断何经之病,庶几得之。

又曰:看脉须看有神无神,实是秘诀,而有神无神,何以别之? 无论浮沉、迟数、涩滑、大小之各脉,按指之下,若有条理,先后秩然不乱者,此有神之至也。若按指而充然有力者,有神之次也。其余按指而微微鼓动者,亦谓有神。倘按之而散乱者,或有或无者，或来有力而去无力者，或轻按有而重按绝无者，或时而续时而断者，或欲续而不能，或欲接而不得，或沉细之中倏有依稀之状，或洪大之内忽有飘渺之形，皆是无神之脉。脉至无神，即为可畏，当用大补之剂急救之，倘因逡巡等待，必变为死脉，而后救之晚矣！

又曰：人有天生细微之脉，不可动曰虚弱，当统六部同观之。倘一脉独旺，一脉独急，余脉皆现细微，此非虚弱之脉也。旺乃火盛，而急乃邪侵也，以此消息，断然不差。

又曰：切脉贵先调息，吾息调，而后可以察病人之息，盖病人之息，呼吸不到，未有能调者也。倘医者之息不平，又何以知病人之息哉？故学医者平日学导引之法，则呼吸之间无太过不及，自然下指之时，息数分明，可以察病人之脉也。

又曰：看脉必须看症，盖症所以印证夫脉也。夫人之脉不同，有天生阴脉而不现之于皮毛之内，又将何处？看脉故必观其症候之若何，而症候正难辨也。或看其起居之静躁，静为阴而躁为阳也；看其饮食之寒热，喜寒为热，而喜热为寒也；问其大小便之燥湿短长，燥短为实，而湿长为虚也；辨其口舌之黄白峭滑，黄峭为邪盛，而白滑为正衰也；是观症所以济切脉之穷，而切脉所以辅观症之妙耳。

第二篇

鬼真君曰:人身之病,变迁原非一致;人身之脉,纷纭必有殊形。故六部之中,每显各异之状;一经之内,常呈兼见之端。浮而弦、浮而数,多无定象;沉而细、沉而迟,不少同观。必须统论其精微,始可独断其真伪。故浮而兼滑也,必是风痰之盛;浮而兼大也,决为气血之邪;浮而兼迟也,虚风之害;浮而兼濡也,湿气之侵;浮而兼细也,血随气而上升;浮而兼洪也,火得气而更旺;浮而兼芤,定为血泛之虞;浮而兼紧,决至邪重之苦;若浮而兼急,必疼痛于上焦;浮而兼弱,必委靡于下部。浮而兼长,气虽升而不伤其正;浮而兼短,气欲结而难散其邪;浮而兼结,邪搏于经络之间;浮而兼革,正脱于脏腑之内;浮而兼代,邪居于胸膈之处;浮而兼促,正伤于营卫之中;浮而兼动,气有变迁;浮而兼静,气将宁息;浮而兼毛,气得火而上腾于头目;浮而兼躁,火因气而上炎于咽喉。浮而兼钩,气升不和;浮而兼搏,气浮之极;浮而兼实,气虚之甚;浮而兼散,气不可收;浮而兼平,气乃无病。

沉而兼迟也,寒虚之至;沉而兼湿,郁滞之深。沉而兼滑也,寒痰之不舒;沉而兼小也,冷气之难发;沉而兼实也,气得寒而不扬;沉而兼微也,精因冷而欲脱;沉而兼细也,血逢阴凝之象;沉而兼紧也,邪乘寒冷之征。沉而兼急,小腹有寒邪之痛;沉而兼濡,两足多水胀之侵;沉而兼长,气陷而正尚未伤;沉而兼短,精冷而邪将不涣;沉而兼结,邪搏于至阴;沉而兼革,正脱于髓海。

沉而兼代，命门将绝而可危；沉而兼促，元阳欲脱而可畏；沉而兼静，阳寒能守；沉而兼石，阴固不迁；沉而兼奕，腹冷有痛楚之苦；沉而兼散，精寒有涸绝之危。

更有迟濡兼见，无非湿犯乎虚；濡滑同来，尤是痰成乎水。濡中兼大，湿因血耗以相侵；濡中兼小，水乘气衰以相犯；濡而兼弦，风水之患深；濡而兼芤，痰血之症急；濡而兼长，水湿易散；濡而兼革，水湿难消。濡而兼动，水有泛滥之盛；濡而兼静，水有浸润之微；濡而兼实，水邪乘虚而相生；濡而兼散，正气随湿而欲脱。

迟而兼涩，郁中以成弱；迟而兼滑，湿内以招虚；迟而兼大，气血皆居干燥；迟而兼小，精神必至伶仃；迟而兼微，虚寒之气；迟而兼细，匮乏之身；迟而兼弦，内伤之风；迟而兼芤，内伤之血；迟而兼长，病不足畏；迟而兼短，症实可愁；迟而兼代，必至损伤脾胃；迟而兼革，定然涣散精华；迟而兼石，气寒将侵于骨；迟而兼奕，血衰少养乎心；迟而兼散，寒极而气飞；迟而兼静，阴微而精固。

数而兼滑，亢炎之痰；数而兼大，沸腾之火；数而兼实，气壅于热；数而兼弦，火助乎风；数而兼洪，热有燎原之盛；数而兼紧，邪有风火之传；数而兼芤，吐血何狂；数而兼代，丧躯必速；数而兼革，走阳可许；数而兼促，消正堪忧；数而兼动，恐有发狂之变；数而兼毛，定有消渴之成；数而兼搏，火刑金而喉舌无津；数而兼芤，火烧心而脾胃生焰。

涩中兼小，气血亏而郁促莫伸；涩中兼实，气血壅而思想难遂；涩中兼微，气寒而滞；涩中兼细，血少而愁；涩中兼洪，郁怒不解；涩中兼急，郁痛安禁；涩中兼结，邪搏于两胁之间；涩中兼促，正亏于半表之际。涩中兼革，气欲脱于肾肝；涩中兼代，气将绝于脾胃；涩中兼石，寒郁不宣；涩中兼坚，风邪难出；涩中兼搏，郁甚莫解；涩中兼静，郁极安移。

滑而兼大，痰借血以为灾；滑而兼小，痰借气而作祟；滑而兼实，气塞于痰中；滑而兼微，痰冷于胸次。滑而兼细，痰旺而血枯；滑而兼弦，水盛而风急；滑而兼洪，湿热成党；滑而兼芤，痰血为疴；滑而兼紧，邪得湿以助威；滑而兼急，邪乘湿而增痛；滑而兼濡，湿盛恐邪气之增胀；滑而兼革，水多防正气之难收；滑而兼动，水蓄致肠腹之鸣；滑而兼毛，火沸召痰涎之吐；滑而兼实，湿痰积而不消；滑而兼坚，湿邪留而不散；滑而兼搏，痰有倾盆之呕；滑而兼散，水如走石之崩。

余脉俱可类推，各经正当细晰，总以脾胃之气为要，更以平缓之脉为先。倘下指之时，均有宁静之致，庶几药饵之用，可许康健之祥矣。

陈士铎曰：凡人之病，变迁不常，而脉亦因病殊形，必非一状。大约一经之中，必兼二脉以相见也，合二脉以论症，而症始出焉，合二脉以用药，而药始当焉。但二脉兼见甚多，不止浮沉迟数涩滑濡也。然苟知兼见之大旨，则以七脉为纲，以余脉为纪，又何病之不可推测哉？

又曰：脉有同中之异，亦有异中之同，同是浮脉，而何以有各脉之异？同是沉脉，而何以有各脉之殊？盖脉无一定之形，必兼两脉而并见也。两脉既然并见，合两脉以治一病，自易见功，然而两脉之现，必察其同异，知其同中之异，竟治其异，而不必顾其同，知其异中之同，竟治其同而不必顾其异，从此消息，医道乌得不神哉！

又曰:千态万状者病也,千变万化者脉也,鬼真君以三十八字尽脉之理,毋乃太简乎?故又取兼见之脉以示世,似乎克尽其变矣。然而兼见之脉,止取浮沉迟数滑涩濡之七脉,而其余三十一脉不言兼见,或疑其诀之不全,而立法之未善也。不知脉之大纲,而浮沉迟数涩滑之六字耳。举其大纲,而余可类推,又何必琐细之尽告哉?吾意于浮沉迟数涩滑之外,引濡脉之兼见者,亦可无事重宣耳。鬼真君惟恐人之拘执而不通也。故略举一濡脉以训世耳。

又曰:兼见之脉,须先看七脉为主,既得七脉,而后辨其兼见之形,则同中之异与异中之同,无难细得也,以七脉为纲,以兼见为纬,实切脉之权舆也。

又曰:切脉实难,而辨其异同不尤难乎?然而无难也。知浮沉迟数涩滑濡之七脉,而其余三十一脉兼而察之,则其病可意会也,况鬼真君又明告之乎?细读此诀,亦何患脉之难知而病之难识哉?

又曰:人疑兼见之脉,不止鬼真君所示寥寥数语,恐不足以包万病也。殊不知《脉诀》言愈多,而脉愈晦。鬼真君之诀,妙在于少也。以少胜多,非便世人之习诵也。实其《脉诀》神奇,足以包举万病耳。

又曰:脉理细微,须辨其同中之异,异中之同,同中之异者,如同是浮脉,何以有大小虚实之异也?如同是沉脉,何以有迟数涩滑之异也?异中之同者,如寸关尺各现大小虚实之异,而浮脉则同也;上中下各现迟数涩滑之异,而沉脉则同也。知其同中之异,则竟治其异;知其异中之同,则不必治其同。于此消息,何患脉理之不精哉?

第三篇

鬼真君曰：五脏之病，必以寸关尺为凭，七腑之症，亦以寸关尺为据。然不分晰其精微，又何能尽知其玄妙哉？

试观其寸口也：左寸见浮，风热上越而头疼；右寸见浮，咽喉中燥而鼻塞。左寸见芤，胸难藏血而呕吐；右寸见芤，胃多瘀血而痛疼。左寸见滑，热痰入心而舌强；右寸见滑，热痰侵肺而皮折。左寸见实，火焚心而面赤；右寸见实，火生胃而唾干。左寸见弦，风入体必多头痛；右寸见弦，风入肠定有筋挛。左寸见紧，邪盛而心痛；右寸见紧，气嗽而肺伤。左寸见洪，心胸起热闷之烧；右寸见洪，头脑生炎蒸之楚。左寸见微，心寒而虚弱何辞；右寸见微，气冷而崩陷难免。左寸见沉，心君失相火之助；右寸见沉，肺金召寒气之侵。左寸见涩，心脉火邪而未舒；右寸见涩，肺金郁而莫达。左寸见迟，膻中虚乏而难以卫心；右寸见迟，上焦损伤而难以生气。左寸见伏，气匿于胁间；右寸见伏，气积于脘内。左寸见濡，膀胱水蓄而不消；右寸见濡，皮毛汗泄而未止。左寸见弱，无血以养心；右寸见弱，乏气以生胃。左寸见大，心经血燥而怔忡；右寸见大，肺经血干而闭结。左寸见小，惊悸时生；右寸见小，怯弱日甚。左寸见虚，心中恍惚；右寸见虚，胃内衰微。左寸见细，运行乏力；右寸见细，言语无神。左寸见微，胞络有寒邪之入；右寸见微，胸脘有阴气之招。左寸见急，心痛不免；右寸见急，喉痛安辞？左寸见短，三焦之气自怯；右寸见短，再宿之食难消。左寸见代,心痛勿讶;右寸见代,痰塞何妨。左寸见结,邪搏于心包;右寸见结,邪蟠于胃脘。左寸见促,积聚有烦闷之苦;右寸见促,留滞兴痞满之忧。左寸见革,心气散漫而不收;右寸见革,肺气飞越而不返。左寸见动,欢娱妊子之祥;右寸见动,绝食伤气之兆。左寸见毛,心火动而将刑肺金;右寸见毛,肺火起而将克木。左寸见钩,心气安而梦魂适;右寸见钩,肺气肃而膀胱通。左寸见坚,邪犯心而呼号;右寸见坚,心侵肺而咳嗽。左寸见躁,无血养神;右寸见躁,无精定魄。左寸见搏,火太过而焚心;右寸见搏,火太过而烁肺。左寸见石,阴寒直捣于膻中;右寸见石,冷气逼居于脘内。左寸见散,心有无可奈何之象;右寸见散,肺有但出无入之悲。

　　试观其关中也:左关见浮,肝犯风而眼赤;右关见浮,胃入风而渴生。左关见芤,必肝伤而失血;右关见芤,必肠毒而便脓。左关见滑,头目肿痛堪嗟;右关见滑,脾胃热焚甚苦。左关见实,痃癖可征;右关见实,心腹多痛。左关见弦,肝旺生风;右关见弦,脾崩不实。左关见紧,筋脉急拘;右关见紧,嘈杂呕吐。左关见洪,眼目生花;右关见洪,心腹结痛。左关见沉,必阴寒之癖积;右关见沉,定冷气之难安。右关见涩,风邪寒闭,因气郁而有余;右关见涩,饮食伤残,实血虚之不足。左关见迟,两胁多寒;右关见迟,中焦微冷。左关见伏,关格收藏;右关见伏,霍乱吐泻。左关见濡,瘅症将成;右关见濡,水臌可畏。左关见弱,筋痿宜防;右关见弱,气短须补。左关见数,肝火盛而目红,右关见数,胃火旺而口渴。左关见大,怒气伤肝;右关见大,狂阳伤胃。左关见小,肝胆气衰;右关见小,脾胃血少。左关见虚,必益其血;右关见虚,必益其津。左关见微,温其下元之惫;右关见微,暖其气海之寒。左关见细,虑脚膝之酸;右关见细,恐肚腹之泻。左关见急,肝痛而不能眠;右关见急,脾伤而自难卧。左关见代,肝绝而痛则无妨;右关见代,肝绝而安则无救。左关见结,胸满而痰结于中;右关见结,脾伤而滞气于下。左关见促,肝无肾水之滋;右关见促,脾无肾火之养。左关见革,气脱于木旺之时;右关见革,气脱于土崩之候。左关见动,两胁有气痛之愁;右关见动,中焦有火焚之惧。左关见毛,肝木旺而生风;右关见毛,胃土盛而动火。左关见奂,无病之人;右关见奂,加餐之客。左关见钩,肝血之足;右关见钩,脾气之安。左关见静,优游享无事之福;右关见静,舒畅享强食之愉。左关见石,筋得寒而拘挛;右关见石,胃因冷而泄泻。左关见坚,邪必留恋于经络;右关见坚,邪必会聚于脏腑。左关见燥,必苦血干而多怒;右关见燥,必苦液涸而善呕。左关见搏,防太盛之中风;右关见搏,虑过旺之狂病。左关见散,筋驰而不能收;右关见散,肢解而不可举。

试观其尺下也:浮见尺左,水亏而双耳齐聋;浮见尺右,火旺而大肠自秘。芤见尺左,小遗多脓血之灾;芤见尺右,大便下赤红之叹。滑见尺左,水入腰而作楚;滑见尺右,痰流足以成痹。实见尺左,膀胱水闭而不通;实见尺右,溺沥水涩而难出。弦见尺左,腰腹重滞生疼;弦见尺右,肾脏风邪作耗。紧见尺左,耳似蝉鸣;紧见尺右,脐同虫咬。洪见尺左,水熬干而消渴;洪见尺右,火炎上而梦遗。微见尺左,盗汗淋漓;微见尺右,肠鸣泄泻。沉见尺左,精冷如冰;沉见尺右,腰寒若水。涩见尺左,阴寒疝结;涩见尺右,逆冷肠崩。迟见尺左,下焦寒冷;迟见尺右,小腹阴凝。伏见尺左,阳气不升;伏见尺右,阴气更闭。濡见尺左,寒湿浸骨;濡见尺右,冷痿中腰。弱见尺左,双足骨酸;弱见尺右,两腿气乏。大见尺左,肾涸于遗精;大见尺右,命残于作用。小见尺左,水耗无多;小见尺右,火衰不旺。虚见尺左,心肾不交;虚见尺右,水火皆乏。微见尺左,冷入关元;微见尺右,寒通腹里。细见尺左,髓冷胫枯;细见尺右,命寒精泄。数见尺左,水少而火沸为痰;数见尺右,火炎而水随作喘。急见尺左,痛入阴丸;急见尺右,痛添小腹。短见尺左,自无延龄之福;短见尺右,定含怯战之羞。代见尺左,精败欲绝;代见尺右,火熄将亡。结见尺左,邪袭水而不散;结见尺右,邪乘火而不离。促见尺左,髓耗而足难行步;促见尺右,火衰而气不通心。革见尺左,玉关不闭;革见尺右,河车俱焚。动见尺左,定然魂梦多遗;动见尺右,定然阳强不倒。毛见尺左,精耗而龙火将兴;毛见尺右,焰腾而命门自热。实见尺左,肾弱相宜;实见尺右,火衰当助。钩见尺左,阴平之士;钩见尺右,阳秘之徒。静见尺左,闭关可信;静见尺右,守真无遗。石见尺左,精无倾失之慨;石见尺右,阳有退藏之庆,坚见尺左,邪入于骨髓;坚见尺右,邪居于腰膝。躁见尺左,肾难上交于心;躁见尺右,阳且高越于鬲。搏见尺左,膀胱有热闭之淋;搏见尺右,咽喉长疮蛾之肿。散见尺左,肾水欲绝于须臾;散见尺右,元阳将逃于顷刻。

此皆六部之专主,亦即各脉之旁道。然而各脉之中,缓急为要,六脉之内,长脉为宗。脉长而命根深,脉缓而胃气在,故上中下必取其缓,而寸关尺必尚其长也。

陈士铎曰:脉有兼见,以观其变,必有独现,以显其常,常变之道,不可不分观之也。鬼真君先言其变,示变之宜知也,再言其常,示常之宜谙也,知常而后达变,又宁至有治常之失哉?

又曰:脉不分观部位,则病情不可得而知,此寸关尺必须分观其脉也。

又曰:脉有寸关尺无脉,而脉见于列缺之间者,世人以为反关脉也。此乃经脉虚而络脉盛也。经脉虚,故不现于寸关尺之三部,络脉盛,故现于列缺之间;盖直行为经,而旁出为络,列缺正络脉之穴也,在两手交叉食指尽处,两筋骨罅中,属肺经之络,别走阳明之络也,此中原有动脉,宜细动而不宜大动。今寸关尺三部无脉,而此处之脉大动,亦现三部之象,是阳胜于阴也。《千金翼》谓阳脉逆反大于寸口三络,正谓反关脉也。亦当分观其动,以别疾病耳。

又曰:寸关尺分上中下也:心肺居上,而以寸观之,象天也;肝脾居中,而以关观之,象人也;肾居下,而以尺观之,象地也。医道必合天地人以论医,则医无剩义,脉诀亦必合天地人以示法,则法无遁情。非好作广大之语也。实有不知此,则其法为不备耳。

又曰:寸关尺分上中下切之是矣。然其中有上而兼中者,有中而兼下者,有中而兼上下者,又不可不知之也。如寸脉浮而连于关,关脉数而连于尺,如关脉大而连于寸尺者是也。此又当合寸关尺而同观,又不可专主于寸而不及关,专主于关而不及寸尺,又在临症切脉而变通之也。

又曰:脉宜分观,以别虚实,然又有合寸关尺以分虚实者。大约左之寸关尺齐旺者,乃外感居多;右之寸关尺齐旺者,乃内伤居多,非单左寸旺为外感,右寸旺为内伤也。

又曰:寸关尺分观之后,又宜合观,不分观不知其细,不合观不得其和。故分观之时,当以一指切其脉,合观之时,又当以三指切其脉也。

又曰:看寸关尺三部之脉,先切关脉,而后看寸脉,由寸脉而后看尺脉,左右相同。

又曰:今人看脉,男先看左,女先看右,男女之脉,何尝有异,正不必如此拘拘也。

又曰:凡人之脉,贵有胃气,胃气者,平气也。毋论寸关尺,下指之时,觉有平和之象,即是有胃气也。非独右关平和,始有胃气耳。

又曰:脾与胃为表里,胃病则脾必病,脾病则胃亦病,病安有胃气哉?故脾脉与胃脉同观,所以脾胃之脉,皆在右关切之耳。

又曰:胃旺而脉愈微,胃衰而脉愈盛,故右关太旺,反是胃气之虚也。然而右关之旺,又由于左关之旺也,左关旺而右关不能衰,此木来克土之象,又不可不知之也。

又曰:三部之脉,前人以尺脉为根,似乎切脉重在尺也。不知本实先拨,固然枝叶难荣,然而过于摧残,如狂风大雨拔木折枝,根亦随竭。此脉所以必统三部而分观之也。

又曰:寸关尺各有内外之分,尺外尺里,关外关里,寸外寸里,皆从左右以分内外,而非上下以分内外也。余注《内经》,已详言之矣。而鬼真君不言及此者,盖举其要而示人耳。

又曰:脉分三部,上寸也,中关也,下尺也。寸之内,又分左右,左寸候心,而胞络、膻中统其内;右寸候肺,而胸脘、咽喉统其内,关之内又分左右,左关候肝,而胆、胁、膈则统其内;右关候脾,而胃则统其内;尺之内又分左右,左尺候肾之水,而小肠、膀

胱、小腹、股、膝统其内;右尺候肾之火,而大肠、腰、胫、跗统其
内;三焦有上焦中焦下焦之异,上焦属于寸,中焦属于关,下焦属
于尺,不可于右肾候之也。命门为十二经之主,不属于右肾,而
不得不候之于右肾也。部位既明,切脉自无疑。

　　又曰:鬼真君所分之部位,一皆准于《内经》,与王叔和所
定,大相悬殊,世人见之,未有不惊异者也。然而鬼真君,正恐人
惊异,单言五脏,而不言七腑,铎虑部位不明,又将何以诊脉,故
于前条细列以问世。第推鬼真君之意,但知五脏之脉,正不必又
及七腑之脉也。铎重言之,似乎饶舌矣。

　　又曰:五脏各有表里:心则与小肠为表里也,肝则与胆为表
里也,肺则与大肠为表里也,脾则与胃为表里也,肾则与膀胱为
表里也,表病则里病,原相关切,故治里正所以治表也,何必分表
是表而不属之于脏,里是里而不属之于腑哉?

第四篇

鬼真君曰：诊脉宜分生死，决日当定时辰。伤寒热病，洪大生而沉细死。产后热病，缓滑吉而弦急凶。头痛之疴，生于浮滑而死于短涩。腹胀之症，死于虚小而生于大浮。下痢活于微小，浮洪反有难疗之叹。颠狂全于实大，沉细转兴莫救之忧。消渴数大有生机，虚小愁其阴尽；霍乱浮洪无死法，微迟虑彼阳亡。中风最喜迟浮，急实者何能起死。中恶偏宜紧细，浮大者不易回生。心痛沉细，非比浮大之难医。水气大浮，不似沉细之莫疗。吐血鼻衄，沉弱沉细者生，实大浮大俱为亡兆。中毒肠癖，洪大滑大者吉，微细滑细各是危征。喘急宜浮滑，短涩云亡；咳嗽尚浮濡，沉伏决毙。久泻反宜微细，浮洪者多至归阴。新产切忌大弦，缓滑者宁忧辞世。呕吐虚细者吉，实大则艰于奏功。痨瘵浮滑者佳，细数则难以取效。盗汗惟嫌紧数，虚小无愁。失血止虑浮洪，细弱可喜。内实者吉，在浮洪沉细有变迁之祸；内虚者吉，在沉细浮太无存活之祥。痹症尤嫌浮大，细涩长延。厥病更忌紧弦，洪数即解。癥瘕见细微而可喜，弦滑者危；眩冒见浮滑而相宜，沉涩者重。黄疸不宜急数，迟滑易于分消；白淋偏贵濡迟，涩弱艰于止遏。便闭生于微细，洪大有阴尽之伤。发汗生于虚小，弦洪有亡阳之失。腹痛沉伏，多入泉台；胁痛芤大，定趋死路；脱症结代，难留人世；喘症促革，易走冥途。关格涩伏，常登鬼箓。痈疽滑大，转庆生缘。结胸现沉紧，半寄于死亡。脏结现浮滑,速痊于淹滞。直中阴经,丧沦带结。忽成热病,全活浮洪。发斑洪大,未是死征;噎膈数细,实非生气。偏枯之症,弦滑何愁;歪邪之痫,数大可治。噤口之痢,结涩不易疗。中暑之症,沉伏不须惊。循衣摸床,细小犹堪救援。遗尿撒手,促革必至丧捐。筋青囊缩,微短殒殁,舌黑发直,数大焦枯,脐突唇裂,结代应殁。口张足肿,短促何延?呃逆不止,短散就木;懊憹无休,微弱加餐。血晕散促,顷刻归阴。肠结搏坚,旦夕歌露。

更有带钩之象,心死可定于九日;弹石之状,肾死必绝于七朝。弓弦之张,肝死定亡于十八;釜沸之乱,脾死可决于四三。浮水之景,肺死应丧于十二也。尚有秘法,可以馨传于万年。如见前形,不必问现于何脏;见虾游而断八日之必死,见雀啄而决七日之必亡,见吹毛而言四日之必危,见夺索而许一日之必逝,见屋漏而定五日之必陨。其余死亡,可据推断。

陈士铎曰:死亡之脉,不尽于此,然而得此,正易决存亡也。

又曰:《素问》《灵枢》,载死亡之脉甚备,二书参观,更无差错。

又曰:死亡之脉,全在看脉之有神无神。有神者,有胃气也。无神者,无胃气也。故有胃气,虽现死脉而可生,无胃气,即现生脉而必死,又在临症而消息之也。

又曰:脉现死亡,不可轻断死期,往往有用药得宜,虽不能起死为生,然延留数日,亦其常也,诀中篇末,有决日之法,愚以为终非定论。但断其必死。而不必先定其日期,当与高明共商之。

又曰:死亡之脉,现之于骤者易救。以脏腑初绝,尚有根可接也。倘时日已久,虽有人参,又何以生之于无何有之乡哉?有无可如何者矣。

又曰:脉有细微欲绝者,多是死亡之脉,然脉有伏而不出,状似细微欲绝,其实绝而未绝也,一出脉而细微之象如失。此等之脉,最难辨别,又当合症而参观之,未可全恃夫切脉也。

又曰:脉有生死之各别,如鱼游、雀啄之类,弹石、解索、屋漏、水流、吹毛之状,自是死脉无疑。见此等之脉,即可决其必亡。苟无此等之现,似乎不宜遽言其死。不知脉贵有神,倘浮沉迟数之间,涩滑大小之际,初按若有,再按若无,或散或乱,或来或去,全无神气,虽非旦夕之云亡,必至岁月之难久,何常非死脉哉!倘代结之脉,按之有神,不过痰涩之壅塞,寒痛之遏抑,暂时之病,未尝非生也。故决人生死,全要看脉之有神无神为贵耳。

第五篇　妇人小儿脉诀

鬼真君曰:阴阳原无二道,男女何有殊形。五脏相同,不必两分彼此;三部亦一,宁须各论参差？惟受娠成胎,独殊男子,故辨妊论孕更别。妇人尺中脉滑,女经不调,且有带淋之病。关中脉涩,天癸已断,宁非郁塞之疴！左寸滑而左尺大,怀子之兆,左尺数则左关微,有儿之征。左寸带纵,两男之祥;右寸带纵,双女之喜。左关左尺脉皆大,心脉流利必三男;右关右尺脉皆大,心脉流利必三女。然三部有一部之滞,未宜遽许为胎;各脉无一脉之顺,何敢轻言是孕。子死母存,尺浮而寸沉;母亡子活,尺涩而寸伏。盖子系于肾,尺浮则子无生气;毋系于肺,寸沉则母有生机。子系于尺,尺涩而子之气不散;毋系于寸,寸伏而母之根已离。沉细之脉,胎欲离经;浮滑之脉,胞将即产。腹痛腰疼,定然即降;浆来胞破,未可言生。身重体寒面又青,脉无可畏;心烦血燥舌兼黑,脉断堪忧。子母难留,唇口沫出;娘儿全活,面鼻颜黄。新产脉缓,自存胃气;新产脉滑,未损脾阴,实大既形,定非佳信;弦急兼现,岂是麻祥？沉小实为顺候;涩促半作逆观。脉微何足害,尚可回阳;脉洪反宜愁,最嫌逆冷。妇人之脉若此,小儿之诊若何？三部不妨俱数,只虑沉迟;六经各喜均长,翻嫌细小;惟弦紧不可骤扬,恐来风邪之祟;更虚濡不宜长见,虞多水气之殃。急脉形于指下,呕吐而腹痛难痊;大脉浮于关前,泻痢而心惊不救。见此已可通彼,知偏何难悟全哉！

陈士铎曰：男女之病，彼此相同，原无反背，故有病可据脉而同断也。惟胎产前后，少异于男子，故鬼真君又传此篇，而于论孕娠独详也。至于小儿，原不必切脉，以气血未全，各脉不十分全准，鬼真君之论小儿，亦约略之辞，然而小儿纯阳，所生之病，多是饮食之伤，惊疳吐泻之症，得此数言，以括其全，所谓要言不烦也。

又曰：妇人之脉，少异于男子者，左尺多旺耳。男子左尺旺，实非佳兆，女子左尺旺，此阴血有余，转是佳祥，盖易于受胎也。

又曰：妇人之病最难治者，以其性情多郁耳。郁则气血即不流通，经辄闭塞，而左关随现涩脉矣。故看妇人之脉，贵切关脉，辨其涩与不涩，是第一秘法，虽各经皆有涩脉，而左关不涩，其郁未甚也。

又曰：小儿之脉，弦紧、弦急俱是外邪，除此之外，皆内伤也。治内伤之法，以补脾健胃为先，即治外邪，亦当顾正，虽脉纯现弦紧、弦急，未可单祛外邪也。

全集三

辨证玉函

弁　言

　　人身一小天地，大都不外阴阳虚实四字。故燮理得宜，愆伏可以不患；调剂有法，疾病因之无虞。是在司命者，有以辨之而已。苟临症疏略，不暇加辨，以致毫厘千里，误人于俄顷者，曷可胜叹。此陈子远公《辨症玉函》之所为著也。陈子为于越世胄，幼抱匡济，恒以公辅自命，人亦无不以公辅期之。赍志未售，间留心于经世之学，当途者殷勤征聘，争欲延致，后因远陟苍梧，雅慕独秀，栖霞诸胜，遍历幽隐，遇一庞眉修髯，衣冠岸伟者，相与坐语移日，因出其囊中一编，授之曰："熟此可以普济世人，盖活人于笔端，与活人于指下，均之跻斯民于寿域也。"陈子携归展读，悉岐黄辩论问答语。与世之所传《内经》《素问》诸书迥异，始悟前此之成编累帙，皆伪托以行世者。陈子掩关肄习，不数年间，即以医学擅名于时。客岁，余仲子忽婴异症，遍召诸医，不特不能祛病使去，并不能辨病所自来，转辗迁延，经年弥剧。苍崖姜世兄亲见所苦，因为推毂，适陈子以秋试入省，亟延诊视，一剂奏功，再服而十减四五矣。余力扣其所蕴，知授受有自，大异寻常，殊恨相知之晚也。陈子随有钜鹿之游，濒行，出是编以示余曰："是书吾久欲问世，憾剞劂无资，有怀未遂耳。"因忆当年余白下友人，有居要津者，向有膏丹异方，颇自珍秘，余偶过告归，主人厚贶以壮行色，余坚却不受，且请曰：归装粗办，不敢以行李相累，惟得所藏秘方，以广利济，是吾愿也。友人谊余言，探囊录

授。余归即购求珍药，按方虔制。出遇有疾患呻吟者，辄牵止畀
之，靡不立效。后请乞渐广，穷乡僻壤，山陬海澨，梯航跋涉，款
门祈恳者无虚日，惟不喜给富人。为其力能疗治也，余行之数十
年，未尝有怠色，虽岁有所损，然拯患而起废者，当不可以数计
矣。今乃秘帙当前，历有成验，忍于宝山空返耶？爰为授梓，以
公当世。倘陈子游屐所不及至，诊视所未及施，庶几执是编辨症
而区处之，不无小补，知不徒为纸上陈言也。陈子所辑《洞垣》
秘笈尚富，未能一一锓行，其以是编为嚆矢也可。

时康熙癸酉嘉平之望天都王之策慎庵氏题于古修堂

卷之一元 阴症阳症辨

伤风伤寒

伤风与伤寒相似,阴症与阳症宜知,若不辨明,杀人多矣。虽仲景张公有伤寒专门之书,我可不必再传,然而各有不同,正不可不传也。伤寒之异于伤风者何以辨之?一在感之轻,一则感之重也。伤风者,伤寒之轻者也;伤寒者,伤风之重者也。原无大分别,苟不急治之,则伤风者即变为伤寒矣。盖人之元气最恶外邪,人身一感风邪,则元气必然与邪相战,元气旺者,邪不能深入,不能深入,邪自然留于皮毛之间,而不敢入于腠理之内。不过一二日而邪散者,正气以去邪之易也。若正气虚者,则入于内而变为伤寒矣。非伤风伤寒之有异也。有异于人之元气虚弱而已矣。然则遇风邪之侵人者,开手即用补正祛邪之药,何至伤风之变为伤寒哉?若既已风入于腠理之内,则邪即有阴邪阳邪之分矣。大约入于府则为阳邪,入于藏则为阴邪矣。是邪亦无阴阳之分,亦分于人之脏腑之阴阳也。然而府又不同,藏又各异,又从何处以辨之哉?我有一法,辨症最易,大约身热而烦躁者,阳症也;身热而安静喜睡者,阴症也。虽阴症阳症中各有分别,而此法终为千古不易之论也。倘一遇风寒之侵体,无论是伤寒、伤风,一剂即愈,断不须二剂也。方名转春丹,此治初起之伤寒、伤风也。倘三日后身有不凉者,此成伤寒之症矣。亦不必问其阴症阳症,吾有一方治之,随手而回春矣。方即名回春丹,一剂身即凉,而邪即退,再一剂痊愈矣。倘不听吾言,则变症蜂起矣,可查仲景专门治之。二方之妙,各有深意。转春丹用桂枝与麻黄、柴胡可并用,使邪入太阳者速散,而邪不敢入于少阳之间。且邪原未入内,故可用补药以和解之。方中所以用芍药,先去平肝,使邪之门路速断。用茯苓又引邪从膀胱太阳下行,自然随手奏功,转一阳于顷刻也。回春丹之妙,妙在不用芍药桂枝,盖邪已入里,已离太阳之经,何必又用桂枝。况邪由卫而入于少阳之经,倘更用芍药,不特不能平肝,而且引邪入肝矣。盖肝最恶邪侵,于未近邪之时,可以未雨绸缪而已。近邪之顷,难于及时杜绝,余方中所以不敢用之也。石膏、麻黄、青蒿之类纯是入卫祛邪之圣药,单攻一府,而邪自难留,不得不从外而入者,仍从外而出矣。况方中又多调济之品,有不奏功如响者乎?世人细思吾方,即授之以治伤寒之症,又安有杀人而比之刀刃者哉!

转春丹

桂枝五分　柴胡一钱五分　麻黄三分　白芍五钱　茯苓三钱　甘草一钱　陈皮七分　白术三钱　半夏三分　神曲一钱苏叶八分　水煎服

回春丹

麻黄一钱　石膏二钱　青蒿五钱　柴胡二钱　甘草一钱茯苓五钱　当归五钱　陈皮一钱　神曲一钱　麦冬三钱　生地三钱　白芥二钱　人参三分　玄参二钱　水煎服

中 风

中风之症，世人以风治之，误之甚矣。盖中风之症，乃人阳气虚与阴气涸而中之也。何尝有风哉。人见其疾之忽然而来，有如暴风疾雨，遂以风名之，其实乃中气而作中风也。治之法，一治风，无不死者，必须治气，始能有效。然而中气不同也，内有中阳气之虚，有中阴气之涸，又不可不辨也。中阳气之虚者奈何？其人一时卒倒，口吐白沫，痰声如鼾，目直视，胡言乱语者，阳症也。若中阴气之涸者，亦一时卒倒，目不知人，时而躁时而静，欲睡不能言，痰如锯，吐不绝，口中流涎不止，盖阴症也。二症亦相同者，均不知人，最难辨而最易辨也。易辨者何辨之？眼而已矣。眼直视者，气虚也；眼双闭不开者，阴虚也。二症皆能遗尿手撒，皆不治之症也。然而遗尿手撒亦可治之，大约十人中亦可救四五者，非尽不可救。倘阳虚而中者，用三生饮。必须用人参二两或三两，始可回生，与其日后用之，不若乘其欲绝未绝之顷，多用人参，可转死回生之易也。至治阴虚而中者，又不可纯用三生饮。古无专方留下，我今酌一奇方，以救世人之阴虚中风者，神效，方名十宝丹。一剂即回春也。此方俱是纯阴之剂，然又何以兼用人参？不知无阳则阴无以生，必须加参为佐，使则阴生于阳之中，而阳回于阴之内，两相须而相成也。苟或舍三生饮以救阳虚之中风，而改用祛风祛痰之药，我未见能生者。即或用三生饮矣，而少用人参多加祛痰之品，即或不死，未有不成半支风与偏枯等症。以三生饮治阴虚中风，亦无不死者。苟听吾言，用吾之方，自庆生全，倘怪吾药品之多，改重为轻，恐难免半支偏枯之症矣。

愿人敬守吾训,盖吾之方必须照吾分两以治,初中之时,不可妄自加减。或用此方之后,以病人脾胃之弱,量为加减,亦未为不可。但切不可加入风药一味,以杀人于俄顷也。慎之! 慎之!

十宝丹

麦冬三两　熟地三两　山萸二两　白芥子二钱　人参五钱　菖蒲一钱　茯苓五钱　沙参五钱　五味三钱　丹皮二钱　水煎服

吐　症

大凡吐症,多是胃气之伤。然而胃气不同,有阴阳之别。如吐而有声,或痛者,阳症也。倘吐而无声,又纯是清水,或今日饮食而明日尽情吐出者,乃阴症也。或腹中不痛,或遇寒即发,无非阴症。倘辨之不清,妄自用药,必致杀人。我亦更传一法,以辨阴阳之殊,亦看舌之滑与燥而已矣。大约阳症口必渴,而舌必燥;阴症口不渴,而舌且滑也。治之法,阳症之吐,用方名为引火止吐汤。此方之妙,妙在茯苓至一两,盖火势之上冲,由于水道之下闭。用茯苓以健胃,又利水下行。黄连止心火,余俱调和得法,自然火不逆,而水下通,又何至吐逆之生耶。至于阴虚作吐,实为难治。不比阳吐,一剂便可奏功也。盖阴虚而吐,乃肾中之火虚也。肾火既衰则脾无火养,食留脾中成为阴寒世界。下不能化,自然上涌而吐矣。法当温补命门之火,使火生水中,然后土生火内,方用济火神丹。服后即用饭压之一剂轻,二剂更轻,十剂愈,三十剂痊愈矣。盖阴病之吐,其来非一日矣。不大补之,则阴不能生,而阳不能化,或求速效再加人参三钱于方中,可减十分之二,然终不若原方之妙。盖病是纯阴,不必再借阳药。况方中原有白术阳药在其中矣,又何必更用参之多事哉! 人不知生病之重,惟求速愈,或改用吾方,或别求治病,未必不反害之也。

引火止吐汤

黄连一钱　茯苓一两　白术五钱　陈皮一钱　神曲一钱　麦冬一钱　人参二钱　砂仁一粒　藿香五分　生姜三片　水煎服

济火神丹

肉桂三钱　熟地一两　山萸五钱　五味二钱　茯苓五钱　山药一两　肉果二枚　白术一两　芡实五钱　水煎服

泻　症

泻症泻有倾肠而出者,最可畏之病也。倘治之少迟,必至气绝而亡。但泻中有阴阳之分,不可不急辨之也。如大泻五六十次,或百余次,或数百次,纯是清水完谷不化,人以为寒也,然其中亦有热症。但寒症水泻,心腹不痛,大肠不后重作楚;若热症之泻也,不然,必腹痛不可按,有后重之苦。倘不辨明而用药,下喉必死矣。吾今传二方,一治阴症;一治阳症也。阳症用车前、茯苓,最是利水之品,而白术又是健脾去湿之药,加入肉桂以取其气引入膀胱,同泽泻同群共济,自然定乱扶危,转祸为福,又何必用人参以救绝哉。倘富贵之人,不妨用人参五钱或一两为妙。我传方不入参者,欲救贫穷之客也。方名导水止流汤。其治阴症之泻,则又不同,虽此方亦可相通,而终不可执之以概治也。另传方者,名为扶火消水汤。二方之妙,各有深意,前方泻水而不耗其气,后方补火而培其气也。

导水治流汤

车前一两　茯苓一两　白芍一两　甘草三钱　肉桂一分
陈皮一钱　白术五钱　神曲五分　泽泻五钱　水煎服

扶火消水汤

白术一两　车前五钱　山药一两　芡实一两　薏仁五钱
肉桂三钱　五味二钱　茯苓五钱　水煎服

疟 疾

疟疾皆起于外来之风邪,然而内无痰与食,终不能成疟也。虽然无痰不成疟与无食不成疟,虽感于外来之风邪,然亦内之阴阳之气各有不足,三者始能相合而成疟。然则乌可不辨阴阳乎?若阳症之疟也,必发于昼,或一日一发或两日一发,必寒多而热少,其势若盛,而其病实轻,盖阳气能与邪气相战,故作战栗之状,而齿击有声也。若阴症之疟,亦有一日一发者,或两日一发,或三日一发,然发之时,必发于夜,发必寒少而热多,齿不战击,身痛亦不甚,口必不十分大渴,其症似轻而实重。虽二症皆是邪侵而成,而治之法均不可徒治其邪,但补其正均能愈疟。原不必更为逐邪之计也。然而补正之中,而少带散邪之品,未为不可,用之得当,病去如扫。吾今立二方,一治阳疟,一治阴疟。阳疟方名为扶阳散邪丹,一剂轻,二剂痊愈,不必三剂也。凡阳疟,不论一日二日无不痊愈,神方也。阴疟方名为益阴辟邪丹,无论一日二日三日,四剂痊愈。倘四日两头发之疟,久经岁月者,方中药料加一倍,增入人参五钱,亦四剂痊愈。但愈后必须多服十全大补汤,不致再感而重发也。倘人不信吾言,动用祛邪之品,置阳气阴气于不问,虽心欲去疟,适所以坚疟鬼之城也。

扶阳散邪丹

人参一钱　白术三钱　柴胡二钱　半夏三钱　青皮一钱
鳖甲三钱　当归三钱　生何首乌三钱　山楂二十粒　甘草一钱
水煎服

益阴辟邪丹

熟地五钱　当归五钱　白芍五钱　何首乌五钱　白术五钱
茯苓五钱　鳖甲一两　白芥子五钱　柴胡一分　山楂十粒
水煎服

痢　疾

痢亦不同,有阳痢、阴痢之分。世人不知也,皆为湿热所致,动言痢无止法,而不辨其阴阳之异,往往杀人可慨也。阴阳之痢,内经亦未分别,我今日亦泄天地之奇。大约便血、腹疼、后重、噤口者,阳痢也;腹不痛,以手按之而快者,粪门无急迫之状,日能食,无血而白痢者,乃阴痢也。虽用药得宜一方可以兼治,然终不识症之阴阳,犹为不知痢症之人也,不可不明辨之。庶几用药可分轻重,尤易奏功如响。吾今立二方,一治阳痢,一治阴痢。阳痢方名为扫痢神丹,一剂而止血,二剂而止痢,不必三剂也。阴痢方名为化痢仙丹,一剂轻,二剂止,三剂痊愈。人见血痢为重,而不知白痢感于阴分,未尝轻也。但阳痢火重而湿轻,阴痢火轻而湿重耳。阳痢之方,妙在用黄连于大黄之中,使火毒迅扫而去,不久留肠胃之中。阴痢之方,妙在用芍药之多,平肝以扶脾土,使土安而水易去。其余皆是祛逐邪秽之物，各用之咸宜，所以奏功尤易也。

扫痫神丹

黄连三钱　当归五钱　白芍五钱　广木香一钱　槟榔一钱
枳壳一钱　大黄五钱　车前子五钱　水煎服

化痫仙丹

白芍一两　当归五钱　枳壳一钱　萝卜子三钱　槟榔一钱
甘草一钱　车前子一钱　水煎服

癫　狂

癫狂之症，世人以癫为阴，以狂为阳是矣。然而癫之中未尝无阳症，狂之中未尝无阴症也。何以见之？癫如羊癫、牛马之症，此发之阳气之不足，阳虚则阴邪自旺，此谓之阴症宜也。然而其中又有花癫之病，见男子而思亲，逢女子而不识，呼喊叫号，昼夜不止。倘亦为阴症，而用桂附之品，则立刻发狂而死矣。狂如登高而歌、弃衣而走、见水而入，此发之阳邪之有余，谓之阳症宜也。然其中有似是而非又不可不辨。如见人则骂、逢物则瞋、躁扰不宁、欲睡不安、欲行不得、口渴索饮、见水则止。倘亦视为阳症，而投之竹叶石膏汤，下喉即死矣。然则二症终于何处辨之？亦辨之于两目，有神无神而已。如阳症则目必红；而阴症，则目必白也。吾定二方，一治阳癫，一治阴狂之症。阳癫方名散癫汤，此方之妙，妙在白芍用至一两，自能平肝，栀子用至五钱，自然散其郁结之火。其余柴、芥、术、苓皆去痰去湿之妙品，自然心清而火降，脾健而癫除也。阴狂方名解狂散。此方之妙，妙在用玄参二两于群补真阴之中，解散其浮游之火，水足而火自消，亦火息而狂自定也。苟或辨之不清，妄投药饵，生死存亡，正未可定矣。

散癫汤

白芍一两　白术五钱　当归五钱　炒栀子五钱　菖蒲五分茯神三钱　甘草一钱　白芥子三钱　丹皮三钱　柴胡一钱陈皮五分　水煎服

解狂散

熟地一两　白芍五钱　当归五钱　山茱萸五钱　麦冬五钱北五味一钱　玄参二两　白芥子三钱　菖蒲三分　生地五钱水煎服

咳　嗽

咳嗽初起，多是阳邪之感；咳嗽日久，多是阴气之虚。然亦不可拘于此论也。有初起而即是阴虚者，有日久而仍是阳虚者，又不可不辨也。何以见初起之即犯阴经也？如日间不嗽，而夜间嗽者，或朝咳之轻，而夜咳之重者，虽有风邪袭之，终是阴虚使然。开手即宜用补阴之味，而佐之散风之品，则邪易去，而正气不耗也。何以见日久之犹是阳经也？如嗽必抬肩，咳必声振，吐痰而结成黄块，塞鼻而长流清涎，或昼重而夜反安然，或坐躁而卧转宁贴，此阳气未虚，而阴气凭之而不散也。必须仍用祛风荡痰之品，而少兼之滋阴之味，则邪自散，而阴气不伤也。吾今留二方，一治阴经之咳嗽，一治阳经之咳嗽。阴经方名护阴止嗽丹，此方有调济之宜，看甚平常，而奏功实神也。阳经方名散邪止嗽丹，此方虽是散邪，而仍然补阴，而不补阳者何故？盖阳既旺,而邪自难去。补益其阴,则阳气自平,阳平而邪亦难留矣。倘不知阴阳之异,即一味偏补之,则阴不能生,而阳不能化,不特咳嗽难愈,而且变症百端矣。可不慎哉?

护阴止嗽丹

麦冬五钱　紫菀五钱　百部五钱　天门冬三钱　熟地五钱
桔梗二钱　甘草一钱　白芥子二钱　玄参三钱　沙参五钱
陈皮五分　款冬花五分　水煎服

散邪止嗽丹

柴胡一钱　白芍五钱　黄芩一钱　石膏一钱　桔梗一钱
甘草一钱　生地五钱　麦冬二钱　茯苓三钱　半夏一钱　陈皮
五分　水煎服

大小便闭

大小便之闭塞不通也,人皆谓之火。然火亦有阴阳之别,阳火而成闭结人易知,阴火而成闭结人难识也。先言大便之闭塞,邪火逼迫于大肠之中,烧干大肠,以致肠结而痛,手按之不可近者,必须用袪荡之品而大泻之。否则邪留于腹中,必变为谵语发狂之症矣。此等之病乃阳火作祟也。若夫肾水亏损,不能滋润于大肠,以致粪如羊屎者,往往有经月而尚未便者。虽觉急迫,而终亦不甚,忍至二三日而如前不相异。老人多有此症,乃阴火作祟也。阴火者,相火,乃虚火也。肾火之有余,实肾水之不足也。若亦以下药下之,是因其阴虚,而复虚之也,去死不远矣。吾今定二方,一治阳火,一治阴火。治阳火方名利火下导汤。此方虽有大黄之行,火麻之润,而仍以当归为君,则补多于下,亦止因势利导，而终非过下亡阴也。治阴火方名为升阳下阴汤。此方之妙，妙在熟地纯阴之药为君，而佐之地榆、苁蓉、火麻之润，尤妙用升麻升提清气，则秽浊自然下行，又何必加入大黄之多事哉。再言小便之闭塞。小便之通，在于膀胱之气化。膀胱乘于火邪，则小便必点滴不通。其症必气急面红，心欲呕而胃作酸，腹欲胀而肠欲断，两目双赤，狂燥不宁，此阳症也。苟或小便虽急，而非点滴之不通，气不急，面不红，目不痛，腹胀而喜按，胃安而难餐，此阴症也。设不辨其阴阳，而轻用开关之剂，亦半死半生之道也。夫阳症易治，而阴症难治者何也？亦不取阴症而一辨明之耳。盖小便之通，虽本于膀胱之气化，然膀胱畏火，而又未尝不喜火也。多火则膀胱之气化不及行，无火则膀胱之气化又不能行也。膀胱之阴虚，则水道已成冰冻之窟，又何能通阴寒之水哉？故小便亦闭塞而不通也。吾今亦立二方，一治阳症，一治阴症。阳症方名清水至神汤，一剂即通。车前利水而不走气；寄奴逐水而不伤阴；升麻升提而反得下降之宜；白果引入任督之路，以泻水之气直入膀胱，实有妙用也。阴症用益火济水汤，此方之妙，妙在纯是补阴，而不去利水。用肉桂之一味，以转阳和，自然雪消春水，冰泮而沟壑皆通也。倘止去通水，则膀胱愈寒，必成牢不可破之坚城矣。

利火下导汤

大黄三钱　当归一两　红花二钱　赤芍药三钱　厚朴二钱
枳实一钱　柴胡八分　火麻子三钱　水煎服

升阳下阴汤

熟地一两　当归五钱　地榆一钱　火麻子一钱　升麻一钱

生地五钱　麦冬五钱　肉苁蓉五钱洗去盐水　水煎好加入人乳半碗服

清水至神汤

薏仁五钱　白果十个　升麻五分　车前子一两　泽泻三钱　刘寄奴五钱　水煎服

益火济水汤

熟地一两　山药五钱　茯苓五钱　山茱萸五钱　牛膝三钱　肉桂二钱　麦冬五钱　车前子三钱　薏仁五钱　水煎服

心　痛

心痛从来言无真正之病，不知心痛未尝无真也。但有阴阳之分耳，大约阳病之痛犯心者，多不救；阴病之痛犯心者，多难医。阳病乃火也，火邪犯心，有膻中之障隔，而火势不能直冲于心，泻其胃中之火而心安矣。其故何也？邪火与心火本是同类，火与火合气，焰虽殊，而热性何殊也？原无相克之嫌，故火退而君火自息，何至有自焚之祸。若阴病乃寒也，寒邪直犯乎心，虽有膻中之障隔，而寒气冲天，直中皇居，相臣不当其锋，先自逃遁于他处，而天王有不下堂而走乎？盖寒水克心火，立时可以扑灭，较阳症而更重也。故朝发夕死，夕发旦死，医之少迟，已多不救，况用药之不得其宜，何怪其骤亡也。人见其亡之骤，谓其真正心痛，其实非真正心痛也。治之得宜，何尝不可救哉？然则心痛之阴阳又乌可不辨之乎？若阳症也，必彻夜竟日疼痛呼号，双目必红，口必渴引饮，得凉水而少止，与之食而更痛，手不可按，按之而痛必甚，身上必然有汗，日重而夜少轻。此乃邪火作祟于胃中,上冲膻中耳。用泻火神丹,下喉而痛即定矣。此方之妙,妙在栀子用之太多,始能直折其郁抑之火,而苍术、茯苓又去其湿,湿去则不生热,而火势自衰,又加之管仲以去秽,乳香、木香以止痛,用甘草之多,则栀子不至太凉,反得其调剂之宜,而枳壳化食,食消则火随食而下行矣。又虑邪火太旺,若不顺从其性,则火势炎上,恐拒隔而不受,用干姜之炒黑去其太热,引栀子之类于下行,又得其前导之功也。药性既然相宜,功效岂不立奏乎? 所以甫下喉,而痛即定也。若阴症也,必感寒而得之。其症小腹先痛而后入心,口吐清水,与之茶即吐出,手足青甚而卵缩,角弓反张,此阴寒之气犯心。其来甚速,苟能以生姜半斤捣碎,炒热敷于心腹之间,则寒邪少减。即用生姜三两捣碎,饮之亦能生者。然终乃一时急救之法,而非万年济人之术也。用祛寒定痛汤救之实神,刻不可缓,速行救之,下喉亦生,否则难救矣。此方之妙,妙在用白术之多,直入腰脐之内者,何也? 寒气之入,原从脐内先入。若不急杜其来路,则邪无顾忌,往前直奔心包之络,如何当其贼势之横行? 余故用白术以绝之也。然非多加,则势孤力薄,寒邪亦何所畏而反顾哉,故必多加而后可以取效。然徒用白术之多,而无附子、肉桂之热药,是犹兵众,而将非摧锋陷阵之帅,则兵卒不前,贼又何所畏忌? 故必用附子、肉桂也。然徒用附子、肉桂斩杀诛戮,而不分散寒邪之势,则敌人团聚,尤难解纷,余所以又用茯苓,引寒邪之下行也。又虑心君寒甚,无火以温其中,譬如群贼围困皇宫,虽有勤王之将,而无导引之师,则外虽有声援之兵,而内无接应,非得亲信之臣,又何以交通内外? 余所以又用菖蒲引桂附入心而卫君也。愿人敬守吾方,以治真正之心痛,无不手到成功,倘见病势少轻,前二方少减分两,亦未为不可。

泻火神丹

栀子五钱　白芍三钱　乳香一钱　广木香一钱　管仲三钱
甘草三钱　枳壳一钱炒　黑干姜一钱　茯苓五钱　苍术三钱
水煎服

祛寒定痛汤

附子三钱　白术三两　肉桂三钱　人参三钱　菖蒲一钱
茯苓五钱　水煎服

腹　痛

腹痛多是寒热之二症,虽有气痛、虫痛、食痛之殊,然大约以
阴阳二字足以包之。毋论食痛、虫痛、气痛也。其阴症之痛,如
时而痛,时而不痛,或夜痛而日不痛,或饥痛而饱不痛,或不按而
痛,手按之而不痛,皆是阴症之痛也。其症口吐清水者有之,喜
热汤者有之,索饮食者有之,喜拥被而卧者有之,面青手冷,口必
不干,痰必不结。此等之症不可用寒药治之,吾有一方甚效之
极,方名安腹止痛丹。此方之妙,妙在用白芍以平肝,使肝木不
来克土,又佐之健脾、祛湿、祛痰、祛食之剂,而后调和得宜,自然
奏效如神。倘或有虫,亦能制缚而不痛矣。盖肉桂一味原能杀虫
故耳。若阳症之痛,必日重而夜轻,必痛不可手按,得食则痛更
甚,口必渴,痰必黄,目必红赤,舌必燥,手足反寒而战,大便坚实,
小便必黄赤而便难,皆火之作祟,而虫与食之不化也。或因气恼
而得,或因酒醉而成,或过食燔熬烹炙而得。治之法,不可以寒药
折之。吾有一方治之最妙,方名清解止痛丹。此方亦妙在用芍

药,盖痛症非芍药不能和,故必以此为君。要佐使之得宜,又何患芍药之酸收哉?攻邪之内用芍药为君,所谓剿抚兼施,自成仁勇,先居必胜之势,以攻必散之病,有不奏效如神者乎?腹痛虽小疾,而阴阳最不可不辨明者,世人往往因小疾而治之不得法,遂成大病者多矣。我所以不惮烦,而传腹疼之一门也。

安腹止痛丹

白芍五钱　甘草一钱　肉桂一钱　干姜一钱　白术五钱
麦芽二钱　山楂十粒　半夏二钱　水煎服

清解止痛丹

芍药五钱　枳实一钱　白术一钱　山楂二十粒　厚朴一钱
石膏二钱　甘草一钱　白芥子三钱　茯苓三钱　柴胡八分
当归三钱　炒栀子二钱　水煎服

头　痛

头痛之症,人以为阳之病也。然阳虚而头痛与阳实而头痛者有殊。盖阳虚之病,即阴虚之症也。阳气之虚,以致阳邪之旺。倘阴气不衰,则阳邪有制,何能作祟乎?然则头痛不可尽言阳症也。吾今辨明有阳虚之头痛,有阴虚之头痛。或曰头乃六阳之首,阴气不能到头,如何说是阴虚之故?不知阴气到头而还,而阳气既衰,不能接续阴气,以致头痛。虽是阳虚之故,而实亦阴气之衰。阴气苟旺,亦能上接夫阳气也。阴阳原两相根亦两相接,原不可分为二也。惟其一偏之虚,遂至两相之隔矣。然则治之法何可不辨阴症与阳症乎?阴症之痛也,颠顶若晕,而头重似痛不痛,昏昏欲睡,头重而不可抬,非若阳症之痛之甚也。

其症朝轻而晚重,身胝又不觉十分之重。此乃肾水之衰,而肝气克脾,虚火升上之故也。方用平颠化晕汤治之,自然平复,但非一二剂可以奏功,盖阴病多无近效,非药饵之不灵,万勿责之近功可也。此即四物汤之变方,妙在用桔梗、细辛于补阴之中,阴足而二味解其头之晕,是顾阴为本而散邪为末也。若阳虚之头疼,多是风邪侵袭而然。阳气不虚,邪何从入?于脾胃之阳虚,而气遂不能顾首,风邪因而相犯。然则祛风而可不补正乎?但其间阳气之虚从何辨之?亦观之症以辨之。其症必鼻塞而多涕,口渴而多痰,其痛必走来走去不定于一方,而痛连齿牙,或痛连于项背,彻夜号呼,竟夜不寐者是也。吾有一方最佳,方名解痛神丹,一剂而痛如失。此方用川芎至一两,而又佐之天、麦二冬,纯是补阴之味。如何治之阳虚有邪之头痛也?不知阳邪之旺,终由于阴气之衰。补其阴而阳自旺,阳旺而邪自衰。况方中各有散邪之品,用之于阴药之中,愈足以见其功用之大。倘纯用风药未尝无功,然真气散尽,头痛虽除,而他病将见,又不可不知也。

平颠化晕汤

熟地一两　麦冬一两　细辛三分　山茱萸五钱　川芎五钱　当归三钱　白芍三钱　北五味一钱　白芥子三钱　桔梗一钱　水煎服

解痛神丹

川芎一钱　辛夷一钱　黄芩三钱　蔓荆子一钱　细辛五分　麦冬五钱　甘草一钱　天门冬五钱　桔梗三钱　天花粉二钱　水煎服

目 痛

目疾至难治,而至易治也。世人目疾,往往有经岁经年而不愈,甚至终身为废疾者有之。此岂目病之果难治乎？亦治之不早与早治之不得其法耳。盖目痛有阴阳之分,而辨之不可不预也。苟辨之至清,用药得当,随手即可奏功,何至有废疾之成哉？阳症之目痛,必羞明恶亮,大眦必赤如火,而小眦反觉淡红,其痛必如刺戳,流水结眵。或鼻塞而不通,或口渴而痰结,或身发寒发热而不止,此皆火壅于心腹之间,肝木气郁而成此目痛也。若错认作虚症,而用温补之药,则必变为两眼青盲之症矣。法当用开郁去风之剂,方用开目散。此方之妙,妙在舒肝木之气,而加之去湿散火之品,不去治目,而目之红痛尽除。大约二剂便可收功,不必多用。至于阴虚之目痛,虽初起之时,略有微疼,而痛终不甚,大眦不赤而小眦红如血者有之,或小眦不赤而通身作桃花色者有之；无泪无眵,日间少快夜则反重,虽羞明而不甚,腹内时时作饥,饥则痛较饱时觉重,可见日而不可见灯,大便溏者有之,而小便反觉清长,或夜发热者有之,而身间发汗不止,此皆肾水虚耗,不能滋润肝木,肝木自顾不暇,又何能上润于目。必须用纯补真阴之药,大剂吞服,始能水足而虚火有归经之日。倘以寒凉之药治之,则必胃气消亡,而阳气亦因之而丧。或以风药治之,散其真气,而双目终无红退之时。于是有昏花之症,于是有拳毛倒睫之症,终身成为废人,而不悟者比比也。予与言及此,可胜浩叹,予今定一方,救之实有神功,名为养目至神汤。此方前去补肾以生肝,使水足而肝木得养,肝木有气而双目自明矣。但此方必须多服为妙，服至半年，不特昏花者可以重明，而拳毛倒睫者亦能自愈。盖治本而末治在其中，正不必又治本而又去治末也。

开目散

柴胡二钱　当归一钱　白芍三钱　白蒺藜三钱　半夏二钱
陈皮一钱　甘草一钱　车前子二钱　苍术一钱　黄连一钱
草决明一钱　天花粉一钱　水煎服

养目至神汤

熟地五钱　山茱萸五钱　甘菊花三钱　地骨皮三钱　当归
三钱　白芍三钱　茯苓三钱　白芥子一钱　柴胡三分　枸杞子
二钱　葳蕤三钱　水煎服

双　蛾

双蛾之症，乃少阴之火冲上于咽喉也。其势甚速甚急，重者有点滴之水不能下喉者，一连数日不进饮食而死者有之。虽此症皆起于火，而火有不同，有阴火阳火之异，苟不辨明，而妄自用药，死亡顷刻，非发狂而亡，即身青而死矣。阳症如何？喉中必先作干燥之状，口必大渴引饮，痰或结于胸膈之间，欲吐不能，欲咽不可，喉肿如疮，小舌红甚，喉之两旁内如鸡冠，外必作肿状。日间痛不可当，夜间少安可寐，舌必峭而目必赤也。万不可与温热之药。倘误与之，立时发狂矣。此症只消用吐法便可痊愈。古人有用生桐油以鹅翎扫其喉中，一吐出顽痰碗许，即刻奏功者。然亦有火亢之极，一吐不能效者奈何？然必问其饮食起居，从前曾服过何药。倘服热药而致此者，亦多其大便必燥结，三四日不下，或小便痛涩者，放胆用吾汤以治之。方名豆根神散，一剂即安，而双蛾消归乌有矣。此方之妙，妙在山豆根之多，用此物最消少阴之实火。然非甘草、桔梗以伴之，则下行而不上达，故用二味为臣。青黛亦止痛消肿之神药，以之为辅。半夏、天花不过消其顽痰，则火易消散耳。若阴症之双蛾也，有形而不十分作痛，时而痛时而不痛，夜痛而重昼痛而轻。口必不干，不过微燥而已，饮之凉水，下喉即快，少顷转觉不安。胸中膨胀，大便如常，小便清长，即色黄而亦不作艰涩之状，此皆阴虚火动之故。莫妙用八味地黄汤，大剂饮之，自然下喉而痰声息，肿痛除也。盖八味丸专补命门火，下热而上热自消，龙雷之火非真火不能引之归经耳。然而二症往往有药食不能咽者，虽有此等妙药，何以下喉？阳症用鹅翎扫其喉，得小吐则水路少开，便可用药；阴症则不可用吐法也，盖吐之甚，则火益沸腾。另有巧法，用针刺手上大指指甲之旁少商穴，刺星星出血，其血色必紫如黑。血出喉必少宽，便可用地黄汤也。如不肯刺，更用附子为末，以糯子调成，摊在两足之脚心，一时辰便开水路，便可用药，固是至妙之方也。

豆根神散

山豆根三钱　甘草三钱　麻黄五分　桔梗三钱　半夏二钱青黛三钱　天花粉三钱　水煎服

痈　疮

痈疮之症，至凶至恶者，莫过发背。然而别其阴阳，治之无难。不知阴阳，各疮痈且皆不能奏效，况易治乎？故痈疮之症，但当问其是阴是阳，不当计其何轻何重也。大约各痈、疽、疮症，初发之时作痛作疼，发寒发热多是阳症。阳症初起，必然红肿高突,呼号叫喊自不能免。若阴症则不然,虽亦发寒发热,而疼痛反觉少轻,初发之时,必现无数小疮头以欺世,大势平陂,而无高突之状,面必色黯,不若阳症之面红也。治之少差,死生反掌,可不慎乎?阳症之疮,乃火之有余,不能发泄;或饮凉水,水浆壅遏而成阳毒。阴症之疮,必生于富贵之人,或繁华而兼忧郁,或气恼而带房劳。内水既干,内火自炽。蕴毒实深,一旦溃发,岂可以细小微剂望其生全乎?与阳症治法大是悬殊,然而阴阳虽有各别,而毒气总无大异也。吾今立一方,统治阴阳痈疽之各疮,无不神效。但阳症小其剂,阴症多其味也。方名阴阳通治丹。如若阴症,各药倍一半,加附子一钱可也,余不可乱加。此方之妙,妙在金银花,盖此味乃补阴之妙品,又是散邪解毒之圣药,然非多加则力薄而效浅,吾所以用至三两也。阳症何以相宜?盖补阴正所以助阳气之不足,阳生于阴原有妙用也。若阴症尤其所宜,加一倍则力大而气专,加附子以达其经络,无经不入,引当归、甘草之类同群共济,更易奏功也。倘世人不听吾言,因循失治,必致阴症变成坏症,阳症亦变为阴症而不可救者,是则可怜也矣。

阴阳通治丹

当归一两　甘草三钱　金银花三两　车前子五钱　水煎服

脱　症

脱症之有阳阴也,于何辨之?亦辨之症而已。非男脱为阳,而女脱为阴也。阳脱之症,乃阳气之衰,阳精不能与阴精相合,于是,彼此相脱而身亡。而阳精与阴精又从何处以辨之?阳精者,火也;阴精者,水也。阴阳皆在于肾之中。无阳则阴不生,无阴则阳不化,合则生而脱则死也。而阳脱之症若何？其阳必翘然不倒,精尽而继之以血者是也。阴脱之症若何？精尽而止,其阳即痿,身寒而无气者是也。治阳脱与治阴脱,虽皆不可离去人参、附子,而其中又不可不少有分别。治阳脱者,宜多用人参,而少用附子。治阴脱者,宜多用附子,而少用人参。吾今定二方,一治阳脱,一治阴脱。或疑脱症不可服补阴之剂,不知阴虚而脱,无阴固不能骤生。然而有参以生气,又有附子一枚以为君,则纯是大热之药,若不助之补阴之味,未免过于酷烈,此中实有妙用。倘附子不用至一枚,断难用补阴之药也。设若止用人参,而少用附子,则阴寒之气逼人,又安能回之无何有之乡哉？此阴脱阳脱之宜辨也。苟知阴阳之辨,见此等之症自然不至临时忙乱,而枉人之性命也。

阳脱方

人参三两　附子二钱　水煎服

阴脱方

附子一个　人参一两　熟地五钱　山茱萸五钱　麦冬五钱水煎服

汗　症

汗症之宜讲也,人以为发汗亡阳耳,谁知亦有发汗亡阴之祸哉？大约汗症多是热,而阳气不能固者,始有汗出。故世人动以汗出亡阳为辞,不知阳生于阴,阴气不能固,而阳气始能外泄。亦有阳气不能收,而阴气外逆者,亦不可不辨也。其阳症若何？身必发热、口必发渴、两目必红赤、痰如黄块、或吐白沫、其汗或如雨或如珠、身必狂躁不安、脉必洪大而数、按之必有力而击指、登高而歌、或弃衣而走、或见水而入，皆是阳症之汗也。然阳之中有实有虚，又从何而辨之？汗出而身凉者为虚是矣。然亦有汗出而身未凉者为虚。虚者，口舌必滑，胎为白胎者虚也。若见黄胎与灰黑之色与红赤之色，俱是实邪之火，如此辨症，断断不差。虚者宜用补阳之味，三黄之汤多加黄芪，清中补之最妙。若实邪之汗，非石膏汤不能遏抑其火。世人皆知其方，余所以不留方也。若阴虚发汗人最难知，医方亦无佳者，吾先言其症，而后定其方。其症微微汗出、如星星光景、口必不渴、舌必滑无胎、或夜有汗而日无汗、或动有汗而静无汗、或饮食有汗而平时无汗、或身有汗而头无汗，皆是阴虚之汗也。吾今留一方统治之，无不神效。此方之妙，妙在补气之味而加入于补血之中。少加桑叶、五味以止汗。故阴气自生，而汗亦自止。倘亦用寒凉之味以止汗，汗虽止而正气消亡，非胃气之寒，即脾气之坏矣。论理人参亦可多加，而余不用之者，伤人之贫者多，而富者少，吾定此方以救万世之人，故不以难者强世人也。

黄芪三钱　当归五钱　桑叶七片　五味子十粒　白芍一两生地五钱　麦冬五钱　白芥子三钱　水煎服

痰　症

痰症百病多起于痰，无痰则不能成病。然痰之生必非无因，非阳气之衰，即阴气之乏也。阳气既衰，而风邪外中，则痰必生矣。其痰之生也，或如黄块，或如败絮，种种之不同，或咳嗽之不已，或呕吐之不足，而继之膨闷。治之法以二陈汤加减，以治阳症之痰,实有奇效。然此方人多不善用之,往往取败者为何?亦因其欠补阳气之味也。吾今加减其方,名为加减二陈汤,以此治阳症之痰,无不神效。汝见有火,少加枯芩一钱可也。阴症之痰,吐如清水,或如蟹涎,口必不渴,或腹内作声,或胸中作闷,或夜重而昼轻,或面红而时白,皆阴虚之痰也。阴虚者非脾气之不足,则肾气之匮乏也。治之法健脾以化其痰,补肾以归其水,此大法也。更有一种下寒之甚,火气无多,水波泛上。必须补其肾中之火,以生脾土,则土旺始能摄水,自然不化痰而化精,又在人善于治之也。肾火虚寒以致水泛者,用八味丸最妙,余不再定其方。惟是脾肾之虚,不至命门之火太微者,可兼治脾土,而不必纯去补肾。余定一方,一剂轻,二剂痰静,三剂痰消乌有矣。此方之妙,妙在纯去健脾,而又去泻湿,湿去则痰无党可聚。又有白芥子消其膜膈之痰,而神曲、砂仁又最是醒脾之品,同群共济有不奏功如神者乎?

加减二陈汤

白术三钱　陈皮一钱　甘草一钱　茯苓五钱　半夏一钱
人参五分　麦冬三钱　苏子八分　水煎服

后方

白术五钱　山药五钱　芡实五钱　薏仁五钱　神曲五分
砂仁二粒　白芥子三钱　水煎服

肿　胀

肿胀之症,有水肿、气肿、血肿、虫肿、食肿之别。五症之中,最易治者食肿耳。不必分其阴阳,以消食之品分消之即愈。其次难治者则虫肿，亦不必分其阴阳，盖虫肿即食之变，皆伤脾阴而成，健脾而济之下虫之品，自然能愈。世多留方，然用之而不效者何也？亦因看不清是阴虚之故，而用阳药以去之也。吾今留一奇方，专治虫臌最妙最神。方名化虫绝神丹。每日空腹白滚水送下一两，早晚二服，服三日即有虫从大便中出矣，服十日肿胀消，再服十日痊愈，不必尽服也。此方俱是补阴之品，又是杀虫之药，脏腑不伤而反受大益，潜移默夺，不战之战，正妙于战也。气臌者，乃阳气之郁也。世人以水臌法治之，转成危症者最多。而气臌从何辨之？单胀于两胁之间，而手足不十分肿者是。又不是虫胀之单胀于腹也。此等之病，宜解郁为主，而解郁又以舒肝为急。吾定一方，名为开郁消肿汤。此方用柴、芍以舒肝气，则两胁之胀满自除。又何必用大腹皮与槟榔之消克哉！此方可用四剂，之后略减其半，加入人参三钱，连服四剂，气臌自消亡于无事矣。血臌之病，非气病也，乃血症也。半由于饮食之失宜，半由于思想之太结，遂成此病。其症面黄而腹胀，手按之如有物在，而又不十分大痛，手足必然细小者，此是血臌也。方用破血安全汤。此方大黄用之以逐血，然非以补中，下之恐有排山倒海之忧，今用白术以固腰脐，当归生新去旧，鳖甲、牛膝入于至坚之中以动之。又虑脾气消亡，又加人参以醒其气，安有脾不健，而血不下者乎？至于水胀之症，实有阴阳之殊。初感之时，两足如泥者，乃水症也。虽是水侵脾土，亦因脾气之虚，以致邪水相犯。然而脾气之虚，又因于胃气之弱，是脾阴之病，即阳气之衰也。初起之时，乘其阴气之未亏，即以牵牛、甘遂二味各二钱治之，水去如响，又何水臌之难治乎？至于阴虚而成水臌者，虽亦是脾经之弱,然非胃气之衰,盖命门火衰,无火以温脾土,以致水泛为痰,留于胃脾之内,渐侵入四肢,非若水症之由外而内也。法当用金匮肾气丸,补肾中之火,以生脾胃之土,而水自归元,终亦尽消乌有。更有一种纯是阴虚水亦上泛,非肾火之不足者。其症满身流水,囊大而不能卧,大便如常,小便亦利,饮食知味者是,法当用六味地黄汤一料,煎汤恣饮,自然奏功如神耳。又不可不知之也。

化虫绝神丹

鳖甲一斤　地栗粉一斤　雷丸二两　生何首乌一斤　甘草三两　神曲半斤　榧子肉半斤　枳实五两　槟榔三两　使君子三两　各为末,米饭为丸

开郁消肿汤

柴胡三钱　白芍五钱　郁金三钱　当归五钱　红花五钱　茯苓五钱　薏仁二两　枳壳一钱　甘草一分　陈皮五分　神曲三钱　半夏一钱　水煎服

破血安全汤

大黄一两　雷丸五钱　白术一两　枳实二钱　肉桂二钱　当归一两　牛膝三钱　鳖甲三钱　人参五钱　水煎服

暑　症

暑症有中热、中暑之分,大约中暑则阴症居多,而中热多是阳症。何以辨之?中暑之人半皆居于高堂大厦,虽暑气明是热气,如何说是阴经之病,不知阴气之虚,而后阳邪来犯,仍作阴症治之,其症必然腹痛、头晕、吐泻兼作,甚则角弓反张、霍乱吐泻。

法当以健脾为主,而佐之祛暑之药,实为得之。方用却暑仙丹。倘角弓反张,加入肉桂五分,否则不可加也。此治阴症之法如此。若中热阳症若何？必得之肩挑负贩之人,于烈日火轮之下,汗出如雨,一时暴中。当速以解暑为先,而利水为次,不可仍补其气也。方用化热仙丹,此方妙在亦用青蒿,盖青蒿最能去暑,暑去而利其膀胱,是暑从小便而出,一剂而即愈也。此治阳症之中热又如此。

却暑仙丹

青蒿五钱　人参三钱　茯苓三钱　白术三钱　香薷一钱
陈皮五分　半夏五分　甘草五分　水煎服

化热仙丹

青蒿一两　香薷三钱　石膏三钱　知母一钱　麦冬三钱
甘草一钱　陈皮一钱　车前子五钱　水煎服

喘　症

喘症之宜分别也。喘症一时而来者,感外来之风邪也,必气急不能喘息,声如酣声,肩必抬上,背心寒冷,熨之火而不见其热,吐痰如涌泉,人不得卧,此乃阳症之喘也。用参苏饮一剂而轻,再剂而愈。或用小柴胡汤加减用之,亦无不奏功如响,故不必更立方法也。惟阴喘之症,最为可畏,而又最难治疗也。其症亦作喘状,人亦不能卧,得食则少减,太多则填胀,咳嗽不已,夜必更甚,此等之喘乃似喘而非真喘,气之有余,实气之不足也。盖肾气大虚,欲离其根,惟此一线元阳挽回于脐之上下,欲绝而不遂绝之时也。法当大补其气,而竣补肾中之阴,使水火既济始可成功,否则气断而速毙矣。方用回绝神奇汤,一剂而喘轻,再剂而喘定,一连四剂自有起色,而后始可加入桂附之品,少少用之,不可多用以劫夺之也。盖气绝非参不能回于无何有之乡,肾虚非熟地、山药不能济其匮乏。然肾虚之故,终由于肺气之虚,肺气既虚,肾水不能速生,故又助肺气之旺,而后金能生水,子母有相得之宜,自然肺气下行,而肾气上接,何至有喘病之犯哉?

回绝神奇汤

人参三两　熟地四两　麦冬三两　山茱萸二两　玄参一两牛膝一两　白芥子三钱　水煎服

中　邪

邪有阴邪有阳邪,虽辨之不清,无致大害,然而亦不可不辨者。辨之清,用药得当,自然易于奏功也。阳邪之中,大约骂詈之声不绝于口,发狂而走,不欲安静,或呼见大头之鬼,或喊见金甲之神,眼直视而口吐白沫者是也。倘以热药投之,立时死矣。法当用醒邪汤治之自愈。或疑阳症而何以仍用阳药?不知阳药可以祛阳邪,非人参之助正气,则邪不能退也。阴邪之中,双目必闭,安卧无声,或自言自语,声必低微,或遗尿手撒,或痰响如酣,或身子发热,不喜见明者是也。倘以寒药投之,亦立时身丧。法当用扶正荡邪汤治之。此方之妙,妙在用人参为君,而佐之生枣仁为臣。枣仁生用,实有妙理,盖中邪之病昏昏欲睡,不以枣仁生用,则其气更昏而不能醒,生枣仁得人参更有殊功,所以相佐而相合也。阴寒非桂、附不能祛邪,然非参、苓、甘、术一派扶正之药,亦不能夺魂于俄顷,返魄于须臾也。论理此方去附、桂亦可兼治阳症之中邪,终不若二方分治之更妙。犹愿人细为消息之耳。

醒邪汤

人参三钱　石膏一钱　半夏三钱　菖蒲一钱　黄连一钱

水煎服

扶正荡邪汤

人参三钱　白术一两　附子一钱　半夏三钱　菖蒲三钱

茯神五钱　甘草一钱　麦冬三钱　丹参一钱　当归五钱　肉桂

一钱　生枣仁三钱　水煎服

吐　血

吐血宜分阳症、阴症者,尤宜细辨。盖吐血犯人浊道,不比衄血之犯清道也。清道者,气道也。浊道者,食道也。胃中无血而胃中有血,吐血从口中而出者,非胃中之血而何? 此血也,因胃中有窍不闭,而血乃妄行。然而此血非止胃经一经之血也,盖心、肝、肺、脾、肾之血,俱奔腾于胃脘之外,而渗入于胃中,胃不能藏,所以上涌而吐也。然五脏之血俱不可伤,而肾经尤甚,一伤肾则经年累月而不可止遏矣。盖胃为肾之关,关门不闭,而肾中之血自然上升于胃,又理之易知者也。然同是五脏之失血,又何以辨其为阴为阳? 此又有故,盖吐血无火不能吐血,而无水亦不能吐血。无火吐血人能知,无水吐血人难测。其故又何也? 吾先言其有火者,胃本土也,而实有火在胃,无土气则吐变为火,火存胃中,自然挟血而上奔,此阳火之焚,非水不能相济。然而血乃有形之物,一时倾盆而出,欲急补其水,一时既难收功,不得不益其气,使气生夫血,气生则气行,气行则血止,实有妙理存乎其间。其症必口渴、齿痛、喉干、目赤、身热，便可知为阳症之吐血也。治之法，须用独参汤一两饮之最妙，其次莫若当归补血汤之为更神。倘二方之中能调之三七根末各三钱，再加入荆芥炒黑者为末，同前二方饮之立止，断不再吐。无奈世人不知妙法，使吐血者致成痨瘵，未必非吾辈天医过于珍重方法，不肯传人之咎也。至于阴症何以辨之？或一日而数口，或经年而咳嗽，或痰中见丝，或夜重而日无血迹，或声哑而声嘶者是也。治之法又不可专用参归黄芪之品，当改用纯阴之味，世医六味地黄汤加麦冬五味最为相宜。但此等之病，非一二剂可以速效，人见六味汤之迂缓而无近功也，往往弃而不用，遂至轻变重，而重变亡。吾今怜惜，酌定神方，可以长服，而不必如六味丸之必须服至三年也。此方大半补阴，少加阳药以生胃气，又用归经止漏之品，以塞其窍，较六味汤为更神。且此药味平妥，无有动性，盖血症最恶动也。

熟地五钱　山茱萸三钱　麦冬五钱　玄参三钱　天冬一钱　车前子三钱　荆芥炒黑三分　人参三分　山药五钱　薏仁一两　百合五钱　三七根末五分　水煎服

梦　遗

梦遗之症，十人常患六七人，有此病半如废人，盖肾不可泻而可补，如何可终日而自泻之也。此病之必须速愈，而不可因循失治，致成终身之漏卮也。但其症有阴虚、阳虚之分不可不辨。不知阴阳而妄治之，多见其寡效也。阳虚之症，气必寡弱，而阳痿往往见色倒戈，一入梦中又偏鼓往直前，而不肯已。其先亦必见色而思，慕容而视，身不能窃而魂随梦游，遂成此症。当时即用补阳止涩之药,亦易成功。而无如人以为梦耳,何足忧?一而再、再而三、三而至四、至五,而玉关不闭矣。余今传一方最简最易,一剂轻,三剂痊愈,至神之方不可思议者也。如若初起之时,一剂永不再发。倘能消息吾方,改剂为丸,日服一两,亦奏奇功。读书之子当奉我为救命之神也。至阴虚梦遗,又复不同,往往有绝非思想,而夜间亦遗者。此必天禀素虚,又加色欲,或看春图而摹拟,或读野史而怡神,或陶情花柳而娱色,以致玉关不锁,见色则流,闻声则泄,擦皮肉而辄遗,终日呻吟,全无健色,当大补真元,扶助命门之火,始可回阳光之离照,祛阴荡之群魔,闭其关门,增其精水,不必止遏而精自止也,方名壮阳止精汤。此方虽名壮阳,而实补肾水,止用巴戟以温暖命门之火,使水足以相济,而精自收摄于肾宫而不外遗,此不止精而所以止精也。倘徒以牡蛎、金樱子之类,以止涩其精,而不补其肾中之水火,吾日见其消亡而已矣。

芡实一两　山药一两　人参五分　莲子三十个,连心用
生枣仁三钱　水煎服

壮阳止精汤

熟地一两　山茱萸五钱　山药三钱　炒枣仁五钱　芡实五钱　人参五钱　巴戟天三钱　车前子三钱　北五味一钱　麦冬三钱　柏子仁一钱　白芥子一钱　水煎服

吞　酸

吞酸之症,皆肝木之凌土也,何以有阴阳之殊哉?不知肝经虽属阴,然肝中有火以克脾克胃,而阴阳遂分之矣。大约脾受肝

火之侵,多属于阴;胃受肝火之犯,多属于阳耳。犯于阳者,心中嘈杂如火之焚烧,饮之水而辄吐,吐水必黄绿之色,如醋之酸而不可闻者是也,方用解酸汤治之。此方之妙,皆舒肝之圣药,而又解其火郁之气,自然手到功成也。侵于阴者,虽胸中作酸而不甚,今日食之必至明日吞酸而不可咽,口虽作渴,饮之水而酸更加,吐出必纯是清水,可用热物而不可用凉物者是也。方用八味地黄丸,实与症相宜。然而丸方终不及煎方之速,吾今定一方,治阴症之吞酸有奇功也,方名补阴化酸汤,一剂少轻,二剂即愈。此方之妙,妙在健脾多于补肾,盖脾健则水湿自去,邪水既去,而真水自生,肾水行于脾之中,脾气即通于胃之上,又何至胃口之寒出于吞酸而作吐乎?倘不知补脾于肾中,而惟图止酸于胃上,势必变为反胃而不可止也。

解酸汤

柴胡二钱　白芍五钱　苍术五钱　炒栀子三钱　茯苓五钱　陈皮一钱　厚朴一钱　神曲一钱　砂仁三粒　枳壳五分　香附二钱　水煎服

补阴化酸汤

肉桂五分　熟地五钱　山药一两　山茱萸三钱　芡实五钱　陈皮五分　薏仁五钱　车前子三钱　附子一钱　人参五钱　白术五钱　白芥子三钱　水煎服

腰　痛

腰痛多是肾病,然而腰痛不止肾病也。肾病固是阴虚,而肾病亦有阳虚者。阳虚之病,腰必冷气如水,见寒则痛必甚,不可俯仰,食凉水冷饭之类,必然痛甚而不可止。阴虚之病,痛虽甚而不十分冷,饮凉茶食冷饭而亦不十分大痛,以此分别阴阳,实为得要。而治之法,亦少有微异也。吾今立一方统治之,各略加减,无不神效,名为健腰散。阳虚者,加肉桂一钱;阴虚者,加熟地一两。各照方服之,病各痊愈,大约不必用至四剂也。惟有一种阳症腰痛,人最不知其故,一时风湿骤侵,腰痛不能转侧,打恭作揖如千钱系腰一般,阳气有余而风邪作祟。法当祛邪消湿,其病立痊。方用祛荡汤,一剂轻,二剂病如失。此方纯去祛风荡湿,而又不损其正气,所以称神而奏功愈奇也。若错认作虚症,而用熟地补水之剂,则湿以恶湿,邪留腰脊而不去,必成佝偻之症。倘已成佝偻,吾有奇方可以渐起之,日服一剂,三月佝偻可以起立。神方也!

健腰散

白术二两　薏仁二两　水煎服

祛荡汤

泽泻三钱　防己一钱　柴胡三钱　白术五钱　甘草一钱
苍术三钱　薏仁三钱　豨莶草二钱　半夏二钱　水煎服

后方

薏仁一两　白术二两　黄芪一两　防风五分　豨莶草二钱
肉桂五分　茯苓五钱　水煎服

霍　乱

霍乱之症,乃感暑热之气也,因人之阴阳有虚有实,而症遂分之矣。大约霍乱虽有干湿,而犯暑邪则一也。宜别其阴阳之虚实,以用药耳。阳症之霍乱,腹必大痛欲死,而手足不致反张,或吐而不泻,或泻而不吐,或吐泻交作不可止抑,不比阴症之欲吐而不能,欲泻而不得也。方用香薷饮治之最佳,然而香薷饮为世人妄用,不知遵守,我今重定香薷之饮一方,盖香薷性热,必热药冷饮,始能顺其性而奏功也。我所定方与世上之香薷饮各有不同,然而吾方实异于世人所定之方也。凡遇暑天而患霍乱者,用吾方煎饮,无不下喉即定耳。至于阴症霍乱,此方亦可并用,但宜加入人参三钱、或二钱、或一钱煎服亦佳,但不可一气服之,必须缓缓呷之,则暑气自消而正气来复,非吐则泻,便庆回春矣。设更用桂、附热剂以劫之,虽亦有一时奏功者,而乱定复乱,往往变生他症又不可不知也。

香薷三钱　白术三钱　陈皮一钱　神曲一钱　厚朴一钱
茯苓三钱　藿香五分　砂仁一粒　煎汤,候冷饮之

生　产

生产如何有阴阳之分? 如阴虚不能产,即阳虚不能产也。但何以辨其阴阳之虚也? 阳虚者,气虚下陷而浆水必然干枯,往往有不能转头而即欲产者。倘以手脚先下,此至危之症,或用针刺儿之手足,未为尽善,必须多用参、芪使气足而儿身自能转动,不可止见其浆水之干枯,而徒用滑胎补水之药以濡润之也。方用救胎两全散,一剂儿身即时活动,二剂而儿头到门立产矣。盖参、芪原是纯于补气之药,二者同用更见奇功,况又各用至二两之多,则气生于无何有之乡,母健而子自不弱,自然勇力出于寻常而转身甚速也。尤妙加升麻三分,以少提其滞气,气不滞而生

产更自神奇也。若阴虚不能产者，又从何辨之？儿头业已到门，而交骨不开，水自然不能推送，以至于此。非大补其水，又何以推送之易乎？方用顺推散，一剂而交骨一声响亮，儿头窜出而生矣。倘儿头先不到门，此方万不可加柞木以轻启其门户也，切戒之！戒之！盖当归、川芎原是补血之神品，而柞木又是开关之圣药，自然相合而成功也。倘舍此不用，而徒用催生兔脑之丹，恐徒取败亡而已矣。

救胎两全散

人参二两　　黄芪二两　　升麻三分　　水煎服

顺推散

当归二两　　川芎一两　　红花五钱　　柞木枝五钱　　益母草三钱　　水煎服

小　产

小产多是阴阳之虚，而又加好色，以至胎动不安，少有所触使至堕落矣。然则不急补其阴阳之气血，又何以安其胎乎？但阳衰之症从何而辨？其妇必然嗜卧，懒于下床，少若起居之劳倦，便觉心烦头晕，饮食少思者是也。方用安胎上圣汤，一剂即安，二剂不再动矣，多服尤妙，然亦不必至十剂也。阴虚而动者，人必瘦弱，或夜热而昼寒，或夜有汗而昼无汗，皮焦骨热，咳嗽时见者阴虚也。方用养阴安胎汤，此方专治阴水之虚，而少佐之补阳之品。前方纯乎补阳，而少佐之补阴之味，总使阴阳不可偏胜，而调济之不可失宜也。后方大约服四剂，自然胎安，如肯多服尤佳，亦听病人之意而医者不必过强之也。

安胎上圣汤

人参三钱　白术五钱　山药五钱　茯苓二钱　黄芪五钱
甘草一钱　杜仲二钱　白扁豆三钱　麦冬三钱　北五味一钱
水煎服

养阴安胎汤

熟地五钱　山药一钱　茯苓一钱　山茱萸二钱　枸杞一钱
杜仲一钱　白术二钱　陈皮五分　当归身三钱　人参五分
水煎服倘热甚,加黄芩一钱,不热不必加也

产　后

产后以大补气血为主,补气血即补阴阳也。然而产后又不
可徒补气血,而不分阳盛阴衰、阴盛阳衰而概用补剂也。如产后
身热血晕,此气衰不能生血以致血晕,不可止补血,而尤宜补气,
当用人参为君,而佐之当归、川芎、荆芥为妙。如产后儿枕作痛,
手不可按而血晕,此乃血气有余,以致阳衰不能运动,亦用前方
加山楂十粒便可奏功。惟有亡血过多,仅存微气,或作寒作热,
必须大补其血,而少补之以气为得方,亦用前汤以当归、川芎为
君,以人参、荆芥为佐使,未尝不可一剂奏功也。产后原有专门,
吾所以止言大概,大约阴虚者夜必沉困,阳虚者日必软弱耳。以
此用药更为得宜,汝再广之可耳。

子　嗣

子嗣之当分阴阳也,天师与仲景张公定方于从前,而雷公又
发明之于后,吾可以不必再言之矣,然而何故又言之耶?盖阴阳

偏胜,终难生子,徒服温补之品亦复何益? 必须知其阳虚者补阳,阴虚者补阴,庶几阴阳两得其平,有子之道也。如见人见色倒戈,望门流涕,正战而兴忽阑,或欲再举而终不振,此阳气之衰微,又何疑哉! 方用扶弱丸以助之,每日酒送下六钱或一两,服三日阳事振作,非复从前之衰惫矣。然三日之中,毋染色欲,吾方始见神奇。倘一犯吾禁,止可少助其半,而不能大改其观,非我传方之不精也。阴虚不能生子者,又不可服此药。阴虚者必然多火,火之有余,水之不足,熬干阴精,泄亦不多,或太热而惊其胞,或水少而难于射,或夜热骨蒸,汗出亡阴,皆不能生子。吾今立一方,如法修合,终日吞咽,必能生子,每日早晚吞下五钱或一两亦可,多之更美,服至三月半年,未有不生子者。二方各有至理,各有奇功,要在人分别阴阳,以为种玉之丹也。

扶弱丸

人参六两　白术一斤　黄芪二斤　巴戟天半斤　肉桂三两鹿茸一对　远志三两　覆盆子四两　柏子仁三两　熟地半斤北五味三两　山茱萸六两　肉苁蓉一支　龙骨二两　杜仲四两　驴鞭一具,大而壮者佳　麦冬四两　各为末,蜜为丸,酒送下每日或服六钱或一两

后方

熟地一斤　地骨皮一斤　天门冬半斤　麦冬一斤　山茱萸一斤　芡实一斤　山药一斤　玄参四两　北五味三两　车前子四两　各为末,蜜为丸

卷之二_亨 虚症实症辨

咳 嗽

咳嗽之宜辨虚实也。初嗽之时多是实,久嗽之后多是虚。肺主皮毛,一感风寒便成咳嗽,痰气住于胃脘之间而不得散,鼻塞流涕而不已,其咳嗽之声必响,其吐痰亦必或黄或绿,重且身热而喉痛嗌干,胸中膨闷而不可解,此皆邪气之实也。若以为虚而动用补剂,则邪未散而气更壅滞矣,故初起之嗽,必须用风药解散为第一。惟世人治嗽实多其方,然得其法者无几也。吾今酌定一方,可以为永远之式,方名宁嗽丹。此方祛风、祛痰又不耗气,治初起之咳嗽,殊有神功,大约二剂无不愈者。此治实症之咳嗽,人幸存而收之,又何必用柴胡、防风过于消散哉?至于肺虚嗽症,非脾胃之虚即肾肝之涸也。咳嗽至于日月之久,若有风邪,即不服药亦宜自散。今久而不愈,因脾气不健,土不能生肺金,则邪欺肺气之无亲。况土虚则肝木必然过旺,又来克脾,而金弱不能相制,则邪气无所顾忌,盘踞于肺中而不去,或日久而成嗽也。然何以知其脾气之虚,以致其久嗽之不已?论其饮食则能食而不能消,口欲餐而腹又饱,或溏泻而无休,或小便之不谨,皆是脾虚作嗽也。法当用培土之味,而益之止嗽之品,方名土金丸,每日白滚水送下五钱,半料即痊愈。此方全不治嗽,而嗽自安,盖健脾之气,而肺气有养,邪自难留,故不止嗽而嗽自已也。肝经之虚,以致久嗽者何故?肺金本克肝木,肝木之虚肺金免乎制伏,宜于肺气之有养矣,何得反致咳嗽?不知肝木之气必得肺金之制,而木气始能调达。今因肝木素虚,而风又袭之,筋不能疏,益加抑郁而不伸,此咳嗽之未能痊也。法当疏肝中之郁,滋肝中之津,而金气始能彼此之相通,而不致上下之相隔,庶几嗽有止时也。然而肝虚之症,又从何而辨之?问其人,必两胁作胀闷之状,或左边之疼痛而手不可按,或面目之青黑而气无开,或胃脘作酸而欲吐,或痰结成小块而咽在喉咙,或逢小怒而咳嗽更甚,此皆肝虚咳嗽之病也。世人治肝经之咳嗽原无方法,动以老痰呼之,误之甚矣。吾今立一方,专治肝虚作嗽之症,神效之极。方名木金两治汤。此方之妙,全去舒肝而不去治肺。盖久嗽则肺气已虚,何可又虚其虚?故不用风药以散肺金之气也。然则何不补肺金之气耶?不知肝虚所以久嗽,若又去助肺,则仍又致肝木之不得伸,何若竟补肝舒木之为得耶?况方中祛痰、祛风于表里胆膈之间,又未尝不兼顾肺邪也,此方之所以神而妙耳。肾虚之嗽,更自难明,肺为肾之母,子母相恋,岂有相忌而作嗽之理?殊不知肺金之气,夜卧必归息于肾宫,所谓母藏子舍也。今肺金为心火风邪所凌逼,既无卫蔽劝解之人,又无祛逐战争之士,束手受缚,性又不甘,自然投避子家,号召主伯亚旅以复其仇。子母关切,安忍坐视,自然统领家人腾上祛邪,无奈强邻势大,贼众瞒天,而其子又国衰民弱,不能拒敌,逃窜披靡。肺金之母不得已,仍回己家,而肾宫子水,敌既未除,而家人星散,亦且民作为盗,不复仇而反助仇矣。于是水化为痰,终年咳嗽而不能愈也。法当专补肾水,而兼益肺金之气,其症始可安然。然肾虚作嗽之症,若何辨之?饮食知味,可饮可食,全无相碍,惟是昼轻夜重,夜汗则淋漓,或夜热之如火,或声嘶而口不干,或喉痛而舌不燥,痰涎纯是清水,投之水中而立化,或如蟹之涎,纯是白沫,皆肾虚咳嗽之症也。论方莫妙用八味地黄汤,去桂、附,加麦冬,五味,大济煎饮,必能奏功如响。然而可作丸而不可作汤,诚恐世人不知,倦于修合。吾今另定奇方,可代地黄之汤也,方名水金两治汤。此方奇绝,补肾,补肺,而又加去火之剂,使骨髓之虚火皆安,又何虑外邪之相犯。肾中不热,则水气相安,自然化精而不化痰。况方中又有薏仁、车前以利其膀胱之气,分消败浊,而精益能生,非漫然而用之也。愿人加意吾方,以治肾虚之咳嗽,又奚至经年累月受无穷之累哉?

宁嗽丹

甘草二钱　桔梗三钱　黄芩一钱　陈皮一钱　天花粉二钱麦冬三钱　苏叶一钱　水煎服

土金丸

白术三两　茯苓三两　甘草一两　人参一两　半夏一两桔梗一两　白芍三两　麦冬三两　干姜一两　神曲五钱　陈皮五钱　薏仁三两　各为末,蜜为丸

木金两治汤

白芍一两　当归五钱　柴胡三钱　炒栀子二钱　苍术二钱甘草一钱　神曲一钱　白芥子三钱或五钱　防风五分　枳壳五分　水煎服

水金两治汤

熟地一两　山茱萸五钱　麦冬一两　北五味三钱　车前子

三钱　薏仁一两　玄参三钱　地骨皮五钱　牛膝二钱　水煎服

喘　症

喘症之有虚实也。喘症遇风而发此实邪也,可散邪而病辄愈。其症喉作水鸡声,喘必抬肩,气闷欲死,视其势若重,而其症实轻,盖外感之病而非内伤之患也。方用射干止喘汤,一剂即愈,不必再剂也。此方虽皆祛邪散风之品,而有补益之味以相制,邪去而正气无亏。倘无补味存乎其中,但有散而不补,风邪虽去,喘亦顿除,后日必有再感之患,不若乘其初起之时,预作绸缪之计也。至于虚喘若何?口中微微作喘,而不至抬肩,盖短气之症,似喘而非喘也。问其症必有气从脐间上冲,便觉喘息不宁。此乃肾虚之极,元阳止有一线之微,牵连未绝而欲绝也。法当大补肾宫之水,而兼补元阳之气,则虚火下潜,而元阳可续,方用生水归源散。此方神而更神,此等之病非此等之方不能回元气于将亡,补真水之乘绝。一剂而喘轻,再剂而喘定,三剂、四剂而安宁矣,庶几身可眠而气无上冲之患矣。倘不用吾方,自必毙。或少减乃亦能奏效,然而旷日迟久,徒增困顿,与其后日多服药饵过于吾方之多,何若乘其初起之时,即照吾定之方,而多与之痛饮,能去病之为快哉?

射干止喘汤

射干二钱　柴胡一钱　麦冬三钱　茯苓三钱　半夏三钱　甘草一钱　天花粉一钱　黄芩一钱　苏子三钱　百部一钱　水煎服

生水归源散

熟地三两　山茱萸一两　人参三两　牛膝五钱　麦冬三钱
车前子五钱　北五味三钱　胡桃仁五个　生姜五片　水煎服

双　蛾

双蛾症之虚实从何辨之？大约外感者为实，内伤者为虚。而外感内伤又从何而辨之？大约外感者鼻必塞，舌必燥，身必先热而后寒，痰必黄，而白目必赤而浮，此邪气之实也。用杀蛾丹治之，用鹅翎吹入喉中，必吐痰涎碗许而愈，神方也！内伤者虽同是为蛾喉肿，而日间少轻，痰多而舌必不燥，吐痰如涌泉，而下身必畏寒，两足必如冰冷，此正气之虚也，用八味汤必然奏功。吾今更定一方，名为三陆同补汤。此方之妙，妙在水中补火，水足而肺经有养，亦火温而土气有生，则肺经兼有养也。况方中原有生肺之品，而肺金有不安宁者哉？肺肾脾三经俱安，则邪何所藏？自难留恋于皮肤之内，邪退而肿自消，双蛾顿失其形，真有莫知其然而然者矣。

杀蛾丹

硼砂一分　丹砂三分　牛黄一分　冰片一分　儿茶一钱
射香一分　石膏一钱　各为绝细末

三陆同补汤

熟地一两　山茱萸五钱　麦冬一两　北五味二钱　薏仁一两　肉桂二钱　人参一钱　白芥子五钱　茯苓五钱　白术五钱
水煎服

目　痛

目痛有虚有实,实痛之症,必然红肿,流泪,结眵,或如锥伤,或如砂入,羞明喜暗,见日光而如触,对灯影而若刺,起障生星,发寒发热,吐痰吞酸,大便实而小便黄,此皆邪火之实症也。治之法必须散邪、解热、祛痰为主。倘遽以补药为先,愈助其火势之焰,痰且不得消,而邪且不易散。方用泻火全明汤治之,此方之妙,妙在用玄参之多,以解散浮游之火,而各药无非入肝舒木之品,去湿热而除风邪,消痰结而培土气,不治目而正所以治目也。虚痛之症,色必淡红,即红而亦不甚痛,虽羞明而无泪,虽畏明而无星,大便如平时,小便必清长,有痰亦不黄,畏寒而无涕,此肾肝之虚症也。治之法必须补水、舒肝为主。倘然以逐邪散火为先,势必轻变重,而重必变盲矣。方用温补救目散治之,此方肝肾两补,而尤注意于肝。虽肝木之枯,由于肾水之竭,以致肝木不能养目,然而肝气虽必得肾水以相资,必竟目为肝养,补肝则目自然有光,故补肾尤须补肝之为先也。世人治虚眼之方,原无佳法,一见目痛,动以风药治之,往往坏人之目。倘闻吾之教,而辨其虚实,毋论或先或后,实者用前方,虚者用后方,则目病必有随手回春,何致有失明之叹哉? 可见虚实之必宜辨明,而用药之不宜少差也。

泻火全明汤

柴胡二钱　草决明三钱　甘菊花二钱　玄参五钱　炒栀子二钱　甘草一钱　天花粉三钱　白芍三钱　泽泻一钱　车前子一钱　龙胆草一钱　水煎服

温补救目散

熟地五钱　当归五钱　白芍一两　山茱萸五钱　甘菊花五
钱　葳蕤五钱　枸杞三钱　薏仁五钱　柴胡五分　车前子二钱
白芥子二钱　水煎服

吐　症

吐症之虚实，尤不可不辨。不知虚实，而轻用药饵，死亡立
刻，可不慎欤？吐有朝吐、暮吐、饱吐、饥吐、虫吐、水吐之异。朝
吐者，阳气虚也；暮吐者，阴气虚也；饥吐者，邪火之实也；饱吐
者，寒邪之实也；虫吐者，有虚有实，虚则寒，而实则热也；水吐
者，吐黄水为实，吐清水为虚也。朝吐之病，乃头一日之食，至朝
而尽情吐出也，此乃阳气之虚。阳气者，乃肾中之阳气虚，而非
脾阴之气虚也。若徒以人参、白术以健其脾气，亦终年累月而寡
效。不助其肾中之火，则釜底无薪，又何以蒸夫水谷，此其症胃
气不弱，故能食之以藏于胃中，而胃既藏一宿自当转输于脾矣，
而脾寒之极下不能化，自然仍返于胃，而胃不肯受而上反而出
矣。倘认之不清，皆为胃气之弱，仍用参、芪之类，则胃益健，而
脾之寒虚如故，何能使之下行哉？况脾气既寒，下既不能推送，
则大肠久无水谷之养，亦且缩小。即或脾有残羹剩汁流入大肠，
而大肠干枯亦难润导，势不得不仍返之于脾，而脾仍返之于胃，
而胃仍返之于咽喉而上出矣。治之法急于肾宫温之，方用八味
地黄丸，大剂煎服，始能水中生火，以煮土中之谷气，脾土热而传
化亦易，且大肠得肾水之滋润，则水谷亦可下达矣。暮吐者，朝
食而即吐也，亦有随食而随吐者，此乃阴水衰之故，胃中无液，不

能润喉,所以水谷下咽便觉棘喉,故随食而随吐,或朝食而暮吐也。倘亦以胃之虚,而错用健脾开胃之剂,愈助其火势之炎蒸,而食转不能下咽矣。法当用六味地黄丸汤大剂煎服,或四物汤加人尿、人乳,亦大剂煎服,庶几可愈,否则徒自苦而已矣。饱吐者,因先有风邪入于胃中,饮食入胃而胃气得饮食之势难与邪气相战,故一涌而出。往往有一吐而病自愈者,所谓吐之即发之也。吐后用二陈汤加减调治之,亦未为不可。至于饥吐者,腹中无食何以作吐? 盖寒邪入腹,挟肾水上凌于心,驱其火而外出也。此乃至危之症,然而寒邪挟肾水而上冲者,饱时亦有此病,终不若饥时之吐为更重。法当以热药温之,方用理中汤温其命门之火,健其脾胃之土,使元阳无奔越,而厥逆有返还之庆也。虫吐之症虽有虚实寒热之异,而虫吐则一也。吾定一方专治虫,而加减之可通治虫吐矣。方用定虫丹,服后万不可饮之茶水,约二时可饮矣。此方乃杀虫之圣药,而又不十分耗气,所以饮之而虫死而痛亦随之而定也。水吐之病,吐清水者乃脾气之寒虚,不若吐黄水者胃气之实热也,故最宜辨清。喻嘉言谓:"吐清水者有水窠之异,不然何以吐水而绝不吐食耶?"其言则是,而看症实非。胃口之中那有更生一窠囊之理? 不知脾气寒虚,则水不能分消,专聚于脾,而不知一经泛滥,则倾肠而出,而胃中糟粕何以绝无? 此又有故存焉,盖胃气之行原禀令于脾土,里病而表亦病,脾病而胃亦病也。脾之水既然上溢,胃之水亦必然上行。脾之气使糟粕不出,胃之气亦使糟粕不出也。喻生不知其妙,以物理窥脏腑,浅哉之见也。此等之病必须健脾而加之重堕之品,而不可单尚塞窍之药,以专恃乎阻抑之也。方用遏水丹一剂而吐止,再剂而痊愈,三剂而吐不再发。人参补气而白术止水,二味原有奇功,况又加茯苓等类,以分消其水势之滔天,又用鹿角霜以止流而断路,又何至上吐之奔越哉?

定虫丹

白芷一钱　苦楝根二钱　枳壳一钱　使君子十个槌碎　槟榔一钱　甘草一钱　白微三钱　榧子肉三钱,槌碎　茯苓三钱　乌梅三个　水煎服,如热加黄连一钱　寒加干姜一钱　实加大黄二钱　虚加人参三钱

遏水丹

人参一两　白术二两　茯苓一两　肉桂一钱　干姜二钱　鹿角霜一两　水煎调,鹿角霜末服

泻　症

泻症多虚,亦未尝无实泻也。实泻之症,腹痛多不可手按,完谷不化,倾肠而出,粪门之边觉火毒烧焚,里急后重,与痢疾正复相似,但无鱼冻淤血而已。此乃火势借水横行,土随水转,翻江破海而来,其势难于止抑。投之茶水立时俱下,投之米食即速传出,仍如故物。似乎膀胱不化,而脾胃无权,大小肠尽行失令。苟不治之得宜,三昼夜必然归阴。此等之症万中见一,原不必细辨。然世既有此病之一种,吾又何可置而不论?世人用脾约丸亦佳,而终非一定不可移易之方。吾今特传一方,以治此症神验之极方,名收脾汤。先服未有止势,再服之无不止者,神方也!其虚症之泻,或脾泻、或肠泻、或肾泻,三症大约可包,而治之法亦不相远。惟是肾经之泻,不特不可止水,而兼且必须补水以止

泻,人实难知。非补水可以止泻,盖水必得火而后能生,补水者又不可不补火也。补火者,补命门之火也,火在水之中,徒补火,则火且飞扬不能止泻,必于水中补火,则火得水而生,而水得火而止,其中实有至理,非漫然好辨也。但脾泻、肠泻与肾泻从何以辨其虚实哉? 脾泻之虚,腹喜温而不喜冷饮食,能食而不能化,面色萎黄,手足懒惰,此脾泻之虚症也。方用燥脾止流汤,方中纯是健脾去湿之品,投脾之所好,土旺而水自归元也。肠虚之泻,腹中时时雷鸣,或作水声,大便不实,小便清长者是此等之病。亦要健脾助气为妙,而佐之实肠之品,则泻可除,而肠之气又旺,可以传导水谷也。方用补肠至圣丹,此方之妙,妙在鹿角霜下行而固脱。然不佐之人参健脾之药,虽用鹿角霜仍是徒然,止脱而终不能生气于绝续之时,挽回于狂澜无砥柱之地也。肾虚之泻,必于夜半子时或五更前后痛泻三四次,五六次不等,日间仍然如病人者,此是肾泻,名为大瘕泻也。倘徒以脾胃药止之,断不能愈,必须用热药以温其命门为妙,方用温肾止泻汤。此方虽补肾而仍兼补脾,补肾以生其火,补脾以生其土,火土之气生,寒水之势散,自然不止泻而泻自止也。

收脾汤

　　黄连五钱　　山药一两　　薏仁五钱　　车前子五钱　　茯苓五钱
人参五钱　　肉桂五分　　水煎好,用米糕粉炒熟调服之

燥脾止流汤

　　人参五钱　　山药一两　　芡实一两　　泽泻二钱　　吴茱萸五分
炒干姜五分　　茯苓五钱　　神曲五分　　水煎服

补肠至圣汤

人参三钱　茯苓五钱　薏仁一两　芡实五钱　肉桂一钱
山药一两　鹿角霜末五钱　水煎汤调服

温肾止泻汤

白术三钱　茯苓三钱　熟地八钱　附子二钱　肉桂二钱
车前子二钱　北五味三钱　山茱萸五钱　山药一两　薏仁五钱
巴戟天五钱　水煎服

头　痛

头痛有虚有实，实痛易除，而虚痛难愈。实痛如刀劈箭伤而
不可忍，或走来走去穿脑连目、连鬓、连齿而痛。风痰壅塞于两
鼻之间，面目黧黑，胸膈饱胀，叫喊号呼皆实症也。倘以为虚而
用补阳之药，转加苦楚，必以散邪去火为先，而病始可去，方名升
散汤。此方全是发散之药，必须与前症相同者方可用，二剂而病
去如失，否则未可轻投也。至于虚症头痛，有阳虚、阴虚之分。
阳虚者脾胃之气虚，阴虚者肝肾之气虚也。脾胃之气虚者，或泻
后得病，或吐后成灾，因风变火，留恋脑心，以致经年累月而不
效。方用补中益气汤，加蔓荆子一钱，半夏三钱，一剂而痛如失。
阴虚者，肾肝之气不能上升于头目，而颠顶之气昏晕，而头岑岑
欲卧，或痛或不痛，两太阳恍若有祟凭之。此症若作阳虚治之，
不特无效而且更甚，往往有双目俱坏，而两耳俱聋者，可慨也！
方用肝肾同资汤，一剂而晕少止，再剂而晕更轻，四剂痊愈。此
方妙在肝肾同治，少加入颠之药，阴水既足，肝气自平，肝气既
平，火邪自降。设不如此治法，徒自于头痛救头，风邪未必散而

正气消亡,必成废人而不可救矣。

升散汤

蔓荆子二钱　白芷二钱　细辛一钱　蒿本五分　半夏三钱
甘草一钱　水煎服

肝肾同资汤

熟地一两　白芍一两　当归一两　川芎一两　细辛五分
郁李仁五分　白芥子五钱　水煎好,半钟加入酒一碗其饮

臂　痛

臂痛虽小症而虚实宜分,盖此等之症最难辨也。实症若何?
其痛长长在于一处,皮毛之外但觉苦楚,按之痛更甚,口渴便闭,
此实邪也。用搜风散火祛痰之味自然有效,苟若不然,更添疼
痛。吾以外祛汤治之,一剂而痛轻,两剂而痛减,三剂而痛愈,使
邪从外入仍从外出也。虚症若何? 其痛不定,或走来而走去,或
在左而移右,捶之而痛减,摩之而痛安,或作块而现形,或生瘕而
见色,口必不渴,而痰结更深,肠必干枯,而溺偏清白,此真气之
虚而痰气壅滞固结而然也。若用祛风之剂而身原无风,或用祛
火之药而体非实火,即用消痰之剂而正气既虚,痰亦难去,必须
用健脾补肾之药,而后佐之去风、去火、去痰之品,自然手到病除
也。方用卫臂散,此方全不去治臂痛,而单去滋肝益肾,水木有
养自不去克脾,脾气健旺自能运动四支,何致有两臂之痛哉?

外祛汤

白术五钱　防风三钱　炒栀子三钱　荆芥三钱　半夏三钱
乌药三钱　甘草一钱　白芍三钱　水煎服

卫臂散

黄芪一两　当归五钱　防风一钱　白芥子三钱　白芍五钱
茯苓五钱　熟地五钱　枸杞子三钱　薏仁三钱　水煎服

足　痛

两足之痛亦有虚实，其症与两臂相同，而少有异者。盖足居
下流，多感水湿之气，实症之生必为水肿，按之皮肉如泥者是也。
虚症之生，虽感水气，而不致肿胀之如泥，骨中作酸，时痛时止，
久之膝大而腿胀者是也。实症宜泻其水，用牵牛、甘遂各二钱，
煎汤服之，即时获效，正不必俟其大肿而后治之也。虚症不可泻
水，宜补其气而兼利湿，温其火而带治其风之为得也。方用顾足
散，此方之妙，妙在用气分之药以壮其气，气壮而后利水，则水自
出而邪自难留也。

顾足散

黄芪一两　薏仁一两　芡实五钱　白术一两　车前子五钱
肉桂五分　防风五分　茯苓五钱　白芥子五钱　水煎服

齿　痛

齿痛人之最小之疾也，然不得其阴阳之道，最不能愈，而最
苦也。齿之部位不同，有脏腑之各属，然而各分脏腑之名目，反
致炫惑，不若单言阴阳，易于认识。虽然阴阳终于何而辨之？仍
亦辨之脏腑而已矣。大约阳症之痛多属于阳明胃经之火，此火
多是实火，发作之时牙床必肿，口角流涎，喉咙作痛，欲食甚难，
不食作痛，汗出而口渴，舌燥而便闭。倘以补阳、补气之药，祛

风、杀虫之方治之，多有不效。即或少有效验，亦随止而随痛，牵连作楚者比比也，法当用竹叶石膏汤，一剂而痛轻，二剂而痊愈，不必三剂也。至于虚症之痛，多是肾经之病，肾水熬干，肾火上越，齿乃骨之余，骨髓无肾水以相资，使致齿中作痛。倘亦以祛风、散火、杀虫之品急救之，不特无济于事，而痛且更甚从前，或一齿之痛后，必上下之齿全痛矣。法当用六味地黄汤加麦冬、五味、骨碎补治之，一剂而痛失，真奇异之法也。二方治虚实之齿痛实为至妙，惟是虫牙作祟，不可拘于虚实之分，以五灵脂为细末，先以净水嗽口，后以醋调灵脂，含漱多时，立时虫死而痛除，又不可不知也。

心　痛

心痛之宜辨虚实也。古人云痛无补法，是痛不可以虚实言也。然虚可补而实可泻，心痛言虚实，即宜言补泻矣。人恐不相信，不知心痛有可补之道，人未之知也。如心痛之时，昼夜呼号，饮食难进，此实火也。断断不可用补，一补而痛必更甚，必有死亡之祸。然而能于补中泻火，亦未尝不可却病。盖补正气少，而去火之药多，又何患乎补也？方用先攻散治之，一剂即止痛，神方也。论此方有白芍之酸收，似乎不宜治火痛之心病，谁知栀子、枳壳、贯仲各皆祛火散邪之药，而无芍药以调和之，则过于杀伐，未必不使穷寇之死斗，妙在用芍药以解纷，则剿抚兼施，实有人谋不测之机也。至于可补之心痛，亦因其虚而可补，故补之也。其痛必时重而时轻，喜手按而不喜不按，与之饮食而可吞，此痛名为去来痛也。去来痛原是虚症，岂可执痛无补法而不用纯补之药哉？吾今立一方，名为消痛补虚饮，一剂而痛如失，二剂痊愈不再发，亦神方也。盖去来之痛，全在心气之虚，少有微寒留于膻中之下，寒远则不痛，寒近则少痛也。此等之病往往有经岁经年而不愈者，亦因人不敢用补，邪无所畏，留住于皇畿内地，时时偷窃作祟耳。今吾用大剂补药以补其膻中，譬如相臣得令，英察精明，必然擒贼，小偷细盗焉敢潜住皇居左右哉？此方之所以神耳。

先攻散

芍药五钱　栀子五钱　枳壳五钱　管仲五钱　水煎服

消痛补虚饮

人参五钱　白术五钱　茯神五钱　枳壳一钱　广木香一钱　白芍一两　当归五钱　甘草一钱　附子一片，重二分　白芥子三钱　水煎服

胁　痛

胁痛之虚实又何以辨之？胁痛属之肝，肝经本是至阴之位，宜乎痛皆阴症也。不知肝虽属阴，而气则属阳，或一时感冒风邪，两胁作痛，痰壅上焦，中脘不痛，结成老痰，欲吐不能，欲下不得，亦最苦之症也，法当用舒肝、散风之药，逍遥散最妙之方也。至于肝气之虚，一旦触动怒气，伤其肝血，亦两胁作痛，其症亦与前症相似，但无欲吐不能，欲咽不下之状，论理亦可用逍遥散以舒解之，然而本方药味虽佳，而分两欠重，吾今更立一方，名为平肝舒怒饮，治因怒胁痛甚效，或因郁而作痛者亦无不神，一剂而痛如失。此方之妙，妙在芍药用至一两之多，则肝木得酸而自

平，况又佐之当归之补血以生肝，又佐之各品相辅之宜，则肝气之郁解，而两胁又何能作痛哉？倘不知用此，一旦用小柴胡等汤，虽亦能去痰，而旷日迟久不能如此方之神速耳。

平肝舒怒饮

柴胡二钱　白芍一两　炒栀子三钱　当归一两　白芥子三钱　车前子三钱　白术三钱　枳壳一钱　丹皮三钱　神曲一钱　麦牙二钱　山楂十粒　水煎服

腹　痛

腹痛之虚实又何以辨之？腹居至阴之下，以痛之皆阴症也。既是阴症，宜虚而非实矣。谁知痛之不同，有虚有实之异乎？实痛何以辨之？按之必手不可近，此乃燥屎结成于大肠之内，火迫于脏腑之间，伤寒日久最多此病。此乃实邪而非虚病之可比。方当下之为妙，仲景张公有大柴胡、乘气亦可选用，然而非专治腹痛也，吾今另立一方，专治腹痛之症，实有神效，名为涤邪救痛汤。此方虽有大黄之下邪，而即有当归、生地之生血以活血，总然有枳实之推荡而无妨，亦攻补并施之妙法也。倘腹痛而身有寒邪未散，本方中加柴胡一钱足矣，余可不必增入，一剂而邪散秽出，身即凉而痛如失。至于腹痛虚症，大约畏寒、畏食、喜热手之相熨，喜健人之按摩，盖虚寒之气留于下焦之故也，其大便必溏而小便必然清冷，一问可知，无多深辨。方用祛寒止痛汤，此方妙在用白术为君，以利其腰脐之气，气湿而寒，温之气不能留于腹中，自然邪从小便而出，而疼痛之苦顿除也。倘以轻清之味和解之，未必奏功如神至此。

涤邪救痛汤

大黄五钱　红花一钱　生地五钱　当归五钱　枳实一钱
厚朴一钱　天花一钱　甘草一钱　水煎服

祛寒止痛汤

白术一两　肉桂二钱　甘草一钱　吴茱萸五分　砂仁三粒
藿香一钱　人参二钱　半夏一钱　水煎服

吐　血

吐血，最难治之症，虚实更不可不知。吐血实症，百中二三，
非感暑而得，即大怒而成也，其余郁症不可言实病矣。暑症之
成，自家必然知道，必有热气从口中而入，一时不能外却而吞入
胸中，便觉气逆痰滞，少顷倾盆吐血。虽血既倾盆而出亦成虚
症，然终不可因其已失之血而谓是虚症以治之也。法当解其暑
热，而佐之引血归经之品，火散而血归经络，虽身子微弱而血终
不再吐也，方用解暑至神汤，一剂而血症顿愈，不必再剂也。大
怒吐血以致肝气大伤，不能藏血，亦倾盆而出，但其色多紫，不若
伤暑之纯红也。若见其吐血之多，便为虚症，而用黄芪补血之汤
未为不可，然终非治肝平怒之法，肝气不平，吐血又何日止也？
方用平肝止血汤，一剂而病如失，再剂不再吐血矣。此方妙在白
芍用至三两，始能平其大怒之气，况肝中之血尽情吐出，非芍药
之多何能滋润？又虑芍药尚不足以平肝，又益之以丹皮之凉血，
而佐之以柴胡以疏肝，又恐漏卮之路熟，加三七以杜其隙，相制
得宜，所以奏功如神也。此方服后，必须六味地黄汤加麦冬、生
地、当归、白芍各三两为丸，每日吞服一两，一月如平时也，此又

善后之计，又不可不知。至于虚症吐血，或因房劳，或因行役，或因气郁，皆能失血，我有一方可以通治，名为救生丹，一连数服，未有血症之不愈者。愈后将此方少减一半，终日煎汤作饮，能服至三月者，断无再行吐血之理。何至有少年夭亡者哉？

解暑至神汤

青蒿一两　生地一两　人参五钱　荆芥末炒黑，三钱　麦冬五钱　玄参一两　白芥子三钱　水煎服

平肝止血汤

白芍三两　丹皮一两　炒栀子三钱　白芥子三钱　柴胡五分　三七根末三钱　水煎调三七根末服

救生丹

熟地一两　生地一两　麦冬一两　人参三钱　荆芥三钱　三七根末炒黑，三钱　水煎调服

发　狂

发狂之有虚实也。发狂多是热邪之作祟，然亦间有虚火之发狂，又不可不知也。发狂之实症与治实狂之方法，前文已载，兹不再论。但论阴虚而发狂者，此症妇人居多，郁气不伸，思慕不遂，一时忧愤，遂成此症。或披发行歌，或出门呼唤，见男子则思其心上之人，见女子则嗔其目中之刺，或吞炭而食泥，或毁容而割体，人生抱病至此，亦可怜也。此皆肝气实郁，肝血干燥，两关之脉必然沿出寸口，所谓欲得男子而不可得者也。此等之病，必须大补肾中之水足以生肝，而少加之以安心祛痰之药，又益之以解郁降火之味，自然羞愧顿生，前狂自定。方名解羞汤，一剂

即见神功,二剂痊愈,不必三剂也。吾传方至此,亦怜妇人之郁而成此病也。倘见左关之脉沿出寸口,人未发狂之前,即以吾方减十之六七,早为治之,又何至有花颠之患哉?远公可记之,汝将来有治此等之病者,故吾先传此方也。

解羞汤

熟地二两　白芍三两　柴胡三钱　炒栀子三钱　生枣仁五钱　菖蒲一钱　白芥子三钱　茯神一两　麦冬一两　北五味二钱　山茱萸五钱　丹皮五钱　当归五钱　香附二钱　郁金一钱

水煎服

耳　聋

耳聋之宜知虚实也。耳虽属于肾,耳聋自然是肾水之虚,以致肾火之旺,故气塞而不通。老人多有此症,补其水而少加开窍之药,渐渐耳聪,亦不能一时奏效。其症饮食如常,手按之更觉无蝉鸣之响者是也。至于实症,或作蝉鸣,或如涛响,或发寒作热,饮食少思,吐痰成块,面目青、黄、赤、白之不同,时而汗出,时而汗止,汗出觉轻,汗止则重,遇食转加,遇热更甚,此乃实聋之症也。肾虽开窍于耳,而胃为肾之关,胃热而反感风邪,则火热于中而邪壅于外,肾气且随胃气而助焰,其窍反致遏塞,故耳亦聋也。重者常若有千军万马汹腾之状,手按之,其声十倍者是也。若用补肾、补脾之药,益添其壮盛之气,而聋且倍常。治之法宜用发散降火之剂,我今留一方,一治虚聋,一治实聋也。虚聋方名为清音汤,此方不特补肾,而兼去补肺、补心、补肝者谓何?盖肾水不能自生,必得肺金之气下降,而后能生也,心肾相通,而耳之窍始不闭,欲心之通窍,舍肝气之相生又何以通之耶? 故必补肝以生心火也。况肝有补而后能泻,不致耗窃肾气,则肾水更有生气矣。此耳聋之所能自愈也。但此方必须多服为妙,盖阴不能骤生,而补阴不易遽补也。实聋方名为止沸汤,此方降胃中之火,舒肝木之气,消上壅之痰,不治耳聋而耳聋自聪也。

清音汤

熟地一两　菖蒲一钱　茯神五钱　丹皮三钱　玄参五钱
薏仁五钱　山茱萸五钱　麦冬五钱　北五味一钱　柴胡五分
当归五钱　白芍五钱　白芥子三钱　水煎服

止沸汤

柴胡一钱五分　白芍五钱　石膏三钱　知母一钱　甘草一钱　青蒿五钱　半夏一钱　陈皮一钱　茯神三钱　神曲五分
蔓荆子一钱　水煎服

疮　痈

疮痈皆热毒也,分其阴阳是矣,又何必别其虚实乎? 不知阴阳之中各有虚有实,倘分别不清,用补用泻亦自徒然。故必辨其阴中之虚与阴中之实,阳中之虚与阳中之实为妙。阴中之虚若何? 疮口平而不高,而血色复加黯黑者是也。阴中之实若何? 疮口先平而后实,血色红润者是也。虽阴症俱是虚,然而用补可分轻重。吾今立一方,皆可治之,如见血色黯黑者,此虚之极,而寒之至也。方中加附子一钱,肉桂三钱,一连数剂,必然黑色改为红色矣。去附子再服,自然疮口生肉而愈也。若先见疮色红者,不必加附桂,一连照前方服之,必全痊矣。倘不知阴症之虚实，而乱用附桂，适足以取败也。阳中之虚者若何？疮口虽高忽然色变而不红，此阳症欲变阴症之兆。急宜用金银花三两，归身一两，附子一片重二分，生甘草三钱煎汤饮之，则色即变红矣。此方名转阳化毒丹。此症因病人原不十分健旺，或又加色欲恼怒，一时变症，刻不可迟，一见色变，即用此方，可转危为安也。阳中之实若何？疮口既高突而巍然，而色又鲜红而有光者是也。方用泻阳祛毒丹。此方治阳症之毒最佳，一剂即出毒，二剂即毒净，三剂即痊痊也。若初起之时而高突者，一剂立削，神方也。又不可不知之也。

转阳化毒汤

人参五钱　黄芪一两　远志三钱　白术一两　金银花一两生甘草三钱　水煎服

泻阳祛毒丹

金银花一两　蒲公英五钱　大力子三钱　天花粉三钱　生甘草三钱　白矾三钱　防风一钱　水煎服

大小便闭

大便之闭结，实有虚实之分。实者乃风火结于脏腑之间，故成闭结之症，手按之而痛者是也。虚者虽亦闭结，觉肛门艰涩，有不能畅遂之状，然手按腹中平平无痛，饮食如常，亦不十分紧急。以此辨虚实断断不爽，其方上文已讲，兹不再赘。至于小便之闭塞，虚实从何而分？虚者乃膀胱寒甚，内无火气之化源，故尔寒如冰冻而不能出。其症亦觉腹痛而难忍，然以热手按之反觉快然，服热汤姜水则快，饮寒汤冷汁而痛加者是也。古人用五

苓散多加肉桂亦能奏功,但此方止可救急于一时,而不能久远之
宽快。吾今定一方,实可长服有功,实非旦夕之取效也,方名温
水散。此方利水而不耗气,去湿而温其源,久暂皆可奏功,胜于
五苓散多多矣。治小便闭结之实症奈何?盖膀胱有火邪壅于小
肠之口而不得下达,且肺金又热,不传清肃之气,而反传温热之
气,故点滴不能出,以致腹痛而不可按,急迫之状往往至于双目
之红肿,而心烦意躁,刻不可眠。倘治之不得法,有数日不便而
死者矣。我今定一方以救此危症,方名疏浚丹。此方之奇,奇在
用寄奴与王不留行二味走而不守,又能泻膀胱之火,然过于下
行,加入升麻以提其气。譬如水注之法,上升而下即降也。况方
中又有白术、薏仁以健脾土而仍是利湿之圣药,自然手到病除,
下喉而水如奔决也。设徒以五苓散以利水,而不知升提之法,亦
徒然利之也。

温水散

　　人参三钱　白术五钱　肉桂二钱　茯苓五钱　升麻五分
车前子三钱　薏仁一两　莲子三钱,连心用　水煎服

疏浚丹

　　车前子五钱　刘寄奴三钱　肉桂一分　王不留行三钱　升
麻一钱　薏仁一两　猪苓三钱　白术五钱　水煎服

大　渴

　　大渴之症自是热症,如何有虚实之分?不知肾水大耗,肾火
沸腾,变为消渴之病,非虚而何?往往有饮水一斗,而反溺二斗
者,此水不知从而来,往往使人不可测度。虽消症有上、中、下之

分,而渴症则一也。一者何?肾水之虚以致肾火之旺也。故治消渴之症,无论上、中、下,俱以补肾为先。仲景张公定八味地黄汤,原治汉武帝消渴之症,其方实是神奇,能遵守此方,大剂煎服,又何患虚渴之难治哉?但医道苦方之不多,治法之最少,我今再传一方,可与仲景张公并传千古,治渴症实是奇绝,方名止渴仙丹。早、午、晚各饮一碗,一日而渴减半,二日而又减半,三日而渴止,四日而痊愈。愿人勿惊疑此方,当遵守而敬服,自能转逆为安也。其大渴实症,舍竹叶石膏汤,原无第二之方,然而石膏过于酷烈,吾今更定一方,名为解渴神丹,用石膏一剂之外,即用此汤连服二剂,以伐石膏之峻烈未为不可也。大约实症之渴,舌如芒刺,目红而突,发狂发斑者是,又不可不知。

止渴仙丹

　　熟地三两　　麦冬三两　　玄参三两　　天冬三两　　肉桂三钱
山茱萸三两　　北五味一两　　车前子一两　　牛膝一两　　芡实一两
　　水十碗煎三碗,早午晚服,每服一碗

解渴神丹

　　玄参四两　　生地二两　　茯苓一两　　甘菊花一两　　水煎服

大　汗

　　大汗亡阳,明是虚症,如何分虚实耶?不知发狂、发斑之症非实而何?其症大渴引饮,饮水至半桶或一桶者,其汗必如雨之来,不可止遏,盖热乘水势而外泄也。无水济之往往无汗,盖干燥之极,汗从何来?必得水济之而汗乃出,此汗乃实而非虚也。法当用竹叶石膏汤,大剂煎饮,始能止汗而解其热。然而汗多必致亡阳,石膏汤中亦宜多用人参,以防亡阳之祸。是实症亦宜用补也,况虚症之汗乎？虚症之汗或如潮热而汗发星星,或如珠之出而阁住不流,或夜间有汗而昼无汗,或下身有汗而上身干燥、见风则畏、见寒则止。大非阳症之见风寒而无畏也。若误认作白虎阳症而亦用竹叶石膏则死亡顷刻,可不慎欤？然则当用何药以治之乎？莫妙用补血汤也。此方治之,则汗止而身快。吾加黑姜五味实有妙用,归、芪乃生血补气之品,气足则皮毛有卫,而汗自然不致外泄。当归生血,则虚热自退,而汗又何致外越耶？黑姜守而不走,五味酸而能敛,自然气血相安,何从发汗？所以相济而成功也。

补血汤

当归一两　黄芪二两　干姜炒黑,二钱　北五味一钱　水煎服

卷之三利 上症下症辨

怔 忡

怔忡之症本是心气之虚，如何分为上下？其故实有至理，而世人未知也。肺脉居于心之上，肺气有养则清肃之令下行，足以制肝木之旺，肝木不敢下克脾土，脾土得令自能运化，以分津液而上输于心，而后心君安静无为，何致有怔忡不定之病耶？此所谓上症之源流也。因肺金失令，则肝木寡畏，以克脾土，脾土为肝所制，事肝木之不暇，又安能上奉于心乎？心无脾土之输，而肝木又旺，自己尊大，不顾心君之子，此心所以摇摇靡定，而怔忡之症起矣。但怔忡上病何以知之？其症必兼咳嗽，而饮食能食而不能消者是也。方用安止汤，此方合肺、脾、心、肝四藏之药以治之也，一剂而少定，再剂而更安，十剂而怔忡之病可以痊愈矣。其下病奈何？其症吐痰如清水，饮食知味而苦不能多，闻人言则惊，见天光可畏，时时懊憹，刻刻烦闷。此病乃肾水耗竭，不能上输于肝木，而肝木自顾不遑，又安能上养于心乎？心血即耗，又安能下通于肾，心肾交困，怔忡时生不止，痰气之作祟也。治用消烦汤，此方乃补心、肝、肾之圣药，三经大补则气血精皆足，虽有痰气不清，又有白芥子以消其痰于胆膈之中，岂尚有怔忡之不定乎？自然烦去而心安，闷除而魂静也。

安上汤

人参三钱　茯神五钱　麦冬五钱　北五味一钱　丹砂一钱
菖蒲二钱　白术五钱　枳壳三分　神曲五分　白芍五钱　水
煎服

消烦汤

熟地一两　山茱萸五钱　白芍五钱　当归五钱　黄芪五钱
人参五钱　牛膝五钱　巴戟天五钱　菟丝子五钱　枸杞子五
钱　炒枣仁五钱　白芥子五钱　山药五钱　水煎服

痿　症

痿症之不起床也，人以为两足之无力，非下病而何？殊不知
痿症不同，有上下之分焉。上痿者非手痿之论，乃肺气与阳明之
病也。虽痿症皆属之阳明，治痿不治阳明终难起废。然而阳明
有兼肺经而痿者，实是上病而非下痿之可比，其症必咳嗽、吐脓、
吐痰，而双足无力则与下痿之症颇同。而治法不可与下痿之病
同治也，吾今立一方，治上痿者神妙，名为起痿上清丹。此方仍
是治阳明之药，而妙在用金银花以治肺中之痿，清其肺气，自然
下生肾水，肾水生而骨中之髓自生，又何必更补肾哉。况方中俱
是轻清散火之味，轻清则上升以散其肺中、胃中之火，则阳明火
焰自然不上冲于肺，而肺气安宁又可不辨而自知也。至于下痿
之症虽治法不能离于阳明，然必竟以补肾为主，盖两足之无力本
是骨中无髓，而髓乃肾中之精也，不补其精，则髓从何出？况阳
明胃经乃肾之关门，补肾正所以补胃耳。其症能食而饥，面红如
火，昼轻夜重，吐痰如水者是也。方用坚骨起痿丹，此方妙在补

肾而兼补胃也。可统治下痿之症,无不神效,但痿病非一二剂可以奏功,愿人遵守吾方,朝夕吞咽,断无久卧床席之人也。

起痿上清丹

麦冬五钱　金银花二两　玄参一两　北五味一钱　薏仁一两　生地五钱　天门冬五钱　天花粉三钱　甘菊花三钱　黄芪三钱　陈皮一钱　人参五钱　水煎服

坚骨起痿丹

熟地三两　山茱萸二两　牛膝五钱　金钗石斛五钱　薏仁一两　山药一两　白术五钱　玄参五钱　麦冬五钱　丹皮五钱　地骨皮五钱　白芥子三钱　水煎服

气　病

气病何以分上下也?如有人气逆冲而上,两胁饱满,又不作喘,又不咳嗽,痰如核结,欲吐不可,欲下甚难,谓非气之上症而何?治之法又不可徒治其上也。此等之症非忧郁而得之,即恼怒而成之也。方用逍遥散最佳,不必更立奇方耳。如有人气崩迫于下,两腹作胀,欲泻不能,不泻更急,大便燥结,小便短少,脐下作痛而不可忍,或环脐而痛,或两足俱肿,谓非气之下症而何?而治之法又不可徒治其下也。此等之症虽亦因忧郁恼怒而来,然何以气不上而反下?盖上焦无火,其气无隙可乘,见下有可下之机,故随之而下奔。调其中而解其郁,亦非难治。故其势较上冲者反重,而治之实易也。亦用逍遥散和解之,亦随手而愈。然则予又何必取而细辨之乎?不知方可兼用,而症不可混观,辨明上下之症,而于逍遥方中上病加苏子降气之味,下病增栀子泻火之品，又何至临症之旷顾哉。

痰　症

　　痰症之分上下者，其故何哉？痰在胃中者，上也；痰在脾中者，下也；痰在肾中者，下之下也。世人谓肺中有痰者误，盖肺乃娇脏，一物不容，如何有痰？肺痰者，因肺有病而谓之也，其实皆胃中之痰耳。若心亦有痰，肝亦有痰，二皆因其病而命名，而终不可谓心肝有痰，不统之于胃中也。故言胃而凡有在上之痰，举皆包之矣。治上之痰奈何？健其胃而清其痰，补其气而利其湿，治上焦之痰其庶几乎。然而上痰终何以辨之？必感风寒而得之，或黄、或白、或成块而胶结不开、或呕吐而终朝不已、或胸闷而作胀、或鼻塞而气粗、或咳嗽而随吐、或咯唾而难出、或如败絮、或如黄脓，此皆上痰也。我有一方可以通治之，神效，方名攻痰散。此方健胃、补气又兼利湿、消痰而去风也。痰在下者，虽有脾、肾之别，而症实相同。脾气之虚而后肾水之泛，肾气之乏而后脾土之亏，原相因而至也。其症则有纯吐清水者，盖命门无火则水寒，命门无火则土亦寒，水土既寒又何有堤防之障哉？势必狂澜汹涌，上腾泛滥而不可止遏。方用返流汤，一剂而痰静，再剂而痰消，四剂而痰无矣。此方妙在以白术为君，健脾而佐之以补肾消痰之药，引水归源而先坚其土，气侠水不能荡其土，则土自然能制夫水也。

攻痰散

　　白术三钱　　茯苓五钱　　柴胡一钱　　白芍五钱　　半夏三钱　神曲一钱　　黄芩一钱　　甘草一钱　　天花粉二钱　　水煎服

返流汤

白术一钱　山药五钱　薏仁五钱　芡实五钱　山茱萸五钱
北五味二钱　肉桂二钱　人参三钱　白芥子五钱　水煎服

痨　病

痨病之宜分上下也。五脏过劳皆能成痨，何以止分上下？
不知五脏成痨，非由上以损下，即由下以损上也。故言上下，而
五脏之痨症已不外于此也。又何必逐脏以细别之乎？由上而损
下者何如？大约先损其心，而后伤于肺，肺传之肝，肝传之脾，脾
传之肾，而后死也。其症之外见者若何？心惊不寐、咳嗽吐痰、
饮食少思、两胁微闷、梦遗不休、身发潮热、足膝无力。此等之症
初起之时，补其阳虚，而少佐之滋阴之品，自易奏效。无如世人
不知治法，妄用消痰、降气、克削之剂，不至于成痨不已。其已成
痨，又不用杀虫之药于大补气血之中，无怪乎奄奄垂绝也。吾今
悯惜世人，特传奇丹，于初病之时，于已病之时，急用吾方，皆可
回春。方名补上救痨丹，此方之妙，平平无奇，而实有奇效乎。
补之中而寓以剿杀之计，所以奏功如响也。由下而上损者如何？
因房劳而起也。先损其肾，肾传之心，心乃传之肺，肺传之肝，肝
传之脾，脾传之肾。其症身先发热、骨蒸多汗、以致梦寐恍惚、吐
痰不已、似饥非饥、似痛非痛、胁胀心跳、腹泻肠鸣、不可劳役、力
难胜任、久则奄奄卧床、难于起立者是也。若误认作阳虚，误用
参、芪，必致阳愈旺而阴愈消，咳嗽、吐血、唾血、衄血而不能止，
梦遗、精滑、强阳不倒、骨髓作酸、头晕眼花，恶症种种，不可枚
举。谁知皆是不慎女色而然也。必须大用补阴，而加之化虫之

味,始能夺命返魂,重登寿域。否则行尸坐鬼,不过旦夕为世上之人而已。吾今传一奇方,专治下痨,实见奇功,方名重春夺命丹。此方妙在地骨皮同鳖甲、地栗同用,盖痨病未有不骨髓内热者,地骨入于骨中,以清其虚热,鳖甲无孔不钻,与地栗粉相济,有虫则杀,有隙则填,阴虚则补,阳旺则衰,三者并用,实有至理,况各品又纯是补阴制阳之味,阴足而阳有不平者乎？此方之所以神而肆也。

补上救痨丹

麦冬三两　生枣仁三两　炒枣仁三两　山药六两　芡实六两　地骨皮六两　丹皮六两　当归六两　白芍一斤　人参三两　北五味二两　橘红八钱　白薇三两　神曲三两　茯神三两　万年青三片　薏仁五两　天门冬六两　各为细末,蜜为丸,每日空腹服五钱,早晚各一服。

重春夺命丹

熟地一两　山茱萸五钱　麦冬五钱　北五味一钱　薏仁五钱　芡实五钱　山药五钱　地骨皮一两　丹皮五钱　地栗粉五钱　鳖甲末三钱　生何首乌三钱　菟丝子三钱　砂仁一粒　人参三分　水煎服

心　惊

心惊本是上症,而余分上下者,有故。心与肾相通,心气不下交于肾,则能成惊而不寐;肾气不能上交于心,亦能不寐而成惊也。故症须分别而治,法亦宜各异也。但二症何以别其在上在下乎？大约心不交肾者,终日不寐;而肾不交心者,终夜难眠耳。以此分别,最得病情。若人有心惊不寐于日者,用止惊补心汤,一剂即寐,二剂而心惊少安矣,四剂痊愈。此方补心而不补肾,惟引其心肾之合,而不必治肾经之虚也。盖肾气原未常大虚,补其心,而肾不必上之于心,则肾气有养,又何至心肾之不交哉?心惊而夜不寐,此肾水之竭,急用定惊补肾汤。此方妙在大补肾水,而不去补心,肾足原能上通于心也。方中用肉桂、黄连相济成功。盖二物同用,原能交心肾于顷刻,况又有肾经之味,大壮其真水之气,则水火既济,亦何至惊悸而不寐哉?

止惊补心汤

人参五钱　白术五钱　茯苓五钱　炒枣仁五钱　丹砂二钱竹茹一员　远志一钱　甘草一钱　麦冬五钱　黄连三分　肉桂三分　半夏八分　北五味一钱　水煎服

定惊补肾汤

熟地一两　山茱萸五钱　山药五钱　北五味二钱　牛膝三钱　葳蕤五钱　当归五钱　丹皮三钱　沙参一两　薏仁五钱芡实五钱　白芥子三钱　肉桂一钱　黄连二分　巴戟天五钱白术三钱　水煎服

中　满

中满之宜辨上下也。既曰中满矣,似于病不在上,病在下矣。不知中满,中宫似满也,非肺气之虚以成满,即肾气之虚以成满也。肺气苟旺,则清肃之道下行,胃脾且奉令之惟谨,又何至有饮食之阻滞,以成中满哉?惟其肺气之衰,清肃之令不行于中州,于是肝木寡畏,来克脾胃之土,中州受祸,贼人截路,粮道不通,而中满之病生矣。其症胸觉微饱,吞酸吐酸,能食而不饥,既食而作胀,此皆上病,而非下病也。法当用健土制肝之味,尤宜用补肺扶金之药,始为得之,方用助金制满汤。此方补气以助肺金,薏仁、山药之类以培土气,枳壳、萝卜子之类消食以去胀满,此方之相制而相成也。初服之时少觉微闷,久服自通。倘不知此等妙法,而妄用削刻、消导之品,初觉快而后觉甚矣。此塞因塞用,实有妙机也。至于肾虚成满者,半由于脾之寒,而脾之寒又因于命门之火少也。釜底无薪何能煮焚?肾气既虚下不能消,必反而上,此所以成中满之症也。其症必腹寒而时痛,小便清长,大便闭塞,盖大肠之能开能合,肾操权也,今肾水干涸,则大肠无水以润之,日日煎熬,肠亦细,小肠既细小,水谷难化,而糟粕之类不能直达于肛门,势必停积于下,下流既闭塞,势必上反而中满,此等之病即翻胃之渐也。世人以翻胃为脾肾之症误矣。当急补其肾水,而更益之以命门之火,盖此水乃真水也,真水非真火不能生。水中补火,正火中补水也。水生而大肠有水以相济,则舟舶可以相通,粮路可以输挽,下既无阻抑之途,则中自无饱满之苦。倘不知此等妙论,而徒用大黄、牵牛之类以峻攻之,徒取一时之宽快,反成日久之闭结,转利转虚,遂成不可救药之病矣。方用宽中散。此方纯朴肾经,而少佐之以补肝,使肝木平和,不来克土,则肾水更能润泽于大肠,大肠既润,又何隔塞之不通哉?此又不治中满,而正所以治中满也。人又不可不知之耳。

助金制满汤

人参一钱　白术一钱　茯苓三钱　神曲一钱　甘草一分
萝卜子一钱　大腹皮五分　枳壳五分　山药五钱　薏仁五钱

山楂五粒　麦芽一钱　谷芽一钱　水煎服

宽中散

熟地二两　白芍五钱　当归五钱　麦冬五钱　牛膝三钱
玄参三钱　葳蕤五钱　车前子一钱　鳖甲五钱　龟胶三钱　山
茱萸三钱　山药五钱　丹皮三钱　沙参三钱　水煎服

关　格

关格之症原有上下之分，一上格之而不得入，一下关之而不
得出也。上下既有相殊，治法亦宜各异，大约上格之而不得入
者，当治肝，下关之而不得出者，当治脾。然而开郁行气，则上下
皆同也。上格之症水食俱不可下，一得水食则吐出，两胁饱胀，
气逆拂抑，而觉气不能通。初起之时，以逍遥散和解之，何致成
不可救药之症？惟其不与此汤也，则肝木终无解时，又加另服他
药，则愈加胀闷。吾今定一方，缓缓呷之，自然重门渐开，转输有
路矣。下关之症，大小便俱不能出，上食水谷觉胀闷欲死，气急
而息粗。初起之时，亦以逍遥散和之，亦随手奏功。而无如人之
不识也，则脾气转燥而肝木来凌，大小肠火势阻遏，而不能下达。
其势甚急，然而较上格之症实少轻也，盖邪在上难于发泄，邪在
下易于推荡也。用四物汤，加大黄、柴胡，于补中兼下而散之，则
火郁可开，关门可启矣。谁谓关格之症可不分上下治之乎？

增补逍遥汤

白芍三钱　白术一钱　枳壳一钱　当归三钱　柴胡一钱
香附一钱　甘草五分　川芎一钱　炒栀子一钱　茯苓三钱　陈
皮五分　天花粉一钱　竹沥五匙　水煎服

卷之四_贞　真症假症辨

痈　疽

　　痈疽之宜辨真假也,少若辨之不清,杀人多矣。痈疽之毒,结于脏腑之中,发于皮肤之外,往往现假象以欺人。本是热而假作寒,本是阴而假作阳。其间辨明之法,尤宜亟讲。如痈疽之初生也,身必重而口必渴,此现真象以示人也。及见疮口也,或现高突而作疼,止有一点黄头露形者,此真象也;或疮口作痒,现无数小头,无高突之形,止现圆圆一线之红影者,此假象也。及其头破出脓也,脓出红黄而作痛者,此真象也;脓出而不多,或现紫黑疮口,作黯澹之状,不疼不痒者,此假象也。及其将收口也,云蒸雾起,肉拥皮绉,虽有脓而黄红,中有脓而旁无脓者,真象也;坎陷色滞,脓少而血多,两旁之皮全无润泽之气,或外边皮肉生满,而中央仍复作疼,或中不满而作痒,旁反痛者,皆假象也。大约真者皆火毒也,宜用散火以凉之;假者皆虚寒也,宜用补剂以温之,而少加解毒之药。余今定二方,一治真症,一治假症,无不神效。治真者名为散真汤,此方散毒而又能祛火,未破者能消,已破者能收,自生毒之初,至出脓之后,皆可服之收功,不论前后而均宜也。治假者名为救假汤,此方大补气血,而又能散毒。凡遇阴症,不论初起已破已溃已坏,以此方投之,即能起死为生,转祸为福,又何至有夭人性命之忧哉? 倘遇人贫家窘,无参亦可服,但加黄芪、当归可也。

散真汤

金银花一两　蒲公英五钱　生甘草五钱　荆芥二钱　当归一两　水煎服

救假汤

金银花三两　人参三两　生黄芪五钱　肉桂二钱　当归三两　水煎服

火　症

火症之真假宜辨也。火症本为大热之病,热极则火势炎天,自宜显现火热之症,如何有真假之分? 不知火原有二,有真火,有假火。真火者,实邪也;假火者,相火也。然而真火每见假寒以欺人,假火每见真热以欺世。少若用药之误,顷刻杀人矣。真火之见假寒奈何? 身热而手足反凉,脉反沉细,而口渴心作懊憹,而身反战栗,此阳症似阴,热极假作冰凉也。法当用大寒之药以凉解之,方用攻真散,一剂而手足之凉反作如火之热,慎勿疑寒药之多用也。盖病是热极之症,见假寒以骗人,吾以真寒之药攻其至坚,假象破而真状乃显,故手足凉者而转为火热也。再以此汤少减一半与之,则胸腹一身之热尽去。倘疑前方过峻,改用他方,又且热变为寒以成危亡之症矣。又何可不知,复为所误乎? 行医者当于此等之病着眼留心,则生死之权不在阎罗,而在医者之手操之矣。假火而见真热之象奈何? 此乃肾水涸竭,肾火无制,上腾而作热也。肾火者,少阴之虚火也。肾火得肾水以相资则为真火,肾火离肾水以相制则成虚火矣。相制者忽而相离,则火无所养,忽然冲地而出,如霆如雷,劈木焚林,震天轰地者,龙雷之火也。人身少阴之火亦然,有一发而不可止遏,由脾而胃、由心而肺,无脏不烧,无肤不害,咽喉方寸之地安能止遏?自然火星奔越,目痛喉干,咳嗽吐痰,身热心烦,头痛耳鸣诸症蜂起矣。看其症候,绝是火之有余,谁知是水之不足哉?若错认作白虎汤症,而大用寒凉,石膏、知母肆情多用,下口即便灭亡,不知其故,而用吾攻真之汤,祸亦同之。然则治之奈何?当用六味地黄汤,加麦冬、五味大肆吞饮。水足而火自归原。盖龙雷之火原喜水也,寒凉之味亦水也,何以以水投水,而龙雷之火愈加飞越,其故何哉?盖水非真水,故龙雷之火愈为猖獗耳。六味地黄汤乃至阴之水也,阳水以制阴火,则阴火不能伏;阴水以制阴火,则阴火自能归。倘药中再加入肉桂少许,尤为得宜,盖龙雷之火不特喜阴水之相济,而更喜阴火之相宜,肉桂亦至阴之火,以火引火,原为妙法,而更加入至阴之水中,水中引火,火自退藏,消归乌有矣。此种议论实惊世人,然实有至理存焉,非故作幽奇之论,能知此等治法,医道自然神异,而治病又何有棘手哉?

攻真散

黄连三钱　栀子五钱　柴胡二钱　白芍一两　茯苓五钱　枳壳一钱　厚朴一钱　甘草一钱　天花粉五钱　黄芩一钱　水煎服

厥　症

厥症之真假最宜辨清,一不明而立刻死亡于医人之手矣。盖厥症多一时变起,祸生仓猝,认之清,自然治之断也。厥症大约热者多,而寒者少。然而热病偏见假者以相欺,而寒者偏见热者以相骗也。但热症甚多,颇难枚举,《内经》已将热厥尽情阐扬,而未言其真假,余又将何以逐症辨之耶? 不知得其要则一言可定,真假自分,又何必纷纷之论症乎? 大约热厥之见假寒也,作寒畏冷四字尽之,每论诸厥,但辨其舌之燥滑,滑者寒而燥者热也。汝见舌燥而红者,尤为热症;舌燥而白者,亦未尝非热也。吾定一方,方名扶危转厥汤,治热厥之症,无不神效。此方单平肝木,以泻其肝中之火,肝平火去而各经之厥尽安,又何必问经寻方之为多事耶。至于寒厥之症,方名温经转厥汤。此方健脾以祛寒,寒去而厥自定也。汝见舌滑而呕吐、面目戴阳,两足冰冷者乃寒厥也。所谓假寒而故见真热之状,以欺人者也。此方投之无不神效,倘或寒甚隔阳,加入人尿、胆汁为妙。

扶危转厥汤

白芍一两　柴胡三钱　当归五钱　炒栀子五钱　干姜一钱　天花粉三钱　车前子三钱　陈皮二钱　木瓜二钱　广木香五分　水煎服

温经转厥汤

白术五钱　吴茱萸一钱　干姜一钱　半夏一钱　人参三钱　甘草一钱　附子一片　水煎服

吐血衄血

吐血衄血之宜分真假也。虽上文已言之矣,而真假尚未言之也。真者非寒热之论也,假者非虚实之论也。有人跌磕,而忽然鼻血如涌泉而出者,此假衄血,非内伤而然也。吐血而受人打伤,以至倾盆而出者,亦假吐血,而非真吐血也。此真假如此之分辨,而非前症之言阴阳虚实也。二症亦相同,同是外伤,而治法亦宜相同,然而不可同也,盖跌磕伤鼻病在上,殴伤吐血病在上中下也。我今定二方,一治跌磕鼻伤衄血之症,方名补金丹,一剂而血止,再剂而不再发。此方妙在入肺,而又上能入鼻。使伤损者重全,而窍开者重闭,又能生血补血,以大益其肺金,自能奏功如神也。殴伤吐血者,方名为护损奇丹,此方用归、芍以生血,而用大黄以逐淤,淤血去而新血生,新血生而淤血止,实有神功也。二方救跌磕损伤俱妙,不独治二症之伤损也。

补金丹

生地一两　麦冬一两　枳壳五分　败龟板一付　甘草一钱荆芥炒黑,二钱　人参三钱　当归头三钱　丹皮三钱　桃仁七粒　水煎服

护损奇丹

当归一两　牛膝三钱　生地五钱　大黄五钱　红花三钱丹皮三钱　白芍一两　甘草三钱　桃仁二十粒　荆芥三钱,炒黑　水煎服

发　狂

发狂有真有假,虽虚实可包其内,然而真假非虚实之论也。人有一时闷乱,妄言见鬼,此痰迷心窍,而非火毒入心,非假狂而何?若作狂症治之则死矣。如人不得志,先议论纷纭,以曲为直,讥刺雌黄,本为无心之论,以消其郁郁不平之气,久之而狂成矣。见妻子而怒骂,谒官府而指摘,甚至赤身露体,终年累月而不止者,乃因假而成真。非若一时发狂,登高而歌,弃衣而走,见

水而入之可比也。此等之病但可治狂，而不可泻火，若作火狂治之，亦顷刻死矣。吾所以又立一门而畅谈之也。特传一方，二症俱可治之，方名为释狂丹，病人不肯服，两人执其手，一人抱其身，一人掘其齿，一人灌药。服后必然大骂，久之而身倦，又久而身卧矣。听其自睡切勿惊他，醒来前症顿失，彼自索药，减半再与二剂，无不痊愈，神之神也。

释狂丹

人参五钱　天花粉五钱　生枣仁五钱　白术一两　白芥子五钱　陈皮一钱　菖蒲二钱　丹砂一袋　柴胡二钱　白芍一两　当归五钱　郁金五钱　枳壳一钱　神曲五钱　水煎服

大　吐

大吐有真假也。既吐矣，如何有假有真之分？不知吐症而兼他症者多，吐为真象，则他症为假象，吐为假象则他症为真象也。故亦不可不辨明之耳。如伤寒之有吐症也，伤寒为真，吐乃假象，若但止其吐，而不顾其寒，则寒症不能愈。如翻胃之吐也，乃下元之真虚，不治其虚，而止治其吐，则吐愈不可止。此吐症之所以有真假也。大约真吐者少，而假吐者多。真吐者止胃气之病，治其胃而即安，其症心中泛泛然，一时而来，非平昔之素有疾病，非火作祟，即风作虐耳。方用二陈汤加香砂平胃之品，一剂便可奏功，何治之易耶？以其真吐之病耳。若夫假吐之症，必观其病情，察其虚实，看其起居，观其口舌之滑燥，而后以治伤寒、翻胃等症之药，因病而加减之，始可奏功以安其吐，否则适所以取败也。假吐余不立方者，正以病非一端，而方难执一耳。

大　泻

　　大泻之症何以亦分真假，其泻果有真假之分哉？亦以泻必兼邪挟邪，而泻有因虚而泻者，实不相同，故吾又分门而辨论之。阴虚而泻乃真泻也，补脾阴之气，温命门之火，前已有方故不再定。若挟邪而泻，乃假泻也，不可因其泻而用止泻之药。其症必腹痛而有一阵一阵之景状者乃邪泻，不比正泻之但痛而不动也。邪泻者必后重而里急，正泻则不然也。以此辨症最为得情。上文言泻已定其方，然而止言挟火而泻，未尝论及挟邪而泻。挟邪而泻者，挟风而泻也，更有挟毒而泻者，此皆假泻，不可不知。余今立一方，风泻、毒泻俱可通治，无不神效。方名秽逐丹，此方逐秽之中而兼去风之药，泻火毒而又利其水，浊者仍从大便出，而清者则从小便而行，真两得之道也。然何以知是风泻与毒泻之分？风泻者，里急厚重，粪门作哗喇之声，风泻也；下如胶漆乌黑，屋漏水之污秽者，毒泻也。以此分别大约无差，又在临症以细辨之。

秽逐丹

　　大黄三钱　车前子五钱　当归五钱　甘草二钱　槟榔二钱枳壳一钱　萝卜子一钱　桃仁二十粒　栀子二钱　柴胡二钱水煎服

大　渴

　　大渴之症有真有假。真渴者饮水至一斗不止，舌如芒刺，眼赤如火，喉中吐火星者真热也。热极而渴，非真渴而何？此等之症不用石膏、知母，白虎之汤大剂煎饮不可。人亦见症自能用药,不必余之多辨也。虽是假渴之症,亦饮水而无休,而大便不见燥实,口中虽起白胎而无芒刺,胸前虽觉热而两目未见红肿,时时烦躁而饮之热水亦宜,上部脉洪大而下部又觉微细欲绝,上身以上有汗,而下身寒冷而无汗,此皆假渴之症也。余定一方,与此症实有相宜,方名甘露饮,一剂而渴减半,二剂而渴止。然后以六味地黄汤加麦冬、五味、肉桂为丸,每日早晚各吞下一两,服三月不再发。此方神异而实平常,盖大渴之症半是肾虚而胃火沸腾,胃为肾之关,关门不闭,肾火随胃火而上升,燎原之势非水不能救,所以必得水而解渴,而杯水何能止之?故大渴之症亦宜以此等大剂与之,雨沛滂沱,而漫山遍野之火始无余焰矣。

甘露饮

玄参四两　熟地四两　麦冬四两　山茱萸四两　生地四两
肉桂五钱　北五味一两　牛膝四两　车前子二两　水煎服

狐　疝

狐疝之有真假也,人知之乎?疝不同,原无真假,而狐疝独有之。人有日间有疝上升,夜间垂下者,此狐疝无疑矣。然而以狐疝之药治之,有效有不效何也?正未辨明其真假耳。真者若何?日隐而夜垂,其势必翘然而举者也。盖狐性善战,而此病似狐,则其阳亦必似狐,古人象物命名必非无意。真正狐疝,予以一方治之,甚效甚速。方用逐狐汤,一剂而病痊愈,神方也。此方用沙参以补阴,用杜若以祛邪,已操必胜之道,又加群品,无非消痰、逐秽之味,更用肉桂以引入膀胱之路,直捣中坚,所以奏功如响也,此治真正狐疝者如此。若假者若何?亦日隐而夜坠,而势则终夜不起,即随起而随瘈,遇寒更痛,或有经年累月而体木者,日间缩入全无痛楚,此则狐疝之假者也。吾亦有一方,治之最妙,一剂轻,二剂又轻,三剂痊愈。此方利腰脐而兼逐邪消痰,不必治狐疝而疝症痊愈者也。以此分别以治疝,又何疝之不可治哉?

逐狐汤

沙参一两　橘核三钱　陈皮一钱　甘草一钱　槟榔一钱
天花粉三钱　肉桂五分　野杜若花根五钱,生者用二两,捣碎
水煎服

后方

白术一两　肉桂三钱　白芥子五钱　橘核二钱　小茴香二
钱　枳壳一钱　茯苓三钱　野杜若花根生者,一两　水煎服

热入血室

热入血室,妇人之病也,妇人经行之时忽遇风邪之侵,多成此症。其症发寒发热、似疟非疟、状似见鬼、谵语胡言,此热入血室之真病也。然亦有似是而非,又不可不辨,亦发寒发热、似疟非疟、但无见鬼之状,亦胡言乱语,饮食少思,此非热入血室之真病也。症既不同,治法亦宜少变。如遇真正热入血室者,用小柴胡汤加减治之,一剂而热退,二剂而身凉病痊愈。若遇非真正热入血室者,乃肝木过燥,血不养肝,虽亦热症而非入于血室之中也。欲滋其肝,必须大润其肾,肾水足而肝木自然发生,又何至有木郁之症?木郁既解而寒热自除矣。方用凉肝解热汤,此方补肝胜于补肾,病原重肝,故以补肝为主,而佐以补肾,子母相生,痰邪两去,而寒热尚留于人身,吾不信也。或曰此病亦热也,

何以不用凉药？不知大凉则寒,寒则血凝而不生血,血不生又何以润肝以解郁哉？况方中用丹皮未尝不凉血以生血,一味而两用之,实有妙用也。

加减小柴胡汤

柴胡三钱　黄芩一钱　甘草一钱　丹皮五钱　半夏一钱

水煎服

凉肝解热汤

熟地五钱　丹皮三钱　白芍一两　当归五钱　陈皮一钱

甘草一钱　天花粉一钱　白术五钱　柴胡一钱五分　水煎服

痢　疾

痢疾之真假,人多不识,不可不辨明之,以昭示万世也。大约白痢多真,红痢多假,人以白痢为寒,红痢为热,误矣。何以见白痢之为真,红痢之为假也？白痢如白脓、如鱼冻、如黄精,皆湿热之真象也,以去湿逐秽之药治之,大抵无甚差错,予亦不必再立方也。惟是如红痢而非痢最能惑人,倘亦以痢药下之,是虚其虚矣,其症必皆纯血而无粪,间有秽物,亦必如脓而稀少,更或久痢之后,即有血下,亦如败脓而黯黑相间者,无神无色,此皆不可作痢治之,盖似痢而非痢也。此等之症,一作痢治,去生不远。吾今特传一方,治似痢之假症,无不如神。方名急生丹,一剂而血止,再剂而身安,四剂而痊愈。惟有久痢而有败脓黯黑相间者,本方去附子,加萝卜子三钱煎服,余则俱照本方所定药味分两也。此方止血于补气补血之中,而绝不去治痢,故尔收功如响。此治假痢之法,实宜如此,愿人遵守之也。

急生丹

人参五钱　白芍一两　附子一片　黄芪一两　干姜二钱,炒黑　熟地二两　茯苓五钱　三七根末三钱　当归五钱　水煎服

痰　症

痰之有假真也,人亦何从而辨之乎？痰之真者,人人而知之也,治真痰之症,亦人而能之也,故予亦不再立方矣。惟是痰之有假症,不可不畅谈之,以破世人之惑。如人终年终月吐痰如蟹涎者,此非真痰也,此乃肾之精,肾火挟之而化为痰,如釜中之沸,乃火沸为痰耳。此症以上焦治痰之味投之而益甚,以中焦消痰之味治之而益多。盖不能探其本源,而直入之于肾,岂以水救其火也。然则以何药救之乎？必须以补阴之味,而且上滋乎肺金之气,使金生水,而水制火,水足而火自归原。方用六味地黄汤加麦冬五味大剂煎饮,则痰气自清,不化痰而化精矣。然此等之症,亦须早治之为妙,失时不治,必变为青臭之痰,以成肺痿之症。吾所以特言假痰一门,教天下之人速以六味汤预治其已,然非教人执此方以救于将困之时也。凡见有白沫之痰,不妨即劝其速用此汤,挽回于初起之日,自然手到成功,尤为易之也。

大　满

大满之症,真假难知,必须辨明,始无差错。大约真满之病,邪气横塞于胃中,得之伤寒之症者居多,仲景张公用陷胸汤是也。但此方峻利,无病之人误服之,下喉之后,觉心如崩陷,倘虚弱之人服之,又将何如？故必同伤寒愈后作大满者,曾否用过何物？倘有食

塞在胃中，可用陷胸汤下之。然亦一时权宜之计，而不可执之以概治大满之症也。伤寒大满，倘能可以忍受，不若饿以待之为妙，亦不必定用陷胸之汤。况原无大满，更非实满乎？乌可孟浪用之，以夭人之性命哉！至于假满之症，心懊憹而难眠，腹虚胀而不实，手中按之而不痛，以指弹之作逢逢之声，水饮可入，食物难进，此皆假满之病也。法当开其木郁之气，培其脾胃之土，分其下消之势，宣其上焦之滞，自然中州太平，输挽有路，运用有基，又何虑中满之患哉？犯此等之病宜久治，而不可责之近功。余定一方，时时常服，自然郁开而满除也，名为化消汤。此方无论伤食，俱可见效。方中再加柴胡七分，芍药三钱，凡遇满症均可施治，此又治假满之法也。

化消汤

人参一钱　甘草一分　萝卜子一钱　白术五钱　薏仁五钱　枳壳一钱　陈皮五分　厚朴五分　神曲五分　山楂五粒　麦牙二钱　砂仁一粒　水煎服

疟　疾

疟疾之有真假，何以辨之乎？发时有一定之时刻者，真疟也；发时或早、或迟、或昼、或夜而无一定之时刻者，假疟也。虽治之法可以通用，而治之症不可不知，予所以又立一门而再辨之。真疟之方，以从前上文已传神效之方，可不必再为立方矣。然而真疟之症，多有鬼祟为耗，我前所定者，皆方而非法，我今更传篆法治之，实奇而且效之极，愿吾子广传于世，将来刊刻此书，亦不妨付之剞劂，以彰吾救世之心也。太乙符不必咒语，但书符时不可喷声,用朱砂书符,一气书完,心对于我书之,将此符与病人带在头上,或系在发内,或藏在耳中俱妙,但先须对病人说明就里,当日该发之前,悄悄如法系藏在发内耳中,当日断断不发疟矣。无力买药饮者与之,最妙之法,当日愈后,即以此符焚在姜汤内,朝东或朝日光对吞之,不再发也,神效之极,勿视为寻常也。假疟之症又不可如此治之,假疟者因真气之未甚大虚,与邪气之两相战斗。故正胜则邪退,邪胜则正负,因气机之往来,致寒热之作止,所以时节之不准,而无定候也。补其正气,而兼带消邪,奏功最易。吾今亦传一方,名为助正消疟汤。此方补气、补血而佐之柴胡,以舒发其半表半里之邪,消痰消食之药,即有邪气何从潜伏?况正气既强,主人善战,门户重修,刀枪俱备,自然气势张,而贼人且望之而走,又何必亲加格斗哉?此又治假疟之法也。然吾更有一法,以救贫穷无力买药之人,服吾符亦能却病,并传于后,📇书此符于茶杯水碗之内,不必书纸焚烧也,服符亦不可喷声。

助正消疟汤

　　黄芪五钱　柴胡二钱　白术五钱　半夏一钱　当归三钱白芍三钱　甘草一钱　茯苓五钱　砂仁三粒　神曲二钱　麦芽二钱　山楂十粒　防风五分　水煎服

伤　寒

　　伤寒有真假也,阳症假作阴症,阴症假作阳症,辨之不清,下喉即死,可不慎欤?夫纯阴之症自然易明,纯阳之症自然可识。

惟是真见假而假见真,人患此病,已在半死半生之际,天道以观人心之善不善也。有一念之善,危变为安;无一念之悛,生且入死。无奈世人不知,犹怪生病之拙,可叹也。虽然病之成于似阳似阴者,天道之奇,而必辨其似阴似阳者,医道之法。岂可以天心之警戒,为医者免谤之资乎?宁知真假叹病之难医,不可昧于假真,听病之莫救也。吾故谈各门之外,又将伤寒阴症似阳、阳症似阴之真假而重为辨之也。阳症见假阴之象必有身热,手足寒而厥逆之状,口必干燥,而脉反细微,此等之症,当从症而不可从脉,观其舌之黄、白、红、赤之若何?真热之症,舌必如刺,非黄即赤,非黑即灰,以此辨之万无一失。急以大乘气下之,或以大柴胡汤和之。二汤之中又必按人之腹,痛甚者用之必无有差失之误也。阴症似真热之症,身亦有时而发热,腹亦有时而作痛,手足亦时而作逆,而口渴喉肿,往往有之,与之凉药而作吐,与之热药而亦吐,此阴盛隔阳,上假热而下真寒也。方用白通汤,加人参、附子煎,冷与服,一剂而病如失。然亦须验舌,舌必白胎而滑,断不干燥,断不芒刺,此又可辨而明者也。将此等之症了然胸中,又何致动手杀人?吾传道至此,实一段悲悯怜惜之心也。以吾传而告之天下,自无再误之理。愿远公广传刊布,以慰我碧落之怀也。

太仓公淳于意传于燕山之东
时康熙戊辰六月之后二日也

全集四

石室秘录

序 一

今上戊辰二月花朝后三日，远公陈子将岐天师《石室秘录》请序于余。余读之惊异，叹医道之神而奇也。夫医至死奇矣，而兹编实不止此。其文肆而醇，其意深而旨，乃性天之学，非刀圭之书也。陈子学博天人，理通鬼神，人得此编之秘，何患医道之不入于化乎。而陈子不然，长跽而请予曰：习医救一人，不若救一世也；救一世，不若万世也，亦何言大而心善乎。吾尼山立教，不过救一世为心也。己立立人，己达达人。未尝教人施德于万世。然而尼山之书，垂之至今，虽谓之救万世可也。今陈子注《素问》《内经》，余叹其有志未逮，乃以华元化青囊术动之。陈子愀然曰：吾安得此天上奇编读之乎？余乃正襟而训之曰：子欲注《素问》乎？舍青囊术何以著书尚论为耶？陈子忧之。而余曰：无忧也，吾当招岐天师尽传之。盖青囊秘术，华君原得之岐天师者也。陈子载拜受教。余乃邀天师至燕市，而天师又邀仲景张公同游客邸，晨夕往还，罄传方法，共一百二十八门，名曰《石室秘录》，即青囊之术也。无方不神，无论不异。陈子得之，乃决奥阐幽，肆力于《素问》，以大壮其文澜。而陈子尤以天师传之未尽，更求仲景张公为之发明，以补天师之所略。又请于天师名华元化，质今昔之异同，华君又罄传之毋隐。今其书具在，陈子不乐自秘，欲公之万世，不欲仅活一世之人已也。与尼山己立立人，己达达人之心，不千古相同乎！但陈子苦于客贫，不能速授梨枣，然而其言之大，其心之善，实觉覆被万世。陈子仍存之，以待世之好善如子者斯可矣。余因陈子请序，遂题数言于前，亦以劝天下好善之君子也。积善必有余庆，吾于陈子见之，吾不愿止陈子一人见之，天下人亦可闻吾言以自勉于为善，毋让陈子独为仁人也。

　　　　　　　　　　　　吕道人题于燕山

序 二

医道大矣哉，非学博天人，非理穷幽秘，非传得异人，则不可以谈医。甚矣！医道之大而难也。远公陈子，幼读班、马之书，长习黄、岐之教，且性喜好游，足迹几遍历宇内。然而见闻不广，所见者不过世上之文，所闻者不过时师之语，欲匠心自师，以求刀圭之获效，虽所在奏功，终焦劳无术，仰天而叹有以也。康熙丁卯夏秋之间，过我于玉河之西。初不知我为天上人也，与之辨难《内经》诸书，多未曾有。余出秘录示之，乃手抄行笈，慨然以著书为己任。余笑曰：君之志则未也。远公愀然曰：我安得读尽碧落秘函以救天下哉！余乃于袖中出此书与观，目瞪口噤，不敢出一语。余乃细加指示，尽传无隐。因戒之曰：子得此书，可以著书矣。而远公犹以为未足也，余又为之辨难《内经》者一月。陈子改容而谢曰：吾今而后，不敢以著书让之后世也。余亦欣然色笑。遂将《石室秘录》一通，存之笥中，以备著书时之考稽也。第是书奇怪，世多不识，倘以此治人之症，未免惊愕欲走。吾传之以见天地之大，何所不有，正不必执此以治天下人，使人疑惧而动其议论也。因序数语于前，以警陈子远公也。

天师岐伯职拜中清殿下弘宣秘录无上天真大帝真君岐伯书于下河之南

时康熙丁卯冬至前一日也

序　三

嗟乎！何医道之大也、精也、神也。然大而不知其大，精而不知其精，神而不知其神，则犹之不大、不精、不神也。陈子远公，喜读岐黄之书，三十年于兹矣。于《内经》治法，实能窥奥，而叹医道之不多法门也。人之病苦患多，医之道苦患少，有以哉。丁卯仲冬，著书玉河之南，逢岐伯与余为之辨难，惊怪咤异，因慨然曰：安得天上奇书秘录以活后世哉。岐伯乃传此书二十四法，而远公又请，每思一法，岐伯乃传之一法，思之思之，神鬼通之，非陈子之谓欤！今其书现在，皆世所未见，诚恐旨意深邃，方法过奇，虑人之不信之，又请余发明。余嘉陈子活人之心，无有尽期，乃逐门又尚论之，以见医道之大而精，精而神也。合而刊布天下，使世知天地间，何所不有。有陈子之好善不倦，即有天上人乐为之传术无已也。吾愿天下人尽读兹编，研几深入，无再误天下人也。陈子请序书之异时云。

汉长沙守张机职拜广德真人题于玉河之南

时康熙丁卯冬至后十一日也

序 四

尝稽天下事，可传而不传者，何可胜道。可道而不传，而或为人憾，或人不为憾者，何可胜道。华元化青囊书，嵇叔夜广陵散，二者之不传也，人恒憾之。吾独谓有可憾，有不可憾。今夫琴雅乐备，医，仁术也，而皆本于先王。嵇生少好音声，长而玩之，自斯导养神气，宣和情志，而身则不免焉，毋乃稍远于先王之遗音乎？虽不传奚憾。华君继卢扁诸公而起，独成神奇。能使痿者振，弱者强，枯者泽，瘠者肥，危者安，殇者寿，死者生。其学祖轩黄，根于《素问》《内经》，此诚守先王之道，以待来兹，以利泽斯民者也，不可不传也。惟不传，故憾。昔昌黎有言曰：莫为之后，虽盛而弗传。袁孝己尝从嵇生学琴矣，嵇吝勿与。是广陵散之不传，非无传人而不传也。华君授书狱卒，狱卒疑畏，焚之。是青囊书之不传者，时无传人，斯不传已。嗟乎！士生抱倜傥特达之才，一旦激于义烈，奋不顾身，名垂宇宙，而其呕心之所著述，曾不克留后来者之一目。此其郁勃之气，固结乎古今人物，谁为之解，而谁为之释。迨越数百千年，忽有好学深思如远公陈子者，闻风而慕，诚求而得，取淹没久远之遗文，表章而书，更阐扬其所未发，谓非旷代一抒已哉。第指迷自吕祖，启函自天师，辨难参订自真人，迹近怪异，或人疑其说荒渺为不可据矣。乃吾三复斯编，立方固奇，而立论甚正。聚数贤之心思，变古今之精灵，审疾疢之几微，定医治之龟鉴。自来医书亦滋多矣，譬入龙宫,海藏珍宝杂陈,取舍安决。未若斯录,开卷了然。故诚信而刊布,以传海内,共欣赏也。方今圣人在上,恭已垂裳,过化存神。黎民固已殷动,万邦固已协和,灾祲疠疫尽为盛德大业之所销息,然犹朝夕乾乾,轸念疾苦,虑无一夫之不获而后即安。设是书梓而果行耶,家弦户诵,贤智神明而通变,中材亦遵守而步趋。偶试偶效,再试再效,历久历试,万不有一失焉。则所以仰佐至治者,寿世寿民,岂其微哉!夫事不能传之于先,犹能传之于后,后先不同,传则一也。华君得陈子而传矣,天师真人得华君抑又传矣。世之览者,不以为陈子所受之书,直以为华君未焚之书。恍乎师友晤对一堂,须眉飞动,而耳提面命而口授也。然后信青囊一书,术足以仁民利物,究不等于广陵散之无传也。华君在天之灵,吾知其无憾也已。

时康熙二十八年岁次己巳仲秋上浣之吉

义乌后学金以谋孝芑氏敬题

卷　一　礼集

天有奇文,地有奇事,人有奇病,不可拘也。欲治其病,不可以常药治之。有正医,有反医,有顺医,有逆医,有内治,有外治,有完治,有碎治,有大治,有小治,有生治,有死治,有上治,有下治,有中治之分;有先治,有后治,有急治,有缓治,有本治,有末治之异,有一百二十八法。

正医法

论血痢　论水肿　论两胁胀满吞酸吐酸　论肺经生痈　论久嗽服气法　论水泻　论腰痛　论怔忡不寐

岐天师曰:凡人有病气喘呕咳者,乃肺病也。肺乃金脏,又娇脏也。居于心之上,瓣如莲花,色红蒂紫。咽管之下,即是肺经,司气之出入,不容食物。咽之上有会厌在,即小舌头也。会厌遮住咽门,饮食之类,始能直入食管,而下通于胃。倘人饮食之时多言,会厌不及遮咽门,设或米食之类,入于气管,则必咳不已。可见气管不容一物,可知药亦不能直入也。治肺之法,正治甚难,当转治以脾。脾气有养,则土自生金,咳嗽自已。故五脏之中,除肺一经之外,俱可正治,独肺经不可正治。然则肺经生痈疡,何以治之耶? 用元参一两,生甘草一两,金银花八两,当归二两,水煎服。加麦冬一两。数品中,唯麦冬乃清肺火之品,余俱入脾、入肝、入心之药,而用之者何也? 盖入肝则平木,而不必肺金用力以制之,则肺金得养矣;入脾则脾土能生肺金,而肺金又得养矣;入心经则心火不凌肺金,而肺经又得养矣。虽前药乃治心、治脾、治肝之药,似乎隔一隔二隔三治法,其实乃正治肺金也。

雷公曰:我意方中加白芍三钱更妙,平肝火,使心火弱,不来克肺也。

长沙守仲景张公曰:肺经固是娇脏,不可容物,然未尝不可容气。人有久嗽不已,服诸补肺之药不效者,遵岐天师之法治之,无有不愈。但止服汤药,而不以气入咽门,则肺经终难速愈。法当用女子十三岁者,呵其气而咽之。每日五更时,令女子以口哺口,尽力将脐下之气,尽送病人口中,病人咽下一口,即将女子推开,不可搂抱在怀,恐动相火也。每日止可呵一口,自然服药有功。但呵气之时,切戒不可少动欲心。一动,不特无益,而有害矣。止可一口、二口,恐女子有病也。

天师曰:脾经之病,如水泻,乃脾气不温;血痢,乃过于燥热,而成此症也。水泻,用白术一两,车前五钱,二味煎汤,服之立效。血痢不同,有腹痛、不痛之分。痛者,及火热也。用归尾一两,黄连三钱,枳壳二钱,白芍一两,广木香一钱,甘草一钱,萝卜子三钱,水煎服。不痛者,乃寒也。白芍三钱,当归三钱,萝卜子一钱,枳壳一钱,槟榔一钱,甘草一钱,水煎服。水泻者,乃一时水气侵脾,故倾腹而出。用白术以利腰脐之气血,用车前以分消其水势,此正治之法也。

张公曰:白术、车前利腰脐,而消水气是矣。然而白术亦能健脾,脾健水湿自分,原不必借重车前。能通窍而安气,亦不止分消已也。脏安则水湿之气自消,各有专能,又能分助,所以奏效如神耳。

天师曰:血痢者,乃肝经来克脾土也。虽因脾土之湿,又加暑热暗侵,瓜果内伤所致。然终因肝木太旺无制,凌脾土而然也。故方用白芍、当归滋肝而平木,肝木得养,不来下克脾土,则土亦得养,而血痢自痊矣。

张公曰:血痢虽有痛、不痛之分,其皆火邪而挟湿气也。论理二方俱可通治,而天师分别痛、不痛之分,乃慎之也。二方出入加减,各为神效,正不必畏首畏尾,一用之于痛,一用之于不痛也。盖火邪带湿气,居于肠脾之际,不得奔下,未有不急而后重者。妙在用当归、白芍滑而利之,则火邪利于直下,不只平肝木而救脾土也。

天师曰:水肿之病,亦土不能克水也。方用牵牛三钱,甘遂三钱,水煎。一服即大泻水斗余,臌胀尽消。此则直夺其水势,而土得其平成矣。雷公曰:此固神奇,俱各用三钱似太多,减去各一钱则不过猛矣,病去而不伤本。病未尽去,可再进,亦不失中和之道。但二味药性峻烈,过于猛矣,人疑非正治之法。然水势滔天,必开决其水口,则水旋消。此二味之中病源,妙在于猛也。第服此二味之后,切不可食盐,一食盐,则前病重犯,不可救矣。此乃不知禁忌,自犯死症,非药之故也。今人一见牵牛、甘遂,视为必死之品,过矣。水肿之病,必须以手按足面如泥者,始可用此二味正治。否则,按之不如泥,随按而皮随起者,非水也,当作气虚、肾虚治之,不可以此二味轻投以杀之也。

张公曰:水肿治法甚多,独此二味奇妙通神。其次用鸡屎醴,然鸡屎醴终不若此二味之神。盖鸡屎醴有毒,而此无毒也。牵牛性虽猛,得甘遂而迟矣;甘遂性虽缓,得牵牛而快矣。两相合而两相成,实有妙用。此方盖余方也。天师取之以救天下,余何可自立而自誉之,止言其相成有如此。

心经之病,怔忡不寐等症,乃心血少也。方用人参三钱,丹参二钱,麦冬三钱,甘草一钱,茯神三钱,生枣仁五钱,熟枣仁五钱,菖蒲一钱,当归三钱,五味子一钱,水煎服。此方之妙,妙在生、熟枣仁各五钱,而以诸补心之药为佐使。盖枣仁乃安心止不寐之圣药,生用使其日间不卧,熟用使其夜间不醒也。日夜既安,则怔忡自定,又何必用虎睛、琥珀、丹砂之多事哉!

肝经之病,两胁胀满,吞酸吐酸等症,乃肝木之郁也。正治之法,方用白芍五钱,柴胡二钱,炒栀子一钱,苍术一钱,茯苓一钱,神曲五分,半夏一钱,甘草一钱,丹皮三钱,水煎服。此方之妙,妙在用白芍、丹皮、柴胡也。盖三味乃肝木专经之药,而芍药尤善平肝,不去远凌脾土。土得养而木益舒,木舒而气爽,痛自除,吐渐止也。

肾经之病,如腰痛之症,用杜仲一两,破故纸五钱,各盐水炒,熟地三两,白术三两,胡桃二两,各为末,蜜为丸。每日饥而服之,白滚汤送下一两,服完自愈。此方之奇,奇在白术乃脾经药也,可以为正治肾经。不知白术最利腰脐,腰脐利则水湿之气不留于肾宫,又用熟地、杜仲,纯是补水之药,而胡桃与破故纸同用,又有相济之功,补肾火以生肾水,谓非正治得乎! 岐天师不讲者,未必非留以待我补。余所以又补心肝肾三法,愿人细思而用药也。

华君曰:是传余文也,无方。

孙真君曰:治肺有隔一、隔二、隔三之治,其实原正治肺经。此种议论,大开聋聩。凡肺病皆宜如此治之,勿谓天师专治肺痈立论,而不通于凡治肺病也。

按血痢症,张公概指为火邪挟湿,此特就壮实人之血痢言之也。然内伤劳倦,与中气虚寒入,脾不摄血,往往脾湿下乘而成血痢。每以理中汤加木香、肉桂,补中益气汤加熟地、炒黑干姜治之而愈。但火邪之血,色必鲜红,脉必洪缓,口必消渴,而喜饮冷,小便必热涩而赤浊。内伤之血,色必鲜而紫暗,或微红淡白,脉必微细而迟,或浮涩而空,口不渴,即渴而喜饮热汤,小便不涩不赤,即赤而不热不浊可辨。李子永识。

昔贤论肿症,与此不符。大概以随按而起者为水肿,按肉如泥者为气虚。附之以俟临症者之自考。李子永识。

反医法

论发狂见鬼 论发狂不见鬼 论中风堕地 论卒倒不知人

天师曰:凡人有病发狂如见鬼状,或跌倒不知人,或中风不语,或自卧而跌在床下者,此皆正气虚而邪气犯之也,似宜正治邪为是。然而邪之所凑,其气必虚,不治其虚,安问其余。此所以急宜固其正气,而少佐以祛痰、祛邪之药为妙。如发狂见鬼者,乃虚也。方用人参一两,白术一两,半夏三钱,天南星三钱,附子一钱,大剂灌之,狂自定矣。或倒不知人,乃气虚也,亦用前方主之。或中风不语者,以人参一两,天南星三钱,生半夏三钱,生附子一个,名为三生饮,急灌之。又自卧跌床下者,即中风类也,又名尸厥,亦以三生饮救之。

发狂不知人而不见鬼者，乃热也，不可与前汤。此见鬼为虚，而非实热。方用人参，同入于祛痰、祛邪之药内，乃因其反而反治之也。

跌倒不知人，虽因气虚，然未有无痰而能跌倒者。既跌倒，亦未有不知人者。故必须祛痰，而佐以助正之药，此前方之所以可兼治之也。

中风与堕地之症，纯是气虚。气虚之人，未有不生痰者。痰重，卒中卒倒，有由来也。然则徒治其痰，而不补其气，即所以杀之也。三生饮妙在用生人参一两，同生附、半夏、南星祛邪荡涤之药，驾驭而攻之。譬如大将登坛，用虎贲之士，以扫荡群妖，必能活生人于杀人之中。若徒正治其邪，而不反治其本，则十人九死，冤鬼夜号，谁之咎欤？

张公曰：发狂见鬼，明是虚而痰中之。用半夏、南星、附子以祛痰，不用人参、白术之多，何以驱驾之而成功哉？此方之妙，不特治发狂见鬼如神，而治中风不语，卒倒不知人，亦神妙之极，盖气虚而后痰中也。岐天师分析甚精，又引三生饮以治中风等症。其实前方除发狂不见鬼，不可用此方，其余无不可治，正不必又用三生饮也。然三生饮亦是奇方，亦可采用之。总之，斟酌于二方之间，无不可起生人于死人之中也。

发狂不见鬼，明是内热之症，岐天师不立方者，待余补之也。方用人参三钱，白芍三钱，白芥子三钱，半夏三钱，天南星二钱，黄连二钱，陈皮一钱，甘草一钱，水煎服。此方妙在用黄连。盖厥深则热亦深，去其热则厥自定。黄连入心，引诸补心之味，同群相济，或补或泻。譬如人家相争，嚷于一室，亲朋各为劝解，自然怒气平而悔心发。黄连之用于补剂之中，正此意也。

华君曰：是传余之文，无有他方。我尚有数语，请载于后。中风等症，非大加人参，以祛驾其邪，则痰不能开，而邪不能散。方中妙在用人参至一两，始有力量。否则，少用反为痰邪所使，又安能助制附子，以直荡群妖哉！

雷公曰：妙极，各阐发无遗，无可再谈。

真圣人之言。李子永识。

顺医法

论气虚胃虚

天师曰：凡人有病气虚者，乃身子羸弱，饮食不进，或大便溏泄，小便艰涩。方用人参一两，茯苓三钱，白术五钱，陈皮一钱，甘草一钱，泽泻一钱，车前一钱，水煎服。此乃病欲下行，而随其性而下补之也。方中用人参为君者，开其胃气。胃为肾之关，关门不开，则上之饮食不能入，下之糟粕不能出，妙在用人参以生胃土，而茯苓、车前能分消水谷也。且胃之性最喜温和，不喜过湿，湿则必上壅呕，下积而泻矣。今顺土之性而温补之，则饮食自进，而大小便各安其位矣。

张公曰：此方生胃土以消水谷，谁曰不然？然而不止生胃土也，且能健脾。脾健则胃气益开，而胃气益壮。方中最妙用白术也，白术上利胃而下健脾，且能祛湿以生肾。有此大功，则大小便得脾肾之气而能开能合。下既通达，又何患饮食之不进乎？吾见其饱食而无碍也。

服前方而不愈者，兼服八味丸以补土母，盖八味丸最能实大肠利膀胱也。李子永识。

逆医法

论气喘上逆　论双蛾　论肾虚大吐

天师曰：凡逆症甚多，不止厥症一门也。如气喘而上者，逆也，人以为气之有余也，殊不知气盛当作气虚，有余认作不足。若错认作肺气之盛，而错用苏叶、桔梗、百部、山豆根之类，去生便远。方用人参一两，牛膝三钱，熟地五钱，山茱萸四钱，枸杞子一钱，麦冬五钱，北五味一钱，胡桃三个，生姜五片，水煎服。

雷公曰：妙极。然天师止言肺经之虚、肾水大耗之气喘也，而未尝论其肾火之逆，挟肝气而上冲之气喘也。虽其症轻于肾水大耗之病，而气逆作喘则一也。病甚则有吐粉红之痰者，此肾火炎烧，肺经内热，不能克肝，则木寡于畏，龙雷之火愈为升腾，法当清其内热。方用地骨皮一两，沙参一两，麦冬一钱，白芥子二钱，白芍五钱，甘草三分，桔梗五分，丹皮二钱，水煎服。方名清热止喘丹。此方之妙，妙在地骨以清骨髓中之内热，沙参、丹皮以养阴，白芍以平肝木中之火，麦冬以清肺中之火，加甘草、桔梗引入肺经，则痰嗽自除，而气喘亦定。

孙真人曰：何论之奇辟乃尔，我有一奇方以附后。此方绝不去治肺经，而正所以治肺也。盖人生肺气，夜卧必归气于肾中，此母居子舍之义也。今因色欲过度，肾水大耗，肺金日去生之。久之，则不特肾水虚，而肺金亦虚。譬如家有浪子，日费千金，母有积蓄，日日与之，倾囊倒箧，尽数交付其子，后将安继？是子贫而母亦贫矣。遇外侮之侵，将何物解纷？而外侮又复恐吓之，逃之子舍,以避其锋,而子家贫乏,无以奉母,又必仍复还家,以受外侮之凌逼,势不至不死不已。今肾水既亏,而肺金又耗,外受心火之伤,中受肝木之横,脾土又下,不来生水,则转辗难藏,于是仍返而上喘。幸有一线元阳未绝,所以不死。苟不大剂急救其肾,使贫子来偷窃,又何以肺金有养哉!况贫子暴富,不特母家亦富,而外侮亦不敢欺凌矣。此不治肺而正所以治肺也。或疑人参乃肺脾之药,既宜补肾,不宜多用人参。不知肾水大虚,一时不能骤生,非急补其气,则元阳一线必且断绝。况人参少用则泛上,多用则下行,妙在用人参至两许,使能下达病源,补气以生肾水。药中熟地、山茱萸之类,同气相求,直入命门,又何患太多之病哉!若病重之人,尤宜多加,一两尚欠也。但喘有不同,有虚有实。初起之喘多邪实,久病之喘多气虚。邪实者,喘必抬肩;气虚而喘者,微微气急耳。余所论乃久病之喘,若初起之喘,若四磨、四七汤,得一剂即止。此病逆而药亦逆之也。

张公曰:肺金补子之义,已讲透彻无遗,余再出一论以广之。肺气既弱,自然不能克木,肝木无制,必然气旺,气旺必来凌脾胃之土。脾胃即受制于肝木,则何能来生肺金耶?方中十剂之中,或间加柴胡五分、白芍五钱、熟地倍加一两,同前方煎饮,未必无小补也。盖欲平肝,自必旺其土,土旺则金有不生者乎?此亦反治之义耳。

天师曰:更有人病双蛾者,人以为热也。喉门肿痛,痰如锯不绝,茶水一滴不能下咽,岂非热症?然而痛虽甚,至早少轻;喉虽肿,舌必不燥;痰虽多,必不黄而成块。此乃假热之症也。若以寒凉之药急救之,下喉非不暂快,少顷而热转甚。人以为凉药之少也,再加寒凉之品,服之更甚。急须刺其少商之穴,出血少许,喉门必有一线之路开矣。急以附子一钱,熟地一两,山茱萸四钱,麦冬三钱,北五味三钱,牛膝三钱,茯苓五钱,煎服。下喉一声响亮,其火势热症,立时消散。盖少阴之火,直如奔马,凡人肾水大耗者,肾中元阳不能下藏。盖元水以养火,而火必上越也。日日冲上,而咽喉口小,不能任其出入,乃结成肿痛,状似双蛾,实非双蛾也。方中妙在用附子辛热之药,引龙雷之火下藏于窟宅。夫龙雷之火,乃相火也,喜水而不喜火,故药中熟地、山茱萸之类,纯是补阴之味,使火有所归而不再沸。此因其逆势而逆导之也。

喜水而不喜火。喜水者,喜真阴之水也,而非寒凉之水;不喜火者,不喜邪气之火也,而非辛热之火。

日重夜轻,治之最易。用山豆根三钱,半夏一钱,桔梗三钱,甘草一钱治之。一剂立愈,而非逆症可比耳。

张公曰:阴虚双蛾之症,余更有治法。用附子一钱,盐水炒成片,用一片含在口中,立时有路,可以用汤药矣。后以八味丸一两,白滚水送下,亦立时而愈,可与岐天师方并传。

天师曰:更有大吐之症,舌如芒刺,双目红肿,人以为热也。不知此乃肾水干槁,火不能藏,水不能润,食入即出耳。法当用六味地黄汤,一料煎服,恣其吞饮,则余火下息,而饮食可入。盖胃为肾之关,胃中之火,必得肾中之水以润之。肾水耗,不能上润脾胃,则胃火沸腾,涌而上出,以致双目红痛,舌如芒刺也。但此症时躁时静,一时而欲饮水,及至水到,又不欲饮,即强饮之,又不十分宽快,此乃上假热而下真寒也。理宜六味汤内,加附子、肉桂,煎汤与饮,始合病源。而今只用六味地黄汤者何?盖肾虽寒而胃正热,温肾之药,必经过胃经,热性发作,肾不及救,而胃反助其邪火之焰,则病热转添。不若竟用六味地黄汤,使其直趋肾宫,虽经过胃中,不致相犯,假道灭虢,不平胃而胃自平矣。此亦逆治之法也。

张公曰:余立地黄丸,原所治汉帝之消渴也,不意可以治此等之症,实有奇功。今又得岐天师畅为发明,将方之功效,尽情表出,余之幸也。不独余之幸也,愿世人留意。此方治上假热而下真寒者,无不神妙,奏功如响,非惟口吐之症宜之耳。

华君曰:是传予之文,而子之文更多可喜也。然予更有数语,双蛾阴症,最难治而最易治也。不知其窍而最难,知其法而最易。予常为人治此病,用附子一枚,以盐一合,水煮透,令其口含一片,而火势立止。然后以六味汤,大剂饮之,不再发,神方也。

大吐之症,先以手擦其脚心,使滚热,然后以附子一枚煎汤,用鹅翎扫之,随干随扫,少顷即不吐矣。后以六味丸汤,大剂饮之,即安然也。

气喘之症,莫妙用天师方,大剂饮之必生,无他方法也。

孙真君曰:天师论喘症奇辟,然予亦有方。用人参一两,北五味一钱,麦冬二两,牛膝三钱,胡桃三个,生姜汁三匙,水煎服。此方之妙,妙在麦冬用至二两。盖喘病虽是肾虚,毕竟肺虚不能生肾水也,肾水不能速生,必须补气以生之。然徒用参以补气,未免水亏而火愈旺,今反用麦冬以滋肾水之母,则人参亦从之以生肺,而不去助火矣。肺有养而水自生,又何患火之不能制哉!

往往有气喘而脉微涩者,用熟地一二两,当归六七钱,甘草一钱,治之而愈。此名贞元饮。妇人最多此症。李子永识。

内治法

论肺痈　论肝痈　论肠痈

天师曰:内治者,言人有病在脏腑而治之也。人有肺痈、肠痈、肝痈者,必须从内消之也。然而治法不同。

肺痈方:用元参三两,麦冬三两,生甘草五钱;金银花十两,先用水十碗,煎汤四碗,取二碗浸前药,加水二碗,又煎之,煎一碗服之,二剂即愈。其余汤二碗,再煎二煎。

肝痈方:用白芍三两,当归三两,炒栀子三钱,生甘草三钱;金银花十两,水十碗,煎取四碗;分二碗泡前药,再加水二碗同煎;渣又加水二碗,同金银花汁两碗,煎一碗服,二剂愈。

肠痈方:用金银花八两,煎水二碗,当归三两,地榆一两,薏仁五钱,水十五碗,煎二碗,分作二服。上午一服,临睡一服,二剂愈。盖痈生胸腹之内,无不生于火与邪,若外用末药调敷,则相隔甚遥,必须内消为得。然痈势甚急甚大,一杯水何能救车薪之火。故必大剂煎饮,而火邪自散,而痈痈自消。倘日以敷药调治于皮肤之外,或以小剂而求散于汤饵之中,吾见其必死而已矣。

张公曰:疮疡之疾,发于火邪之盛,其由来非一日矣。欲消其火邪,岂是寻常细小之药所能去乎? 故必多用重药以劫治之。然而散邪之药俱耗真阴,多用重用皆能取效,惟金银花败毒而又不伤气,去火而又能补阴,故必须此品为君。但此品性纯而正,乃正人君子也。譬如正人君子,必同群攻击于群小之中,始不至偾事而召祸。所以必多加至十两或一斤,始可取胜于眉睫。然徒藉此一味,又觉势单力薄。或用麦冬以滋肺,或用芍药、当归以润肝,或用地榆以凉大肠,或用甘草以泻火,或用栀子以清热,或加薏仁以去湿;相助成功,各有妙理,非泛然而用之者也。

华君曰:是传余文,然余更有说。肺痈初起,可用此方;倘已成形,必须外治。用刀刺其肺出脓血,而后以神膏敷其口则愈,否则有性命之忧也。想天师后必传方,兹不赘耳。后无传,予当传子。肝痈不可用刺法,须用内消内散。

肠痈之症,此方最妙,但亦治初起之病也。久则内必出毒,更当另用奇方,以助其溃脓。方用生甘草三钱,金银花二两,地榆一两,当归二两,牛膝一两,乳香三钱,没药三钱。水先煎甘草五味,取一碗,调乳香、没药末三钱饮之。渣水再煎一碗,又调乳香、没药末三钱饮之。大约早服头煎,晚服二煎,二剂必全好矣。此天师传予而未传子也,意者留以待予耶!不然,何各以尽言,独此方尚未传完耶!

岐天师曰:是留之以待华君传子也。

外治法

论阳症痈疽　论阴症痈疽

天师曰:人有背生痈疽,或生于胸腹之间,或生于头面之上,或生于手足之际,皆是五日之内,犹当内散,五日之外,必须动刀。内散方:金银花四两,蒲公英二两,生甘草二两,当归二两,天花粉五钱,水煎服。一剂即消,二剂痊愈,不必三剂。金银花专能内消疮毒,然非多用则力轻难以成功;生甘草一味已足解毒,况又用之于金银花内,盖足以散邪而卫正;蒲公英阳明经药也,且能散结逐邪;天花粉消痰圣药;当归活血,是其专功。血不活所以生痛，今血活而痛自愈。此方之所以奇而肆也。倘若不曾服过败毒之散，以致成脓奔溃，外口必小，而内宅自大。譬如贼居深山，关隘必窄，而其中巢穴，自必修广。若不直捣其坚，则延蔓无已，势必民化为盗。故须用金刃，去其口边之腐肉，使内毒之气不藏。刀用三寸长，阔止三分，两边俱利，其锋厚半分，少尖一边。手执定，眼看定，心注定，一刀横画，一刀直画。人必少厥，不必惊惶，少顷自定。后以末药敷于膏药之上贴之，大约一个膏药，敷末药二钱，贴上即止痛，败脓尽出。一连三日，即消尽矣。内用煎方：当归一两，黄芪五钱，人参一钱，荆芥一钱，金银花二两，生甘草三钱，水煎服。二剂可已，不须多服。此治阳症疮疡之法也。阳症疮痈，必然突起寸余，其色红肿发光，疼痛呼号者是。若阴症痈疽，内消之法，与阳症同治，至于破溃之治法，绝不相同。大约阴症痈疽，其色必黑暗，痛亦不甚，但觉沉沉身重，其疮口必不突起，或现无数小疮口，以欺世人。急用附子三钱，人参三两，生黄芪三两，当归一两，金银花三两，白芥子二钱治之。麦冬可加三钱，元参不可用也。总阴症宜用温热散之，不可用寒凉解之也。外用膏药须加生肌末药五钱贴之，一日两换始可。盖阴症痈疽，多生于富贵膏粱之客，功名失志之人。心肾不交，阴阳俱耗，又加愁抑郁，拂怒呼号，其气不散，乃结成大毒。无论在背在头，在腹在胁，在手在足，俱是危症。若服吾药，又用吾膏药，无不生全。盖阳症可以凉解，而阴症必须温散也。膏药方开后：金银花一斤，生地八两，当归三两，川芎二两，牛膝一两，丹皮一两，麦冬三两，生甘草一两，荆芥一两，防风五钱，黄芪三两，茜草根五钱，人参五钱，元参五两，用麻油五斤，煎数沸，将药渣滤出，再熬，将成珠，入后药，广木香一两，黄丹二斤，炒飞过去砂，没药一两，乳香一两，血竭一两，象皮为末五钱，麝香一钱，各为细末，入油中，少煎好，藏瓷罐内用之。每一个用一两，大约发背疮必须用一两，其余疮口，量大小用之。

雷公曰：何论之妙而言之奇也。

末药方：人参一两，冰片一钱，乳香去油三钱，透明血竭五钱，三七末一两，儿茶一两，水飞过去砂，川倍子一两，藤黄三钱，贝母二钱，轻粉一钱，各为绝细末，以无声为度。此膏药与末药，神奇无比。发背外，其余疮口，不消二个，阴症不消三个，秘之。

张公曰：疮疡吾方已传之矣，可附于末。

痈疽最难治，外尚未现真形，内已先溃大穴。古人云：外大如豆，内大如拳，外大如拳，内大如盘，信不爽也。

凡人一见背有疮口外现者，不可小视之，急用蒜切片一分厚，贴在疮口上，用艾火烧之。痛者烧之不痛，不痛者烧之知痛而止，切不可不痛即止，而痛者亦止也。此法最妙，世人不识，而我特表而出之，以治发背之初起者。盖一经灸之，则毒随火化，以火攻火，又何疑焉，愿世医留意。

华君曰：传子法尤奇，传予之方不然也。痈疽方：用金银花三两，生甘草三钱，蒲公英三钱，当归一两，天花粉五钱，水煎服。予之方少异天师传子之方。然天师见今日气体，更薄于三国之时，所以药味改轻为重，止天花粉一味，分两相同，想因痰不可大攻故也。然予方亦奇甚，不可轻视。或见疮势少轻，酌用吾方治之何如，亦无不响应也。膏药与末药方相同。

岐天师曰：华君言是。

雷公曰：我亦有方。治痈疽方：用生甘草五钱，金银花三两，当归一两，元参五钱，天花粉三钱，白矾一钱，附子一片，水煎服。初起者，一剂即消；肿起者，二剂即消，神方也。

孙真君曰：我亦有奇方传子。凡痈初起，用白矾一两，金银花三两，水煎服。一剂即消，发背亦然。

完治法

论头痛　论脑痛　论两臂肩膀痛　论两足痛腰下痛

天师曰：完者，如病头痛、脑痛、手足两臂疼痛、两肩背疼痛、腰以下痛，不必支解刀破，囫囵而治之也。如头痛者，用黄酒一升，入细辛一两，川芎三两，白芷一两，煮酒一醉而愈。

张公曰：此等治法，世人不知，亦不敢用，我为开导之。头痛至终年累月，其邪深入于脑可知，一二钱之散药，安能上至巅顶，而深入于脑中。必多用细辛、川芎、白芷以大散之也。或疑散药太多，必损真气，恐头痛未除，而真气先行散尽。谁知风邪在头，非多用风药，必难成功，有病则病受之，何畏哉？一醉而愈，此方信而不必疑者也。惟是既愈之后，必须用熟地五钱，芍药五钱，当归五钱，川芎一钱，山茱萸三钱，麦冬三钱，水煎服。四剂为妙。

天师曰：脑痛用黄酒一升，柴胡五钱，白芍三两，辛夷三钱，郁李仁五钱，麦冬五钱，桔梗三钱，甘草一钱。水三碗，煎汤，入前酒饮之，一醉而愈。量好者，再饮之以酒，必以醉为度。

张公曰：脑痛之病，乃风入胆经也。胆应于脑，故脑痛。人以用柴胡太多，过于辛散，不知有白芍以和之，则不散气而转能散邪。辛夷、郁仁，皆入胆之妙品；桔梗、甘草，又入肺之妙药。

胆病何以又兼治肺,不知鼻上通于脑,脑热则必下流清水,久则必成鼻渊矣;兼治其肺,则肺气清肃,自去平胆木之旺,而清涕不致下行,此立方之神妙有如此。

天师曰:两臂痛与两肩膊痛,亦用黄酒二升,当归三两,白芍三两,柴胡五钱,羌活三钱,半夏三钱,陈皮五钱,白芥子三钱,秦艽三钱,附子一钱。水六碗,煎二沸,取汁,入黄酒内,一醉为度。

张公曰:臂与肩膊,乃手经之病,肝气之郁也。妙在用白芍为君,以平舒肝木之气,不来侵克脾胃之气,而柴胡、羌活,又善去风,且直走手经之上,而秦艽亦是风药,兼附而攻,邪自退出,半夏、陈皮、白芥子,皆祛痰圣剂,风邪去而痰不留。更得附子,无经不逐,又何有余邪之尚存哉,自然一醉而愈也。

天师曰:两足痛、腰以下痛,用黄酒二升,黄芪半斤,防风五钱,薏仁五两,杜仲一两,茯苓五钱,车前子三钱,肉桂一钱。水十碗,煎二沸,取汁二碗,入酒内,一醉而愈。以上皆风入四肢、头项、背间、腰以下也,借黄酒一味,无经不达,引其药味,而直入病中也。此所谓完全治法也。

张公曰:腰足痛,明是肾虚而气衰,不能运动,更加之湿,自必作楚。妙在不补肾而单益气,气足则血生,血生则邪退;又助之薏仁、茯苓、车前之去湿,湿去则血更活矣。况更助之杜仲之健肾,肉桂之温肾,防风之荡风乎!相畏而相使,相佐而相成,必然之理也。

华君曰:此一门未尝传予,无可论。

雷公曰:头痛予有神方传子,方用川芎一两,沙参一两,蔓荆子二钱,细辛五钱。水二碗,煎八分,加黄酒半碗,谓匀。早晨服之，一剂永不再痛。此方妙在用沙参。盖沙参补阴，原不入脑，今用于川芎之中，而蔓荆、细辛直走于巅，则沙参不能下行，不得不同群共入于脑中。夫脑痛者，因脑阴之虚，风得留之而不去。今补其脑则风不能存，而脑痛自愈，而头痛亦除矣。此方不特治头痛，兼治脑疼，无不神效。更有一方，治腰痛如神。方用白术三两，芡实二两，薏仁三两，水煎服。一剂即愈。此方妙在用白术，以去腰间之湿气，而芡实、薏仁，又是去湿之物，湿去而腰脐自利。汝老年恐有腰痛之疾，可服吾方，自无痛楚。亦只消一剂，多则阳旺，反非学道人所宜，妙极之方也。此方治梦遗亦神效，亦只消一剂。天师之言也。

凡头痛因风寒者，药宜酒煎，因火邪者，药宜茶清。李子永识。

碎治法

论瘤　论瘿　论治顽癣　论接舌生舌　论生齿固齿

碎治法最奇。人有病腹中症结，或成虫形、鸟形、蛇形，各药不愈；或头内生鹊，手内生鸠之类，必内无异症，而外显奇形，如瘿如瘤之类，必须割去瘤瘿，去其鸟鹊，始能病愈。然此犹是节外生枝，虽动刀圭，无伤内脏，用生肌之药一敷上，即如无病之人。独是脑内生虫，必须劈开头脑，将虫取出，则头风自去。至于腹中龟蛇鸟虫之类，亦必割破小腹，将前物取出，始可再活。第术过于神奇，不便留方，存此说以见医道之奇有如此。论其治法，先用忘形酒，使其人饮醉，忽忽不知人事，任人劈破，绝不知痛痒，取出虫物，然后以神膏异药，缝其破处，后以膏药贴敷，一昼夜即全好如初。徐以解生汤药饮之，如梦初觉，而前症顿失矣。自青囊传后，华君获罪之后，失传者数千载矣，今再传术远公，终不敢以此等术轻授，使远公再犯也。前车可鉴，勿再重求。子既以瘿瘤之类再请，吾不敢秘，再传子以全活人可也。

瘿瘤不同，瘿者连肉而生，根大而身亦大，瘤者根小而身大也。即瘤之中又各不同，有粉瘤，有肉瘤，有筋瘤，有物瘤。筋瘤不可治，亦不必治，终身十载，不过大如核桃。粉瘤则三年之后，彼自然而破，出粉如线香末，出尽自愈，亦不必治也。肉瘤最易治，用水银一钱，儿茶三钱，冰片三分，硼砂一钱，麝香三分，黄柏五钱，血竭三钱，各为细末。将此药擦于瘤之根处，随擦随落，根小者无不落也。物瘤则根大，最难治。不特而动，无故而鸣，或如虫鸣，或如鸟啼。必须用刀破其中孔，则物自难居，必然突围而出。后用生肌神药敷之，则瘤化为水，平复如故矣。此乃不敬神鬼，触犯岁君而得。病不可测，非理可谈，故吾《内经》不言，然世未尝无此病也。生肌散开后：人参一钱，三七根末三钱，轻粉五分，麒麟血竭三钱，象皮一钱，乳香去油一钱，没药一钱，千年石灰三钱，广木香末一钱，冰片三分，儿茶二钱，各为绝细末，研无声为度。修合时须用端午日，不可使一人见之。

瘿不同，形亦各异，然皆湿热之病也。由小而大，由大而破，由破而死矣。初起之时，即宜用小刀割破，略出白水，以生肌散敷之立愈。倘若失治，渐渐大来，用药一点，点其陷处，半日作痛，必然出水。其色白者易愈，黄者、红者皆难愈。然服吾药，无不愈也。点药：用水银一钱、硼砂一钱，轻粉一钱、鹊粪一钱、莺粪一钱、冰片五分、潮脑五分、绿矾一钱、皂矾一钱、麝香三分，为绝细末。用针刺一小孔，然后乘其出血之时，将药点上，则粘连矣。约用一分,以人乳调之,点上大如鸡豆子。一日点三次,第二日必然流水。流水之时,不可再点,点则过痛,转难收口矣。三日后必然水流尽,而皮宽如袋,后用煎方,必然平复如故。煎方开后:人参三钱,茯苓五钱,薏仁一两,泽泻二钱,猪苓一钱,黄芪一两,白芍五钱,生甘草一钱,陈皮一钱,山药三钱,水煎服。十剂全消如故。但忌房事一月,余无所忌。若犯房事,必破不能收口,终身成漏矣。

张公曰:碎治之法尚多,吾当广之。人有病手臂生疮,变成大块,如拳头大者,必须用刀割去,人必晕绝,不可学也。吾有奇方,止用小刀,略破其皮一分,后以末药敷之,即化为水,神方也。方用人参三钱,甘草一钱,硼砂一分,冰片一分,轻粉半分,各为末。掺之即化为水矣。此方乃化毒奇方,不可轻视。更人有肚上生疮,结成顽块,终年不去者,亦可照上法治之,立效。

凡人有生虫鸟之病于身上、臂上、头上者,岐真人已传妙方,何必再传,未有奇于岐真人者故耳。有足上生瘤如斗大者,我有一法,不必破碎治之,止用针轻轻刺一小针眼,以前药敷之,必流水不止,急用煎方治之。方用人参三两,黄芪三两,生甘草、薏仁各五两,白芥子三钱,水煎服。二剂即消尽其水,而人绝无惫色。内外双治之法,然终以针刺其孔,不可为非碎治也。此方之妙,乃补其本源之气,又利水而不走其气。刺其孔而出水,未免大损元气,今补其气,又何惧水之尽出哉! 此方之所以奇也,妙也。

天师曰:碎治有七法未传。一法洗其筋,一法破其脑,一法破其腹,一法洗其肠,一法换其舌,一法换其皮,一法接其骨也。子不信乎? 非皮也,乃言皮内有病,而去其皮,别生皮也。舌有人咬断而接之也。破其皮血,即瘿瘤法也。本不宜传,吾子善问,再传二法。皮上生顽癣,终岁经年,服药无效,擦治无功。用刀削去其顽癣一块之皮,用前生肌药敷五钱,掺之必痒不可当,削亦不十分痛。当用麻药与饮,使人不知,然后用刀掺药。麻药方开后:羊踯躅三钱,茉莉花根一钱,当归一两,菖蒲三分,水煎。服一碗,即人如睡寝,任人刀割,不痛不痒。换皮后三日,以人参五钱,生甘草三钱,陈皮五分,半夏一钱,白薇一钱,菖蒲五分,茯苓五钱,煎服即醒。盖羊踯躅专能迷心,茉莉根亦能使人不知,用菖蒲引入心窍,以迷乱之耳。不服人参,可十日不醒。后用人参解之者,正气盛,则邪药自解。各味皆助正之品,亦用菖蒲此入心经也。身温而卧,安如酣睡人也。

凡人有被人咬落舌尖,或连根咬断者,或一日,或二日,或半月,俱可接之。速用狗舌一条,观其人舌之大小,切正如人舌光景,将病人舌根伸出,病人座在椅上,仰面,头放在椅背上,以自己手拿住喉咙,则舌自伸出。急将狗舌蘸药末,接在人舌上,一交接,永不落矣。末药方开后:龙齿用透明者三钱,冰片三分,人参亦用透明者三钱,象皮一钱,生地三钱,土狗三个,去头翅,地虱二十个。先将人参各项俱研末,后用地虱、土狗捣烂,入前药末内捣之,佩身上三日,干为末,盛在瓶内,遇有此等病,为之医治可也。此药末接骨最奇,服下神效。骨断者,服一钱即愈,神方也。

闻人说咬落舌头者,以醋漱之,可以重长。师曰:乱道。肉逢酸则缩,岂有反伸出之理,要重生必是仙丹。汝既祷天,我当传子。人参一两,煎汤含漱者半日,以一两参汤漱完,然后已。再用龙齿末三分,人参末一钱,麦冬末一钱,血竭三分,冰片二分,土狗一个,地虱十个,各火焙为末,放在土地上一刻出火气,将此末乘人参漱口完时,即以此末自己用舌蘸之使令遍,不可将舌即缩入口中,放在外者半刻,至不能忍,然后缩入可也,三次则舌伸长矣。仙丹也,奇绝神妙,不可思度也。

长齿法:方用雄鼠脊骨全副,余骨不用,尾亦不用,头亦不用,骨碎补三钱,炒为末,麝香一分,熟地,身怀之令干,为末三钱,但熟地必须自制,切不可经铁器,一犯则前药俱不效矣。生地亦须看一做过,经铁针穿孔者即不效,细辛三分,榆树皮三分,总之群药俱不可经铁器,当归一钱,青盐二钱,杜仲一钱足矣,各为绝细末。鼠骨去肉不用,新瓦上焙干为末,不可烧焦,乘其生气也,用一瓷瓶盛之。每日五更时,不可出声,将此药轻擦在无牙之处。三十六擦,药任其自然咽下,不可用水漱口,一月如是。日间午间擦之更佳,亦如前数。

固齿方:用雄鼠脊骨一副,当归一钱,熟地三钱,细辛一钱,榆树皮三钱,骨碎补三钱,青盐一钱,杜仲二钱,各为末。裹在绵纸成条,咬在牙床上,以味尽为度。一条永不齿落矣。然亦不可经铁器,经则不效。然汝亦幸亏此药,所以五十外不动摇也。汝后不必愁,昨服吾符故也,传汝救人可耳。此药可救数百人,大约一人须用三条。

张公曰:洗筋之法最难传,亦最难效,止可言治症可也。筋之缩也,由于血之不养,然血久不能养筋,则筋缩急而不能再生,必须割开皮肉,用药洗之。倘不得其法,药不得真者,必不能成功,反致杀人,何若不传之为妙欤?破脑尤不可轻传,曹公非明鉴乎?以生人而轻破其脑,则人已死矣,又谁信再活乎?喧哗扰攘之中,何能静思方法,而望其重苏乎?破腹之法,肠胃皆见,人必如死，谓能再生，人断不信。洗肠亦然。此岐天师所以隐而不言，而今亦不必轻传，徒取人物议。若换舌换皮，岐天师各留异术，今亦安能再助高深哉！

接舌已奇，生舌尤奇，非仙传，世人安得此方法乎？愿人尊之，千万年而勿失耳。

生齿、固齿，小术也，不足为异，姑存之以备考。而终非破治之法，如此当删去，另附于后可存之处可也。

华君曰：此传予之法，而无自长舌之方。

大治法

论痿症　论肾虚如白虎汤症　论汗出如雨不止　论直中阴经　论治阳明之火

天师曰：大治法，周身有病，统上下左右尽治之也。如气血全亏，一身多病；或头痛未已，而身骨痛；或腹痛未已，而四肢尽痛是也。虽此等病，乃痿症居多，自宜专治阳明胃火。然而胃火既盛，一身上下四肢尽行消瘦，又不可专治胃经一门也。方用人参三钱，茯苓三钱，薏苡仁五钱，当归三钱，黄芪三钱，甘菊花一钱，元参五钱，麦冬一两，陈皮五分，神曲五分，白芥子三钱，白芍三钱，熟地一两，水三大碗，煎一碗服之。盖阳明火盛，理宜用竹叶石膏汤矣，而此偏不用，反用参、苓、芪、熟为君，补其气血者，何也？胃火过盛，已铄气血，再用白虎汤，虽一时解其火势之燎原，然而焦头烂额，必致重亡其津液。不若用补气血之药，大剂煎饮，使水足而火自息。方中宜用元参、麦冬、甘菊之品，纯是退阳明之味，而阳明即有火势之燎原，亦能扑灭。况又重加之当归生血之类，以滋化源乎？但诸药若小其剂，则不特无益，而反助火势之飞扬，此大治之所以妙也。大约大治之法，施之于虚症最宜，乘其初起，胃火有余，即以大剂与之，可以转败为胜。若因循时日，畏首畏尾，初时不敢用大剂，乃至胃气已衰，而后悔悟，始用大剂迟矣。其病宜用大剂者，则发背痈疽，切忌小治，尤当以大剂与之。另有专门，兹不再赘。

张公曰：大治实阳明胃火之患，不止痈疽发背，更有症如肾虚而火沸腾，如白虎汤症者，亦宜用大剂六味地黄汤治之。更有肾水泛上，吐痰倾盆者，亦宜用六味汤，加附子、肉桂，煎汤数碗，大碗饮之而愈，皆不可小治之也。凡肾水肾火之虚，上焦虽现热症，而其舌终滑而不燥，非若阳症之干极而起刺也。更有大汗之症，汗如雨出，不可止抑，气息又复奄奄，不是发狂热症，若不急用大补之药，则顷刻亡阳而死矣。方用人参三两，白术四两，当归三两，桑叶十片，麦冬三两，北五味三钱，黄芪三两，水煎服。此方纯是补气之药，气足则汗止，而阳返于命门之宫矣。倘以小小之剂治之，又何以补生元气于无何有之乡哉！吾见其立亡而已矣。更有直中阴经之症，阴寒之气，斩关直入于肾宫，命门之火逃亡，而将越出于躯壳之外，非用大剂补火之药，何以追散失之元阳而返其宅哉？方用人参一两，白术三两，附子二钱，肉桂一钱，干姜二钱，水三碗煎服。一剂而愈。此方用人参、白术，实有妙用，驱寒之品，而不用此二味，寒去而气随之去矣，故必用二味，且必须多加，而元阳始足可留于将绝之顷也。此皆大治之法，不可不知。

华君曰：天师不曾传，予有一论可参观。阳明之火势，最盛最急，若不以大剂退火之药与之，立刻将肾水烧干矣。然过用寒凉,必致转伤胃气,胃气既伤,则胃火益胜。虽石膏汤中有人参以救胃气,然终不胜攻之大烈也。愚意石膏用一两者,人参必须亦用一两。或石膏用至二三两,则人参断不可止用一两,必须多加为妙。即不敢加到三两,亦必须加至一两五钱。与其火退之后,再用人参,何若乘其火盛之时,而倍用之。攻补兼施,火势衰,而胃气又不复损之为得也。予治阳明火盛,往往奏功如响者,人参同石膏兼用,而无偏重之势故耳。此予独得之秘,因远公为天师所爱,不惜尽传无隐。愿远公谨听吾言,必与参同用,无分轻重也。此段再请教天师与长沙公何如?

雷公曰:华君之言至当也。

天师曰:妙论不刊。

诸病凡胃气衰者,用药不可大剂,不可不知。更有暴病中寒,脉微欲绝,四肢冰冷者,初服须急服生附、干姜各五钱救之,参术又在所缓。此说本之嘉言喻氏。李子永识。

小治法

论治气不顺　论治上焦之痰　论中风不语

天师曰:小治法者,乃上焦之病也。病既在上焦,若大其剂,则势下行,反为不美。如胸膈不利,或痰盛闭塞,或一时中风不语,皆当以小剂治之。小剂方甚多,举三四之病,可悟其余。譬如胸膈不利,此气不顺也,可用苏叶一钱,半夏一钱,甘草一钱,桔梗一钱,百部五分治之。一剂快然无碍矣。如痰盛闭塞作痛者,乃痰在上焦也,用天花粉一钱,甘草一钱,柴胡一钱,陈皮五分,半夏一钱,苏子一钱治之。或用瓜蒂七个,或用皂角一个,以水煎汤吐之,皆小治之法也。或中风不语者,亦用瓜蒂散、皂角汤探吐之。然必看其真正中风,始用二方吐之,否则,万万不可轻用。真正中风,平日自然壮盛,能御风寒,不畏寒热之人。既中之后,双目突出,手足乱舞,痰色黄,结成块,大小便闭塞不通者是。若安静,平日人衰弱,临症之时,气息如无,大小便自遗,手撒眼闭,浮肿,作水鸡声,不十分响者,乃气虚也,切不可与瓜蒂、皂角二汤。当与前三生饮,加人参一两治之。

张公曰:人以为轻病也,不十分留心,谁知大病成于小病乎!小病而斟酌尽善,又何大病之生也。岐天师忽用大剂以治大病,忽用小剂以治小病,如神龙变化,不可测度,真圣化神兼而立方也。

华君曰:不必谈,亦无可谈。

偏治法

论治心痛　论上热下寒　论两胁胀满　论胃气　痛脾不化食　论痿　论厥　论吐血　论治头痛　腰背手足痛　论梦遗喘嗽　口眼歪针　目痛

天师曰:偏治者,乃一偏之治法。譬如人病心痛,不治心而偏治肝;譬如病在上,而偏治下;譬如病在右,而偏治左;譬如病在四肢手足,而偏治其腹心也。心痛,人以为病在心也,不知心乃神明之宰,一毫邪气不可干犯,犯则立死。人病心痛,终年累月而不愈者,非心痛也,乃胞络为心之膜,以障心宫,邪犯胞络,则心必痛。胞络名为膻中,乃心之臣也。相为贼所攻,君有不振恐者乎?臣辱则君忧,此心之所以痛而不宁也。然则宜治胞络,何以必责之肝也?肝属木,胞络属火,肝木生心火,治其肝木之寒，则心火有养，而胞络之寒邪自散。况肝木之气既温，生心之余，必能来生胞络，故不必救胞络，而必先救肝。肝木得寒，则涩而不舒，散肝中之邪，即所以散胞络之邪也。方用苍术二钱，白芍五钱，当归一两，肉桂一钱，良姜一钱，水煎服。此寒邪犯胞络之方如此。更有热邪来犯胞络奈何？寒邪之犯，必恶寒，见水则如仇雠，手火燠之则快。热邪之犯，见水喜悦，手按之转痛是也。故热痛之病，必然呼号，不能安于床席，治法亦责之肝。盖胞络之热，由于肝经之热也。泻其肝木之旺，而去其郁热之火，不必救胞络之焚，而胞络之火自衰矣。方用白芍一两，炒栀子三钱，甘草一钱，当归三钱，生地五钱，陈皮八分，水煎服。二剂即安然如故。此偏治之一端也。病在上者，乃上焦火热之盛，吐痰如涌泉，面赤喉痛，上身不欲盖衣，而下身冰凉，此上假热而下真寒也。方用附子一个，熟地半斤，山茱萸四两，北五味一两，麦冬一两，茯苓三两，泽泻三两，丹皮三两，山药四两，肉桂一钱，水十余碗，煎四碗。探凉与病人服之，二刻内四碗服尽，立刻安静，此病在上而下治之法也。

雷公曰：上热下寒，予更有方，用熟地三两，山茱萸一两，车前子三钱，肉桂二钱，牛膝五钱，麦冬五钱，北五味三钱，水煎冷服。一剂即安。可佐六味汤也。盖此病乃下焦肾中水火俱耗尽真阴，而元阳无可居之地，于是上腾而作乱。倘以寒药救之则愈炽，以补气药救之则反危。必须用八味地黄汤，大剂与服，加麦冬、五味，少救其肺金之气，下治而上自安。子不见天地之道乎！冬至之时，地下大热，则天道自寒；夏至之时，地下大寒，天上自然。人身亦如是也。肾经热，则头目咽喉心肺皆寒，安享其清肃之气；肾经寒，则头目咽喉心肺反生其拂逆之躁矣。此亦上病下治之一法也。

病在左者，如两胁胀满，不可左卧者，此病在肝也，法亦专治肝矣。今偏不治肝，而兼治肺。盖肝木之旺，由于肺经之虚，金不能制木，则木愈盛，木盛则脾土更无所养，肺金益虚，则肝木益旺，而病无已时也。方用人参一钱，黄芩三钱，麦冬三钱，甘草一钱，白芍三钱，当归三钱，柴胡一钱，茯苓一钱，陈皮五分，水煎服。一剂知，二剂愈，四剂全瘥。盖参、芪乃补气之味，与肝木不相干也；虽用柴胡舒肝，然而柴胡亦是肺经主药，一味而两用之；白芍、当归，虽专入肝经，然亦能入肺。所以同群入肺以助气，而非逐队以平肝，此左病治右之一法也。

右病治左，可以悟矣，予再传一方。人病胃气痛，或脾气不好，不能饮食，或能饮食而不能化，作痛作满，上吐下泻者，此乃肝经来克土也。平其肝木，则脾胃之土得养，而前症俱愈矣。方用白芍三钱。甘草一钱，当归二钱，柴胡二钱，茯苓三钱，白芥子一钱。有火者，加炒栀子二钱；无火者，加肉桂一钱，水煎服。此方再加白术三钱；有食者，加山楂二钱；伤米食者，加枳壳一钱，麦芽一钱；有痰者，加半夏一钱。此方虽白术、茯苓乃脾胃之品，然其性亦能入肝；白芍、当归、柴胡，则纯是肝经之正药；有此三味，直入肝经，则各药无不尽入肝以平木，木平则脾胃之土安然。况有食则化食，有痰则祛痰，有火则散火，有寒则去寒，有不功效立奏者乎？此右病而左治之一法也。

治在复心者，乃人生疡生痈，或痿厥之类是也。痈疡不治痈疡，而内治其中气，少加以祛邪散火之品是也。各有专门，兹不再赘。如痿症、厥症甚多，不能枚举，止举一二之病，可触类而通。人有痿症，终年不能起床，面色光鲜，足弱无力，不能举步者，人以为两足之无力也，不知乃阳明火盛。不必去治两足，止平其胃火，则火息而足自坚凝。若不平胃火，而徒用补阴之剂，则饮食愈多，而两足益弱。法当用元参三两，麦冬一两，甘菊花三钱，人参一钱，熟地一两，菟丝子一钱。水数碗，煎汤四碗，恣其吞饮，则胃火渐平，而两足自然生力。此不治足而正所以治足也。

厥病，一时手足厥逆，痛不可忍。人以为手足四肢之风症也，不知乃心中热蒸，外不能泄，故四肢手足则寒，而胸腹皮热如火。方用柴胡三钱，当归二钱，荆芥一钱，黄连二钱，炒栀子二钱，半夏一钱，枳壳一钱，水煎服。一剂即平，二剂即痊愈。

雷公治厥，方用白芍一两，栀子三钱，陈皮一钱，柴胡一钱，天花粉二钱，水煎服。治热厥最妙，以其入肝而平木也。盖厥症多是火病，厥之甚，则热之甚也。故舒其内热，而四肢手足自温矣。方中妙在用柴胡为君，用诸寒凉之药，直入心肝之内，又不凝滞于胸膈之间，盖柴胡能散半表半里之邪，又善疏泄郁闷之气。若止治其四肢手足之风，而不直捣其中坚，则贼首不擒，余党安息？故不治四肢手足，而专治其心胸也。以上三法，亦偏治之一法也。

张公曰：此一门余无可赞，高深无已。则再言厥症、痿症。痿症中有不是阳明之痿，不可不辨。其症亦不能起床，亦能善饭，亦骨无力不能起立。人以为此痿症也。而不知非痿症也。此肾寒极而火沸腾，似痿而非痿也。初起之时，未尝不是阳明火炽而来，用寒凉折服之，则胃火息矣。而肾水熬干，夜必咳嗽吐痰，而日间转觉少轻。呻吟床席,饮食少迟,更觉难堪。方用元参一两,麦冬三两,熟地二两,水煎服。若有肝火者,加白芍五钱,水煎服。四剂可以起床。后用六味汤,大剂煎饮。加麦冬一两,五味一钱,熟地一两,山茱萸四钱,山药三钱,丹皮三钱,泽泻二钱,茯苓二钱,水煎服。此方妙在用元参、麦冬,滋肺金而去心间之游火,又妙在用熟地以补肾水,则水足而胃火自坚矣。肺金自然下生肾水,则肾水藏于肾宫,不上冲咽门,不必止嗽,而嗽自除矣。

厥症虽多是火,然亦有非火而亦厥者,乃直中阴经也。阴寒直入于肾宫,则必挟肾水上犯心君之火。君弱臣强,犯上自所不免。若不用大热之药,急救心君,则危亡顷刻。方用人参三钱,白术一两,附子一钱,肉桂一钱,吴茱萸一钱,水煎服。一剂即愈。然寒厥与热厥大相悬绝,不可不辨。寒厥手足必青,饮水必吐,腹必痛,喜火熨之。若热厥,手足虽寒,而不青紫,饮水不吐,熨火则腹必加痛是也。能辨症清而用药者,下喉即定,便是神医,何必用追魂之符录哉!

华君曰:偏治法多有未全,予为补之。人有病吐血者,似乎胃经之病,而不知非胃,乃肾火之冲上也。若止治胃,则胃气益伤,胃伤则无以输精于肾,而肾水益虚,肾火愈炽,吐血无已时也。法当峻补肾水,水足而火不上沸矣。方用六味地黄汤加麦冬、五味,大剂吞饮,血症可痊。否则,用寒凉之品,暂时止血,而血之冲决,安能止抑哉!

如人病头痛者,人以为风在头,不知非风也,亦肾水不足,而邪火冲入于脑,终朝头晕,似头痛而非头痛也。若止治风,则痛更甚。法当大补肾水,而头痛头晕自除。方用熟地一两,山茱萸四钱,山药三钱,北五味二钱,麦冬二钱,元参三钱,川芎三钱,当归三钱,葳蕤一两,二剂即愈。此方妙在治肾而不治风,尤妙在治肾而兼治肝也。肝木不平,则肺金失化源之令,而肾水愈衰。今补肝又补肾,子母相资,自然上清头目。况又入麦冬、五味,以滋肺金之清肃乎!所以下喉即安然也。

如人患腰痛者,人以为肾之病也,不知非肾,乃脾湿之故,重如系三千文。法当去腰脐之湿,由腰痛自除。方用白术四两,薏仁三两,水六碗,煎汤一碗,一气饮之,一剂即痛如失。此方不治肾,而正所以治肾,世人未知也。

如人患背痛者,人以为心病,而非心也,乃膀胱之气化不行,故上阻滞而作痛。法当清其膀胱之火,背痛自止。盖膀胱乃肾之府,肾虚膀胱亦虚,夹脊乃河车之路,膀胱借肾道而行,所以肾脊作楚耳。方用熟地一两,茯苓五钱,肉桂三分,车前子三钱,泽泻三钱,薏仁五钱,芡实五钱,水煎服。二剂,膀胱之水道大通,而背脊之疼亦愈矣。盖熟地乃补肾之圣剂,肾足而膀胱之气亦足;况又有茯苓、车前子、薏仁等类,以泻其水;而肉桂又引入诸药,直达膀胱,以通其气。自然化行而水泄,水泄而火散,上行之郁结有何不除,此痛之气以立效也。

如人手足痛者,人以为脾经之热,不知非脾也,乃肝木之郁结也。散其郁气,则手足之痛自去。方用逍遥散加栀子三钱,半夏二钱,白芥子二钱,水煎服。二剂即痛如失。盖肝木作祟,则脾不敢当其锋,气散予四肢,结而不伸,所以作楚。今一旦平其肝气,而脾气自舒,脾舒而痛在手足有不尽除者乎?

如人病在两足之弱,不能步履,人以为肾水之亏,不知非肾也,盖气虚不能运用耳。方用补中益气汤加牛膝三钱,金钗石斛五钱,黄芪一两,人参三钱治之。二剂即足生力,四剂可以步履矣。盖人参、芪、术,皆补气之圣药,而牛膝、石斛,亦健足之神剂,所以两用之而成功。

如人病梦遗者,人以为心气之虚,不知非心也。盖肾水耗竭,上不能通于心,中不能润于肝,下不能生于脾土,以致玉关不关,无梦且遗。徒责之梦中之冤业,谁任其咎?法当大剂补肾,而少佐以益心、益肝、益脾之品,自然渐渐成功,不止而止也。方用熟地一两,山茱萸四钱,北五味一钱,茯苓三钱,生枣仁五钱,白芍三钱,薏仁五钱,白术五钱,白芥子一钱,茯神二钱,肉桂三分,黄连三分,水煎服。一剂即止梦遗,十剂即痊愈。此方妙在心肝肾脾肺五脏兼补,不只止其遗,安其梦,尤妙在黄连、肉桂同用,使心肾两交,自然魂魄宁而精窍闭。若不补其五脏,而惟是止涩之,则精愈旺而梦益动,久则不须梦而自遗矣。此方之所以奇妙而入神也。

如人病喘嗽者,人以为肺虚而有风痰,不知非然也。乃气虚不能归元于肾,而肝木挟之作祟耳。法当峻补其肾,少助引火之品,则气自归元,而痰喘可息。方用人参一两,熟地二两,山茱萸四钱,麦冬五钱,五味子一钱,牛膝一钱,枸杞子一钱,菟丝子一钱,茯苓三钱,白芥子一钱,水煎服。此方妙在多用人参于补肾之中,使其直走丹田气海,而生元阳之神,而火自归元,不致上沸。一连数剂,必获奇功。倘以四磨、四七等汤,治其风痰,一线元阳,必致断绝不救矣。以上诸治,皆偏治之最奇最效者,不可不补入也。

如人病口眼㖞斜,人以为胃中之痰,不知非也,乃心中虚极,不能运于口目之间,轻则㖞斜,重则不语。方用人参一钱,白术五钱,茯苓三钱,甘草一钱,陈皮一钱,肉桂一钱,菖蒲五钱,半夏一钱,当归五钱,白芍五钱治之。一剂少愈,二剂痊愈。此方之妙,全不去祛风祛邪一味补正,而㖞斜自愈,此方之所以为妙也。

如人病目痛而涩,无泪红赤,人以为热,不知非热也,乃肾水亏而虚火冲上耳。方用六味地黄汤加柴胡一钱,白芍三钱,当归三钱,甘菊花三钱治之。一剂轻,二剂痊愈。此亦上病治下之法,可以参观并传之。

始发热,渐至壮热,而后厥者,为热厥;始不发热,而厥者,为寒厥。李子永识。

全治法

论治痨病　论虚痨　论治痨虫

天师曰:全治者,乃人病痨瘵之症也。痨病用不得霸药,宜用通身清火之味治之。

痨症与虚损症,外症大相似而治实不同。虚损者,阴阳两虚,痨症阴虚阳亢。故虚损可用温补,痨症用清补,而忌用温也。辨症法不必凭脉,只看人着复衣,此着单衣者为痨,人着单衣,此着复衣者虚损。一骨蒸而热,一营卫虚而热故也。李子永识。

方用熟地五钱,地骨皮五钱,药虽多而功用平和也,丹皮二钱,元参一钱,人参三钱,白术三分,桑叶五片,麦冬二钱,北五味五粒,茯苓二钱,芡实五钱,山茱萸一钱,白芥子三分,枣仁五分,沙参二钱,水煎服。此方妙在地骨皮为君,以入阴中平其虚火,而又不损其脾胃之气;余又加芡实、茯苓,以利其湿气,则熟地专能生阴中之水;少加人参,以补微阳而不助火,则肺金有养矣;又益之麦冬、五味,补其肺金,则金能生水。水生自能制虚火,而相火下伏,不夺心主之权,则一身安宁。此全治之法也。

更有一法,治人虚劳而未成痨瘵之症。方用熟地一两,山药一两,山茱萸三钱,麦冬三钱,枣仁一钱,人参一钱,茯苓二钱,陈皮一钱,甘草一钱,沙参三钱,白芥子一钱,芡实五钱,白芍三钱,远志八分,丹皮一钱,水煎服。此方亦通身补其气血之方也,不寒不热,不多不少,不偏不倚,乃至中之方。当以此为主,治初起之痨役也。盖痨役之方,当世推尊补中益气。其方原无不利,但补中益气汤治饮食内伤,兼带风邪者最妙,不能治无有风邪而兼痨役内伤之症也。吾今立方名为和平散,以治内伤而无外感者神效,亦全治之一法也。

痨病前方妙矣。如前方服之不见起色者,必有痨虫尸气,当用一方。用鬼箭三钱,鳖甲一两,地栗粉半斤,生何首乌半斤,熟地半斤,神曲二两,白薇三两,人参五钱,柴胡五钱,鹿角霜六两,地骨皮五两,沙参五两,各为细末,蜜为丸。每日服前汤后,送下五钱,一日二次。此方善能杀虫,又不伤耗真阴之气,真全治之巧者。因远公善心,余不吝馨传,天下无痨虫尸气之忧矣。大约此药可服半料即止,不必尽也。此丸服半料后,当改用六味地黄丸,加麦冬三两,五味一两足矣,不必另立方矣。骨蒸有汗者,宜用丹皮;无汗者,宜用沙参;若地骨皮,则有汗无汗俱宜服之。

张公曰:痨病最难治,非偏于热,则偏于寒,非多于清,即多于补。正以当世无可遵之方,今岐天师酌定此三方,煎、丸并用,平补无奇,实有鬼神难测之机,余又安敢以鄙浅而参间之。然而至神之中,不妨少益至微之语。前方可服五剂,即当服吾地黄丸汤一剂,再服前汤五剂,又服余地黄汤一剂。如此间服,则水胜于火,阳胜于阴,不至有偏旺之虞。虽岐天师方中补阴之品多于补阳,然而阳常有余,阴常不足,似乎多服补肾水之剂,尤为无弊也。方用熟地一两,山茱萸四钱,泽泻一钱五分,丹皮一钱五分,山药三钱,茯苓三钱,麦冬三钱,北五味五分,水煎服。此方即六味地黄汤,加麦冬、五味者也。余特另酌分两,以示世之善用六味地黄汤者。

华君曰:此未传予之法也,无可谈。

雷公曰:我亦有方传子。痨病已成,人最难治。盖有虫生之,以食人之气血也。若徒补其气血,而不知入杀虫之品,则饮食入胃,止荫虫而不生气血矣。但止杀虫而不补气血,则五脏尽伤,又何有生理哉!予方于大补气血之中,加入杀虫之药,则元气既全,真阴未散,虫死而身安矣。方用人参三两,熟地八两,何首乌生用八两,地栗粉八两,鳖甲醋炙一斤,神曲五两,麦冬五两,桑叶八两,白薇三两,山药一斤,为末,打成糊,前药各为末,为丸。每日白滚水送下五钱,半年而虫俱从大便中出。予方与天师方,各有妙理,可并传之。

孙真君曰:未成痨病而将成痨病者,用熟地一两,地骨皮五钱,人参五分,麦冬五钱,北五味三分,白术一钱,山药三钱,白芥子一钱,水煎服。此方妙在平补而无偏胜之弊。虽熟地多用,然有参、术以行气,自易制其腻滞,故转能奏功。倘谓参、术助阳,熟地过湿,举世皆不知其妙也。

更有一方,治痨虫神效。榧子半斤,鳖甲一斤,地栗粉八两,獭肝一付,白薇四两,生何首乌一斤,各为细末,蜜为丸。每日临睡,空腹白滚水送下五钱。服半料,腹中似虫非虫,尽行便出。天师乃治痨虫已成之圣方,而予乃治痨虫将成之妙药也。

生治法

论发狂　论呆病　论花癫　论羊癫

天师曰:生治者,乃人未死而若死者,用药以生之也。譬如发狂呆病是也。发狂多是热病,登高而歌,弃衣而走,见水而入,骂詈之声,叫喊杀人之语,不绝于口,舌如芒刺,饮食不休,痰色光亮,面如火肿是也。方用石膏半斤,元参一斤,白芥子三两,半夏三两,知母一两,甘草一两,麦冬五两,竹叶数百片,人参一两。先用糯米半斤,煎汤一锅,去其米粒,用汤半锅,将前药煎之,取半碗。彼索水时与之饮,随索随与,饮尽必睡。急再用元参一斤,麦冬半斤,煎汤候之。一醒呼水,即以此汤与之,彼必欣然自饮,服完必又睡。又将渣煎汤候之,醒后再与。彼即不若从前之肯服,亦不必强,听其自然可也。后用熟地三两,麦冬三两,元参六两,山茱萸一两,煎二碗与之。一剂必愈,不必再与。此生治之一法也。

呆病又不如是治法。呆病郁抑不舒,愤怒而成者有之,羞恚而成者有之。方用人参一两,柴胡一两,当归一两,白芍四两,半夏一两,甘草五钱,生枣仁一两,天南星五钱,附子一钱,菖蒲一两,神曲五钱,茯苓三两,郁金五钱,水十碗,煎一碗灌之。彼必不肯饮,以双手执其头发,两人拿其左右手,以一人托住下颏,一人将羊角去尖，插入其口，一人以手拿住其头，一人倾药入羊角内灌之。倘或吐出不妨，益妙，尽灌完为止。彼必骂詈，少顷人困欲睡，听其自醒，切勿惊动。使彼自醒来则痊愈，惊醒来则半愈矣。此生治之又一法也。狂病之方，妙在用石膏之多，以平其阳明之火。然徒籍石膏，未免过于峻烈，又济之以元参。元参亦能平胃火之浮游，不特去心肾之二火。又妙用麦冬以济之，则肺金不畏火之炎上，而自能下生肾水，肾水生，则胃中之火不必治而自愈。然而狂病至不知人，则痰势借火奔腾可知。方中又用白芥子、半夏以祛逐其痰，痰祛则心自清，况又有竹叶以清心乎，则火易息而人易复也。一剂之后，又佐以元参、麦冬、大剂煎饮，则火益息而水益深。后又用熟地之类滋其肾肺之药，相制而相成，宁不重夺其造化哉！后呆病之方，妙在用柴胡以舒泄其不得意之气；又有白芍佐之，肝气一舒，心脉自散；又妙用祛痰之剂，集之于参、苓之内，则正气足而邪气自散；尤妙用菖蒲开窍之神品，同群共入，见匙即开。重关领禁之人，一旦再享春风之乐，是谁之功哉。生治法如何可尽，举一而悟其余耳。

张公曰：远公心解神怡，又何可言。尚有一说，在狂病多是热症，然亦有不全是热者，不可不辨也。狂之症同，而寒热各异。热症发狂，如岐天师之方治之可也。倘寒症发狂，又将何以治之。凡人发狂而止骂詈人，不口渴索饮，与之水不饮者，乃寒症之狂也。此得之气郁不舒，怒气不能发泄，其人平日必懦弱不振，今一旦而狂病发作耳。治之法，宜祛痰为主，而佐以补气之药。方用人参一两，茯神一两，白术五钱，半夏一钱，天南星一钱，附子一钱，菖蒲三分，水煎服。此方之妙，全在补气，而不十分祛痰。盖寒症发狂,与痫症同治。加入附子以消其寒气,菖蒲引入心经,自然下喉熟睡,病如失也。方内再加柴胡一钱,以舒其肝木之郁气,尤易奏功。远公医道通神,何知柴胡之妙耶! 呆病无热症,不必重说。

华君曰:举二可以类推,不必尽传也,予当传之。予师所传之法,尚有二方。如人病花癫,妇人忽然癫痫,见男子则抱住不肯放。此乃思慕男子不可得,忽然病如暴风疾雨,罔识羞耻,见男子则以为情人也。此肝木枯槁,内火燔盛,脉必弦出寸口。法当用平肝散郁祛邪之味。一方亦天师所传,用柴胡五钱,白芍一两,当归五钱,炒栀子三钱,甘草一钱,茯神三钱,菖蒲一钱,麦冬五钱,元参三钱,白芥子五钱,水煎服。如不肯服,用人灌之,彼必骂詈不休,久之人倦欲卧。卧后醒来,自家羞耻,紧闭房门者三日,少少与之饮食自愈。一剂后不必更与之药也。此生治之一法。更有羊癫之症,忽然卧倒,作羊马之声,口中吐痰如涌者,痰为心窍,因寒而成,感寒则发也。天师传一方,治之神效,奏功实多。方用人参三钱,白术一两,茯神五钱,山药三钱,薏仁五钱,肉桂一钱,附子一钱,半夏三钱,水煎服。此方助其正气,以生心血,又加桂、附以祛寒邪,加半夏以消痰,逐去其水,自然气回而癫止也。一剂痊愈,永不再发,幸珍视之毋忽。羊癫症得之小儿之时居多,内伤脾胃,外感风寒,结成在胸膈之中。所以一遇风寒,便发旧痰。今纯用补正之药,不尽祛痰,转能去其病根也。若作风痰治之,虽亦奏功,终不能一止而不再发。此天师之方,所以奇而正也。

雷公曰:我亦有方传子。治牛马之癫,虽与半日癫同治,而症实各异。方用人参三两,白术五两,甘草一两,陈皮三钱,生天南星一两,半夏一两,附子一钱,为末,蜜为丸。须病未发前服之,永不再发。盖健其胃气,自不生痰,况又佐之祛痰斩关之将乎。若羊癫之人,亦先以此方治之,亦自愈。人病来如作牛马声,即牛马癫也。大约半日癫小儿居多,牛马癫大人居半也。

死治法

论中邪　尸厥　论见鬼卒倒　中毒　中恶

天师曰:死治法者,如人死厥不醒人事,中风不语,或感鬼神之祟,或遇山魈之侵,一时卒倒,不醒人事是也。此等病,是邪气中之,痰迷心窍也。怪病多起于痰,不必惊惶,治其痰而病自愈。然而邪之所凑,其气必虚,用祛痰之药,加入于补正之中,则病去如扫,死者重生。方用人参三钱,白术五钱,茯苓三钱,半夏三钱,天南星三钱,白芥子一钱,生附子五分,生姜一大块,捣汁,水半酒半,共二碗,煎八分服,外用皂角刺为末。人研皂角刺时,先用纸一张湿透,封住同在之人鼻孔,然后研为细末。取一匙于鹅翎管,吹入病入孔内,必取喷嚏,以前药灌之,立醒。必吐出痰水半盆,或一盆,如胶如汤之类,或黄黑青红之色。人自然困倦欲睡,不可惊他,任他自睡。醒来用人参一钱,白薇一钱,茯苓三钱,白术五钱,半夏一钱,白芥子三钱,陈皮五分,甘草五分,水煎服,一剂痊愈。此死治之一法也。盖人之中邪,必由元气之虚,邪遂乘虚而入。故用人参以助其正气,而以半夏、白芥子以祛邪与痰,天南星尤能入心而祛邪,用附子猛烈之将,单刀直入邪自惊退。故一下口,而邪即外越上涌出矣。然邪出之后,当纯补胃气,故又不用祛痰之剂,而竟用健脾补胃之品也。更有死症治法,如尸厥之症,亦是气虚。当用人参一两,白术五钱,半夏五钱,茯苓五钱,菖蒲五钱,陈皮五分治之。

雷公曰:予治尸厥更易,只消一味苍术,切片三两,水六碗,煎三碗,灌之尽必吐,吐后即愈。盖苍术阳药,善能祛鬼,故用之者有奇效矣。此方凡见鬼者,治之俱妙。虽同是中邪,然前症是阳邪,此乃遇阴邪也。阳邪者,日间遇之;阴邪者,夜间遇之也。后方虽亦用人参以补正,而终不用天南星之类直入其心中也。如不能语言,亦用皂角末吹之。倘其前二症,俱遗尿手撒,则多不能救,否则,皆一剂回生也。以上二症,皆死治之法也。触类旁通,头头是道。大约治邪之法,二方足以包括,再看病之轻重。用药之多寡,则得之矣。

张公曰:死治之妙,尽此二方,更求其余,尚有一法,是救穷人之法也。如人卒然见鬼卒倒,或在神庙之内,或在棺椁之旁,偶遇尸气,感中阴邪鬼魅,不省人事者,以瓜蒂散吐之,必然吐痰如涌泉,倾盆而出,鬼若远走则已。吐后仍见鬼者,痰未净也。又用前瓜蒂吐之,以不见鬼为度。后用白术一两,茯苓五钱,白薇一钱,陈皮五分,半夏一钱,神曲一钱,炮姜一钱,水煎服。此法可治贫穷之人,以慰远公怜悯之心也。紫金锭亦祛痰圣药也。

华君曰:天师传予,尚有二方,并传于君。死症有中阴邪、阳邪是矣,另有中恶、中毒之分。中恶者,如天师所言之类是也;中毒者,尚未及之。如中蛇虫之毒,亦一时猝倒,中蛇毒则身必直撺,舌必外出,眼必细开一缝是也。急雄黄一两,研为细末,入水中飞过,取水用之,而不用雄黄。一碗加食盐少许,入滚水一碗,同调匀灌之。以鹅翎探吐之，必吐出恶痰如蜗牛涎者，碗许自愈。后用人参五钱，茯苓五钱，生甘草三钱，白滚水煎服，再加白芷二钱，另煎水，倾入汤中同服，二剂永无后患矣。

更有中金蚕之毒。如两粤间有金蚕，人家收留在家，用计遣之不去。其初有嫁金蚕之法，人家感受此蚕，则子子孙孙永不脱离，最可恶之物也。盖有神人作祟，附在此家不肯去。人家有不愿者，将平生所得财物，并将金蚕包裹其内，故意置在道旁，倘人不知其故，拾之而归，则金蚕附于身中，而不可脱离矣。再祷而再送之，断断不能也。天师曾传予方治一人，神效灭踪。方用雷丸三钱，为末，同白矾少许，调匀。倘见金蚕出见之时，辄以末少许，渗在虫身之上，立时化为红水如血，神道必然震怒作祟。倘空中有声，即将此药末，听其声音响处，望空洒去，则神道必大骂，负心而去，永不再至矣。此余在三国入蜀中亲见者，近来此风少息。然南宁蛮洞中，尚有其毒，今传此方，以备不虞，未为不可。天师想因远公不重至西粤，故尔不传。然终隐天师方法，吾所以罄传无隐，以表扬天师术之奇也。余曾问之矣，初起得物之时，必然骤富，物从空中来，其人喜极，将金蚕供之厨柜间，晨夕拜祷，久之人面如金色，与金蚕相同，服药无效，又久之，腹大如臌胀矣。当时蜀中盛多此风，得金蚕者，大约年岁不能出五年必死，而金蚕不去也。又传于子，子死传孙，往往至灭门之祸。幸孔明先生入蜀，用符水解之，故蜀中今无此症矣。

雷公曰：予中毒亦有神方，无论各毒，治之俱神效。方用白芷二钱，生甘草三钱，金银花二两，白矾五钱，水三碗，煎一碗，服之即解毒。天师方更胜吾方也。

卷 二 乐集

上治法

论头疼目痛　耳聋　口舌生疮　鼻肿　眉落　乌须　瘰串
目生星

天师曰:上治者,治上焦之症也。如头疼、目痛、耳聋、口舌生疮、鼻肿之类。头疼而风入太阳经也,用川芎一钱,细辛一钱,白芷一钱,柴胡一钱,芍药三钱,半夏一钱,甘草一钱治之。盖风虽犯太阳,治法不可全治太阳,当上清其邪,故用白芷川芎、细辛三味以散之。又用赤茯、甘草、柴胡,以清肝胆之火,胆经与肝经入于头络,故用此数味以散邪去火。又加半夏去痰,甘草和中,相济而有成也。

张公曰:头痛余传一方:用川芎一两,蔓荆子二钱,水煎服,立愈。盖川芎补血,蔓荆子去风也。

天师曰:目痛者,肝经之病,宜治肝,而余偏不治肝。方用黄连一钱,花椒七粒,明矾三分,荆芥五分,生姜一片,水煎半碗。乘热洗之,一日洗七次,明日即愈。此治火眼之如此,若虚火之眼,又不如是。用人乳半钟,生地二钱,蕤蕤仁五分,去壳,取一分研碎,明矾半分,水半钟,同人乳煎药。取汁少许,洗七次,明日即愈。虚火之眼,红而不痛不涩,无泪无眵是也。有火者,红肿如含桃,泪出不止,酸痛羞明,多眵是也。

雷公曰:余有治眼痛方。用柴胡、防风各二分,黄连三分,花椒二粒,明矾一分,水半钟,饭锅蒸,洗眼如神。一日洗三次,二日即止痛。

张公曰:目痛余亦有一方最妙。以人乳一合,黄连三分,大枣一个,明矾三分,人参三分,水半钟,同煎二沸,即取起洗眼。无论虚眼实眼,奇妙。每日洗七次,三日即痊愈。

天师曰:耳聋者,肾经病也。论理该用六味地黄丸,内加柴胡五钱,甘菊二两,当归三两,枸杞三两,麦冬三两,北五味三钱,白芍二两,今不用此。鼠胆一枚,龙齿一分,冰片一分,麝香一分,朱砂一分,乳香半分,潮脑半分,各研为绝细末,以人乳为丸,如桐子大,外用丝绵裹之,不可太大。塞入耳之深处,至不可受而止。塞三日取出,即耳聪,永不再聋,不必三丸。但鼠胆最难得。觅一大鼠,先以竹笼养之,后以纸为匣子,引其藏身,内用果品,令其自食,久之,忽然用棒槌击死,立时取胆,则胆在肝中也,否则再不可得。干者可用,只消用水调化,俱入药末中,则一样也。实耳聋者,亦用此方,神妙。

鼻肿者,乃肺经火盛也,宜用甘桔汤则效。今不用,方用皂角末吹入,打清嚏数十即愈。盖鼻因气壅,今打嚏则壅塞之气尽开散,故不必清肺,而鼻肿自消也。

口舌生疮者,乃心经热也,宜用黄连、黄芩之类,凉散之自愈。今不用,用黄柏一钱,姜蚕一钱,枳壳烧灰五分,炙甘草末五分,薄荷末五分,冰片三厘,山豆根五分,各为末绝细。渗上,一日渗三次。第一日即少快,明日痊愈,神方也。以上皆上治之法也。

天师曰:眉落方,用桑叶七片,每日洗之,一日重生如旧。须落亦然,须白当留一方,以救天下白须老子。须白乃肾水枯,任督血干也,二者得一,皆能白须。地黄汤最妙,余不用。用桑椹半斤,取汁一碗,以骨碎补一两,为末浸之,晒干,无日则用火焙干,再浸,以汁干为度。再用何首乌,生者为末二两,用赤不用白,熟地焙干为末二两,青盐一两,没石子雌雄各四对,长者雄,园者雌,当归一两,各为细末。每日擦牙者七七,擦左右各如数,一月之间,即黑如漆。盖桑椹专能补阴黑须,而又佐之熟地、首乌,岂有不黑之理,但苦不能引入须根耳。今妙在用骨碎骨、没石,直透齿肉之内,既入齿肉,有不引须根者乎?此方所以巧而奇也。倘更用乌须补肾,以通任督,则上下相资,吾见长生不老,未必非此老人,况仅仅髭髯有不重臻于年少之时乎?今并传之。桑椹一斤,蒸熟晒干,不蒸则此物最不肯干,但不可经铁器,饭锅蒸则无害。大约熟地一经饭锅,虽铁器无碍,生赤何首乌一斤,切片,饭锅蒸熟晒干九次为妙,南烛叶一斤,亦饭锅蒸熟晒干,若不蒸,自干则无用,熟地一斤,麦冬半斤,花椒去壳皮二两,以四两取米二两,白果一两,白术一斤。

　　又方:名黑鬓仙丹,熟地一斤,万年青三片,小用五片,桑椹一斤,黑芝麻八两,山药二斤,南烛皮四两,花椒一两、白果一两,巨胜子三两,连壳,用蜜为丸,早晚酒送下各五钱。忌萝卜而已。绝妙神方也。张公传,熟地一斤,薏仁、山茱、桑叶各八两,白术、生赤何首乌各三两,巨胜子、白果各三两,黑芝麻四两,北五味二两,山药一斤,花椒一两,乌头皮四两,胡桃肉三两,加参片三两,无亦可,蜜为丸,服五钱。一方岐公传旱莲可加三两。此方不刊,即名为陈氏乌须丸,久服长生不老。春夏服地黄丸,秋冬服此丸,保汝升跻有路,斑白无踪。无桑椹时,可以桑叶代之须用一斤。虽椹胜于叶,而叶之功亦不亚椹也。

张公曰:乌须方,此方最妙。其余秦真人万年青方亦当附入。唇口生疮,可将口疮方同治。

华君曰:传余无白须重乌方。然余传方中,尚有喉间瘰串之方,今传之。方用白芍一两,柴胡五钱,香附一两,白术五钱,金银花三两,瓦草一钱,瓦葱亦可,青苔一钱,干者止可用三分,人参五钱,白芥子二钱,各为末。人有病瘰串者,用米醋调,掺痰核之上。如已破者,不可用醋调,用麻油调之。内服方用柴胡五分,白芍五钱,当归五钱,半夏一钱,白芥子三钱,甘草一钱,桔梗三钱,水煎服。用前药外治,以此汤内治,尤易见功。不服此方,亦未尝不愈,但迟日月耳。

天师曰:眼目星久不能去,止可去暂时者,方用白蒺藜三钱,水煎洗之,三日即无星,尤妙。

瘰串乃鼠食之物,人不知食之,多生此病。然亦有郁气者,乃易成而不愈也。方用白芍三两,白芥子三两,紫背天葵三两,香附三两,茯苓三两,当归三两,人参五钱,蒲公英一两,柴胡五钱,白术五两,砂仁二钱,各为末,米饭为丸,如细米一半大。每日白滚水送下三钱,日三服,一月即消,二月痊愈。

跌损唇皮之类,以桑白皮作线缝之,以生肌散渗之自合。

雷公曰:予有乌须二方。一丸方:用熟地二斤,白术一斤,麦冬一斤,山茱萸半斤,黑芝麻半斤,山药二斤,桑叶一斤,巴戟四两,白果四两,为末,蜜为丸。每日早晚各服五钱。万年青六片,加入尤妙。一煎方:熟地一两,生首乌赤者一两,桑叶一两,白果二钱,黑芝麻五钱炒研碎,山药一两,万年青半片,人参三钱,花椒一钱,水煎,酒一茶钟,再加桔梗五分。早服头煎,晚服二煎,夜服三煎四剂即黑如漆。二方同用,永不再白。倘气血虚者,用服十剂必效。

孙真君曰:耳聋用珍珠一粒,外用龙骨末一分,以蜜调之,丸在珠上,外又用丹砂为衣。绵裹塞耳中即愈,神方也。一月后取出,再用六味地黄丸一料,不再聋。

又曰:乌须方,莫妙用干桑椹一斤,饭锅蒸熟晒干,生何首乌一斤,为丸。二味朝夕吞服,自然乌黑矣。盖二味原是乌须之圣药,能日日服之,延年返老,岂特须发之黑哉!或少加白果尤妙,不必加熟地,药愈多,其功转不大效。用生何首乌者,以滋味不外泄也,连皮用之,正取其皮引入人之皮毛耳。每日服五钱,或一两俱可。无椹,用桑叶二斤,首乌一斤可也。

中治法

论统治诸疮

天师曰:中治者,或胸前生疮,乳上生疮,两胁、两背、两手生疮是也。然而疮疡别有专门,此不必再赘。既已立门,存一治法,统治中焦部位之疮,无不神效。方用金银花一两,元参一两,生甘草五钱,白矾二钱,有病则病受之也,当归一两,白芍一两,炒栀子三钱,荆芥三钱,连翘二钱,白芥子二钱,水煎服。一服知,二剂全消,破溃者四剂愈。如阴疮,方中去栀子,加肉桂一钱。此方统治中焦诸疮俱效。妙在用散邪败毒之品于补药之内,转足以消毒而去火也。此中治之法。

张公曰：岐真人统治疮疡之方妙甚，然余更有奇方。用生甘草一两，当归一两，蒲公英一两，黄芩一钱，金银花二两，乳香一钱，为末。先将前药用水五碗，煎一碗，将乳香末调饮之，神效，亦足附前方之功也。一身上下，具可治之，乃统治之法。

华君曰：余同传，无可语。

孙真君曰：予亦有一方，统治诸疮。方用天花粉三钱，生甘草一两，金银花一两，蒲公英五钱，水煎服。一剂轻，二剂痊愈。此方消毒实有奇功，下治诸痈，可统治之也。

下治法

论腿痈　多骨痈　囊痈　骑马痈　鹤膝风　脚胫烂疮

天师曰：下治者，乃生腿痈、多骨痈、囊痈、骑马痈、鹤膝风、两脚烂疮、脚疽等项是也。囊痈、骑马痈最难治。此皆少年人不保重，或串花街柳巷，或贪倚翠偎红，忍精而战，耐饥而守，或将泄而提其气，或已走而再返其阳，或人方泄精，而我又入其户，皆足以生此恶毒也。方用金银花四两，蒲公英二两，人参一两，当归一两，生甘草一两，大黄五钱，天花粉二钱，水煎服，一剂即消，二剂痊愈，溃者三剂愈。盖此毒乃乘虚而入，必大补其血，而佐以逐邪之品，则病去如失。否则婉转流连，祸不旋踵。与其毒势弥漫，到后来发散，何不乘其初起，正气未衰，一剂而大加祛逐之为快哉。方中妙在金银花，而以当归补血为君，人参为佐，大黄为使，重轻多寡之得宜也。

鹤膝风治法，则又不然。此又因湿而战，立而行房，水气袭之，故成此疾。方用黄芪八两，肉桂三钱，薏仁四两，茯苓二两，白术二两,防风五钱,水十余碗,煎二碗,分作二服。上午一服,临睡一服,服后以厚被盖之,必出大汗,不可轻去其被,令其汗自干则愈。一服可也,不必再服。此方妙在用黄芪以补气,盖两足之所以能动而举步者,气以行之也。今鹤膝之病,则人之气虚不能周到,行步自然艰难,今用黄芪半斤,则气旺极矣。又佐之肉桂以通其气,又佐之防风以散其邪,始相恶而相济。又佐之白术、薏仁,以去其寒湿之气。邪气去则正气自固,此功之所以速成也。若以为人不能受,畏而不用,则反害之矣。

多骨疽乃生于大腿之中,多生一骨者是,乃湿热而生者也。治之得法,则易易耳,否则变生可畏。方用当归一两,金银花一两,白芍一两,柴胡一钱,茵陈三钱,龙胆草三钱,白术三钱,生甘草三钱,水煎服即愈。苟或失治,即长一骨,横插于皮间作痛,必须取出此骨始愈。以铁铗钳出之,外用前生肌方药膏贴之,两个即愈。此方妙在用白芍。盖白芍能平肝木,又能活筋。多骨疽者,非骨也,筋变为骨,似骨而非骨也。白芍不特平肝木之火,兼能散肝木之邪,邪去则筋舒,筋舒则似骨非骨者尽化,又加金银花原能去毒,此二味之所以相济也。

足疽亦湿热也。方用金银花一两,蒲公英一两,生甘草三钱,当归一两,薏仁二两,水煎服,一剂即愈。盖此方妙在用薏仁为君,盖湿气必下受,而水流必下行,薏仁去湿而利关节之气,金银花去火毒之邪,助之以生甘草,则邪易散而湿易退矣。然而血虚则水气易侵,湿邪易入。今用当归以补其血,血足水无所侵,而湿难以入,故用之合宜,而病可速效也。

脚胫之生烂疮,亦湿热也。往往两腿腐烂,臭气难闻。若止以汤药治之，未易奏效。先以葱汤温洗，后以白蜡一两，黄丹二两，韭菜地上蚯蚓粪二两，炒干一两五钱，冰片五分，潮脑三钱，麝香五分，血竭五钱，铅粉一两，炒松香三钱，乳香去油三钱，没药三钱，铜绿三分，轻粉一钱，儿茶三钱，各为绝细末。乘葱汤洗湿之时，渗在疮口之上，必然痒不可当，但不可用手抓其痒。少顷必流黄水，如金汁者数碗。再用葱汤洗之，又渗又流又渗，如是者三次，则水渐少而痛渐止矣。明日用前膏药，以厚皮摊膏，仍入此末药，加入二钱贴之，任其水出。倘痒之极，外以鹤翎扫之即不痒，贴二膏即止水而愈。腿痛即照多骨治法，不再立方。脚胫烂疮，内服汤药。金银花一两，薏仁二两，茯苓一两，生甘草五钱，牛膝五钱，萆薢五钱，半夏五钱，肉桂五分，水煎服。自贴膏药，连用此方，二剂即愈。此方妙在薏仁为君，金银花、萆薢为臣，茯苓为佐使。盖薏仁去两足之湿，茯苓能分消脾胃中之湿气，生甘草、金银花能解郁热之毒，而萆薢又善走足，且能祛湿健胫，又加之牛膝以助其筋力，则烂湿之疮，有不去之如失者乎！此下治之最妙者也。

张公曰：下治法尽于此矣，余欲尚赞高深。多骨之生也，虽生于湿热，而成之不由湿热也，必有人喜饮凉水，好食果品而成之。初生多骨疽之时，即用大黄一两，芙蓉叶晒干为末一两，麝香三分，冰片三分，五倍子一两，藤黄三钱，生矾三钱，各为末，米醋调成如厚糊一样。涂于多骨疽之左右四周，以药围其皮肉，中留一头如豆大，以醋用鹅翎不时扫之，若不扫，任其干围，则无益也，一日夜即内消。疽生于环跳之间，不用此围药，多成多骨疽。故疽一生，无论其有骨无骨，即以此药敷之，神效。其余痛疽疖毒,亦以此药敷之,无不神效。

华君曰:予无可论。

雷公曰:我亦有治多骨之方,用内消之法最奇效。大凡毒至于环跳之穴者,即多骨疽也。用人参三钱,大黄五钱,蒲公英一两,金银花二两,天花粉三钱,薏仁三两,先用水六碗,煎薏仁取汤三碗。煎前药三碗。分作二次服,二日服两剂即消,神方也。若已溃,用天师方法治之。

天师云:方神奇之甚,胜吾方也。

鹤膝风古多用大防风汤,内气血药并用,以病在下焦阴分故也。此除去血药,想用宜于初起之时。如病久,古方恐不可废。李子永识。

先治法

论外感初起　论内伤初起　论伤寒初起

天师曰:先治者,宜先而先之也。人病发热,必须散其邪气,俟邪气速去,而后再扶其正气,则正气不为邪所伤。方用柴胡一钱,荆芥一钱,半夏一钱,黄芩一钱,甘草一钱,水煎服,则邪散而身凉。盖四时不正之气,来犯人身,必然由皮毛而入营卫。今用柴胡、荆芥先散其皮毛之邪,邪既先散,安得入里。方中又有半夏以祛痰,使邪不得挟痰以作祟,又有黄芩,使不得挟火以作殃。况又有甘草,调和药味以和中。邪气先散,而正气又不相伤,此先治之妙也。一症一方,亦可类推。

张公曰:先治法最妙,无奈世人不肯先服药,所以邪由皮毛而入营卫,由营卫而入脏腑也。倘先用此方,又何至传经深入哉？先治法甚多，不能尽，再传二方，触类旁通，无非先治之法。一方用柴胡一钱，当归一钱，白芍二钱，甘草、陈皮各一钱，天花粉二钱，栀子一钱，水煎服。此方凡肝脉郁者，用一剂即快，不必专是外感也，治内伤初起者神效。又一方用柴胡一钱，白芍一钱，茯苓一钱，甘草一钱，当归二钱，麻黄一钱，桂枝一钱，陈皮五分，水煎服。此方专治伤寒初起者神效。乘其尚未传经，可从补正之中，兼用祛邪之品，而热散之也。盖初起之邪，尚不敢与正气相敌，故一补正气，而邪气自消。及一传经，则正气遁入于脏腑，不敢与邪相争，愈补而愈不敢出也，故一传经，则万万不可用补药。今乘其初起之时，亟用补剂而加之祛邪之品，用桂枝以热散，用麻黄以祛寒，寒热相攻，邪难内入，而又有正气之健助，所以一剂而尽愈也。先治之法，二方最妙，幸留意而善用之。

华君曰：予未闻师传也。

雷公曰：天下最难治者，莫过于伤寒，然得其法，治之又甚易，张仲景论之详矣。今又增一法，以治伤寒初起之病，攻补兼施，实有卓见，惜世人未知其论耳。其方可试，无不神效。然而人见白术、当归之多用，疑于太补，不知伤寒初起，何畏于补？鄙意尚可加入人参一钱，乘其邪未深入，补正以逐邪，则邪易走也，又何疑于术、归之用哉！

天师曰：此予方也。但三日内可加参，三日外者，不可轻用也。

治外感初起，用小柴胡汤，人参、姜、枣加荆芥。按小柴胡原治伤寒少阳经主药。此经半表半里，寒邪渐逼，而稍稍成热，故用之，亦非外感初起。须知内有湿热之人，而兼外感者，用之则宜。其脉左右两寸关俱弦洪者为准。李子永识。

后治法

论补正攻邪

天师曰:后治法者,宜后而后之也。人有正气虚寒,以中邪气风寒,不可先攻其邪。盖邪之所凑,其气必虚,邪之敢入于正气之中者,是人之正气先虚也。不急补其正气,则邪何所畏而肯速去哉!譬如贼人入室,主懦而仆从又怯,贼必将安坐门庭,逍遥酒食矣。苟能用一二果敢之士,出死力而争敌,则盗寇且急走而不遑也。故必先补其正,而后可以散邪。方用人参三钱,黄芪三钱,柴胡二钱,半夏一钱,甘草一钱,当归三钱,陈皮一钱,白术三钱,神曲五分,黄芩五分,山楂五粒,水煎服。此方妙在用参、归、芪、术以扶正气,加柴胡、半夏以祛邪,加陈皮、山楂以消食,加甘草以中和,不治邪而邪自退。此后治之妙法也。

张公曰:后治法甚多,再传二法。一方用人参一钱,白术三钱,甘草一钱,半夏一钱,柴胡三钱,茯苓三钱,水煎服。此方专治正气虚而邪入之者。如头疼发热,凡脉右寸口大于左寸口者,急用此方,无不痊愈。盖虽有外邪,不可纯作邪治,当以补正为先,治邪为后。又一方:用当归三钱,白芍三钱,枳壳一钱,槟榔一钱,甘草一钱,水煎服。此方治痢疾之病最妙。以补正为先,荡邪为后。其余后治之法,可意会而默通之也。

华君曰:予未传。

雷公曰:后治法有疟疾方。用人参五钱,白术一两,青皮一钱,柴胡一钱,半夏三钱,水煎服。疟病虽有痰邪,不可先治邪。此方一味补正,略为祛邪以消痰,然正足而邪自退矣。更有阴虚而发热如疟者,亦以前方加熟地一两,生何首乌一两,去半夏,换白芥子三钱,治之亦效。

急治法

论风邪作喘　直中阴寒　中心卒痛　中痰　中邪　中气
论气喘非外感　论腹痛非内伤

天师曰:急治者,不可须臾缓也。乃外感之喘胀,气不能息之类。如直中阴寒,手足厥冷,小腹冷痛,而欲死者是也;如心中卒痛,手不可按,气闷欲死者是也。凡人忽感风邪,寒入乎肺经,以致一时抬肩大喘,气逆痰吐不出,人不能卧是也。方用柴胡一钱,茯苓二钱,当归一钱,黄芩一钱,麦冬二钱,射干一钱,桔梗二钱,甘草、半夏各一钱,水煎服。此方妙在用柴胡、射干、桔梗,以舒发肺金之气,用半夏以祛痰,用黄芩以去火。盖外感寒邪,则内必变为热症,今用黄芩以清解之。然徒用黄芩,虽曰清火,转足以抑遏其火气。妙在用桔梗、射干、柴胡,一派辛散方品,转足以消火灭邪。此急治一法也。

直中阴寒之症,乃寒邪直入于肾经,不由皮毛而入营卫,不由营卫而入脏腑也。乃阴寒之邪,直中于两肾之中,而命门之火,无可藏之地,乃奔越星散,而寒邪乘其真火逃亡,趁势赶逐。于是入腹则腹痛,入肝则肝绝,入心则人亡。此至急之时,不可用药之臾缓也。方用人参五钱,白术一两,附子一钱,肉桂一钱,干姜五分,水煎服。此方妙用人参、白术。盖寒邪直入,宜止用附、桂以逐之,何必用参、术,而且多加之也。不知寒邪直犯肾宫,元阳遁出于脾胃之间,止此一线之微气在焉,若不用人参以救之,何能唤回于无何有之处,不多加白术,何能利其腰脐而回其元气。故又加附子、肉桂,以祛散其寒邪也。

中心卒痛,手不可按者,乃火邪犯心也。若不急救息其火,则脏腑内焚,必致身殒。方用栀子三钱,白芍五钱,甘草一钱,良姜三分,天花粉二钱,苍术一钱,贯众一钱,水煎服。此方妙在用栀子以清火。或疑心经之热,宜用黄连以凉之。何以不用黄连,而反用栀子耶?盖心中火发,用黄连固宜,然黄连性燥,心火正在燥烈之时,以燥投燥,正其所恶,不特不能去火,而转助其焰矣。不若栀子泻其肝木之邪,母衰则子亦衰,不泻心火,正所以泻心火也。且栀子能泻六经之郁火,原不专入肝经,亦能入心经也。一味而两用之,此用药之奇妙。况又与白芍共用以泻肝,又加良姜数分,又引入于心中,复增天花粉,以逐其火热之痰,则痰去自然火散,而郁气益舒。此急治肝,而正急治心也。又是急治之一法,余可类思。

张公曰:急治之法妙矣,而余更有法。如人中痰、中邪、中气三法,亦不可不讲。中痰方:用人参三钱,白术三钱,茯苓三钱,附子一钱,天南星一钱,半夏二钱,水煎服,下喉即愈。盖痰之生也,由于气之虚,而气之虚也,由于脏腑之冷。故方中用参、术以补正气,用半夏、南星、茯苓以祛痰,用附子以温中。所以一下喉而痰声静,痰气清也。中邪方:用人参三钱、白术三钱、半夏三钱、皂角末一钱、陈皮一钱,水煎服。此方之妙在皂角能开人之孔窍,引人参、白术、半夏之类,直入心经,而痰之迷滞,无不尽开,痰去邪将何留。中气方:用人参一两,白术五钱,茯苓五钱、甘草一钱、陈皮一钱、附子一钱、半夏三钱、天南星三钱,水煎服。

此方与中痰方相仿佛,而此方胜于前者,以分两之多,而又多甘草、陈皮以消中和内也。三法有利于医者不浅。

华君曰:予闻之天师矣,尚有二症。一则气喘之不能卧,而非外感也;一则腹痛之不可忍,而非内伤也。凡人有气喘不得卧,吐痰如涌泉者,舌不燥而喘不甚,一卧则喘加,此非外感之风邪,乃肾中之寒气也。盖肾中无火,则水无所养,乃上泛而为痰,将胃中之水,尽助汹涌之势,而不可止遏矣。法当用六味丸汤,加附子、肉桂大剂饮之,则肾宫火热,而水有所归。水既归宫,喘逆之气亦下安而可卧。凡人之卧,必得肾气与肺气相交,而后河车之路平安无奔逆也。方中补其肾火,何以安然能卧?不知肾为肺之子,子安则母亦宁,肺金之气可归于肾宫,以养其耗散之气矣。此所以补肾火,正所以养肺金也。况六味丸全是补肾水之神剂乎,水火同补,而肺金更安,肺肾相安,有不卧之而甚适者乎!

凡人腹中疼痛欲死,手按之转甚者,此乃火挟痰与食而作祟也。若作直中治之,立死矣。方用甘草一钱,茯苓三钱,白芍五钱,枳实一钱,栀子三钱,山楂二十粒,水煎服。加柴胡一钱。此方有解纷之妙,乃天师未传者,想于别门见之也。

岐天师曰:实未传。孙真君有治心痛方。管仲三钱,乳香末二钱,白芍三钱,炒栀子三钱,甘草五分,水煎服。一剂即止痛。此方专治火痛也,治呼号口渴者神效。

缓治法

论阳明之火大渴　论大吐　论大泻

天师曰：缓治者，不可急而姑缓之也。如人病火盛之症，大渴引饮，呼水自救，朝食即饥，或夜食不止，或久虚之人，气息奄奄，不能饮食者是。前症阳明火盛，故能食善消，自宜竹叶石膏以治之矣，然而不可急也。盖火盛必然水衰，火之有余，水之不足，石膏辛散之味，虽然去火，而势过猛烈，实能铄尽真阴，大热之际，不得已而用之，所以救存肾中之水也。若日日用之，则水不能救而反耗真阴之气，真阴之气既耗，则火仍复沸腾，不若缓治之为得也。方用元参一两，麦冬五钱，白芥子二钱，竹叶三十片，甘菊花二钱，生地三钱，陈皮五分，丹皮二钱治之。此方之妙，全在元参能去浮游之火，使阳明之余火渐渐消灭；麦冬消肺中之热，断胃之来路；用生地清肾中之火，断胃之去路；加丹皮截胃之旁路；竹叶与白芥子清痰行心，又截胃之中路；四面八方，俱是分散其势，则余火安能重聚。此缓治法，胜于急遽之功也。至于久虚之人，气息奄奄，无不曰宜急治矣。不知气血大虚，骤加大补之剂，力量难任，必至胃口转加膨胀，反不若缓缓清补之也。方用茯苓一钱，白术五分，山药一钱，陈皮三分，甘草三分，人参三分，当归一钱，白芍二钱，枣仁五分，山楂三粒，麦芽三分，炮姜三分，水煎服。此方妙在用白芍为君，引参、苓入肝为佐。小小使令，徐徐奏功，潜移默夺，使脾气渐实，胃口渐开。不急于张皇，而徐能奏功。此又缓治之一法。

张公曰：缓治之法，不止阳明之火宜然。天师借而说法，余又广之可也。凡人久病,俱不可急遽用药,须缓治为妙。譬如人大渴之后,不可纯用止渴之药是矣。然而大吐之人,岂亦可纯用止呕之味耶? 不可也。法当用人参五钱,茯苓三钱,白术三钱,甘草三分,陈皮一钱,豆蔻仁三粒,水煎服。此方纯用健胃补脾之剂,而人不知其中奥妙也。大吐之后,津液已干,如何又用健脾补胃以重燥之,得母伤子太甚耶? 不知脾胃之气健,而后津液能生。苟以润药补之,则脾胃恶湿,反足伤其真气,所以不用润剂,而反用燥药也。他脏腑恶燥,惟脾胃脏腑反恶湿而喜燥。以人参、白术投之,正投其所好,又安有燥烈而喜燥。以人参、白术投之,正投其所好,又安有燥烈之虞哉!

大泻之后,自多亡阴,宜以补阴药治之矣。然而以补阴之药急治,反足增其水势,法当以温药补之。用熟地五两,山药四两,山茱萸四两,白术五两,肉桂一两,肉果一两,北五味一两,吴茱萸一两,人参五两,薏仁五两,各为末,蜜为丸,如梧子大。每日晚饭前吞五钱,旬日即健矣。此方之妙,不用茯苓、泽泻、猪苓之类,去分消水气,而水气自然分消。盖补肾正气以补脾,而缓治胜于急治也。

华君曰:未传。

本治法

论心惊不安　夜卧不睡　论精滑梦遗　见色倒戈

天师曰:本治者,治心肾之法也。人非心不能宁静致远,非肾不能作强生育。故补心即当补肾,补肾即当补心也。是二经一身之主宰,脏腑之根本也。故人病心惊不安,或夜卧不睡者,不以为心病也,谁知非心病也,肾病也。如人见色而思战,入门而倒戈者,或梦遗精滑者,人以为肾之病也,谁知非肾病也,心病也。然则欲安心者当治肾,欲治肾者当治心。治心方:用人参三两,茯苓三两,茯神三两,远志二两,生枣仁一两,熟地三两,山茱萸三两,当归三两,菖蒲三钱,黄连五钱,肉桂五钱,白芥子一两,麦冬三两,砂仁五钱,各为末,蜜为丸。每日送下五钱,或酒或汤俱可。此方乃治心之惊与不寐耳,宜用参、苓、当归、麦冬足矣,即或为火起不寐,加黄连亦足矣。何以反用熟地、山茱萸补肾之药,又加肉桂以助火?不知人之惊恐者,乃肾气不入于心也;不寐者,乃心气不归于肾也。今用熟地、山茱萸以补肾,则肾气有根,自然上通于心矣。肉桂以补命门之火,则肾气既温,相火有权,则心气下行,君火相得,自然上下同心,君臣合德矣。

治肾方者,精滑梦遗与见色倒戈,则关门不守,肾无开合之权矣。谁知皆心君之虚,而相火夺权,以致如此,方用熟地半斤,山药四两,山茱萸四两,茯苓三两,肉桂一两,附子一个,人参三两,白术四两,北五味一两,麦冬三两,远志一两,炒枣仁一两,鹿茸一副,巴戟天三两,肉苁蓉三两,柏子仁一两,砂仁五钱,紫河车一副,杜仲一两,破故纸一两,各为末,蜜为丸。此方用熟地、山茱萸、杜仲、山药之类,补肾也。巴戟天、苁蓉、附子、鹿茸,补肾中之火也,可以已矣,而必加入参、苓、柏子仁、麦冬、远志、枣仁之类者何也?盖肾中之火虚,由于心中之火先虚也。故欲补肾火者,先补心火。使心火不补,肾火终不能益,而转增其上焦之枯竭。故必须兼补其心,心气下舒于肾中,肾气上交于心,则水火相济,君臣和悦,人民奠安,肺气清宁,脾胃得养,通调三焦。

不妨整戈予再利,即野御亦可收功也。

张公曰:予有一言,愿赞高深。本治责之心肾,又何疑焉?然而心不可徒补之肾,而肾不可徒补之心也。譬如人有心惊不寐,虽是肾气不上通于心,而亦有肝气之不上生于心。故补肾之中,自宜添入补肝之品。方中有当归、肉桂,亦是补肝之品,然终非直入肝经之药也。余意前方中,加入白芍三两,补肾而兼补肝,相因而生心火,心有不泰然者乎?肾虚而用补心之药固是,然补心而不补肝,肝木郁塞,心难下生。愚意补肾方中,亦宜添入白芍三两,则肝气自舒,自生心包之火,火中自生命门之火矣。可质之岐天师,再定去留。

雷公曰:天师方固妙,而张公论亦佳。

华君曰:予曾闻之夫子矣,有方亦妙,并传于此。凡人卧不安枕,方用人参五两,远志二两,枣仁二两,熟地八两,山茱萸四两,茯神三两,柏子仁一两,麦冬三两,陈皮五钱,各为末,蜜为丸。每日白滚水送下一两,五日即安,一料痊愈,名为宁神安卧丸。人有梦遗者,用熟地一斤,山药一斤,芡实一斤,生枣仁五两,巴戟天二两,麦冬三两,北五味三两,莲子半斤,同心用,各为末,蜜为丸。每日白滚汤送下一两,名为益心止遗丸。前方补心中而兼补肾,后方补肾中而兼补心,与天师传方同意。二方亦天师传也,不知何故各各不同,然而四方俱奇妙通元。甚矣,夫子之不可测也。巴戟天不特强阳,而且止精。肾水非火不能生,亦非火不能止。若用肉桂、附子大热之味,果然助其虚火。巴戟性非大热,不能温中,用之纯阴之中何害,反得其既济之功也。

孙真君传治心惊不安方。心惊非心病也,乃肝血虚而不能养心也。方用白芍五钱，当归五钱，熟地五钱，生枣仁一两，远志一钱，茯神三钱，麦冬五钱，北五味一钱，人参二钱，水煎服。

天师云：此方之妙在用生枣仁至一两。此方之妙，全不尽去治心。治肝正所以治心，治肺亦所以益心也。

又传治见色倒戈方。用人参三两，熟地八两，黄芪五两，白术八两，肉桂二两，山茱萸三两，巴戟天五两，肉苁蓉三两，麦冬五两，北五味一两，覆盆子五两，各为末，蜜为丸。

又云：此方不可轻传，存之可也。每日半饥，酒送下一两。一月后，房事即改观。但不可传与匪人耳。

末治法

论大便不通　小便不通　疟症不已　产妇感中风邪

天师曰：末治者，乃六腑之治也。人如病大小便不通，或疟症不已，产后风寒，皆作末治也。凡久病之后，或大便一月不通，不必性急，止补其真阴，使精足以生血，血足以润肠，大便自出，不可视为根本之病，而速求其愈。亦有人小便点滴不出，亦不必十分大急，乃肾气不能行于膀胱也，补其肾气，则小便自出，不必视为根本之病，而急欲出之也。大便不通方：用熟地一两，元参一两，当归一两，川芎五钱，火麻仁一钱，蜜半瓯，大黄一钱，桃仁十个，红花三分，水煎服。此方妙在用熟地、元参、当归以生阴血，少加麻仁，大黄以润肠下行。此正末治其闭结，而不亟亟以通之也。小便不通方：用肉桂一钱，熟地一两，山茱萸四钱，茯苓二钱，车前子一钱，泽泻一钱，丹皮一钱，山药一钱，水煎服。此方即七味地黄汤。妙在不去通小便，而专治肾水肾火。盖肾中有火，而膀胱之气化自行，不通小便而小便自通矣。此末治之一法也。

疟症不已，终岁连朝，经年累月，或已止而又发，或未止而难痊。人皆谓有邪未散也，急宜逐邪，不可末视之。殊不知邪之久踞，乃正虚之甚也。自当重补其正，而末治其邪。方用熟地五钱，何首乌五钱，鳖甲五钱，白术五钱，当归五钱，人参二钱，甘草一钱，柴胡一钱，半夏一钱，肉桂五分，山茱萸四钱，水煎服。此方妙在熟地、山茱萸、当归之品以补阴血，加人参、白术以健脾，加鳖甲以入阴分，加何首乌以补阴气，加半夏、柴胡，少少去其痰与邪，则正气有余，邪自退舍。此又末治之一法也。

产妇感中风邪，皆作末治者。产妇旧血尽去，新血未生，大虚躯壳，原易中邪。风寒袭之，一散邪，必有厥逆寒症之变，死亡顷刻矣。方用当归一两，川芎五钱，人参一两，荆芥一钱，肉桂一钱，益母草一钱治之。此方妙在用参、归各一两，参以固气，归以生血，气血既生，而风邪易去。大虚之人，略带去邪之药，则邪原易出，乃膝理实疏，关门不锁故耳。方中荆芥一品最妙，不特易于祛邪，而且引旧血以归经，佐新血以复正，故两用之而成功也。益母草更是产科最利之品，安有他虞哉！此又固气血为先，散邪为末又一法也。

张公曰：俱讲得入神出化，予又何佐高深哉！尚有一言相商，产妇临月之前一月，如有风邪感冒等症，皆作风寒感冒治之。其临月之期，如有感中风邪，不可作风邪治之。方用人参一两，当归一两，川芎五钱，柴胡二钱，甘草一钱，白芥子三钱，水煎服。毋论其头疼身痛，咳嗽太阳痛，六经传经伤寒，俱宜以此方治之，切不可轻用桂枝、麻黄。盖孕妇实与平常人治法大不相同耳。

孙真君曰：大便不通，亦多实症，天师传者，治虚症之方耳。我传此方，治实症者，实有奇效。方用大黄五钱，当归尾一两，升麻五分，蜜半瓯，水煎服。

天师云：此方沿加熟地一两。大黄泄利，用当归润之，仍以为君，虽泄而不十分过猛，不至有亡阴之弊。况有升麻以提之，则泄中有留，又何必过虑哉！

不内外治法

论跌扑断伤

天师曰：内者，胸腹之中；外者，风邪之犯。今既无胸腹之病，又无风寒之侵，忽然跌仆为灾，断伤受困，此不内外之因，又一门也。方用当归五钱，大黄二钱，生地三钱，赤芍药三钱，桃仁一钱，红花一钱，丹皮一钱，败龟板一钱，水一碗，酒一碗，煎服。方中最妙当归、芍药和其血，大黄、桃仁逐其瘀，生地、红花动其滞，一剂即可病去也。倘以大黄为可畏，或不用，改为别味，则虽有前药，亦用之而不当。盖有病则病受之，用大黄之药，始能消去其瘀血，而终不能大下其脾中之物，又何必过忌哉！倘跌伤打伤、手足断折，急以杉板夹住手足，不可顾病人之痛，急为之扶正凑合安当，倘苟不正，此生必为废人。故必细心凑合端正，而后以杉板夹之，再用补骨之药，令其吞服，则完好如初矣。方用羊踯躅三钱，炒黄大黄三钱，当归三钱，芍药三钱，丹皮二钱，生地五钱，土狗十个捶碎，土虱三十个捣烂，红花三钱，自然铜末。先将前药酒煎，然后入自然铜末。调服一钱，连汤吞之，一夜生合。

神奇之甚，不同世上折伤方也，不必再服，止服二剂可也。盖羊踯躅最能入心而去其败血，人受伤至折伤手足，未有不恶血奔心者。引诸活血之药，同群共入，则恶血必从下行，而新生之血必群入于折伤之处。况大黄不特去瘀血，亦能逐而生新，瘀去而各活血之品必能补缺以遮其门路。况土狗、土虱俱是接骨之圣药，即有缺而不全，又得自然铜竟走空缺而补之，此所以奏功之速耳。骨断之处，自服药后，瑟瑟有声，盖两相连贯，彼此合缝，若有神输鬼运之巧。恐世人不信耳，吾传至此，不畏上泄天机者，正副远公好善之心，共为救济之事。庶天眷可邀，愆尤可免耳。

跌损唇皮之类，以桑白皮作线缝之，后以生肌散糁之自合。

张公曰：方至此神矣，圣矣，亦何能赞一言哉！惟有前方煎药之内，少为商酌者。第一方中，再加生地三钱，枳壳五钱。盖生地乃折伤之圣药，多多益善，少则力不全耳。折伤之病，未免瘀血奔心，有枳壳之有利于中，则瘀血不能犯也。

华君曰：无可言。

阴治法

论肾虚寒　水亏夜热

天师曰：阴治者，病症乃阴气不足，而阴邪又犯之也。如肾水虚寒，又感寒者；或肾水亏竭，夜热昼寒是也。此等病，若认作阳症治之，则口渴而热益炽，必致消尽阴水，吐痰如絮，咳嗽不已，声哑声嘶，变成痨瘵。法当峻补其阴，则阴水足而火焰自消，骨髓清泰，上热余火俱归乌有矣。方用熟地一两，山茱萸五钱，麦冬五钱，北五味五钱，元参三钱，地骨皮三钱，丹皮一钱，沙参五钱,白芥子一钱,芡实五钱,车前子一钱,桑叶七片,水煎服。此方妙在全用纯阴之品,一直竟进肾宫,滋其匮乏,则焦急之形,不上焰于口舌皮毛之际。又加元参、地骨皮、沙参、丹皮之品,少清其骨髓中之内热,自然阴长阳消,不治阳而自安也。又何必更加柴胡以散之,而邪始去哉!此方乃治阴火自动者神效。若阴寒无火者,又不宜用此方。当用肉桂一钱,附子一钱,熟地一两,山茱萸四钱,白术三钱,人参三钱,附子一钱,熟地一两,山茱萸四钱,白术三钱,人参三钱,柴胡五分,水煎服。此方又妙用附、桂祛寒之药,加之于参、熟补阴之内,使阳得阴而有制,不致奔越沸腾,少加柴胡数分,则阴邪自散,又何必纯用麻黄、桂枝之类,铄尽真阴哉!况肾中之火,必得水而后生,以水非邪水,乃真水也。邪水可以犯心而立死,真水可以救心而长延。盖阳根于阴,而真阴肾水,实为真阳君相之火之母也。此方中加熟地、山茱萸,正是此意。恐人未知,故又表而出之。倘止用附、桂以祛寒,未尝不效。然而邪去而阴消,必然枯竭。苟或治之不得法,必有亡阳之症矣。愿人加意于水中补火,更于水中去邪也。

张公曰:妙绝之论,发千古所未发,何以再赞高深。然尚有一方以参之。前症乃阴虚火动也,用六味汤似亦相宜;后症乃阴寒无火也,八味汤似亦可用,然而终不及天师二方。盖治阴之内,即留以治阳,而治阳之中,即藏于补阴也。有贫不能用人参者,用予后方可也。

华君曰:同传予法无异。

阳治法

论伤寒发斑　中暑火炽　伤暑吐血　阳症火泻

天师曰:阳治者,治阳症之病也。阳症甚多,不能概举,姑举一二症大者言之。伤寒内发斑,身热心如火,口渴呼水,气喘舌燥,扬手出自者是;或中暑热之气,大渴饮水,数桶不止,汗如雨下,大喊狂呼,日重夜轻是也。此皆阳火烧焚于胃口,烟腾势急,威猛不可止遏,皆阳症也。此时杯水实不足以胜之,非大剂寒凉,安能扑灭。即以用寒凉扑灭之矣,而余烟断火,微焰犹存。必得大雨滂沱,屋栋沟渠,无非膏泽,则火气消亡,门庭可整。此阳症之治,难于阴症也。方用元参三两,升麻二钱,黄芩一两,麦冬三两,防风三钱,天花粉三钱,苏叶一钱,青黛三钱,生甘草三钱,生地一两,桑白皮五钱。一剂即消大半,二剂痊愈。此方妙在元参为君,不特去其浮游之火,兼能清其胃中之热,且性又滋润。发斑虽是火热不能外越,然亦因胸中水少不足润,故郁而不出也。今用元参润之,则火得润而难居。况又有黄芩以大凉其胸膈,又加升麻、防风引散其火邪,更佐之麦冬,生地,凉血以清肺气,自然清肃下行,而中焦之火,尽化为乌有也。

至于中暑之病,亦阳火邪炽也。法用青蒿五钱,石膏五钱,麦冬五钱,半夏一钱,黄连一钱,人参三钱,甘草一钱,茯苓五钱,竹叶五十片,水煎服。此方妙在用青蒿去暑,再加二钱香薷,则暑气自化;用石膏以平泻其胃中之邪火,邪火一去,胃气始转,水能下行,不蓄停于膀胱之内,而散逸于四肢。况又有茯苓导其下行者乎? 又虑火气伤心,复加黄连以救心,人参以救肺。各脏即安,胃邪必遁,此治阳症之妙法也。

张公曰:妙论出奇不穷。阳症固多,二症最急,故天师特举之以为法。予再广之,有二症在焉。一则伤暑中之吐血也。凡人感伤暑气,忽然吐血倾盆,人皆谓是阴虚。不知阴虚吐血,与阳虚吐血不同。阴虚吐血者,人必安静,不似阳虚之躁动不宁也。阳症必大热作渴,欲饮凉水,舌必有刺,不似阴症之口不渴而舌胎滑也。法当清胃火,不必止其血。方用石膏三钱,菁蒿五钱,香薷三钱,荆芥一钱,当归三钱,人参三钱,水煎服。此方乃正阳症吐血之神剂也。方中虽有解暑之味,然而补正多于解暑。去香薷一味,实可通治诸阳症之血也。但此方止用可一二剂,即宜改用六味地黄汤,以滋其阴水,水足则阳火自消耳。一则阳症之火泻也。完谷不化,饮食下喉即出,一日或泻十余次,或泻数十次,或昼夜泻数百次,人以为热也。然而热之生也何故?生于肾中之水衰不能制火,使胃土关门不守于上下,所以直进而直出也。论其势之急迫奔崩,似乎宜治其标。然治其标。不能使火之骤降,必须急补肾中之水,使火有可居之地,而后不至于上腾。方用熟地三两,山茱萸一两,车前子一两,甘草一两,茯苓一两,白芍三两,肉桂三分,水煎服。此方乃补肾之汤,非止泻之药也,然而止泻之妙,捷如桴鼓。盖肾水一生,肾火即降,顷刻应验。非好为奇谈,而不据实理也。若止作胃虚有火治之,未尝无功,终不若此之捷。脾约丸亦佳,安能及此方之神哉!

华君曰:与余同,不必讲。

雷公曰:无一论不奇妙。

假治法

论假热假寒

天师曰：假治者，病是假热，而治以假热之方；症是假寒，而治以假寒之药也。如人喉痛口干，舌燥身热，人以为热，而非热也，内真寒而外现假热耳。如人手足冰冷，或发厥逆，或身战畏寒，人以为寒，而非寒也，内真热而外现假寒耳。此时看症未确，死生反掌。吾以假热之药，治假寒之症，以假寒之品，治假热之病，是以假对假也。假寒方：附子一钱，肉桂一钱，人参三钱，白术五钱，猪胆汁半个，苦菜汁三匙。先将药二碗，水煎好，以冰水泡凉，入猪胆汁、苦菜汁调匀，一气服之即愈。方中全是热药，倘服之不宜，必然虚火上冲，尽行呕出。吾以热药凉服，已足顺其性而下行，况又有苦菜汁、胆汁之苦，以骗其假道之防也。盖上热之症，下必寒极，热药入之，至于下焦，投其所喜。无奈关门皆为强贼所守，非以间牒给之，必然拒绝而不可入。内无粮草，外无救援，奈之何哉！吾今用胆汁、菜汁，以与守关之士，买其欢心，不特不为拒绝，转能导我入疆，假道灭虢，不信然哉！

至于假热之方，则又不然。心胸之内，全是一团邪火，盘踞于中焦。若不直捣中坚，巨魁不擒，余党安能星散。然而用师无法，则彼且力拒死斗而不可救。方用黄连三钱，柴胡二钱，白芍三钱，当归三钱，炒栀子二钱，半夏三钱，枳壳一钱，茯苓三钱，菖蒲三分，水煎服。此方妙在用黄连一味，直入心经；佐以栀子副将，单刀直入，无邪不散；又柴胡、白芍泻其运粮之道；又半夏、枳壳斩杀余党，中原既定，四隅不战而归正矣。然而火热居中，非用之得宜,则贼势弥空,安能直入。又加菖蒲之辛热,乘热饮之,则热喜同热,不致相反,而转能相济,此又假治之妙法也。

张公曰:讲得透彻痛快,予又何说之词。然而假热假寒,不止此二症也,吾再广言之。如人气喘不安,痰涎如锯而不止者,人以为热,而非热也,乃下元寒极,逼其火而上喘也。此最急最危之症,苟不急补其命门之火与肾水,则一线微阳,必然断绝。方用熟地四两,山茱萸三两,麦冬三两,北五味一两,牛膝一两,附子一钱,肉桂一钱,冰水泡冷服之,一剂即愈。附子、肉桂斩关夺门之药,其性最热,倘不用之于熟地、山茱萸、北五味之中,则孤阳乘大热之势,沸腾而上矣。方中妙在用熟地、山茱萸之类,使足以济火。又麦冬以滋肺金之化原,使金去生水,而水益足以生火,而火不敢于飞越,况又有牛膝之下走而不上行乎?然必冰水泡之,骗其上焦之热,直至肾宫,肾宫下热,则上焦清凉,火自归舍,又何患喘与痰作祟哉?更有眼目红肿,经年不愈者,人以为热,而不知非热也,亦肾火上升而不下降耳。法用六味地黄汤,加麦冬、甘菊花、白芍、当归各三两,柴胡五钱,各为末,蜜为丸。每日吞服五钱,一料必痊愈。此虽病轻,而世人多患之,迷而不悟,予所以特表出也。虽非假治之法,而症实假热之症,可触类而旁通之耳。假寒之法,莫妙岐天师之方,可以统治矣,故不再传。

华君曰:亦同。

真治法

论真热真寒

天师曰:真病原难分析,然有假即有真也。即以前症言之,如人喉痛口干,舌燥身热,与假热无异。然而此曰真热者,何以辨之?假热之症,口虽渴而不甚,舌虽干而不燥,即燥而无芒刺,无裂纹,喉虽痛而日间轻,身虽热而有汗;不若真热之症,口干极而呼水,舌燥极而开裂生刺,喉日夜痛而不已,身大热烙手而无汗也。方用麻黄三钱,黄连三钱,黄芩三钱,石膏三钱,知母三钱,半夏二钱,枳壳二钱,甘草一钱,当归五钱,水煎服。一剂轻,二剂愈。此方纯用寒凉之药,以祛逐其火,火一去而上焦宽快矣。更有人手足冰冷,或数厥逆,身战畏寒,与假寒无异,然而谓之真寒者,何以辨之?假寒之症,手足冰冷,或有时温和,厥逆身战,亦不太甚,有时而安,然有时而发搐。不若真寒之症,手足寒久不回,色变青紫,身战不已,口噤出声而不可禁也。方用附子三钱,肉桂一钱,干姜一钱,白术五钱,人参一两,急救之。此乃直中寒邪,肾火避出躯壳之外,而阴寒之气直犯心宫,心君不守,肝气无依,乃发战发噤,手足尽现青色也。然则止宜用附、桂、干姜祛逐其寒邪足矣,何以又用白术、人参?且少用亦足济用,何以多加如许也?盖元阳飞越,止一线之气未绝,若不急用人参,返气于若存若亡之际,而徒用桂、附、干姜,一派辛辣火热之药,邪虽外逐,而正气亦就垂绝。故不若我加于危急之际,则败军残卒,见有孤军未亡,而又骁勇之将,号召散失,有不再整旗枪,共奔矗下者乎!此真治之妙也。

张公曰：奇论天开。真治即直治，真治其本病，而不必以假药骗之，对症用药可也。余不再论。

华君曰：亦同。

男治法

论狐疝　论强阳不倒　论痿阳不振

天师曰：男子与女子之治，原无分别，然而亦有殊处。男子与妇人殊者，疝病，阳强不倒，痿而不举。疝病不同，然而与妇人异者，止狐疝不同耳，余俱相同。狐疝者，日间缩在囊之上，夜间垂在囊之下也。此乃寒湿，又感阴阳不正之气，乘于交感之际，或在神道之旁，或在风湿之际，感而成之也。方用杜仲五钱，捣汁，以凉水浇之，取汁一碗，加沙参一两，肉桂一钱，桂枝一钱，小茴香一钱，橘核一钱，水煎服。一服即伸出，二服即消，三服痊愈，神方也。

强阳不倒，此虚火炎上，而肺金之气不能下行故尔。若用黄柏、知母二味，煎汤饮之，立时消散。然而自倒之后，终岁经年，不能重振，亦是苦也。方用元参三两，肉桂三分，麦冬三两，水煎服即倒。此方妙在用元参以泻肾中浮游之火，尤妙肉桂三分，引其入宅，而招散其沸越之火，同气相求，火自回合。况麦冬又助肺金之气，清肃下行，以生肾水，水足火自息矣，此不求倒而自倒。他日亦可重整戈矛，再图欢合耳。

至于痿而不振者，乃过于琢削，日泄其肾中之水，而肾中之火亦日消亡。盖水去则火亦去，必然之理。如一家人口，厨下无水，又何以煮爨而生烟，必汲其泉源，而后取其薪炭，可以钻燧取火,以煮饮食,否则空铛安爨也。方用熟地一两,山茱萸四钱,远志一钱,巴戟天一钱,肉苁蓉一钱,肉桂二钱,人参三钱,枸杞子三钱,茯神二钱,杜仲一钱,白术五钱,水煎服。一剂起,二剂强,三剂妙。老人倍加。此方用热药于补水之中,则火起而不愁炎烧之祸,自然煮汤可饮,煮米可餐。断不致焦釜沸干,或虞爆碎也。此皆男治之法也。

张公曰:男治法妙,然余亦有数方,可并传之。狐疝方:用白术五钱,沙参一两,柴胡三钱,白芍三钱,王不留行三钱,水煎服。一剂即出而不缩。

阳倒不举方:用熟地一斤,肉桂三两,覆盆子三两,黄芪二斤,巴戟天六两,柏子仁三两,去油,麦冬三两,当归六两,白术八两,各为末,蜜为丸。每日白滚汤送下一两,自然阳旺不倒矣。

孙真君传治疝方:用沙参一两,橘核一钱,肉桂一钱,柴胡一钱,白芍五钱,陈皮五分,吴茱萸五分,水煎服。一剂即定痛,二剂即痊愈。疝气一症,大约皆肝木之病,予所以治其肝,自随手而奏功也。妙。

女治法

论风邪入血室　论治羞隐　阴内生虫　阴门生疮

天师曰:女症各经,俱与男人同治,惟是经症宜知,至于羞隐之处,更宜留心是也。经期前后,寒热温凉,有邪无邪,俱当细辨。世有专门,不须枚举,我今止据一症而言之。如妇人经期适来,为寒风所中,则经水必然骤止。经不外泄,必变为寒热,时而身战,时而身凉,目见鬼神,心中惊悸。论治法,本当刺其期门之穴，一刺出血立已。无奈世人不肯刺于乳下，羞恚不肯为医人所见，于是必变而益发狂咕语，所由来也。今立一方治之。方用柴胡三钱，当归二钱，白芍五钱，枳壳二钱，炒栀子三钱，甘草一钱，陈皮五分，生地二钱，水煎服。此方妙在用柴胡于白芍之中，盖前症经血不能外出，则血藏于血室之中，藏而不出，则血化为热，气郁结不伸，必在半表半里之间，以兴妖作怪。柴胡真半表半里之药，用白芍直入血室，和平而分解之。如人羞恚藏于血宅之内，必得一相信之人，走入其中，为之开导，而后众人排闼而入，庶几一笑回春，仍然欢好，身出而祸亦消。此方之妙，理实相同，故取而显譬之，非好为论说也。至于羞隐之症，亦不可枚举，查其专门，而细询病情，随症加减，治之可也。

张公曰：论奇辟。予更有说，热入血室，非热也，乃风邪壅之而热也，所以用柴胡一散而愈。

妇人羞隐之处，不便明言，然大约非寒则热耳。今有一试方。先用当归三钱，白芍三钱，川芎一钱，熟地五钱，甘草一钱，柴胡一钱，白芥子一钱，黄芩三分，炮姜三分，水煎服。倘有羞隐之处，不肯明言者，以此方投之，必奏奇功。问其服药后，较前平善，则是虚症也，竟用四物汤治之可也。未好，则是热病作祟，方中大加栀子三钱治之，必奏功也。此亦妙法，行医者宜亟知之。

华君曰：女子治法，尚有二条未传，待予补之。妇人阴内生虫，乃湿热也，用鸡肝入药末引之亦妙。终不若夫子之方更神也。方用蚯蚓三四条，炙干为末，用葱数条，火上炙干为末，用蜜一碗，煮成膏，将药捣于其中。纳入阴户，虫尽死矣，自然随溺而下，神方也。世人未知，幸为留意。

又妇人阴门边生疮,作痒作痛不止者,以此方煎水洗之,立效。方用蛇床子一两,花椒三钱,白矾三钱,水十碗,煎五碗,乘热熏之,温则洗之。一次即止痒,二次即止痛,三次即痊愈。分作五日洗之,每日清洗一次,神效之极,幸珍之。

虚治法

论气虚血虚

天师曰:虚症亦多,我举一二以概其余。虚治者,非气虚,即血虚也。气虚如人不能饮食,食之而不能化者是;血虚者,面色黄瘦,或出汗盗汗,或夜眠常醒,不能润色以养筋者是也。盖饮食入胃,必须胃气充足,始能化糟粕而生津液,气既自馁,何能化饮食也。方用人参二钱,黄芪三钱,白术三钱,陈皮五分,甘草一钱,麦芽五分,神曲五分,山楂五粒,炮姜一钱,茯苓三钱,水煎服。此方参、苓、芪、术,纯是健脾开胃之品,又恐饮食难消,复加山楂、神曲、麦芽之类以消之,则胃气既旺,又何愁饮食之不化,津液之不生耶?

血虚自当补血,舍四物汤又何求耶? 余今不用四物汤,用麦冬三钱,熟地一两,桑叶一片,枸杞子三钱,茜草一钱,当归五钱,水煎服。此方妙在用桑叶以补阴而生血,又妙加入茜草,则血得活而益生,又况济之熟地、麦冬、当归,大剂以共生之,则血足色润而筋舒也。外症既见改观,则内自安而寐适,心气得养,又宁有盗汗之生哉! 此虚治之法也。

张公曰:虚治亦不止补气补血,盖此二方,实可统治之。甚矣,天师立方之妙也。别有加减之法:气虚方中,倘伤米食,加麦芽五分;伤肉食,加山楂十粒;伤面食,加萝卜子五分;有痰,加半夏一钱,白芥子一钱;咳嗽,加苏子一钱,桔梗二钱;伤风,柴胡二钱;夜卧不安,加炒枣仁二钱;胸中若微疼,加枳壳五分。血虚方中,亦同前加减法治之。

华君曰:尚有一方,并传子。有气血两虚之人,饮食不进,形容枯槁,补其气而血益燥,补春血而气益馁,助胃气而盗汗难止,补血脉而胸膈阻滞,法当气血同治。方用人参一钱,白术一钱,甘草八分,陈皮五分,茯苓二钱,当归二钱,白芍三钱,熟地三钱,川芎一钱,神曲五分,麦冬五钱,谷芽一钱,水煎服。此方气血双补,与八珍汤同功,而此更妙于八珍者也,妙在补中有调和之法耳。

实治法

论治实邪

天师曰:实病亦不同,亦甚多,今亦举其一二。如人终岁终年,不畏劳役,不辞辛苦,寒凉之品,可以多餐,辛热之味,不能上口者是也。至于邪气之人,不可同观。吾言实病之多,皆邪气之多也。人实者少而虚者多。邪气之人,别有治法,不可混入于此门。倘人有强壮之容颜,过于热甚,欲求方者与之。方用陈皮一钱,神曲一钱,麦芽一钱,黄芩一钱,厚朴一钱,天花粉一钱,甘草五分,芍药二钱,山楂十粒,枳壳五分,当归二钱,茯苓一钱,水煎服。此等方,止可备用,以治有余之人,不可据之以概治天下之人也。盖实者,一百中一二人,而虚者遍天下。天地之气,何能过厚。况培植者少,而琢削者多乎?今定此方,亦定一门之治法，非教医者，执此以消导之耳。

张公曰：仁心仁术，于此方并见，实病甚少，天师言多者，乃言邪气之实，非言正气之实也。邪气之实，伤寒门最多。天师言有专门者，说有伤寒之书也。倘人病邪气之实，幸于伤寒门查而治之，无差毫发。伤寒书卷繁多，兹不能备载耳。

华君曰：予未传。

寒治法

论吐血衄血　目肿　口舌生疮

天师曰：寒治者，乃火盛而正折之也。如人病目痛，口舌生疮，鼻中出血，口中吐血是也。此等之症，乃火气郁勃于上焦，不能分散，故重则上冲，而为吐血衄血，轻者目痛而口舌生疮也。法当用寒凉之品，以清其火热燎原之势，并泻其炎上巅顶之威。方用生地一两，当归一两，川芎五钱，元参五钱，黄芩三钱，三七根末三钱，甘草一钱，荆芥炒一钱，水煎服。此方妙在不纯用寒凉以逐火，而反用微寒之药以滋阴，盖阴气生则阳气自然下降。尤妙用荆芥引血归经，用三七末以上截其新来之路，又加黄芩以少清其奔腾之势，诚恐过于寒凉，恐冷热相战，又加甘草以和之，此治热之最巧，最妙法也。若竟用寒凉折之，非不取快一时。然火降而水不足，则火无所归，仍然焰生风起，必较前更胜，而始以清补之药救也，则胃气已虚，何能胜任。予所以乘其初起，即用之为妙也。

目肿而痛，亦是火症，然必看其眵多泪多，红肿而痛，如有物针触一般。用柴胡三钱，甘草一钱，炒栀子三钱，半夏一钱，白葵藜三钱,水煎服。此方之妙,全在直散肝胆之郁火,火散则热自退,不攻之攻胜于攻,不下之下胜于下也。一剂即可奏功,正不必再服。

口舌生疮,又不可如是治之。乃心火郁热,而舌乃心苗,故先见症。法用黄连二钱,菖蒲一钱,水煎服。一剂而愈,神方也。此方不奇在黄连,而奇在菖蒲。菖蒲引心经之药,黄连虽亦入心经,然未免肝脾亦入,未若菖蒲之单入心也。况不杂之以各经之品,孤军深入,又何疑哉!此所以奏功如响也。倘不知用药神机,轻混之以肝脾之药,虽亦奏功,终不能捷如桴鼓,此治热之又一法也。

张公曰:寒治之法,世人最多,予皆不取。今天师之法,不容予不首折也。用寒而又远寒,用散而又远散,真奇与巧并行,而攻与补兼用也,予又何必多言哉!无已,则更有一方。在治火初起之时,尚未现于头目口舌之际,亦可化有为无。方用柴胡二钱,白芍三钱,甘草一钱,炒栀子三钱,半夏一钱,羌活五分,茯苓三钱,水煎服。一剂可以散火。方名先解汤。乘外症之不见,而先解之。亦争上流法,医者宜留意焉。

华君曰:亦无有传我。

孙真人曰:予有吐血方传子。生地汁一碗,无鲜生地处,用干者一两,煎汤半碗,调三七根末三钱,炮姜灰末五分,服一剂即止。吐血神效,衄血亦可治,妙。

热治法

论肾寒吐泻　　论心寒胃弱

天师曰:热治寒也。寒症不同,举十二症言之。如呕吐不已,食久而出是也;或下利不已,五更时分,痛泻四五次是也。此等之症,人皆以为脾胃之寒,治其胃,则呕吐可止,治其脾,则下利可遏。然而终岁经年,服胃脾药而不愈者何也? 不得其故耳。盖胃为肾之关,而脾为肾之海。胃气不补命门之火,则心包寒甚,何以生胃土而消其谷食;脾气不补命门之火,则下焦虚冷,何以化其糟粕而生精微。故补胃必宜补肾,而补脾亦宜补肾也。方用熟地三两,山茱萸二两,茯苓三两,人参三两,肉桂一两,附子一两,北五味一两,吴茱萸五钱,山药四两,各为末,蜜为丸,饥服一两。此方之妙,全在用肾药居多,而脾胃药居少,尤妙用热温之药于补肾补土之中,则火足而土健。谁知水足而火生也,此种议论,举世未闻。然岂徒托空言以示奇乎? 实有至理存焉。试之无不效奏顷刻,愿世人加意之。此热治之妙法,一方可兼治之。凡如此等之病,无不可统而兼治也。

张公曰:真妙绝之论,快心之语。天师言补肾之法,而余更有论,乃言补心方也。胃与脾虽同是属土,而补胃,补脾宜辨。凡人能食而食之不化者,乃胃不病而脾病也,当以补脾,而补脾尤宜补肾中之火,盖肾火能生脾土也。有人不能食,食之而反安然者,乃胃病而非脾病,不可补肾中之火,当补心中之火,盖心火能生胃土也。世人一见人不能饮食,动曰脾胃之病,而不知分胃之寒、虚责之心,分脾之虚、寒而责之肾也。天师之法,心肾兼补,予可不必更立奇方。然而治脾胃两虚者,用之神效。若单是胃虚胃寒者,自宜独治心之为妙。余所以更定一方,以佐天师之未及。方用人参一两,白术三两,茯神三两,菖蒲五钱,良姜五钱,莲肉三两,山药四两,半夏三钱,白芥子三钱,附子三钱,远志二两,炒枣仁五钱,白芍三两,各为末,蜜为丸。每日白滚水送下三钱,饭后服。此方专补之火,并疏肝气。专生心火,内加附子、良姜,以助火热之气。心火足,自然生胃土,胃土足,而饮食自然能进而无害矣。此方实可济天师之未及也。

华君曰:治法与余相同,无可言。

通治法

论痢下通治　　论火泻通治　　论下血通治

天师曰:通治者,因其通而通之也。如人病下痢者是。痢疾之症,多起于暑天之郁热,而又感以水湿雨露之气以成之。红白相见,如血如脓,甚者如屋漏水,如鱼冻水,里急后重,崩迫痛疼,欲下而不能,不下而不快,一日数十行,或一夜数百行,或日夜数千行,气息奄奄,坐而待死,此通之病也。若骤止其邪,则死生顷刻;不止其邪,则危绝如丝;欲补其气,则邪气转加;欲清其火,则下行更甚。此时惟有因势利导之法,可行于困顿之间。或疑人已气虚血败,更加利导,必致归阴。不知邪气一刻不去,则正气一刻不安。古人之痢疾无止法,信不诬也。方用白芍三两,当归三两,萝卜子一两,枳壳三钱,槟榔三钱,甘草三钱,车前子三钱,水煎服。一剂即止,二剂全安,可用饮食矣。此方之奇而妙者,全在用白芍、当归。盖水泻最忌当归之滑,而痢疾最喜其滑也。

芍药味酸，入肝以平木，使木不敢再侵脾土，又有枳壳、槟榔，消逐其湿热之邪，又加车前子，分利其水湿，而又不耗真阴之水，所以功胜于茯苓也。尤奇者，在用萝卜子一味，世多不解。盖萝卜子味辣，而能逐邪去湿，而又能上下通达，消食利气，使气行于血分之中，助归、芍以生新血，而祛荡其败瘀也。少加甘草以和中，则无过烈之患。此奏功之神奇，实有妙理耳。

张公曰：固然奇妙通权。通因通用，痢疾立论，最为妥当。然而通因之法，不止痢疾也，水泻亦是，下血亦是也。水泻者，人见其如潮而来，如瀑而下，皆曰急宜止之，以免亡阴之症，用粟壳、莺粟、乌梅之类止之。其论则是，其治则非也。水泻虽不比痢疾之断不可止，然而水泻之中，亦有不可遽止之病。如疼痛于腹中，后重于门口，皆是有火而泻，不比虚寒之直泻，俱当用通因之法治之。方用人参三钱，车前子一两，白芍三钱，槟榔一钱，甘草一钱治之。此方之妙，妙在车前子又滑之，而又佐以槟榔之去积，自然有滞皆行。况车前性虽滑而能分消水谷，则水气自然分开。第大泻之后，自然亡阴，又用人参以补气，则气足而阴自生。又虑久泻自然亏中，又加甘草以和之。虽是通因之法，实乃扶正之方。下血之症，其人之血虚，不言可知，似乎宜补其血矣。然而血之下也，必非无故，非湿热之相侵，即酒毒之深结，若不逐去其湿热酒毒，而徒尚止涩之味，吾未见其下血之能止也。方用熟地一两，地榆三钱，白芍三钱，当归三钱，黄连三钱，甘草一钱、葛根一钱，柞树枝五钱，水煎服。一剂必下血更多，二剂略少，三剂痊愈。盖此病不用通因之法，永不奏功，必如此而能愈也。方中妙在用熟地、当归、芍药以生新血，新血生则旧血必去。又妙在地榆以凉大肠,用柞木以去酒毒,所以相济而成功也。此二方亦通因之妙用,人亦亟宜知之。

华君曰:同。

雷公曰:通因通用,张公补论之,尤为酣畅,我无以赞一言。虽然,尚有一说。在大泻之后,虽是火泻,毕竟宜温补之,以生其阴。泻一止,即宜用四物汤,加人参、炮姜以温补,而不可谓水泻忌滑,而禁用归、熟也。

痢症按昔贤谓如屋漏水者,为不治症;鱼冻水者,为虚寒症。后方恐宜酌用。李子永识。

寒治法

论气虚中满　　论饱食填塞

天师曰:塞者,因其寒而塞之也。如人气虚中满是也。凡人气虚,多不能食,食则倒饱,人以为多食之故,以香砂、枳实等丸消导之。其初未尝不少快,久则腹饱,又消之,久久不已,必变成中满之症矣。腹高而大,气喘而粗,人又以为臌胀也,用牵牛、甘遂等药以利导其水,水未必去而臌胀益甚。又以为药之不胜也,又用大黄、巴豆之药下之,又不应。以为风邪袭之,又以辛散之品,如龙胆草、茵陈之类,杂然纷进,不至死不止。犹然开鬼门,泄净府,纷纷议论,皆操刀下石之徒也。谁知初起之时,即以补胃健脾之药,先为速治,何至此哉! 初用之方:用人参一钱,白术二钱,茯苓三钱,陈皮三分,甘草一分,萝卜子一钱,薏仁五钱,芡实五钱,山药三钱,水煎服。此方绝不去消导,而专以补为事,世医未有不笑其迂,以为此等药,服之必增胀满。下喉之时,实觉微饱,世医乃夸示曰:吾言之验如此。而病人与病家,并诸亲友,俱叹世医,而咎此主之迂而害事也。讵知下喉之时,虽觉微胀,入腹之后,渐觉开爽,连服数剂,不特开爽,而并无胀满之疾矣。盖中满之疾,原是气虚而成,不补其虚,胀何从解。补药之中,加以萝卜子,分消其胀气,使人参不敢助邪而反助正,况又有茯苓、薏仁、芡实之类,纯是去湿之药,则水道自行,而上壅可免。尤妙用甘草一分,以引群药之入于满处。盖中满最忌甘草,而余偏用之,成功于忌之中也。

张公曰:妙论叠出不穷,大哉,圣人之语!中满固是塞症,饱食填塞于胸膛,亦是塞症也。人皆用香砂、厚朴消之,而余独不然。方用人参三钱,白术三钱,陈皮一钱,甘草一分,肉桂一钱,神曲三钱,水煎服。此方妙在全不去消食,反助其饱闷之气。谁知饱食而不消者,由于胃气之不足也。我补其胃气,则胃强自能运化而入于脾中,又何必用厚朴、枳壳之消导哉?此亦塞治之法也,可与天师方并垂天壤。

华君曰:法同于余,而论备之。

雷公曰:我亦有方。中满病,固是胃气之虚,然徒补胃气亦难疗,当补心火,以生胃土。方用人参三钱,白术五钱,炒枣仁五钱,远志八分,山药三钱,茯苓三钱,米仁五钱,陈皮三分,神曲三分,麦芽五分,水煎服。方中全不治满而满自除,正以治心火也。

解治法

论结胸 论内伤肝郁

天师曰:解者,邪聚于一处,而分解之也,如人病结胸等症者是。伤寒初愈，五脏六腑，久不见饮食矣，一旦饱食，则各经群起而盼。无如胃经火炽，一瓯之物，不足以供其自餐，又安能分散于诸人乎？势必群起而争，而胃经自家困乏，茹而不吐，则五脏六腑，喧哗扰攘，而胃经坚不肯出矣。然则治之法奈何？惟有坚壁以待，枵腹以守，则敌人自散。盖原因无食，所以起争，使终无粮草，势亦难于久待，自然仰关而攻，不战自退。乘其散亡之时，少佐师旅，声言追逐，实仍和解，彼此同归于好。方用元参一两，麦冬一两，水二碗煎服。此方之妙，全不去顾胃中之火，亦不去消胃中之食，止分清肺中之气，散其心肾浮游之焰。心肾肺经既已退舍，则肝经一旅之师，又何能为难哉？脾与胃唇齿相倚，从前不过同群共逐，大家声扬，原未尝有战攻之举，今心肝肺肾之火既已收师，则脾脏一经，亦自相安于无事矣。倘一逢结胸，即以此方投之，则不特无功，转且有害。放一遇结胸之病，必须令其空腹数日，而后以此方投之，万举万当，此解治之一法也。

张公曰：真妙绝奇文，结胸之症，不意发如许奇语。非天师又乌能哉！我欲再发一言，不可得矣。非学贯天人，不可言医；非识通今古，不可谈医；非穷尽方书，不可注医。此得人所以最难，自古及今，代不数人。元以前无论，明朝三百年，止得数人而已。李濒湖之博，缪仲醇之辨，薛立斋之智，近则李士材之达，喻嘉言之明通，吾子亡弘肆，我所言者数人，皆上关星宿，钟山川之灵而生者也。今日既许子在著书中人，愿吾子勿以菲薄自待也。著书当弘而肆，医道尽矣至矣，化矣神矣。

解法：更有人病内伤，而头疼目疼，心胁痛，遍身痛，手足又痛，此皆肝气郁蒸之故。或头痛救头，脚痛救脚，治何日始能尽期。当据其要而先治之,余者不治自愈。方用白芍五钱,当归三钱,柴胡三钱,天花粉二钱,丹皮三钱,栀子三钱,甘草三钱,川芎一钱,香附一钱,桂枝一钱,水煎服。此方妙在白芍为君,柴胡为臣,祛风祛痰之药为佐使。一剂而胁痛失,再剂而诸痛平,三剂而一身泰,真扼要争奇,解法之至妙者。施之内伤之症,尤多奇功。愿世人勤而用之,收功无量也。

华君曰:未传于予。

敛治法

论亡阳　论下血　论吐血　论头汗　论手汗

天师曰:敛治者,乃气将散而收敛之也。譬如人汗出不已,此亡阳而气欲散也。又如下血与吐血不已,此血欲散而不能住者是也。气散仅存一线之阳,倘再令其奔越,则阳脱而死所不免也。然而治脱之法,惟在敛其肺气,使皮毛腠理固密,则阳从何散。第徒敛肺气,而不大补元阳,则元气仍然欲脱,即不脱出于毛皮腠理,必然脱出于口鼻耳目,故必以补为敛之为得也。方用人参一两,黄芪一两,当归一两,五味子一钱,山茱萸四钱,桑叶五片,酸枣仁一钱,麦冬三钱,水煎服。此方之妙,全在用参、归以补气,用山茱萸、五味子以敛气,则补足以济敛之功,而敛足以滋补之益。况又有桑叶收汗之妙品,调停于敛之中,不偏于敛,亦不偏于补也。

下血之症,多因好酒成病。用解酒之品,可以成功,而殊不尽然也。世医所用解酒之品,无过干葛、桑白皮而已。然而干葛不可多服,而桑白皮又气味轻清,不可专任此二味,所以解酒而酒病终难去也。况中酒之病,其来已素非一朝一夕之有,岂是轻清不可久服之药,可能治之乎？余故皆弃而不取。方用人参二钱,当归一两,地榆三钱,生地五钱,三七根末三钱,水煎服。此方之妙,全在不去治酒病,亦不去治血病,全以生地、当归活其血,血活则新血生而旧血止。况又佐以地榆之寒,以去大肠之火,又佐以三七之末,以杜塞大肠之窍,自然血止而病愈也。此敛之一法也。

更有吐血之症,或倾盆,或盈碗,若不急以收敛,则吐将安底。然而一味酸收寒遏,则血势更狂,愈足以恣其崩腾之势。不若从其性,而少加以收敛之品,则火寝息而血归经。方用人参一两,当归一两,酸枣仁三钱,三七根末三钱,水煎调服。此方之妙,不去止血,而惟固其气。盖血脱益气,实有奇功。血乃有形之物,既已倾盆盈碗,尽情吐出,则一身之中,无血以养可知,自当急用生血补血之品,尤以为迟,奈何反用补气之味,得无迂而寡效乎？谁知血乃有形之物,气为无形之化,有形不能速生,而无形实能先得,况有形之物,必从无形中生之。气无形,始能生血有形之物,补气正所以补血,生气正所以生血也。况血既尽情吐出,止存几希一线之气,若不急为补之,一旦气绝,又何以生血而补血哉！经云:有形之血,不能速生,无形之气,所当急固。真治血之妙法。此又敛之之一法也。

张公曰:真有不可思拟之妙,余无以赞一词矣,止语汝头汗出而敛之法。凡人头顶出汗,乃肾火有余,而肾水不足,若不知其故,而徒用止汗之药,必致目错而耳痛。法当滋其肾,而清肺金之化源,自易奏功如响。方用桑叶一斤,熟地二斤,北五味三两,麦冬六两,各为末,蜜为丸。每日白滚水送下五钱或一两,一月后,永不出汗矣。更有人每饭之时,头汗如雨落者,此又胃火胜,而非肾火余也。法当用元参一斤,麦冬一斤,天冬一斤,生地一斤,北五味四两,酸枣仁半斤,各为末,蜜为丸。每日白滚水送下一两,二月必愈。似乎胃火胜宜用竹叶石膏汤,而余偏不用者何也?盖胃火之胜者,微胜耳,非若炽盛而火炎,奔腾而热发,不过因饮食之味,入于胃中,逐觉津津汗出,饮食完而汗随止。然则以元参一味,解之有余矣,况又用天、麦二冬,以清肺火,生地以凉血,酸枣仁以平心火,五味子以收汗而滋液,则胃经有火之盛,亦已消磨,况原未十分之盛乎?此敛法之一也。手中之汗,细小病也,不必入于此中,以药水洗之即愈,俟后可入处,予当言之。

华君曰:亦未传。

升治法

论阳虚下陷　阴虚下陷

天师曰:升治者,乃气虚下陷,不能升而升之者也。凡人因饥饱劳役,内伤正气,以致气乃下行,脾胃不能克化,饮食不能运动,往往变成痨瘵。若疑饮食不进,为是脾胃之火;或疑肉黍所伤,谓是水谷之积。轻则砂仁、枳壳、山楂、麦芽之类,重则大黄、芒硝、牵牛、巴豆之品,纷然杂进,必致臌闷不已。倘先以升提之药治之,何成此等病症哉?方用人参一钱,黄芪三钱,柴胡一钱,升麻三分,当归三钱,陈皮一钱,甘草一钱,白术三钱治之。此方即补中益气汤,余为之增定其轻重,以为万世不删之定则。东垣一生学问,全在此方。凡人右手寸脉,大于左手寸口之脉,无论其左右关脉，与左右肾脉之大与小、沉与浮，即以此方投之，无不神效。盖右寸之脉大于左寸口，即内伤之症也，此方实为对病。妙在用柴胡、升麻二味，杂于参、芪、归、术之中。以升提其至阳之气，不使其下陷于阴分之间，尤妙加甘草、陈皮于补中解纷，则补者不至呆补，而升者不至偏堕，所以下口安然，奏功如响耳。或疑参、芪太多，不妨略减则可。倘以为补药不可骤，竟去参、芪，则柴、麻无力。譬如绳索细小，欲升千斤重物于百丈之上，难矣。或用参而不用芪，或用芪而不用参，则功必减半，然犹胜于尽去之也。倘以升、柴提气，或疑清气不升，反又浊阴之腾上者，此必左手寸口之脉，大于右手寸口，始可借言。苟或不然，杀人无算，必是此人创说也。余最恶此等似是而非，为吾道之乡愿，吾子尽辟之也。

张公曰：讲补中益气汤，从无有如此痛快者，东垣何幸得如此之褒扬哉！余何言乎？惟是阳虚而下陷者，宜如是升提；阴虚而下陷者，又当何法以升提之乎？天师不言，予当增入。譬如人阴虚脾泄，岁久不止，或食而不能化，或化而溏泄是也。方用熟地五钱，山茱萸五钱，北五味一钱，白术一两，山药三钱，车前子一钱，肉桂一钱，茯苓三钱，升麻三分，水煎服。

雷公曰：张公之方妙甚，真补天手也。此方之妙，纯是补阴之药，惟加升麻三分，以提阴中之气，阴气升而泻自止，乃又有温热之味，以暖命门而健脾土，又何至再行溏泄哉！天师乃升阳气之论，而余乃补升阴气之汤也。有此二方，可与乾坤不老。

华君曰：亦未传。

堕治法

论腹痛三症

天师曰:堕治者,不能下降,用药以堕之也。如腹中痛,手按痛甚,或胸中伤食,手不可按者,皆宜堕之也。方用白术二钱,枳壳三钱,白芍三钱,甘草一钱,山楂二十粒,麦芽三钱,厚朴一钱,水煎服。论理,胸中既然伤食,但用麦芽、厚朴、山楂、枳壳消之足矣,何以又加白术与白芍?盖伤食而不能化,所以结在心胸,以致作痛,若徒消食而不健脾胃之气,则土亏而物难速腐。故必用白术以健其胃口之气,以生其脾内之阴,则土气有余,何难消食。然而心胸饱闷,则肝经乘我之困,来侵脾胃之土,又加白芍以平肝木,则木弱而脾胃之土自安,自可顺还以化糟粕矣。此堕治之妙法也。至于邪气挟食,存于大肠,大肠之内火气炎蒸,夹食作祟,故痛而不可手按。是食已离脾胃,可攻之直下。方用大黄三钱,芒硝一钱,厚朴一钱,柴胡一钱,黄芩一钱,甘草一钱治之。此即大承气汤也。此方之妙,全在用大黄、芒硝二味。盖大黄性凉而散,又善走而不守,芒硝性更紧于大黄,但其味实热,佐之黄芩,则相济有功,尤妙仍用柴胡,以去其肝经之邪气,又佐以厚朴之祛荡。若邪甚者,或再加枳实,尤易成功。此堕之又一法也。

张公曰:不可思议之论,予何言耶?必欲予言,又有一症相商。有人成痞块之症,一时发作,而腹痛亦不可手按者,亦可用下堕之法,盖乘其邪动而堕之也。方用枳实一两,白术二两,马粪炒焦五钱,酒煎服。盖马粪最能安痛,又不伤气,且又能逐邪而化物,药箱中最宜先备而不用也,盖仓促间不可即得。此物愈久愈妙,不必多用至五钱,即一二钱用之,无不奇妙,今况用之五钱乎?况又与枳实同用,则积块自消。然而徒消其积,未免恐伤脾阴,又佐以白术二两,大健其脾气,则马粪与枳实,可以旋其祛荡之功。此又堕治之妙法也。

华君曰:我尚有堕治之方。如人腹痛手不可按,方用枳实一钱,大黄二钱,生甘草一钱,白芍五钱,乳香末一钱,水煎服。此方之妙,用攻于和解之中,不十分攻邪,而邪自退舍。此堕治之最善者也。

天师云:此方妙极,可师之。

开治法

论关格 论尸厥

天师曰:开治者,气闭不开而开之也。如关格之症是也,或如尸厥气闭是也。关格者,乃上焦有关,一层关住,而食不能下;下焦有关,一层关住,而下不能也。此乃气之郁塞,一时偶得上吐下泻,不能尽命而死矣。此等症,五脏六腑原未尝有损,偶然触怒,肝气冲于胃口之间,肾气不得上行,肺气不得下达,以成此症。若言胃病,而胃实未病;若言脾病,而脾实无病也。法当以开郁为主。方用柴胡一钱,郁金一钱,白芍三钱,茯苓一钱,白芥子一钱,天花粉一钱,苏子一钱,荆芥一钱,甘草五分,水煎服。此方妙在平常而有至理。盖肝气之郁,必用柴、芍以舒之,然过多则必阻而不纳。方中以此二味为君,而佐以郁金之寒散,芥子之祛痰,天花粉之散结,甘草之和中,茯苓之去湿,气味平和,委婉易入,不争不战，相爱相亲，自能到门而款关，不致扣关而坚壁也。

　　至于尸厥闭气，此中邪气闭，必须用药以开之，开之奈何？为用瓜蒂以探吐，即用皂角以取喷也。方用瓜蒂七个，水二碗，煎汤一碗，加盐少许灌之，即大吐浓痰，数碗而愈。或用皂角刺，研为细末，取鹅翎管盛药末，吹入病人鼻中，得打喷嚏，口吐浓痰如黄物者即愈。盖厥症多系热邪，然热邪必然叫号，今黯然无语，宛似死人，明系阴虚之人，忽中阴邪，不可以治阳厥之法治之，多至不救。不若先以瓜蒂、皂角取吐，以去其痰涎，人自出声，而后以人参五钱，白薇一钱，茯苓三钱，白术五钱，半夏二钱，治之自安。此开治之一法也。

　　张公曰：论奇而方妙。中风之症，亦可用瓜蒂散、皂角汤以开之。然必须用人参一两，半夏三钱，天南星三钱，附子一钱，以继之也。否则，徒用瓜蒂、皂角，徒取一时之开关，而终不能留中气之坚固，虽开关何益哉！

　　华君曰：尚有二法未传。一阴阳汤也，法用滚水、凉水各一碗，均之，加炒盐一撮，打百余下，起泡饮之。凡有上焦欲吐而不能吐者，饮之立吐而愈。一喷嚏之法未授也。用生半夏三钱，为末，水丸如黄豆大，入鼻孔中，则必喷嚏不已，用水饮之立止。通治中风不语、尸厥等症，中恶、中鬼俱妙，皆开治之法也。

　　关格症，上不得入，下不得出，病在上下二焦，而根实本于中焦。喻嘉言以黄连汤进退法，兼朝服八味丸，治之甚善。附记于末，以俟临症者之自择。方法详《医门法律·关格条》，兹不赘。李子永识。

闭治法

论交感脱精　论梦遗脱精

天师曰:闭治者,乃虚极下脱,关门不闭而闭之也。如人交感乐极,男女脱精而死者,或梦遗精滑不守者是也。男女走精而亡,亦因气虚不能自禁,一时男贪女爱,尽情纵欲,以致虚火沸腾,下元尽失。先泄者阴精,后泄者纯血,血尽继之以气而已。当此之时,切不可离炉,仍然抱住,男脱则女以口哺送其热气,女脱则男以口哺送其热气,一连数口呵之,则必悠悠忽忽,阳气重回,阴精不尽全流出。倘一出玉炉,则彼此不相交接,必立时身死。然苟能以独参汤数两急煎之,内可加附子一钱,乘热灌之,亦有已死重生者。盖脱症乃一时暴亡,阳气未绝,止阴精脱绝耳,故急补其真阳,则阳能生阴,可以回绝读于无何有之乡。方中人参,纯是补气之剂,附子乃追亡逐失之妙药,相济易于成功。倘无参而徒用附子,则阳旺而阴愈消,故必用人参以为君。既用参矣,而珍惜不肯多加,终亦无效。盖阴精尽泄,一身之中,已为空壳,若不多加人参,何以生津,以长其再造之阴哉? 故必多加参,而后收功耳。

问用阳药以引阳可否? 天师曰:似是而非,此喻嘉言之臆说耳。盖阴精尽出,用补阴之味,内无根源,何从补入。故必补阳以生阴,而不可补阴以引阳也。论理阴精脱尽,宜用涩精之药以闭之,殊不知内已无阴,何从闭涩。独用人参补气,气足而阴自生,阴生而关自闭,此不闭之闭,正妙于闭也。

至于梦遗脱精,又不可执此法以治之。梦遗之病,多成于读书飘荡之子,或见色而思,或已泄而战,或用心作文,以取快于一时,或夜卧不安而渔色,遂至风情太胜,心气不宁,操守全无,玉关不闭。往往少年坐困,老大徒伤,为可叹也。今立一方,熟地八两,山茱萸四两,山药八两,北五味三两,麦冬三两,炒枣仁四两,远志一两,车前子三两,茯苓三两,芡实半斤,白术八两,各为末,蜜为丸。每日白滚水送下一两,一料痊愈,不再发。此方妙在用芡实、山药为君,而以熟地、山茱之类为佐,直补其心肾之阴,而又以白术利其腰脐,而元精自不外泄。况梦遗原无止法,愈止而愈泄,不若补其阴气,纵或走泄,亦不狼狈,何必补涩而后不走失乎?然则不闭之闭,正深于闭,又何必牡蛎、金樱子之为得哉!车前利小便而不走气,利其水则必存其精,又不可不知其功也。

张公曰:前后俱妙,男女脱精,以口送气固佳。然而不知其法,以冷气送之,亦是徒然。必须闭口先提关元之气,尽力哺其口中,而后送下喉,可救于垂绝之顷,否则,适所以害之也。但不可遽然离炉,即欲离炉,亦须缓缓取出,不可见其死去,惊走下床也。离炉抱住其身,尚不至死。此等症,富贵人多,而贫贱人少。富贵人,自宜独参三两,或四两,或半斤,或一斤愈妙,煎汤灌之,可以重苏。若贫穷之士,荆布之妇,亦得此病,急用黄芪四两,当归二两,附子二钱,水五碗,煎一碗,急灌之,亦有生者,又不可不知。即死在床褥之内,亦可以药灌之而生。大约夜死者,日救之则活;日死者,夜救之则亡。梦遗之症,余尚有一方至妙,可佐天师之不言。有人梦遗,日日而遗者,有不须梦而遗者,俱效。方用芡实八两,山药十两,生枣仁十两,莲子心五钱,将莲子劈开,肉不用,单用其绿芽,焙干为末,前药俱为末,米汤打粉为丸,如桐子大。每日早晚用白滚水送下各五钱。此方平淡之中,有至理存焉。盖心一动而精即遗,此乃心虚之故,而玉门不闭也。方中山药补肾而生精,芡实生心而去湿,生枣仁清心而益心包之火,莲肉心尤能清心,而气下通于肾,使心肾相交,关玉门之圣药。谁知莲肉之妙全在心,总由世医之不读书耳。果然此段文,乃载在《大乘莲花经》内,医道所以须通竺典。生枣仁正安其不睡,始能不泄,妙在与山药同用,又能睡而不泄。

华君曰:同。

雷公曰:我亦有梦遗方最妙。方用白术八两,山药八两,人参二两,生枣仁四两,远志一两,麦冬四两,芡实四两,炒北五味一两,车前子一两,各为末,蜜为丸。每日白滚水送下五钱自愈,此亦补心肾之法。

孙真君曰:遇交感脱精,急以人参三两,煎汤灌之,是奇妙方法,然贫家何以救之?我有法,用人抱起坐之,人之口气哺其口,又恐不能入喉,以笔管通其两头,入病喉内,使女子呵之,不必皆妻妾也。凡妇人皆可尽力呵之,虽死去者亦能生。妙法也,吾今日泄天地之奇。

吐治法

论痰块壅塞

天师曰:吐治者,病在胃口之间不能下,则必上越而吐之。如人上焦壅滞痰块,不上不下,塞在胸间,气喘,欲呕不能,欲吐不肯者是也。法当用阴阳水探吐之,或用瓜蒂、藜芦煎汁,饮之即吐。然必痰气与火结在胸间作痛者,始可用此法吐之,否则断断不可。盖人之元气,不可一伤,吐一次,则五脏反覆,必损寿元。故必问其人胸痛否,气塞否,喉间有所碍否,痰吐出黄否,有此数种,始可用前药以吐之。苟或不尽然,即病人自家欲吐,亦须慎之,况行医者乎!此吐治之一法,在人裁度而用之耳。

张公曰:吐不可轻用,不知禁忌而妄吐之,必致五脏反覆不宁,天师之叮咛告诫,真仁人之言也,汝当敬听。我更有一法教人。宜吐之症,必须看其痰,吐在壁上,有光亮者,放心吐之,余则皆忌。光亮者,如蜗牛之涎一样光亮也。但看见光亮者,无论其痰在上中下。此光亮之色,必须俟其痰迹干而分辨之,不可据其湿痰时,而即以为光亮也。

华君曰:同。

泄治法

天师曰:泄治者,汗之也。邪居于腠理之间,不肯自出,必用汗药以疏泄之。方用荆芥一钱,桔梗一钱,防风一钱,甘草一钱,苏叶一钱,白术五钱,茯苓三钱,陈皮五分,水煎服。此方妙在用白术为君,而以表汗为佐使。盖人之脾气健,而皮毛腠理始得开合自如,今用白术以健土去湿而利腰脐,邪已难于久住,况有防风、荆芥、苏叶之品,尽散外邪,何敢再居营卫,又有甘草从中调治,则邪不必攻而自散矣,此泄治之佳者。

张公曰:予方泄治最多,无如此方之妙。我方一味主散,天师方妙在健脾而散邪也。此方倘治冬月之泄汗,或加入桂枝五分乎,或加入麻黄五分乎,亦在人斟酌之耳。

华君曰:同。

泄治方用白术,与苏合丸用白术同意,其法甚妙。李子永识。

卷　三　射集

王治法

论饮食难消　内伤诸症

天师曰：王治者，不可以伯道治之，而用王道治法为秘全，而尊尚之也。如人病已将愈，不过饮食难消，胸膈不快，或吐酸，或溏泄，或夜卧不宁，或日间潮热，俱宜王道治之，而不可以偏师取胜。方用人参一钱，茯苓二钱，白术二钱，甘草五分，陈皮五分，半夏七分。此六君子汤也，最妙者。有热加黄芩三分；夜不睡加黄连五分，肉桂五分；潮热加柴胡一钱，地骨皮三钱，丹皮一钱；有食觉胸中少痛，加枳壳五分，山楂十粒；有痰加白芥子一钱；咳嗽加桔梗一钱；下泄水加车前子一钱；腹中痛加肉桂五分，白芍一钱；头晕加蔓荆子一钱，川芎一钱；上吐酸水，加白芍三钱，倍加茯苓；饱满加枳壳五分。所谓王道荡荡，看之平常，用之奇妙，日计不足，岁计有余，何必用参至两计，加桂、附以出奇哉！此王道之法也。

张公曰：天师用药，多尚霸法，此偏以王道出奇，真不可测也。言医者细心观之，勿以天师皆用霸术，而群以霸道斗奇，置王道于不用，又非天师之心，并失远公之求矣。

华君曰：未尝传予。

霸治法

论大渴 大吐 大泻 大满 发背痈肿

天师曰:霸治者,不可用王道,不得已而霸者也。如人病至危,安可仍用六君子辈,迂缓从事,以图速功哉,势必如宋襄之速亡而已。故一遇大渴、大吐、大泻、大满、发背、痈肿之类,死亡顷刻,若不用大剂去毒去邪之药,单刀直进,摧荡逐除,而欲尚补正则邪自散之论,未有不一败涂地而不可救者也,故必须大剂与之为得。大吐方,此寒邪直入肾宫,将脾胃之水挟之尽出,手足厥逆,少腹痛不可忍,以火热之物熨之少快,否则寒冷欲死。方用附子一个,白术四两,肉桂一钱,干姜三钱,人参三两救之,下喉便觉吐定,再进则安然如故。

雷公曰:方中人参三两,大吐有火邪而吐者,饮之水则呃逆不止,与之茶则吐,食亦不吐,有吐至二三日不已者,方用人参一两,炒栀子三钱,黄连三钱,各为末,米糕水调服,少少服之,若吐,再服少少,即不吐矣。此方名止吐泄火丹。盖吐则未有不胃气伤者也,以人参救胃气,则吐泄自止矣。盖肾水养人,何能克心以杀人。惟阴寒邪气,直入肾宫,则肾火逃避,而诸邪挟众逆犯,心君不宁矣。所以人参用附子、肉桂、干姜,一派辛辣大热之物,而又必多用人参以定变,使诸药遍列分布,无非春温之气,自然寒邪散而吐止,此方之所以霸而奇也。

大泻者,乃火挟邪势,将膀胱脾中水谷,尽驱而出,必欲无留一丝而后快。腹必大痛,手不可按,完谷不化,饮食下喉即出,捷如奔马,若稍稍迟延,必死亡顷刻。盖其病得之夏秋之暑热,一遇凉风,便起波涛,乘风拍浪,荡日掀天,直趋海口而下,若不急用大剂治之,而尚王道之迟迟,鲜不败乃事矣。方当用大黄一两,人参二两,黄连五钱,车前子五钱,甘草一钱,水煎服。此方之奇,全在用大黄。既已火泻,何反助其威?不知火泻之症,乃火留于肠胃之间,若不因势利导,则火不去而水不流,故必用大黄以利之也。然徒用大黄,而不多用人参,有攻无补,反致损伤真气矣。至方中又加甘草者,恐大黄过于猛迅,用此缓之也。更用车前子者,分消其水势也,水不入于膀胱,则大肠增势而添流,今得车前子,自然此水归于故道,又何至陆地为水乡哉?此又用霸之妙法也。

大满之症,此邪壅住上焦而不得散也。方用枳壳三钱,栀子三钱,栝蒌一个,天花粉三钱,甘草一钱,陈皮三钱,厚朴一钱五分,半夏一钱,水煎服。此方之妙,全在栝蒌。盖栝蒌最能去胸膈之食而消上焦之痰,况又佐之枳壳、天花,同是消中焦之胜药,又有厚朴、半夏,以逐其胃口之痰,尤妙用甘草,使群药留中而不速下,则邪气不能久留,自然分散而潜消矣。此又用霸之妙法也。

大渴之症,前已备载,兹不再谈。

发背前已定方立论,俱可通观,亦不再悉。

张公曰:奇谈畅论,霸道之说,无不入神入妙,又何能赞一说?惟大泻之症,不可不辨。大泻有火泻,有寒泻,天师之言乃火泻也,未言寒泻,予补之。寒泻之症,以一日或数十行、数百行,腹亦有痛者,以完谷不化,下喉即也,亦死亡顷刻,亦多在夏秋之间,然则将何以辨之。予辨之热与痛耳。火热者,口必渴,舌必燥,甚则生刺也,苔必黄灰黑色,腹必痛而手不可按也。若寒泻者,口不渴,即渴亦不十分喜饮水,舌苔必白滑而不燥,腹痛喜手按,不按则苦是也。然则治之法,岂可相同哉!法当急用补气之药,以生其胃气,佐以分消之品。方用人参一两,白术三两,附子一钱,茯苓一两,泽泻三钱,猪苓三钱,肉桂二钱,水煎服。此方即五苓散加人参者也。妙在加参至一两,有参始能挽回垂绝之地,佐白术、茯苓,以去水湿之气,而又有附子、肉桂,以补命门之火,使火热以生脾土,而膀胱气化,水道可通于故辙,况又有猪苓、泽泻以分消其水势乎?自然大便实而寒邪去也。此霸治之可不知者又一也。其余天师已言之尽矣,不再赘。

华君曰:与予同传。

大泻方,借治火痢甚妙。李子永识。

倒治法

论肝叶倒转　论狂言见鬼　论堕水淹死

天师曰:倒治者,乃不可顺,因而倒转治之也。如人病伤筋力,将肝叶倒转,视各物倒置,人又无病,用诸药罔效。必须将人倒悬之,一人手执木棍,劈头打去,不必十分用力,轻轻打之,然不可先与之言,必须动其怒气,使肝叶开张,而后击之,彼必婉转相避者数次,则肝叶依然相顺矣。

雷公曰:如人视正为斜,视斜为正,亦以此法治之愈。更有一法:以黄酒一壶,令病人饮之大醉,以竹轿抬之,故意跌翻,亦必愈也。更有痰结在胃中,不能吐出,狂言如见鬼状,时发时止,气塞胸膛。以牛肉五斤,水二斗,煎汤饮之,至不可食而止,以鹅翎探吐,必大吐,必吐至如块黄色顽痰而后止。若不吐出,再饮之,必以吐尽而止,前病顿失。后以陈皮、茯苓、甘草、白术汤,徐徐饮之，平复如故，此倒治之法也。

张公曰：好。倒治无可言。

华君曰：同。然予尚有一法未传。如人堕水而死，令一人将死人双足反背在肩上，行二里许，必然口中倒出水来，然后放在灰内半日，任其不动，然后以生半夏丸纳鼻孔中。倘冬天则不能救，其夏秋之间，无不活者，必然打嚏而苏。急以人参三钱，茯苓一两，白术五钱，薏仁五钱，车前子五钱，肉桂一钱，煎汤半盏灌之，无不生全也。

缚治法

论肺痈开刀　论欠伸两手不能下

天师曰：缚治者，乃肺中生痈，必须开刀，有不可内消者。必其人不守禁忌，犯色而变者也。毒结成于肺叶之下，吐痰即痛欲死，手按痛处，亦痛欲死。此等肺痈，必须开刀。将病人用绵丝绳缚在柱上，必须牢紧妥当，不可使病人知，手执二寸之刀，令一人以凉水急浇其头面，乘病人惊呼之际，看定痛处，以刀刺入一分，必有脓射出如注，乃解其缚，任其流脓流血，不可以药敷之，后以前膏药贴之，不可遽入生肌散，三日后加之可也。此缚治之法也。

问服前药否？天师曰：方用金银花一两，元参五钱，人参三钱，甘草三钱，足矣。可用四剂，不必再用。肝痈不用刺。

张公曰：缚治法妙极，亦无可言。

华君曰：同。然予尚有一症。凡人有伸欠，而两手不能下者，将人抱住，缚在柱上，又把木棒打去，病人自然把手来遮隔，而两手自下矣。下后用当归一两，川芎五钱，红花五分，生地五钱,桃仁五个,甘草一钱,大黄一钱,丹皮二钱,水煎服。二帖痊愈。比有妇人而得此症者,亦缚在柱上,令一人解其下衣,而彼怕羞,自然以两手下来遮隔,亦一时手下,亦以前汤与之可愈也。

肥治法

论气虚多痰

天师曰:肥治者,治肥人之病也。肥人多痰,乃气虚也。虚则气不能运行,故痰生之。则治痰焉可仅治痰哉,必须补其气,而后带消其痰为得耳。然而气之补法,又不可纯补脾胃之土,而当兼补其命门之火。盖火能生土,而土自生气,气足而痰自消,不治痰,正所以治痰也。方用人参三两,白术五两,茯苓二两,薏仁五两,芡实五两,熟地八两,山茱萸四两,北五味一两,杜仲三两,肉桂二两,砂仁五钱,益智仁一两,白芥子三两,桔红一两,各为末,蜜为丸。每日白滚水送下五钱。此方之佳,全在肉桂之妙,妙在补命门心包之火。心包之火足,自能开胃以去痰,命门之火足,始能健脾以去湿。况方中纯是补心补肾之味,肉桂于补药之中,行其地天之泰,水自归经,痰比何积。此肥人之治法有如此。

张公曰:妙。肥人治法,不过如此,无可再言。此乃丸药方也,若有人不肯服丸药,当用煎方。予定一方,用人参三钱,白术五钱,茯苓三钱,熟地一两,山茱萸四钱,肉桂一钱,砂仁一钱,益智仁一钱,半夏一钱,陈皮五分,神曲一钱,水煎服。此方治气虚而兼补肾水、肾火者也。肾中水火足,而脾胃之气自健,痰亦渐消矣。此方肥人可常用也。

华君曰:同。

瘦治法

论瘦人多火

天师曰:瘦人多火,人尽知之。然而火之有余,水之不足也,不补水以镇阳光,又安能去火而消其烈焰哉?方用熟地三两,元参八两,生地四两,麦冬三两,白芍五两,丹皮三两,沙参三两,地骨皮五两,天门冬三两,陈皮五钱,各为末,蜜为丸。加桑叶六两,亦为末,同捣为丸。每日白滚水送下五钱。妙在元参去浮游之火,而又能调停五脏之阳。各品之药,阴多于阳,则阴气胜于阳气,自然阴胜阳消,又何必石膏、知母之纷纷哉?虽石膏、知母原是去火神剂,不可偏废,然而用之于火腾热极之初,可以救阴水之熬干,不可用之于火微热退之后,减阳光之转运。此瘦人之治法又如此。

张公曰:妙。瘦人多火,予亦定一煎方。方用元参一两,麦冬三钱,天冬三钱,生地三钱,熟地三钱,山茱萸一钱,北五味五分,白芍三钱,丹皮二钱,白芥子一钱,甘草五分,水煎服。此方皆滋阴之药,而又不凝滞于胃中,瘦人常服,必无火症之侵矣。

华君曰:同,无可谈。

摩治法

论手足疼痛　论脏腑症结　论颈项强直　论口眼㖞斜

天师曰:摩治者,抚摩以治之也。譬如手足疼痛、脏腑症结、颈项强直、口眼㖞斜是也。法当以人手为之按摩,则气血流通,痰病易愈。手足疼痛者,以一人抱住身子,以两人两腿,夹住左右各足一条,轻轻捶之千数,觉两足少快,然后以手执其三里之间,少为伸之者七次,放足,执其两手,捻之者千下而后已,左右手各如是,一日之间,而手足之疼痛可已。脏腑症结之法,以一人按其小腹揉之,不可缓,不可急,不可重,不可轻,最难之事,总以中和为主。揉之数千下乃止,觉腹中滚热,乃自家心中注定病,口微微嗽津,送下丹田气海,七次乃止。如是七日,症结可消。颈项强直,乃风也。以一人抱住下身,以一人手拳而摇之,至数千下放手,深按其风门之穴,久之,则其中酸痛乃止。病人乃自坐起,口中微微咽津,送下丹田者,七次而后已,一日即痊。口眼㖞斜之法,令一人抱住身子,又一人拽住不㖞斜之耳轮,又令一人摩其㖞斜之处者,至数百下,面上火热而后已,少顷,口眼如故矣。此皆摩之之法也。

张公曰:妙,予不能增一词。

华君曰:无。

浴治法

论治疥　论止手汗　论治癞头

天师曰:浴治者,以水煮滚浴之也。如人生疮、生疥者是。不可在浴堂内去浴,必须在自家屋内。用苦参四两,生甘草一两,金银花一两,苍耳草半斤,荆芥一两,防风一两,生黄芪三两,金银花一两,苍耳草半斤,荆芥一两,防风一两,生黄芪三两,水煮汤一大锅,乘热熏之,外用席二条,裹住身上,用衣盖之,使气不散,俟稍凉浴之,必至汤寒而后已。一日再浴,将渣再煎,如前浴之,三日疮疥必痊愈也。

熏不可为训,恐引毒入脏腑也。熏者,乃用药裹在纸内,或在火炉,同人熏于被内者是,切不可用之,不若洗浴之为妙。

张公曰:妙。人有手汗出者,以黄芪一两,葛根一两,荆芥三钱,防风三钱,水煎汤一盆,热熏而温洗,三次即无汗,神方也。即是此汤亦可,然不若每日一换药之为妙也。更有癞头洗方:用蜗牛数十条,以癞头洗之,二次必痊愈,亦神方也。水三碗,煎蜗牛三十条足矣。

华君曰:无。

达治法

论火丹砂疹

天师曰:达治者,乃火郁于胸中而不得散,因而达之外也。火气热甚,蕴蓄日久,则热势益盛,往往变为火丹之症,或发砂疹是也。若不急为达之,则火势燎原,立刻灰烬。方用升麻三钱,元参八两,干葛三两,青蒿三两,黄芪三两,水煎服。此方之奇,奇在青蒿与元参同用。盖火丹砂疹之病,乃胃火与肝结之火,共腾而外越,治肝则胃不得舒,治胃则肝不得泄。今妙在用青蒿,青蒿平胃火,兼能平肝火,然未免性平而味不甚峻,又佐之元参之重剂,则火势散漫,无不扑灭矣。然而青蒿虽平胃肝之火,而胃肝二火相形,毕竟胃火胜于肝火,以佐以干葛之平胃,此方之斟酌咸善,而人不可测度者也。达治之法也。

张公曰:达治法,古今绝妙异方,目中不曾多见,此方实奇而当。予更增一方,亦可少佐高深。白芍三钱,柴胡二钱,丹皮二钱,元参三钱,麦冬三钱,荆芥三钱,生地三钱,炒栀子三钱,防风一钱,天花粉二钱,水煎服。此方专散肝木中之火,达其肝木之火,而诸经之火尽散矣。

华君曰:无。

孙真人传治火丹神效。丝瓜子一两,柴胡一钱,元参一两,升麻一钱,当归五钱,水煎服。一剂即消。

天师云:绝奇绝妙之方。

发治法

论疏通肝邪

天师曰:发治者,邪入皮毛腠理,将入营卫,而急发散之谓也。方用柴胡一钱,白术三钱,荆芥一钱,苏叶一钱,半夏一钱,甘草一钱,苍术一钱,丹皮一钱,水煎服。此方平和之中有妙理。盖木气之郁,最宜平散,今所用之药,俱是直入肝经之圣药,自然肝木疏通,枝叶调达,无风吹动,柳叶自繁,嫩绿芳草,遍出新青,宇宙之间,无非春气之舒畅矣。此发治之法也。

张公曰:不意天师早已言之矣,我前方可废也。予方即发之也,可删之。远公言是,姑两存之。

华君曰:无。

夺治法

论水肿腹胀跗肿

天师曰:夺治者,乃土气壅塞而不行,不夺则愈加阻滞,故必夺门而出,而水乃大流也。病如水肿之疾,腹胀如鼓,两跗如浮,按之如泥，小便不利，大便反结，人以为水病，谁知皆由于土气之郁。方用鸡屎醴一升，炒黄色为末，以黄酒一斤，先将鸡屎末盛于新布上，后将黄酒洒之，不可太骤，缓缓冲之，则药味尽下。取汁一碗，病人服之。切不可令病人先知，则不肯信心而服，使生别病。下喉之后，腹即作雷鸣，一饭之间，倾腹而出，两足即减大半，再饮一碗全消。盖鸡屎善能逐水，而又通土性，无微不入，将从前所蓄之水，无不开其水口，尽归大肠而泄。此夺法之奇也。至于牵牛、甘遂，非不善于逐水，终不胜鸡屎神效。但已用之后，必须禁用饮食，否则再发无救。行医者，切宜知之，有病者，切宜记之。

张公曰：鸡屎醴果然神效，若言甘遂、牵牛不及鸡屎，则未然也。二方俱可酌用。

华君曰：同。然予尚有一法未传。水肿之法，有用大麦芒二两，煎汤饮之亦消，且无后病。但须一连数月作汤饮之，即泄水而愈。药味平常，而奏功甚奇，此类是也。天师何故不传，岂以无奇而忽之耶？然而奏功实神，予终不敢没其奇。

天师曰：此方止可治初起之水肿，而不可治久病之水肿也。

深治法

论病入膏肓骨髓脑中

天师曰：深治者，病患深而深治之也。如人病在膏肓，或在骨髓，或在脑中者是。此等症，成非一朝，则治亦非一日，必须多服汤药于日间，久服丸饵子夜半，非数百剂，非数十斤，不能奏效。大约痨瘵之症居多，而虚劳次之。方用熟地一两，山茱萸四钱,山药三钱,丹皮二钱,泽泻二钱,茯苓三钱,北五味一钱,麦冬三钱,芡实五钱,水煎服。此朝服方也。晚服丸方:用紫河车一具,鹿角胶二两,龟胶三两,元参三两,熟地八两,山茱萸四两,地骨皮五两,人参二两,白术五两,白芍五两,炒枣仁三两,枸杞子三两,麦冬三两,人乳二碗,浸熟地,晒干,砂仁五钱,各为末。每日半夜,白滚水送下五钱。此方不热不寒,可以长服,方名中正丸。病伤根本,扶之不易。譬如花木大肆摧残,欲其枝叶之茂,岂是一朝可成,必须培植灌溉,终岁经年,自然春意渐回,萌芽可达,渐渐扶苏,而不可性急也。方丸并用,饮食更须得时。深治之难,从来眉蹙,切勿心急,以期奏功之速。此深治之法也。膏肓病,十人止可逃一二,论此治法,非尽人能救之也,但舍此又别无治法。余悯世人,故又立门如此。倘肯听吾言,断绝色欲,口淡滋味,心戒贪嗔,自然服药有功,否则亦止可苟延岁月而已,不可不告诫也。

张公曰:佛心神术。痨瘵之症,诚难速效,天师之方,平稳中实有妙理。余更有一方,亦极平稳,可平传以备世选用。方用芡实八两,薏仁八两,山药三斤,糯米一斤,人参三两,茯苓三两,莲子半斤,白糖半斤,各为末。每日白滚水调服一两。如不欲调服,以水打成丸,如元宵,服亦可。上下午服一丸最妙,亦可为深治之佐。

华君曰:无。

雷公曰:我亦有一方传子。用芡实一斤,山药二斤,黑芝麻八两,小黄米炒三斤,薏仁一斤,白糖一斤,肉桂五钱,各为末。白滚水每日调服五钱或一两,自能开胃健脾,补肾益精也。或疑入肉桂恐动火,不知人非命门之火不能生长,于七斤有余之药,加桂止五钱,不过百分之一,何热之有？正取其温气,以生长脾胃耳。方名全生至宝丹。

天师曰:妙极,可常服。

张真人曰:极妙。

浅治法

论细小疾病

天师曰:浅者,因病未深而浅治之,不必深治之者也。如人患细小疾病,何必张皇而用人参,惊惧而加桂、附。饮食不调,用六君子可也;头痛,用小柴胡汤可也;咳嗽,用逍遥散可也;水泻,用五苓散可也;腹痛,用小建中汤可也;两胁饱闷,亦用逍遥散可也。盖略一舒之,自必奏功,无容以深中脏腑之药,以治皮毛也。此浅治之法,又宜知之也。

张公曰:浅治法妙。

华君曰:无。

长治法

论痿症　论腰痛　论背脊骨痛　论两腿酸痛　论痉病

天师曰:长治者,永远之症,不可以岁月计也。如病痿症、痉症是也。痿病,必久卧床席,不能辄起,其故何也？盖诸痿之症,尽属阳明胃火,胃火铄尽肾水,则骨中空虚无滋润,则不能起立矣。然则止治阳明,而骨中之髓何日充满,欲其双足有力难矣。方用元参一两,熟地二两,麦冬一两,牛膝二钱,水煎服。此方之妙,全在不去治阳明而直治肾经,以补其匮乏。肾水一生,则胃火自然息焰,况又有麦冬以清肺气,牛膝以坚膝胫,故以此方长治之,则痿废之状可免。若徒以石膏、知母之类降其胃中之火,火降矣,肾水益干,又将何物以充足其骨髓乎?无怪经年累月,愈治而愈惫也,此长治之法,不可不知之。

张公曰:妙。长治法,不止痿痉二项,予为广之。如腰痛,背脊骨痛,两腿酸痛,两目生胬肉攀睛是也。腰痛服药,服之不验者,乃湿气不予两腰子也,最难治。补肾水益痛,泻肾水而觉空,去风而无益,去寒而转增,去火而益甚,此所以知为水湿之症也。外无水象,内无水形,令人揣摩不着,然余实有辨而知之之法,凡腰痛而不能下俯者是也。方用柴胡一钱,防己二钱,泽泻一钱,猪苓一钱,肉桂三分,白术五钱,甘草五分,山药三钱,白芥子一钱,水煎服。此方妙在入肾而去湿气,不是入肾而补水,然须多服为妙。大约此等腰痛,初起之时,三四剂即可奏功,痛至经年累月者,非服二月不效也。

腰不能俯者,水湿;腰不能直者,非水湿,乃风寒也。用逍遥散,加防己一钱。初起时一剂可愈,久则非一剂可愈也。当改用白术二两,杜仲一两,酒煎服,十剂可愈,可为长治之法。

背脊骨痛者,乃肾水衰耗,不能上润于脑,则河车之路干涩而难行,故尔作痛。此等症,非一二剂可以见功。非久服补气之药以生阴,非大服补阴之药以生水,未易奏功也。方用黄芪一两,熟地一两,山茱萸四钱,麦冬四钱,北五味一钱,白术五钱,防风五分,茯苓三钱,附子一分,水煎服。此方补气则有黄芪、白术,补水则有熟地、山茱萸,去湿则有茯苓,去风则有防风,引经则有附子，而又麦冬以水之母，自然金旺生水，水足则河车之路不干，不干则润金滋骨可知，又何痛之作楚。既不痛矣，又何背之不直哉？然此方不能奏近功于旦夕，必须多服、久服乃效，所以入之于长治之门也。

两腿酸痛，又不如是治法。此湿气入于骨中，而皮外无湿也。此病不止骨内而受湿气，或被褥中得之也。方用薏仁二两，芡实一两，茯苓三钱，肉桂一钱，牛膝二钱，萆薢一钱，水煎服。此方之妙，妙在薏仁能入骨而去水，加芡实健脾以去湿，不使湿以增湿，而牛膝、萆薢，又是最利双足之品，又加肉桂，引经直入于骨中，湿有不去，酸疼有不止者乎！但脚中之病，乃人身之下流，一有病，不易去之。况湿气在骨，如陆地低洼之处，久已成潭，如何能车水即干，必多用人功，而后可以告竭。故此方必须多服久服，正是此意。

胬肉攀睛，乃眼病失治而生肉。人不知避忌，将眼皮翻转，以取凉快，谁知风忽中之，则眼毛倒生而攀睛矣。此等病最忌动刀，一动刀则不可内治矣，法当用丸散以消之。然非服至半年，不能奏效。方用甘菊花十两，须用家园自种者为妙，否则断不可用，白芍一斤，当归半斤，柴胡四两，丹皮三两，葳蕤一斤，同州蒺藜一斤，草决明四两，茯苓十两，麦冬十两，天门冬十两，枸杞子一斤，各为末，蜜为丸。每日饥服一两，一料少愈，二料痊愈。最忌房事，能断欲者，一料痊愈，否则必须二料、三料也。此亦长治之一法，可参用之，故又广之如此。

天师曰：痉病乃寒湿之气集之双足之间，骨中寒痛而不可止，亦终岁经年不能身离床褥，佝偻之状可掬，其故何也？盖诸痉尽皆水湿也，水气久不出，则一身之关节，无非水气之弥空，土无权矣，又何以分消而利道哉！然则止治其水，而湿气可以尽去，乃治水亦终岁经年，仍然不验者为何？徒治水而不治土也。方用白术五钱，薏仁二两，芡实三钱，茯苓一两，肉桂一钱，牛膝一钱，草薢一两，杜仲三钱，水煎服。此方之妙，利其水湿之气，又不耗其真阴，日日吞服，不必改方。服之三月，必然如旧，再服三月，必然步履如初矣。此真长治之法，人亦遵守而不可变更者也。

华君曰：同。

雷公曰：痉病方：白术四两，薏仁八两，山药八两，车前子一两，牛膝三两，生黄芪十两，肉桂一两，杜仲四两，各为末，蜜为丸。每日饭前，酒送下一两。一料必痉愈，用补于利之中也。

又方治痿：用元参一两，甘菊花五钱，麦冬一两，熟地二两，牛膝五钱，天门冬三钱，水煎服。此方与天师同意。妙。

短治法

论阳明口渴用石膏汤　论四逆汤　论附子理中汤　论大承气汤

天师曰：短治者，乃病不必长治，而可以短兵取胜，用短治之法。譬如阳明之症初起，乘其口渴引水自救之时，急用石膏、知母煎服。一剂而渴减，再剂而渴止，三剂而病如失，即不可再与四剂矣。盖石膏初用有荡邪之功，久用有损正之失，故可暂用而不可长用。倘不信吾言，以石膏为夺命之药，日日与之，必致变为痿症，而不能速起也。故我频频戒用石膏者为此。

仲景创立此方,所以救人伤寒传入阳明之症,不得已而用之,截住其邪,不使再传也。原非教人日日用之也。奈何世医不知此故,妄自多加,任情纵意,忍于轻用,以致杀人而不悟也,悲夫! 此短治之法,又不可不知之。

张公曰:吾方得岐天师发明,真大幸也。我立此方,原所以救一时之急,非教人经年累月而亦用之也。世医不悟,亦可闻岐天师之语而悟矣。短治法不止石膏汤,如四逆汤,不可久服也,久则有火盛自焚之虑。附子理中汤,亦不可久用,有太刚则折之虞。大承气汤止可一剂,而不可至再,重则有大下亡阴之祸。诸如此,俱可类推。

华君曰:同。

白虎汤,张路玉谓为治热病主方,极有理,故在伤寒门,亦不可轻用。李子永识。

日治法

论日间发寒热

天师曰:日治者,病重于日间,而发寒发热,较夜尤重,此等症必须从天未明而先截之。方用柴胡三钱,当归三钱,黄芪五钱,人参一钱,陈皮一钱,半夏一钱,青皮一钱,枳壳一钱,白术五钱,甘草一钱,干姜五分,水煎服。此方妙在加柴胡于参、芪、归、术之中。盖邪之敢在日间作祟者,欺正气之衰也。今用祛邪之品同补正之药,共相攻邪,则正气有余,邪自退舍。譬如贼人白昼操弋入室,明欺主人软弱,故肆无忌惮。倘主人退缩潜形,则贼势更张,必大恣剽掠,席卷资囊而去。正气日消,病安能愈也。

妙在全用补正为君，则主人无惧，指挥如意，号召家人，英勇格斗，前后左右，无不执末而来，负锄而至，争先捍御，贼人自然胆落，惟恐去水速矣。况方中有柴胡、半夏之类，各各消邪，又譬如主人既勇，奴仆无非勇士，则贼不奔逃，必被擒获。此方之用于日间，实有妙用也。

张公曰：妙绝。日闻之病，以此治之，最妙。余尚有一法，治日间之症，尤易奏功。方用人参一钱，白术五钱，甘草一钱，陈皮一钱，柴胡二钱，熟地一两，白芥子一钱，水煎服。天师之方，乃治阳虚之症，余方乃治阳虚而兼阴虚之症，二方彼此参用，何愁日间之病棘手哉！

华君曰：同。

雷公曰：日间发热，乃邪在于阳分也。补阳气而邪自退。方用人参三钱，甘草一钱，白术五钱，当归三钱，陈皮一钱，柴胡二钱，水煎服。有痰，加半夏一钱；有食，加山楂一钱。方名助正汤，助其正，邪不祛而自祛也。

夜治法

论夜发寒热

天师曰：夜治者，病重于夜间而发热者也。或寒少而热多，或热少而寒多，一到天明，便觉清爽，一到黄昏，便觉沉困，此阴气甚虚，故行阳分则病减，行阴分则病重也。方用熟地一两，山茱萸四钱，当归三钱，白芍三钱，鳖甲五钱，柴胡三钱，白芥子三钱，陈皮一钱，生何首乌三钱，茯苓五钱，北五味一钱，麦冬三钱，水煎服。此方妙在鳖甲同柴胡并用，又以诸补阴之药，合而攻之也。盖鳖甲乃至阴之物,逢阴则入,逢阳则转。即此二味原是治阴经之邪热,况又用于纯阴同队之中,有不去阴邪而迅散哉!生何首乌直入阴经,亦能攻邪,加以白芥子去脏膈之滞痰,又不耗其真阴之气,有不奏功如响者乎?辟如人家主妇,一旦被贼人所执,刀火相逼,倘箱柜空虚,则贼人失望,势必因羞变怒,愈将主妇施刑。今用熟地、山茱、当归、芍药,纯是补正之品,同群共投,犹贼在房中,尽将金玉散倾,则贼喜出望外,必且弃主妇而取资财,饱则扬去。又有鳖甲、首乌、芥子之类,力能战邪,则堂外声扬,夺门攻击,邪自张皇,更思早遁。倘止用鳖甲、首乌,则又势单力薄,无物饵贼,岂肯甘心反走,必致相争相战,彼此败衄而后去。更有妙论,人多未知。如此等症,必须在黄昏之前,以此药先与之,则阴气固而邪不敢入。又譬如人家门户谨防,锁钥严整,司更值宿之仆俱各精健绝伦,则贼必望风退却,又何至越墙上壁,而主妇知觉,一呼召家人,捆缚而献哉!此皆日间不治,而以夜间先治之法也。

张公曰:真绝奇之论。予何从而赞助高深,惟有阴经之邪盛,而又带阳经之邪,天师尚未发明也,余一论之。阴邪之盛,必发夜间无疑矣。然亦有阴邪而兼带阳邪,亦发于夜间,其病亦发寒发热,无异纯阴邪气之症,但少少烦躁耳,不比阴症之常静也。法当于补阴之中,少杂阳药一二味,使阴长阳消,自然奏功如响。方用熟地一两,山茱萸四钱,当归三钱,鳖甲五钱,柴胡三钱,白芥子三钱,陈皮一钱,生何首乌三钱,茯苓五钱,北五味一钱,麦冬三钱。此天师方也。予再加人参二钱,白术三钱而已,即可治阴邪而兼治阳邪之症。

气治法

天师曰:气治者,气实气虚而不可不平之也。气实者,非气实,乃正气虚而邪气实也。若作正气之实,而用消气之药,使正气益虚而邪气益实,害且不可救药。方用补正之药,而佐以祛邪之品,则正气自旺,邪气日消矣。方用人参一钱,白术一钱,甘草一钱,柴胡三钱,白芍三钱,麻黄一钱,半夏一钱,水煎服。此方之妙,亦是用散药于补正之中,使正气旺于邪气,自然两相击斗,邪可逃亡,否则适所取败。此气病宜知气治耳。

张公曰:气治法甚多,天师止言一条,似乎未备,余更广之。气陷,补中益气汤可用;气衰,六君子汤可采;气寒,人参、白术、附子汤可施;气虚,则用四君子;气郁,则用归脾汤;气热,则用生脉散;气喘,则用独参汤;气动,则用二陈汤加人参;气壅滞,则用射干汤;气逆,则用逍遥散。余广至此,气治之法,庶几全乎!人可因症而施治也。

华君曰:同。予更有论,气虚、气实,原有分别,气虚则羸弱而难施,气实则壮盛而易察。虚者用天师之方,实者另有一方。枳壳五分,白术一钱,陈皮五分,茯苓三钱,甘草一钱,山楂十粒,柴胡一钱,白芍三钱,炒栀子一钱,水煎服。亦可佐天师之未逮。

雷公曰:华君补得妙。

血治法

论治血宜顺性

天师曰:血治者,乃血病不肯归经,或上或下,或四肢皮毛,合处出血者是也。血循经络,外行于皮毛,中行于脏腑,内行于筋骨,上行于头目两手,下行于二便两足一脐。是周身无非血路,一不归经,自然各处亡行,有孔则钻,有洞则泄,甚则吐呕,标出于毛孔,流出于齿缝,渗出于腹脐,而不止大小便之出也。然则血宜顺其性而不宜拂。方用当归三钱,白芍三钱,熟地五钱,川芎一钱,荆芥末一钱,生地五钱,麦冬三钱,茜草根一钱,甘草一钱,水煎服,此方即四物汤加减,妙在用茜草根、荆芥,引血归经,不拂乱其性,则血自归经,各不相犯矣。倘用止血之剂,未尝无效。然而如石压草,一时虽止,而性思冲突,必得空隙,仍飞越沸腾,何如此方顺其性而引之。譬如与强横之人同行,少指其意,便怀愠怒,愠怒未已,必致斗殴,皮碎血流是其常也。若赞扬称颂,顺其性而与之饮食,则同群相得,转得其气力,以助我匮乏,同舟无敌国之形,一室无操戈之事,久且为我绸缪,彻我桑土,不特血不妄行,亦将润筋生色,永断覆辙之患。又何必绝之太甚,以自取争斗哉!此血治之法,尤当留意。

张公曰:讲得近理近情。治血以四物汤为主,加荆芥、茜草根更妙,顺其性而引其归经也。然而用六味丸汤血症亦妙。盖血病最忌寒凉之品,寒则凝滞不行,难以归经。六味丸汤,妙在不寒不热,补肾水以滋肝木。肝木得养,则血有可藏之经,自然不致外泄,何至上吐。方用熟地五钱,山茱萸三钱,山药二钱,丹皮二钱,泽泻二钱,茯苓二钱。此六味地黄汤方也。又加麦冬三钱,北五味一钱,得此二味,又去清补肺金,使皮毛有养,毛孔坚固,则血难外越。肺金不干,下且足以克肝,而肝木畏金之克,又何至上犯于肺耶?故血症最宜用此方。久服三年不吐,始庆重生,否则,尚在生死之间也。

华君曰:同。而余又另有奇方。用生地一两,荆芥一钱,麦冬三钱,元参三钱,水煎服。一剂止血,后用六味汤痊愈。

雷公曰:血症,余亦有奇方。用生地一两,三七根末三钱,荆芥末一钱,人参三钱,水煎,调末服。一剂即止血。后亦须用六味汤调理。

脏治法

论脾肺同治　论肾肝同治　论心肾同治　论肺经独治

天师曰:脏治者,五脏中有病而治之者也。脏有五,治法惟三,脾肺同一治,肾肝同一治,心肾同一治也。肺气之伤,必补脾气,脾气既伤,肺气亦困,故补肺必须补脾,而补脾必须补肺。如人或咳嗽不已,吐泻不已,此肺脾之伤。人以为咳嗽宜治肺,吐泻宜治脾。殊不知咳嗽由于脾气之衰,而吐呕泻由于肺气之衰。盖肺气无清肃之下行,始上呕而下泻。脾气斡旋之令不行,则上为咳嗽矣。方用人参一钱,麦冬三钱,茯苓三钱,柴胡一钱,神曲五分,车前子一钱,甘草一钱,薏仁五钱,水煎服。此方乃治肺治脾之药合而用之者也。咳嗽喘病之尽除,吐呕泻症之各去,所谓一方两用也。

肾肝同治者,肾水不能滋肝,则肝木抑郁而不舒,必有两胁饱闷之症;肝木不能生肾中之火,则肾水日寒,必有腰脊难于俯仰之症。故补肝必须补肾中之水,补肾中之水,又不可不补肝木。倘补肝而不补肾,则胁痛何以顿除;补肾而不补肝,则腰脊何以立愈。方用熟地一两,山茱萸五钱,白芍五钱,当归五钱,柴胡二钱，肉桂一钱，水煎服。此方熟地、山茱萸补肾之药，而当归、白芍、柴胡、肉桂补肝之品，既两脏平补，似乎药不该轻重。今补肝之药反多于补肾者，可见肾为肝之母，肝又为命门之母也。命门是一身主宰，当生五脏之气，不宜为五脏所生。然而五脏叠为生克，肝既是木，岂木独不可以生命门之火乎！此有至理存焉，非吾仙人，安能阐发。愿世人勿惊为创说奇闻，而疑为不可执之以治病也。

　　再心肾治法。二脏合而治之者，其义又何居？肾，水脏也；心，火脏也。是心肾二经为仇敌，似乎不宜牵连一治之，不知心肾虽相克，其实相须。无心之火，则成死灰，无肾之水，则成冰炭，心必得肾水以滋养，肾必得心火而温暖。如人惊惕不安，梦遗精泄，岂非心肾不交乎？人以为惊惕不安，心之病，我以为肾之病；梦遗精泄，人以为肾之病，我以为心之病。非颠倒之也，实至当不易之理。方用人参三两，白术五两，远志一两，炒枣仁三两，熟地五两，山茱萸三两，麦冬三两，北五味一两，芡实五两，山药三两，菖蒲一两，柏子仁三两，去油，茯神三两，砂仁三钱，橘红一两，各为末，蜜为丸。白滚水送下五钱。此丸之妙，乃治肾之药少于治心。盖心君宁静，肾气自安，肾气既安，何至心动。此治心正所以治肾，而治肾正所以治心也。此治脏之法，幸人加之意哉！

　　张公曰：脏治之法尽于三方，无可再议。不已，其肺脏之独治乎？肺有忽感风寒，而鼻塞出嚏，咳嗽不已，吐痰如败絮，乃肺经独病也，不必兼治于脾。予留一方：用甘草一钱，桔梗三钱，半夏一钱，射干一钱，水煎服。此方之妙，妙在桔梗升提于鼻，引去痰之药上行于肺，以散风寒之邪。邪散则鼻塞顿除，痰亦随之而散,又何必治脾之迁缓哉!然止可治风寒之外感,而不可治内伤之诸症。内伤诸症,有天师方在,肺脾同治之可耳。肾肝与心肾治法,亦不必再言。

天师曰:尽善也。

华君曰:无。

此脾湿熏肺之症,方用燥脾利湿为宜。如肺热移行大肠者,又宜清肺润燥法治之,不可以泄泻而戒用润剂也。李子永识。

腑治法

论小便闭塞　大便闭结　论治胆怯　论肾虚吐呕

天师曰:腑治法甚多,我举其一二症,取以为法,余可推广。如人病小便不通,大便甚结者是也。小便不通,乃膀胱之病。膀胱之气化不行,小便即不能出。小便闭塞,治膀胱之经而已矣,然而治法全不在治膀胱也。方用人参三钱,莲子三钱,白果二十个,茯苓三钱,甘草一钱,车前子三钱,肉桂三分,王不留行三钱,水煎服。一剂即如注。此方之奇妙,全在用人参,其次则用肉桂三分。盖膀胱必得气化而始出。气化者何?心胞络之气也。膀胱必得心胞络之气下行,而水路能出。尤妙用白果二十个,人多不识此意。白果通任督之脉,又走膀胱,引参、桂之气,直奔于膀胱之中,而车前子、王不留行尽是泄走之物,各随之趋出于阴气之口也。此治腑之妙法,人知之乎?

大便闭结者,人以为大肠燥甚,谁知是肺气燥乎?肺燥则清肃之气不能下行于大肠,而肾经之水仅足以自顾,又何能旁流以润溪涧矣。方用熟地三两,元参三两,火麻子一钱,升麻二钱,牛乳一碗,水二钟,煎六分,将牛乳同调一碗服之。一剂不解,二剂必大便矣。此方之妙,全在不润大肠而补肾,尤妙不止补肾而且补肺,更妙不止补肺而且升肺。盖大肠居于下流,最难独治,必须从肾经以润之,从肺经以清之。气既下行,沉于海底,非用升提之法,则水注闭塞而不通。启其上孔,则下孔自然流通。此下病治上之法,亦腑病治脏之法也。其余治腑之法,可即此以悟。

张公曰:天师太略,余当增广之。凡人胆怯不敢见人者,少阳胆经虚也,而所以致少阳胆经之虚者,肝木之衰也。而肝木之衰,又因肾水之不足,法当补肾以生肝木。方用熟地一两,山茱萸四钱,芍药五钱,当归五钱,柴胡一钱,茯神五钱,白芥子一钱,生枣仁一钱,肉桂一钱,水煎服。此方之妙,补肾之中用补肝之品,尤妙再去补心,使心不取给于肝胆之血,则胆之汁有余,而怯形可去。又妙在用肉桂以入肝,如人得勇往之人,自然顷刻胆壮矣。此治腑实有妙理,人知之乎?

吐呕之症,人以为胃虚,谁知由于肾虚。无论食入即出,是肾之衰,凡有吐症,无非肾虚之故。故治吐不治肾,未窥见病之根也。方用人参三钱,白术五钱,薏仁五钱,芡实五钱,砂仁三粒,吴茱萸五分,水煎服。此方似乎治脾胃之药,不知皆治肾之法,方中除人参救胃之外,其余药品俱入肾经,而不止留在脾也。肾火生脾,脾土始能生胃,胃气一转,呕吐始平。此治胃而用治肾之药,人知之乎?

华君曰:亦无。

孙真君传治小便闭塞方,用车前子五钱,肉桂三分,水煎服即通。

常治法

论头疼　论目痛

天师曰：常治者，可以常法而常治之者也。如人病头疼，则以头疼常法治之；目痛，则以目痛常法治之是也。何必头疼而治之于两足，目痛而治之以两手乎？虽头疼实有治之两足而愈，目痛实有治之两手而痊者，然彼必常治之而不愈不痊，然后以变法治之，非可以常治，而先求之于变法也。故一遇头疼，即以蔓荆子一钱，川芎五钱，白芷一钱，甘草一钱，半夏一钱，细辛一钱治之，病去如扫。一遇目痛，以柴胡一钱，白芍三钱，当归一钱，白蒺藜二钱，甘菊花一钱，荆芥、防风各一钱，半夏一钱，甘草五分，栀子二钱，水煎服。二剂即愈。皆无事舍常而思变也。此常治之法，可为师也。

张公曰：常病用常法极是，予亦不再言变也。

华君曰：无。

变治法

论伤寒变结胸　论疟变下痢　论中风变狂　论中暑变亡阳
论反胃变噎膈

天师曰：变法者，不可以常法治，不得已而思变之也。变症不同，用药各异，吾举其大者言之。如伤寒变为结胸，疟疾变为下痢，中风变为发狂，中暑变为亡阳，反胃而变成噎膈，若不以变法治之，仍以平常药饵相治，吾见其坐毙而已矣。然则结胸之症，乃伤寒变也，可不以变法治之乎？伤寒火邪正炽，原不可急与饮食。若不知禁忌与之，胃中得食，不啻如宝，故茹而不出，而他脏见胃中有食，群起而争，其势猖狂，非杯水可解，必当以变法治之。急须以栝蒌一枚捶碎，入苦草一钱，同煎服之。夫栝蒌乃陷胸之胜物，平常人服之，必至心如遗落，今病人一旦服之，不畏其虚乎？谁知无病常人，断断不可服此，而伤寒结胸之症，却有相宜。盖食结在胸，非大黄、芒硝、枳壳、槟榔、厚朴之类可能祛逐，必得栝蒌，始能陷之。入于脾中，尤恐其过于下也，少加甘草留之，且得甘草之和，不致十分推荡。此变症而用变法，真胜于用正也。

疟疾本是常症，只可以平常消导而发散之。今忽为下利等症，则变轻为重。欲发汗，则身已亡阴；欲祛邪，则下已便物。顾上则虑下，顾下则碍上。倘仍以常法治之，奏功实少。今用人参一两，鳖甲一两，白术三两，茯苓一两，当归一两，白芍三两，柴胡一钱，枳壳一钱，槟榔一钱，水煎服。此方奇在用人参、白术。盖疟病则亡阳，若不急补其阳气，则下多亡阴，势必立亡。惟急补其阳气之不足，阳生阴长，始有生机。尤妙白芍、当归之多，以滋润其肠中之阴。盖下利多，则阴亡亦多，今用补阴之剂，则阴生阳降，自然春意融和，冰泮化水，分消水道，污秽全无，况方中又加枳壳、槟榔，仍然去积。又妙少用柴胡，微舒肝气，使木气相安，不来克土，自然土克水之多，水润木之下，内气既生，外邪亦散。此治下利，而疟病同除。此种治变之法，何可不知。

中风系是危症，况变发狂，死在眉睫。倘不以变法救之，何以得免于垂绝耶？方用人参三两，菖蒲三钱，半夏三钱，天南星三钱，生用附子一钱，丹砂末三钱，先将参、苓、附子等项煎汤，调入丹砂末灌之。十人中亦可救三四。盖天下无真中风之人，不过中气、中痰、中湿而已。若不用人参、附子，大剂煎饮，何能返已去之元阳，回将绝之心气哉！况人将死之时，未有不痰上涌者，妙在用半夏、天南星以祛逐之。尤妙用菖蒲以引入心经，使附子、半夏得施其荡邪之功，而丹砂又能镇定心气，所以往往返危为安。倘仍以寻常二陈之类以消痰，痰未必消，而心气已绝，此又症变而法变者也。

中暑原是热症，然而热之中也，亦由于气之虚。人若气实形壮者，多难中暑。然则中暑之病，宜补气为先，解暑为次。无如人以为热也，治表为急，治本为末。先以香薷饮治之，不效，又改用白虎汤，又不效，乃用发散之剂，杂然并进，则火邪乘热气外走，尽趋皮肤而出，而不可止，以变为亡阳之症者多矣。法当以人参三两，元参三两，甘草一钱，北五味一钱，生地三两救之。此方之妙，全在用人参补元气，用元参以凉血。盖血得凉，则气自止而不走，又有五味子之酸，以收敛肺金之气，此不止汗而汗自止也。倘惟以四君子汤平常治法，则一杯之水，何能止车薪之发焰哉！此又变法之宜知也。

反胃症初起之时，未尝非胃病也，当时以逍遥散加黄连一钱，立止也。无如世医不知治法，乃用香砂、厚朴、枳壳、砂仁之类，纷纷投之。不应，又改用大黄、巴豆之类下之。又不应，乃改用黄连、黄柏、栀子、知母大寒之品以凉之。又不应，乃改用桂枝、白果、肉桂、附子、干姜、吴茱萸之类以热之。又不应，乃始用柴胡、荆芥、桔梗、防风、苏子之类以散之，遂成噎膈之症矣。吾今悯之，乃传一方，用熟地一两，山茱萸四两，麦冬三钱，北五味一钱，元参一钱，当归三钱，白芥子一钱，牛膝二钱，水煎服。此方之妙，全在不治翻胃，正所以治翻胃也。盖人之反胃，乃是肾中阴水竭也。肾水不足，则大肠细小，水不足以润之，故肠细而干涸。肠既细小，则饮食入胃不能下行，必反而上吐。治之之法，不可治上，而宜治下。方中用熟地、山茱萸之类，纯是补肾中之水也。肾水足，而大肠有水相资，则大肠仍复宽转，可以容物。水路既宽，则舟辑无碍，大舸小舶，可以顺行，又何惧区区小舟不可以转运粮食哉！此肾中虚而水不足以润大肠者，宜如是治法。若肾中寒凉而虚者，又不如是治也。盖翻胃之名虽同，翻胃之实各异。肾中无水而翻胃者，食下喉即吐；肾中无火而翻胃者，食久而始吐也。譬如今日食之，明日始尽将今日之物吐出者是也。方用熟地一两，附子一钱，肉桂一钱，山茱萸四钱，麦冬五钱，北五味一钱，茯苓二钱，山药二钱，丹皮一钱，泽泻一钱，牛膝一钱，水煎服。此方八味丸汤也，妙在用附子、肉桂于补肾水之中，使去水中补火。补火者，补命门之火也。盖脾胃之气必得命门之火始生。譬如釜下无火，何以煮爨？未免水冷金寒，结成冰冻，必得一阳初复之气，始解阳和。人身脾胃亦然。然而寒凉之病，止该腹痛心疼，今反无此症，用上越而吐者何也？盖脾胃有出路，则寒邪之气不留于中，今日日上吐，将胃口咽门已成大道熟径，往来无所阻滞，则径情趋奔，其势甚便，又何必积蓄于中州，盘踞于心腹，颠寒作热，以苦楚此脾胃哉！此翻胃下寒，心腹之所以之痛也。此又不治反胃，而所以治反胃也。此变法治病之端也。

张公曰：说得我闭口无言。汝知而不能言，今可以言矣。无可一言,惟有三汉顿首而已。惟圣者知之,予亦不能言之也。

华君曰:余虽有传,不及君之多而且畅。

雷公曰:无一论不奇辟,真圣人之言,不可测也。

反胃而用逍遥加黄连,赵养葵先生亦主此方,但此必食入即吐之症。如朝食暮吐者,又为命门无火,当是八味汤症矣。李子永识。

初治法

论伤风初治　论伤寒初治　论伤食初治　论伤暑初治　论伤湿初治　论燥病初治　论火病初治

天师曰:初治者,首先宜以此治之也。初病伤风,即以伤风治之;初病伤寒,即以伤寒治之;初病伤食,即以伤食治之也。凡人病初起之时,用药原易奏功。无如人看不清,用药错乱,往往变症蜂起。苟认得清,用得当,又何变症之生耶? 如伤风之症必然头痛身疼,咳嗽痰多,切其脉必浮,此伤风也。即以防风一钱,荆芥一钱,柴胡一钱,甘草一钱,黄芩一钱,半夏一钱,水煎服。一剂即止,不再剂也。

伤寒之初起也,鼻塞目痛,项强头亦痛,然切其脉必浮紧,此伤寒也。若以伤寒治之即愈。方用桂枝一钱,甘草一钱,陈皮一钱,干葛一钱,水煎服。一剂即愈。

伤食之症,心中饱闷,见食则恶,食之转痛,此伤食也,即以消食药服之立已。方用白术一钱,茯苓一钱,枳壳一钱,山楂二十粒,麦芽二钱,谷芽二钱,神曲三分,半夏一钱,甘草五分,砂仁三粒,水煎服。一剂快,二剂愈。此初治之法,人易知之不能知,即知而不肯用,行医者无轻易初治法也。

张公曰:又不必言。甚矣,圣人之言大也,三方而初症定之矣。初病伤暑,必然头晕、口渴、恶热,甚则身热、痰多、气喘是也。方用青蒿一两,香薷三钱,白术五钱,陈皮一钱,甘草一钱,茯苓三钱,有参加一钱,无亦可。一剂即愈。

伤湿初起之时,必然恶湿身重,足肿,小便短赤。方用白术三钱,泽泻三钱,猪苓三钱,肉桂五分,茯苓五钱,柴胡一钱,车前子一钱,半夏一钱,水煎服。一剂立愈,二剂脱然。

燥病初起,咽干水燥,嗽不已,痰不能吐,面目红色,不畏风吹者是也。方用麦冬五钱,桔梗三钱,甘草一钱,天花粉一钱,陈皮三分,元参五钱,百部八分,水煎服。一剂燥立止,二剂嗽止,三剂痊愈。

火症初起,必大渴引饮,身有斑点,或身热如焚,或发狂乱语。方急用石膏三钱,半夏三钱,元参一两,麦冬三两,甘草三钱,升麻三钱,知母三钱,半夏三钱,竹叶百片。一剂少止,二剂即安,三剂痊愈,不可四剂也。若初起之时,大势少衰,减半与之,乘其火势初起,胃气未衰,急用此汤以遏之,则火自然骤灭而不为害矣。方即竹叶石膏汤,妙在加入元参、麦冬数两,使石膏不为主帅,而反为偏裨,听麦冬、元参之差遣,则止去火而不损肾中之阴。又妙加入升麻,引其外出而不能入,止祛火而不损肾水,所以更奏功如神也。倘疑升麻太多而少减之,则转不奏功之捷。予所以又戒世人之不知用升麻者。

华君曰:余未传。

暑症未有不兼湿者,故方中多用术苓。李子永识。

终治法

论伤寒调理　论中暑调治　论中风调治　论中湿调治　论火症调治　论燥症善后

天师曰:终治者,病已愈而为善后之计,故曰终治。如伤寒愈后,作何调治;中暑之后,作何汤饮;中风之后,作何将息是也。伤寒邪已尽退,正气自虚,理宜补正,但胃强脾弱,多食补剂,恐能食而不能受。法当用补胃之药少,而补脾之药多,尤不宜补脾之药多,而补肾之药少。盖肾能生土,而土自能生金,金旺则木有所畏,不至来克脾土,然则补肾正所以补脾也。方用熟地一两,麦冬三钱,五味子五分,白芍三钱,肉桂三分,白术三钱,薏仁三钱,白芥子一钱,水煎服。此方专补肾脾二经,不去通补各脏,而各脏无不治之也。

中暑伤气,而调治之法不可以治气为先,当以补血为主。盖阳伤则阴血亦耗也。方用当归一两,白芍三钱,川芎一钱,熟地一两,五味子一钱,麦冬三钱,水煎服。此方即四物汤也,妙在全是阴经之药,又加之麦冬、五味以养肺金。金既旺,可以制木之克脾,则四物生肝而安于无事之福也。

中风之后,亦气之虚也,此等病断宜补气,不可补血。盖血滞而后中风,不可再补血以增添气滞也。方用人参三钱,茯苓三钱,薏仁三钱,半夏一钱,神曲五分,白术五钱,甘草一钱,肉桂一钱,陈皮五分,水煎服。此方妙补胃气,以生肺金之气,补命门以生脾土之阴,又何畏风木之旺哉!此三方皆善后至妙者,可以为终治之法。

张公曰:妙极矣。予又何言,予当一一补之。中湿之后,水已泻尽,法当健脾。然而不可徒健脾也,当补命门之火以生脾土。方用白术五钱,茯苓三钱,肉桂三分,白芍三钱,薏仁一钱,白芥子一钱,水煎服。此方专补肾经之火,而又不十分大热,则脾气得温,自然能去湿气而生胃气也。

火症既已散尽余火,势必气息奄奄,不能坐立。若一味泻火,则胃气必伤,而骨髓耗尽,水何日重生。方用熟地一两,元参五钱,麦冬一两,牛膝一钱,白芍三钱,水煎服。此方妙在润肺金以生肾水,兼去平肝。三脏既安,则胃气自然得生,又何必再泻其余火哉!

燥病既除,善后之计,惟大补肾水,水足则肺金有养。方用六味汤,加麦冬、五味子治之可也。

华君曰:予亦未传,无可谈。

专治法

论直中阴寒　论中暑

天师曰:专治者,专治一脏,单刀直入之谓也。如人病直中阴经寒症,势如奔马,不可止遏。倘征兵分调于各路,势必观望低徊,而不能急遽以救主,不若止用一二大将,斩关直进之为得也。方用人参一两,附子二钱,水煎服即愈,方名参附汤。用之却有至理。盖寒邪直入肾脏,邑主外亡,市民逃窜,贼人且驱倾城之民,尽为盗贼,上犯潢池,其锋不可当。此时若号召邻邑之兵,则缓不济事,故不若即此具师,推大将登坛,以兵马之权尽归之,令其奋勇当先,突围冲入,斩杀剪除,城安民乐,前途倒戈,返兵而逐贼矣。方中用附子者，如大将也，用人参者，乃兵马也。身如城郭，药可借观，生死相同，足以显譬。愿人深思，自得之专治之法。

张公曰：专治之法，归属直中阴寒之症，绰乎有理。但直中一门，不止一方尽之。吾传一门，可畅观之，而治无遗法也。

华君曰：余亦同传，然余尚有法。如人病中暑之症，发渴引饮，其势亦甚急。若欲缓兵分治，则暑邪不易分散，当用一二味解暑之品，以直逐其邪，则心君庶可以安宁。法当用人参一两，青蒿二两，香薷三钱，白术五钱，水煎服。此方之妙，妙在人参以固元气，而后青蒿得以散其邪。虽青蒿一味，亦能解暑，似不必人参之助。然解暑而不补气，暑虽解矣，人必弱也。惟与参同用，则祛邪之中而有补正之道，暑散而不耗散真气，自然奏功如响。方中况有白术以健脾，香薷以追热，又用之咸宜乎！

分治法

论便血与溺血分治　论腰痛与头痛分治　论遗精与健忘分治　论吞酸与泄泻分治　论中气与中痰分治

天师曰：分治者，症犯艰难，不可作一症治之，乃用分之法。如人便血矣，又溺血；腰痛矣，又头痛；遗精矣，又健忘；吞酸矣，又泄泻。症既纷出，药难一般，不得不分以相治也。或治其上，或治其下，或治其有余，或治其不足，正未可以混同一例。然而得其道，则分中可合；不得其道，则合处仍分。如便血与溺血不可同论也，然总之出血于下，用生地一两，地榆三钱治之，则二症自愈。盖大小便虽各有经络，而其源同，因膀胱之热而来也。生地清膀胱之火，地榆亦能清膀胱。一方而两用之，分之中又有合也。

腰痛与头痛，上下相殊也。然而肾气上通于脑，而脑气下达于肾，上下虽殊，气实相通。法当用温补之药，以大益其肾中之阴，则上下之气自通。方用熟地一两，杜仲五钱，麦冬五钱，北五味二钱，水煎服即愈。盖熟地、杜仲，肾中之药也，止腰中痛是其专功。今并头痛而亦愈者何也？盖熟地虽是补肾之剂，然补肾则上荫于脑，背脊骨梁辘轳上升，是其直路，肾一足则气即腾奔而不可止，故一补肾气，腰不疼而脑即不痛也。合中有分，而分中实合，不信然乎！

遗精，下病也；健忘，上病也。何以分治之而咸当乎？方用人参三两，莲须二两，芡实三两，山药四两，麦冬三两，五味子一两，生枣仁三两，远志一两，菖蒲一两，当归三两，柏子仁去油一两，熟地五两，山茱萸三两，各为末，蜜为丸。每日早晚各用白滚水送下五钱。半料两症俱全。此方乃治健忘之方也，何以遗精而亦效？盖遗精虽是肾水之虚，而实本于君火之弱，今补其心君，则玉关不必闭而自闭矣。此合中之分，实有殊功也。

吞酸，火也；泄泻，寒也。似乎寒热殊而治法宜变，不知吞酸虽热，由于肝气之郁结，泄泻虽寒，由于肝木之克脾。然必一方以治木郁，叠方以培脾土，则土必大崩，而木必大凋矣。不若于一方之中而两治之。方用柴胡一钱，白芍五钱，茯苓三钱，陈皮五分，甘草五分，车前子一钱，神曲五分，水煎服。二症皆愈。此方之奇绝，在白芍之妙。盖白芍乃肝经之药，最善舒木气之郁，木郁一舒，上不克胃而下不克脾。方中又有茯苓、车前子，以分消水湿之气，水尽从小便出，何有余水以吞酸，剩汁以泄泻。况又有半夏、神曲之消痰化粕哉！此一治而有分治之功，世人未尽知也。

张公曰：何奇之多如此，我是无可再言。远公清益，我有一症增人可也。中气而又中痰，虽若中之异，而实皆中于气之虚也。气虚自然多痰，痰多必然耗气，虽分而实合耳。方用人参一两，半夏三钱，天南星三钱，附子一钱，茯苓三钱，甘草一钱，水煎服。中气、中痰之症俱悉矣。盖人参原是气分之神剂，而亦消痰之妙药。半夏、天南星虽是逐痰之神品，而亦扶气之正神。附子、甘草，一仁一勇，相济而成大敌，用之于三味之中，扶正必致祛邪。荡痰必然益气，分合而无分合之形，奇绝而有神化之妙，又不可不知。

华君曰：与余同，无可讲。

同治法

论四物、逍遥、六君、归脾、小柴胡、参苏、补中益气、四君子诸汤加减法

天师曰：同治者，同是一方而同治数病也。如四物可治吐血，又可治下血；逍遥散可治木郁，又可治数郁；六君子汤可治饮食之伤，又可治痰气之积。然而方虽同，而用之轻重有别，加减有殊，未可执之以治一病，又即以治彼病耳。如吐血宜加麦冬、甘草，便血宜加地榆、黄芩之类于四物汤中也。如丹皮、栀子，宜加于木郁之中，黄连宜加火郁之中，黄芩、苏叶宜加于金郁之中，石膏、知母宜加于土郁之中，泽泻、猪苓宜加于水郁之中也。伤肉食，宜加山楂；伤米食，宜加麦芽、枳壳；伤面食，宜加萝卜子之类于六君子汤内也。同治之法，可不审乎！

张公曰：同治法不止三方，予再广之。归脾汤可治郁怒伤肝之人，又可治心虚不寐之症。小柴胡汤可治伤风初起之病，又可和伤寒已坏之病。参苏饮可治风邪之侵，又可治气郁之闷。补中益气汤可升提阳气，又可补益脾阴，兼且消食于初伤，祛邪于变后，疟症借之以散邪，泻症资之以固脱也。四君子汤可以补气之不足，又可以泻火之有余。诸如此类，不可枚举，亦在人善悟之耳。

华君曰：余未传。

异治法

论中湿　论中暑　论中寒

天师曰：异治者，一病而异治之也。如人病中湿也，或用开鬼门之法，或用泄净府之法是也。虽同是水症，何以各施治法而皆效？盖开鬼门者，开人毫毛之孔窍也；泄净府者，泄大小之二便也。治法虽殊，而理归一致。其一致何也？盖水肿之症，原是土气之郁，土郁则水自壅滞而不流，开鬼门者，如开云河也。泄净府者，如开海口也，故异治之而皆效也。方已备载前文，兹不再谈，愿人即此以悟其余之异治耳。

张公曰：异治甚多，天师太略，予再广之。如人中暑也，或用热散，或用寒解；伤寒之法，或用桂枝汤，或用麻黄汤是也。桂枝与麻黄，寒热各殊，如何用之而皆效？盖二物总皆散药，风寒初入于营卫之间，热可散于初，寒可散于后。风寒初入于皮毛，将入胃经，则风邪尚寒，所以可用桂枝以热散。风寒既由皮毛而入营卫，则寒且变热矣。盖正气逃入于府，而皮毛躯壳听邪外据，而成内热之症,所以可用麻黄而寒散之也。治法虽有不同,祛邪则一,故用之而皆效耳。

中暑,或用香薷以热散之,或用青蒿以凉散之,似乎有异,不知非异也。盖中暑之症,感夏令之热邪也。邪入脏腑,必须祛散。香薷与青蒿,同是祛暑热之圣物,性虽有寒热之分,而祛逐无彼此之异也。此异治之宜知耳。其余异治之法,不可因此以更通之哉!

华君曰:余亦不传。

劳治法

论久坐　论久卧

天师曰:劳治者,使之身劳而后治之也。如人久坐则血滞筋疏,久卧则肉痿而骨缩,必使之行走于途中,攀援于岭上,而后以药继之也。方用当归一两,白芍三钱,黄芪一两,甘草一钱,陈皮五分,防风五分,半夏一钱,水煎服。此方原是补血汤而变之者也。盖久坐、久卧之人,其血甚滞,若再补血,则血有余而气不足,未免血胜于气矣,似宜急以补气之药补之。今仍补血者何也?盖气不能生,必本血之能养,吾反驱之于奔走攀援之际,而后以补血之药继之者,使气喘则气更不足,而血愈加有余。仍以补血之药加之,则血喜气之怯,转怜其匮乏,损己之有余,以益气之不足,则血气和平,而滞者不滞,痿者不痿矣。此劳治之所以妙也。

张公曰:不必增。

华君曰:余又未传。

逸治法

论过劳　论治气劳　论治血劳

天师曰:逸者,因人之过劳,而劝其安闲,而后以汤丸之药继之者也。凡人太劳,则脉必浮大不伦,按之无力,若不劝其安闲作息,必有吐血损症之侵,故逸治不可不讲也。或遨游于山水,或习静于房闱,或养闲于书史琴玩,或偷娱于笙箫歌板,是随地皆可言欢,而生人无非乐境,自足转火宅而清凉,变劳心为暇豫也。后以滋补之方继之,自然开怀,饮食易于消磨矣。方用人参三两,白术五两,茯苓三两,熟地五两,山茱萸四两,砂仁五钱,当归八两,白芍五两,黄芪五两,麦冬三两,北五味三两,陈皮五钱,神曲一两,各为末,蜜为丸。每日早晚服,各五钱。此方乃补气补血补精之妙品也,有斡旋之力,可以久服滋人,不致有偏胜之祸也。逸治之方,惟此最佳,幸为留意。

张公曰:劳逸得宜,方剂有法,吾无间然。吾方虽有,不及天师,汝言亦是有理。予再传二方,一治气之劳,一治血之劳。劳气方:人参三两,黄芪三两,茯苓四两,白术八两,白芍三两,陈皮一两,炙甘草八钱,麦冬三两,北五味一两,远志一两,白芥子一两,各为末,蜜为丸,早服五钱。此方乃补气药也。人有伤气而右脉大者,最宜服此方。倘左手脉大于右手者,乃伤血也。另立一方,用熟地八两,白芍八两,当归四两,山茱萸四两,麦冬三两,五味子一两,远志一两,生枣仁一两,茯神三两,砂仁五钱,白芥子一两,橘红三钱,肉桂五钱,各为末,蜜为丸。晚服一两。此方专治血之不足也。如身夜热者,加地骨皮五两,去肉桂。无血人服之,实有奇功,可并载之,以供世人之采择。

吸治法

论胞上升　论头痛　论肠下　论疮毒初起

天师曰:吸治者,不可用汤药,而用吸治也。如人生产子落地而胞不堕,或头痛而久不愈,或肠下而久不收,或疮毒初起,而未知阴阳之症,皆可用药以吸之也。产妇子落地矣,而胞忽上升者,必有恶血奔心之症,势甚危急。倘以下药下之,则虚其元气,恐致暴亡,不若用蓖麻子一钱捣烂,涂于本妇之足心,则少顷胞胎自下矣。更有胞落子生而大肠堕下者,更为可畏。此虚极下陷,法当用人参加升麻、柴胡提之,而产妇初生,未便用升麻、柴胡以发散其正气,恐气散而肠愈难收。不若仍用蓖麻子一味,捣烂,涂于本妇之顶心,少顷肠自收入。急用温汤,将顶上蓖麻洗净,不使少留些须。倘若时辰太久,则肠且上悬,又成危症而不可救矣。胞胎一落,亦是同然,俱宜洗净为祷。至于头痛之症,止消用蓖麻子一粒,捣碎,同枣肉些须,同捣匀,丸如黄豆大,外用丝棉裹之,纳于鼻孔。少顷,必有清涕流出,即将丸药取出,不可久放其中,头痛即愈,永不再发。倘久留在中,必致脑髓流出,又成不可药救之症。切记切记。

疮毒初起,有一种解毒之石,即吸住不下。但毒轻者,一吸即下:重者,必吸数日而始下。不可急性,而人自取下也。此石最妙,一石可用三年,然止可用以治小疮口可耳,大毒痈疽,仍须前汤药治之为妙。此吸治之宜知也。

张公曰:吸法尽于此,无可再谈。

引治法

论虚火沸腾　论厥逆

天师曰：引治者，病在下而上引之，病在上而下引之也。如人虚火沸腾于咽喉口齿间，用寒凉之药，入口稍快，少顷又甚，又用寒凉，腹泻肚痛，而上热益炽。欲用热药凉饮，而病人不信，不肯轻治，乃用外治之法引之而愈。方用附子一个，为末，米醋调成膏药，贴在涌泉穴上。少顷，火气衰，又少顷而热止退，变成冰凉世界。然后六味地黄丸汤，大剂与之，则火不再沸腾矣。盖此火乃雷火也，见水则愈酷烈。子不见雷霆之震，浓阴大雨之时，愈加震动，惊天轰地，更作威势，一见太阳当空，则雨歇声消，寂然不闻矣。又不见冬令之天地耶？严寒霜雪，冰冻郊原，雨雪霏霏，阴风惨厉，此天气下行，而地气反上，盖下热则上自寒也。又不见夏日之天地乎？酷日炎蒸，蕴隆火热，烁木焚林，燔汤沸水，天气上升，地气下降，此上热而下寒也。人身虚火，亦犹是也。今既火腾于上，则下身冰冷。今以附子大热之药，涌泉引之者，盖涌泉虽是水穴，水之中实有火气存焉，火性炎上，而穴中正寒，忽然得火，则水自沸温，水温则火自降，同气相求，必归于窟宅之中矣。火既归于窟宅，又何至沸腾于天上哉！此咽喉口齿忽然消亡，有不知其然而然之妙。此引治之巧，又当知之者。

张公曰：引治尚有一法，汝备志之。如人病厥逆之症，不敢用药以治之者，用吴茱萸一两，为末，以面半两，用水调成厚糊一般，以布如钟大摊成膏，纸厚半分，贴在涌泉穴内，则手足不逆矣。况上热下寒之症，皆可用此法而引之，亦引火归元之法也。

华君曰:亦未传。

单治法

论诸痛治肝　论吐泻各症治胃

天师曰:单治者,各经有病,而单治一病也。如人病身痛,又双手痛,又两足痛,腹痛,心痛者是。此等症,如单治其一经,是此病先愈,而后一症一症治之也。论此症满身上下中央俱病矣,当先治肝为主,肝气一舒,则诸症自愈,不可头痛救头,脚痛救脚也。方用柴胡一钱,白芍五钱,茯苓五钱,甘草一钱,陈皮一钱,当归二钱,薏仁五钱,栀子一钱,水煎服。此方逍遥散之变方也,单治肝经之郁,而又加去湿之品。盖诸痛皆属于火,而两足之痛又兼有湿气作祟。方中用栀子以清火,用薏仁以去湿,故虽治肝经之一经,而诸经无不奏效也。此单治之神,更妙于兼治,人知之乎!

张公曰:更有或泻或吐,或饱闷,或头晕眼花之症,当先治其胃气,则诸症俱安。方用人参三钱,茯苓三钱,甘草三分,陈皮一钱,白芍三钱,神曲一钱,砂仁三粒,薏仁五钱,水煎服。此方乃治胃之方也。胃气一生,则吐泻各症自愈。此亦单治之一法也,附于天师之方后可耳。

华君曰:未传。

双治法

论心痛治肝　论胃吐治脾　论肺燥治肾

天师曰:双治者,一经有疾,单治一经不足,而双治二经始能奏效,故曰双治。如人病心痛,不可止治心痛,必须兼治肝;如人胃吐,不可单治胃,而兼治脾;如人肺嗽,不可单治肺,而兼治肾是也。病心致痛,理宜治心,而今不治心者何也?盖心气之伤,由于肝气之不足,补其肝,而心君安其位矣。方用白芍五钱,当归五钱,有火加栀子三钱,无火加肉桂二钱,水煎服,疼立止。盖芍药平肝,又能生肝之血,与当归同用,更有奇功。栀子、肉桂皆是清肝助肝之神品,肝气既平,则心气亦定。子母有关切之谊,母安而子未有不安者。此心肝两治之妙法也。

胃吐由于脾虚,脾气不下行,自必上反而吐,补其脾气,则胃气自安。方用人参三钱,茯苓三钱,白术五钱,甘草一钱,肉桂一钱,神曲一钱,半夏一钱,砂仁三粒,水煎服。此方乃治脾之药居多,何以用之于胃吐之病反宜也。盖胃为脾之关,关门之沸腾,由于关中之溃乱,然则欲关外安静,必先关内敉宁。方中全用补脾之药,则脾气得令,又何患胃口之吐哉!况方中又有砂仁、半夏、神曲等类,全是止吐之品,有不奏功如神者乎!此又脾胃双治之妙法也。

肺嗽之症,本是肺虚,肺虚必宜补肺明矣,奈何兼治肾也?盖肺金之气,夜卧必归诸肾之中,譬如母子之间,母虽外游,夜间必返于子家,以安其身。今肺金为心火所伤,必求救于己子,以御外侮。倘其子贫寒,何以号多人以报母仇哉?今有一方治之,用熟地一两,山茱萸四钱,麦冬一两,元参五钱,苏子一钱,甘草一钱,牛膝一钱,沙参三钱,天门冬一钱,紫菀五分,水煎服。此方之妙,全在峻补肾水,而少清肺金,则子盛于母,而母仇可报。方中又有祛邪之品,用之得宜,全不耗散肺金。譬如子率友朋,尽是同心之助,声言攻击,全不费老母之资,则子之仇虽在未复,而外侮闻风退舍，不敢重犯于母家。此又肺肾相治之妙法也。

张公曰：双治之法甚多，然有此三法，无不可触类而治之矣。盖诸病非心肝之病，即脾胃与肺肾之病也。今天师既各有双治之法，且药味入神，宁不可据之以为枕中秘乎？余所以赞叹，而不敢再为参赞也。

华君曰：未传。

立治法

论厥症　论腰疼

天师曰：立治者，不可坐卧而立治之也。如人厥病者是。盖厥症多两手反张，两足转逆，必须立而饮药，则顷刻立定，不可不知之也。盖厥症原是热病，热深则厥亦深。倘令其卧而服药，则药到胃，一遇火气沸腾，冲击而不相入，反致吐出者，比比也。我今立一法，立而饮药，则断断无吐出之虞。方用黄连三钱，柴胡一钱，茯苓三钱，白芍三钱，白芥子一钱，木瓜一钱，甘草一钱，水煎服。此方纯是平肝之品，去火而又顺火之性，自宜入口不吐。然而火热炎上，吐亦常有，令人将病人抱而立之，令一人将药与饮，俟其下口久之，然后抱卧，则药性相顺，而无吐逆之苦矣。此立治之法，人可不知之耶？尚有腰疼之症，亦宜立而饮药。盖腰属肾，肾虚而后腰痛，久则肾宫益虚。纵然有补肾之药，不肯直入肾宫，如浪子久不在家，反畏家如敌国。纵有缠头在手，又将别游他院。必须人扶住身子，与药服之，则药始能直入肾经。又譬如浪子不肯还家，得人劝阻，不得已而返其家室。盖肾宫坐卧，水谷不能直达得行，使之站立，水谷滋味始能入之，所以必得一人扶立，而药得达也。方用熟地一两，山茱萸四钱，北五味一钱，麦冬二钱，白术一两，杜仲五钱，酒煎服。此方虽妙，非立饮不能直达于肾宫。此又立治之妙也，人知之乎？

张公曰：立治之症无多，止此二症，不再论。

华君曰：与余同。

卧治法

论痛风　论风懿　论风痹　论痿废　论痉症

天师曰：卧治者，因其卧而治之也。如痛风之人，风懿、风痹、痿废之症是也。痛风之病，乃中湿也。湿气入于关节骨髓之中，则痛不可忍，手足牵掣，腰脊伛偻，经岁周年不起床席，欲其坐起，且不可得。欲其不卧而治得乎？方有薏仁一两，芡实一两，茯苓三钱，车前子一钱，白术五钱，肉桂一分，不可多，水煎服。此方妙在去湿而不走气。尤妙在用肉桂一分，得桂之气而不得桂之味，始能入诸关节之间，以引去其水湿之气也。此方常服，当用作汤，不可责其近功，此卧治之一法。

风懿之症，奄忽不知人，不疼不痛，卧于床褥之上，亦终岁经年。此亦风湿之症，入之皮肉之内，而手足不为用者也。方用白术五钱，薏仁一两，芡实五钱，山药三钱，车前子一钱，人参三钱，甘草一钱，陈皮一钱，柴胡一钱，白芍三钱，白芥子三钱，水煎服。此方亦去湿之神剂，水去而又不耗气，则皮肉自然血活，而风症可痊，但不可责之以近功。此又卧治之一法。

风痹之症，乃火热也。火之有余，由于肾水之不足，补水则火自消亡于乌有。方用熟地四两，山茱萸三钱，北五味二钱，麦冬二两,元参一两,附子一分,白芥子三钱,水煎服。此方妙在纯是补水之味,水足则火自息,火息则风痹之患自除。此又卧治之一法也。

痿废之症,乃阳明火症,肾水不足以滋之,则骨空不能立,方用元参三两,麦冬一两,熟地三两,山茱萸二两,水煎服。此方妙在熟地、山茱萸全去滋水,而元参去浮游之火,麦冬生肺金之阴,阴长阳消,阳明自然息焰。火焰既息,金水又生,脏腑有津,骨髓自满,而两足有不能步履者乎?此又卧治之一法也。

张公曰:卧病固不止此,更有痉症,亦须卧治者也。其症必脚缩筋促,不能起立,或痛或不痛,终年难以下床,不得不卧以治之。方用薏仁五钱,芡实五钱,山药五钱,茯苓五钱,白术五钱,肉桂一钱,水煎服。此方乃纯是去湿健脾之药,绝不去祛风,而祛风已在其中。盖痉病原是湿症,而非风症,脾健则水湿之气自消,湿去则筋之疼痛自去,筋舒则骨节自利矣。但此药须多服始得。

华君曰:与余同。

孙真君曰:痿症奇方:用薏仁三两,熟地三两,麦冬一两,北五味一钱,牛膝五钱,水煎服。此方之妙,妙在薏仁用至三两,则熟地不患太湿,麦冬不患太寒,牛膝不患太走,转能得三味之益,可以久服而成功也。我传子止此。天师已发天地之奇,又何必吾辈之多哉!我有方俱已传世,今传子者,从前未传之方也,实无可再传,非隐秘之也。

饥治法

论伤寒　论虫痛　论霍乱

天师曰:饥治者,不可饱食,俟其饥而用药治之也。如伤寒邪火初退之时,虫痛枵腹,胃空之候是也。伤寒火退邪散,则胃气初转,最忌急与之食,一得食,则胃气转闭,不可复开。此时即以药下之,则胃气大伤,而火邪复聚,反成不可解之症。不若禁之不与之食,则中州之地自然转输,渐渐关开搬运,不至有阻隔之虞。方用陈皮一钱,甘草五分,白芍三钱,神曲五分,枳壳五分,厚朴五分,栀子一钱,茯苓一钱,麦芽二钱,水煎服。此方药味平平,似无甚奇妙。然而此症本不可在剂出奇,得此平调,转能化有事为无事。然必待其饥饿之时,始可与服。若正饱之时服之,徒滋满闷而已矣。

虫痛之症,得食则痛减,无食则痛增。以酸梅汤一盏试之,饮下而痛即止者,乃虫痛;饮下而痛增重或少减者,非虫痛也。方用楝树根一两,黄连三钱,乌梅肉三钱,吴茱萸三钱,炒栀子三钱,白薇一两,白术二两,茯苓三钱,甘草三钱,鳖甲三钱,各为末,蜜为丸,每服丸,每服三钱,丸如小米大。此丸必须乘其饥饿思食之时与之。此丸服下,必痛甚,不可与之水。盖虫得水即生也。此方之妙,妙在健脾之中而用杀虫之品。既是杀虫之药,何故必待饥饿而始杀之? 盖腹中无食则虫无所养,虫口必上向而索食,待其饥饿枵腹之时,则虫头尽向上而不向下矣。一与之食,彼必以为食也,尽来争食之,奈入口拂其性,则又乱动而跳跃,故转痛甚也。禁与之水,则周身上下、耳目口鼻,无非沾染药气,内外夹攻,有死而已。设不知禁忌,仍与之水,则虫且借势而翻腾沐浴,药少水多,自然解体,止可杀虫一半,而不能剪草除根矣。故必坚忍须臾一刻之痛,使终身之痛除,愿人忍之哉!此饥治之宜知也。大黄亦可加三钱,不加亦可,腹之上疼不宜加,腹之下痛宜加也。

张公曰:饥治之法,尽此二条,无可增也。惟消虫之法,予尚有一方,可传于世,省事而效捷。凡人腹中不论生何虫,只消食榧子,每日十个,不消三日,尽化为水矣。或用生甘草一两,榧子二两,米饭为丸,白滚水饥时送下五钱。五日虫皆便出。皆不费钱,而又去病之捷,急宜载入者也。

华君曰:同。然余尚有一法。霍乱之症,一时而来,少顷即定,切不可与之食。当令其忍饥一日,而后以陈皮一钱,甘草五分,白术二钱,茯苓三钱,山楂五粒,香薷一钱,藿香五分,木瓜一钱,白芍三钱治之,则痛不再发。盖霍乱乃暑之热气也,暑热得食,复聚而不可解,所以必使之饿,则暑邪尽散也。名为定乱汤。

虫系湿热所生,故祛热是标,燥湿是本,燥湿是标,健脾是本。李子永识。

饱治法

论治上焦火　论治上焦痰　论治胃寒　论治脾寒　论治痨虫　论消肺痰

天师曰:饱治者,病在上焦,用药宜饱饭后食之,此一法也。又病宜吐,宜饱食之后,用药以吐之,又一法也。又有不必吐,宜饱食以治之,又一法也。病在上焦者,头目上之病也,用上清丸之类,上清丸方,世多不妥,吾斟酌更定之,以治上焦之火,俱可服。苏叶二两,薄荷一两,白芷五钱,黄芩二两,甘草一两,桔梗三两,麦冬三两,天门冬三两,半夏一两,陈皮一两,蔓荆子五钱,柴胡一两,各为末,水打成丸。每服三钱,饱食后服。此方妙在清火而不伤中气,强弱人感中风邪,上焦有风火者,服之俱妙。

上焦痰气甚盛,而下焦又虚者,不可下之,乃令其饱食后,以药服之即吐,吐至饮食即止。在下无碍,而上焦之痰火,一吐而愈。此治法之巧者。方用瓜蒂七个,人参二钱,水三大碗,煎数沸饮之,即大吐。此方妙在瓜蒂散中加入人参。盖吐必伤气,今以瓜蒂吐之,而人参仍补其胃中之气,虽大吐,而仍不伤胃也。故能一吐而即定。

不必吐,饱食以治之者,乃胃口寒而痛也。手按之而少止者,当用此法治之。方用人参一两,白术一两,肉桂一钱,肥鸭一只,将药入鸭腹内,煮之极烂,外以五味和之,葱椒之类俱不忌,更以腐皮同煮,恣其饱餐食尽。如不能食尽,亦听之,不必又食米饭也,一餐而痛如失矣。此饱食之法,真有奇效。胃寒未有不胃气虚者,若以汤药与之,未免不能久留于胃中,各经俱来分取,所以难愈,今以肥鸭煮药饱食之,必久留于胃中,任其独乐,各经不能分取,自然一经偏受其益,而独感之寒亦不觉其顿失。正气久留于胃中,则邪气自避于胃外也。因陈子之不明,余故又广泄其秘。

张公曰:凡病在上者,俱宜饱饭后服之。惟饱食用鸭治胃,实所创闻,真神仙之治法也。必饱食之以治病,乃脾病也。胃寒而痛者,在心之上也;脾寒而痛者,痛上心之下与左右也。方用猪肚一个,莲肉一两,红枣一两,肉桂一钱,小茴香三钱,白糯米一合,将各药同米俱入肚中,以线扎住口,外用清水煮之。肚未入药之前,先用清水照常洗去秽气,入药煮熟,以极烂为主。一气顿食,蘸甜酱油食之。如未饱,再用米饭压之,而痛如失矣。可与天师方并垂。天师方治胃,而予方治胃,而予方治脾,两不相妨。

又方用肥鳗二斤,白薇一两,小茴香三钱,甘草一钱,薏仁五钱,榧子十个,去壳,同在砂锅内,用水煮烂,加五味和之,乘饥饱餐一顿。不可不留些须,以食尽为度,不必再食饭食,亦半日不可茶水。凡有痨虫,尽皆死矣。我因远公之问,大启其机。我不敢隐之,以干天谴也。

华君曰:同。余更有一法未备也。人患痰病久不愈,乃用猪肺头一个,以萝卜子五钱,研碎,白芥子一两,研碎,五味调和,饭锅蒸熟,饭后顿食之,一个即愈。此方乃治上焦之痰,汤药不能愈者,用此神验。盖久留于肺上,而尽消其膜膈之痰,亦治之最巧者。

卷　四　御集

富治法

论治膏粱宜补正气

天师曰:富治者,治膏粱富贵之人也。身披重裘,口食肥甘,其腠理必疏,脾胃必弱。一旦感中邪气,自当补正为先,不可以祛邪为急。若惟知推荡外邪,而不识急补正气,必至变生不测,每至丧亡,不可不慎也。方用人参三钱,白术三钱,甘草一钱,陈皮五分,茯苓三钱,半夏五分,为君主之药。倘有风邪,加入桂枝一钱,或柴胡一钱;伤暑,加入香薷一钱;伤湿,加入猪苓二钱;伤热,加入黄连一钱;伤燥,加入苏子一钱、麦冬五钱;伤气,加入白芍五钱;伤寒,加入肉桂一钱,水煎服。此方之妙,妙在健脾顺气,正补而邪自退。况又逐经各有加减妙法,使膏粱之子,永无屈死矣。此富贵之善治也。

张公曰:富贵治法,已备极细微,不必再行加减。

贫治法

论贫贱不可与富贵同治

天师曰:贫治者,藜藿之民,单寒之子,不可与富贵同为治法,故更立一门。盖贫贱之人,其筋骨过劳,腠理必密,所食者粗粝,无燔熬烹炙之味入于肠胃,则胃气健刚可知。若亦以富贵治法治之，未必相宜也。方用白术二钱，茯苓三钱，白芍三钱，甘草一钱，半夏一钱，陈皮五分，厚朴五分，共七味为主。有风者，加桂枝一钱，或柴胡一钱；有火者，加黄连一钱，或栀子一钱；有湿者，加猪苓二钱；有燥者，加麦冬五钱、苏叶一钱；有寒者，加肉桂一钱；有暑者，加香薷一钱；有热者，加石膏一钱；伤米食者，加麦芽二钱；伤肉食者，加山楂二十粒；伤面食者，加萝卜子一钱。以此方加减，无不神效。此贫贱治法，实有圆机，赖世医审之。

张公曰：贫贱治亦同，实无可传，非好隐也。

产前治法

论子悬　论漏胎　论胎动　论横生倒养

天师曰：产前之症，俱照各门治之。惟有子悬之症最难治，其次漏胎，又其次是胎动，更难可畏者，是横生倒养，不可不急讲也。子悬之症，乃胎热而子不安，身欲起立于胞中，故若悬起之名象，其实非子能悬挂也。若作气盛下之，立死矣。方用人参二钱，白术五钱，茯苓二钱，白芍五钱，黄芩三钱，杜仲一钱，熟地一两，生地三钱，归身二钱，水煎服。此方纯同利腰之圣药，少加黄芩清之，则胎得寒，子自定。沉方中滋补有余，而寒凉不足，定变扶危，中藏深意。盖胎系于腰肾之间，而胞又结于任冲之际，今药皆直入于内经之中，则深根固蒂，子即欲动而不能，况又用清子之药，有不泰然于下者乎！

其次漏胎，乃气血不足之故，急宜以峻补之，则胎不漏。方用人参二钱，白术五钱，杜仲一钱，熟地五钱，麦冬二钱，此五味五分，山茱萸二钱，甘草一钱，水煎服。此方不寒不热，安胎之圣药也。凡有胎不安者,此方安之神效。胎之动也,由于男女之颠狂。今补其气血,自然镇定,又何至漏胎哉!

胎动即漏胎之兆,亦以此方治之,无不神效。

难产如横生倒养,此死亡顷刻也。若无急救之法,何以成医之圣。然而胎之不顺,由于血气之亏。血气既亏,子亦无力,往往不能转头,遂至先以手出,或先脚下矣。倘手足先出,急以针刺儿手足,则必惊而缩入。急用人参一两,当归三两,川芎二两,红花三钱,速灌之。少顷,则儿头直而到门矣。倘久之不顺,再将前药服之,不可止也。若儿头既已到门,久而不下,此交骨不开之故。速用柞木枝一两,当归二两,川芎一两,人参一两,煎汤服之。少顷,必然一声响亮,儿即生矣。真至神至奇之方也。倘儿头不下,万万不可用柞木枝。盖此味专开交骨,儿未回头而儿门先开,亦死之道,故必须儿头到门,而后可用此方也。此产前之法,必当熟悉于胸中,而后临产不致仓皇。

张公曰:产前无白带也。有则难产之兆,即幸而顺生,产后亦有血晕之事。方用黑豆三合,煎汤三碗。先用一碗,入白果十个,红枣二十个,熟地一两,山茱萸四钱,茯苓三钱,泽泻二钱,丹皮二钱,山药四钱,薏仁四钱,加水二碗,煎服。一剂止,二剂永不白带。亦通治妇人之诸带,无不神效。

小产之症,非产前也,然非正产之症,亦可作产前治。如人不正产而先产者,名曰小产,虽无大产之虚,而气血亦大伤矣,宜急补之,则日后坐胎,不至再有崩漏。用人参五钱,白术五钱,茯苓三钱,熟地一两,当归五钱,杜仲二钱,炮姜五分,水煎服。此方乃补气补血之圣方。胞动而下,必损带脉,补其气血,则带脉损处可以重生，他日受孕，不致有再损之虞也。

华君曰：治法与余同，然尚有二方未传，一漏胎也，一胎动也。胎动方：白术一两，熟地一两，水煎服。此方妙在用白术以利腰脐，用熟地以固根本，药品少而功用专，所以取效神也。此方可以救贫乏之人，天师留以待予传世立功。甚矣，天师之恩德大也。方名黑白安胎散。

漏胎方亦奇绝，用白术五钱，熟地一两，三七根末三钱，水煎服。此方妙在三七末，乃止血神品，故用之奏效如响。此方更胜安胎之药，方名止漏绝神丹。

雷公真君曰：难产，妇人之常，生子而反致死母，仁人所痛心也。但难产非儿之横逆，实母之气衰，以致儿身不能回转。于是，手先出而足先堕矣。一见此等生法，绝勿惊惶，我有至神之法。口中念"无上至圣化生佛"百遍，儿之手足即便缩入。急用人参一两，附子一钱，当归一两，川芎五钱，黄芪一两，煎汤饮之。儿身即顺，立刻产下。盖参、芪补气，归、芎补血，气血既足，儿易舒展，何必服催生之丸哉？倘不补气血，而用催生堕胎之药，必致转利转虚，不杀母，必杀子矣。

胎动是热，不动是寒。热用黄芩，寒用砂仁，寒热相兼，并用砂仁、黄芩。世不察寒热，专以黄芩、砂仁为安胎圣药，亦谬矣。横生倒产，独参汤最妙，世医不知也。至有胎衣不下者，令常服参汤，或加入砂仁数分，服二三日，其衣自下。李子永识。

产后治法

论产后宜补

天师曰：产后之病，不可枚举，终以补气补血为主，余未尝不可定方而概治之也。产后往往血晕头痛、身热腹疼，或手足逆而转筋，或心胁满而吐呕，风邪入而变为阴寒，或凉气浸而直为厥逆，皆死亡定于旦夕，而危急乱于须臾也。此时若作外症治之，药下喉即死，可不慎欤！方用人参五钱，白术五钱，熟地一两，当归二两，川芎一两，荆芥未炒黑二钱。此方为主，有风感之，加柴胡六分；有寒入之，加附子一钱，肉桂一钱。其余诸症，俱不可乱加。以此方服之，无不神效。但可或减分两，而不可去取药味。盖产妇一身之血，尽行崩下，皮毛腠理如纸之薄，邪原易入，然亦易出也。故以大剂补正之中，略加祛邪之药，少粘气味，邪则走出于躯壳之外，乌可照平常无病之人，虑其邪之难散而重用逐邪之方也。方中妙在纯是补气补血之品，全不顾邪，尽于辅正，正气既多，邪气自遁。况方中原有荆芥之妙剂，不特引气血各归经络，亦能引邪气各出皮毛，此方之所以奇而妙，妙而神也。惟有儿枕作痛，手按之少痛者，加入山楂十粒、桃仁五个可也。一剂即去之，余药万不可轻用增入也。问熟地三日内可服否？一曰：何尝不可服也。

张公曰：产后方，最定得妙，无可再传方也。

华君曰：与予异，并传子。如产后诸症，以补气血为主。方用人参三钱，当归一两，川芎五钱，荆芥炒黑一钱，益母草一钱，水煎服。有风，加柴胡五分；有寒，加肉桂一钱；血不净，加山楂十粒；血晕，加妙黑姜片五分；鼻中衄血，加麦冬二钱；夜热，加地骨皮五分；有食，加山楂五粒、谷芽一钱；有痰，少加白芥子五分，余断断不可轻入。此方纯补气血而不治表，所以为妙。予亲治产后，无不神效。不知天师何故不传此方，而另传方与远公，想因气数之薄，而此方尚欠力量也，然亦可并传千古云。

老治法

论老人宜补肾

天师曰：老人之气血既衰，不可仍照年少人治法。故食多则饱闷，食少则困馁，食寒则腹痛，食热则肠燥。此老人最难调治，而医之用药，不可不知其方也。丸方莫妙用六味丸，加麦冬三两，北五味子一两，与之常服，则肠无燥结之苦，胃有能食之欢。此方之妙，竟可由六十服至百年，终岁不断常服。盖老人气血之虚，尽由于肾水之涸。六味丸妙在极补肾水，又能健脾胃之气，去肾中之邪火，而生肾中之真阳，所以老人最宜也。然而，老人最不肯节饮食，又将何以治之？余今新定一方，可以统治伤食多痰之症。方用人参五分，茯苓一钱，白芥子一钱，麦冬三钱，薏仁五钱，山药二钱，陈皮三分，麦芽五分，山楂三粒，神曲三分，萝卜子三分，甘草五分，水煎服。有火者，加元参二钱；有寒者，加肉桂五分；有痰者，加半夏五分；有食者，加山楂、麦芽；有湿者，加泽泻一钱；有暑者，加香薷五分；有燥者，加麦冬五钱，苏叶五分；不眠者，加枣仁一钱；胁痛者，加白芍三钱；心痛者，加栀子一钱；咳嗽者，加桔梗一钱；腰酸者，加熟地五钱，杜仲五钱；足无力者，加牛膝一钱，余可不必再加。老人之方，如此可悟也。

张公曰：老治之法，最平稳而妥当，不必再立方也。

华君曰：无。

更有一方，治老人不寐最妙。用六味地黄丸一料，加麦冬四两，炒枣仁五两，黄连三钱，肉桂五钱，当归三两，白芍五两，甘菊花三两，要家园自种者，白芥子二两，为末，蜜为丸。每日白滚水送下五钱，服后用饭。此方老人可服至百岁。

少治法

论少年人宜治脾胃

天师曰：少年人血气方刚，不可动用补血，必看其强弱如何，而后因病下药，自然无差。方用厚朴一钱，茯苓三钱，陈皮一钱，甘草一钱，半夏一钱，砂仁三粒，车前子一钱。此方为主，而逐症加减，自易奏功。畏寒者，伤寒也，加桂枝一钱；畏风者，伤风也，加柴胡一钱；畏食者，伤食也，加麦芽三钱、山楂三十粒；伤酒者，加干葛一钱；畏湿者，伤湿也，加茯苓、泽泻各一钱；恶热者，伤热也，加石膏一钱；畏暑者，伤暑也，加香薷一钱；痰多者，加半夏一钱、天花粉一钱，余可照症加之。此治之年之方法，亦非无意。盖管其脾胃，则诸药虽加而不伤胃气，故易奏功，人不可易视之也。

张公曰：少治法亦妥妙，不必再为加减。

东南治法

论补中益气汤

天师曰：东南治者，东方之人与南方之人同治也。东南俱系向明之地，腠理疏泄，气虚者多，且天分甚薄，不比西北之人刚劲。若照西北人治法治之，立见危殆矣。方用人参一钱，白术二钱，当归一钱五分，黄芪三钱，柴胡一钱，升麻五分，陈皮五分，甘草一钱，此补中益气汤也。以此方出入加减，无有不妙。加减法，照老少贫富治法用之。

张公曰：东南治法，以补中益气汤加减，俱得其妙，不必再言。

西北治法

天师曰：西北人赋质既坚，体亦甚壮，冷水冷饭，不时常用，始觉快然，一用热剂，便觉口鼻双目火出。故治法与东南人迥别。方用黄连五分，黄芩一钱，栀子一钱，陈皮一钱，枳壳一钱，厚朴一钱，甘草一钱，麦芽二钱，水煎服。有食，加山楂三十粒；伤食，加大黄一钱；有痰，加天花粉三钱；伤风，加柴胡二钱；伤暑，加香薷三钱；伤热，加石膏五钱，怒气伤肝，加白芍五钱。余俱照病加减可也。此治西北人又如此，因其强而多用消导之品也。

张公曰：西北治法，尚可斟酌。倘健者，可加大黄一钱。

华君曰：无。

皮毛治法

论疥疮　论黄水疮　论痱疮　论紫白癜风

天师曰：皮毛治法者，感轻之症，病未深入营卫，故从皮毛上治之也。如病疥疮、黄水疮、痱疮是也。此等症，不必用汤药。疥疮用轻粉一钱，油胡桃末三钱，不可去油，猪板油三钱，白薇末二钱，防风末一钱，苏叶末一钱。捣成圆如弹子大，擦疮处，一日即愈。

黄水疮,凡毒水流入何处,即生大水泡疮,即为黄水疮,手少动之即破。此热毒郁于皮毛也,当以汤洗之即愈。方用雄黄五钱,防风五钱。二味用水十碗,煎数沸,去渣取汁,洗疮上即愈。

痱疮,以暑气伤热而生也。有雪水洗之更佳,随洗随灭。如不能得,有一方最妙,用黄瓜切成片,擦之即愈。此皆从皮毛治之也。

张公曰:凡人生白癜风与紫癜风者,乃暑热之时,人不知而用日晒之手巾,擦其身中之汗,便成此病,最无害而最难愈。方用苍耳子一两,防风三钱,黄芪三两,各为末,水打成丸。米汤每日早晨送下三钱,一料服完必愈。神方也,紫白癜俱效。

肌肤治法

论脓窠疮粉刺　论顽癣　论冻疮　论坐板疮

天师曰:肌肤者,虽同是皮毛,而各有治法。肌肤之病,从腠理而出,较皮毛略深,如人生脓窠疮、粉刺、顽癣之类是也。然皆气血不和,故虫得而生焉。活其气血,则病自愈。脓窠疮,用当归三钱,生地三钱,熟地三钱,白芍三钱,麦冬三钱,天门冬三钱,川芎一钱,茯苓三钱,甘草一钱,柴胡一钱,人参一钱,白术三钱,黄芪五钱,荆芥一钱,薏仁五钱,水煎服。此方妙在补气补血之药,而略用柴胡、荆芥以发之。先服四剂,必然疮口尽加膨胀作脓。四剂后,去柴胡,加五味子五粒,又服四剂,则满身之疮如扫而愈矣。

粉刺之症,乃肺热而风吹之,多成此刺。虽无关人病,然书生娇女各生此病,亦欠丰致。我留一方,为之添容,未为不可。

方用轻粉一钱,黄芩一钱,白芷一钱,白附子一钱,防风一钱,各为细末,蜜调为丸,于每日洗面之时,多擦数遍,临睡之时,又重洗面而擦之。不须三日,自然消痕灭瘢矣。

惟有顽癣之方最难治理,然一经我治,亦易收功。方用楝树皮一两,白薇一两,轻粉三钱,冰片一钱,生甘草一钱,蜗牛三钱,火焙干,有壳亦可用,杜大黄根一两,各为细末。先以荔枝壳扒碎其癣皮,而后以此药末,用麻油调搽之,三日即结屚而愈。此皆治肌肤之法,可以为式。

张公曰:冻疮乃人不能耐寒,而肌肤冻死,忽遇火气,乃成冻疮耳。耳上冻疮,必人用手去温之,反成疮也。方用黄犬屎,露天久者变成白色,用炭火煅过为末,再用石灰、陈年者,炒各等分,以麻油调之,敷上。虽成疮而烂,敷上即止痛生肌,神方也。若耳上面上虽冻而不成疮者,不必用此药,止消荆芥煎汤洗之,三日愈。

坐板疮亦是肌肤之病,止消轻粉一钱,萝卜子种三钱,冰片半分,杏仁去皮尖十四粒,研为末。以手擦之疮口上,一日即愈。神效奇绝,无以过也。

筋脉治法

论筋病 论脉病

天师曰:筋脉者,一身之筋,通体之脉,不可有病。病则筋缩而身痛,脉涩而体重矣。然筋之舒,在于血和,而脉之平,在于气足。故治筋必须治血,而治脉必须补气。人若筋急蜷缩,佝偻而不能立,俯仰而不能直者,皆筋病也。方用当归一两,白芍五钱,薏仁五钱,生地五钱,元参五钱,柴胡一钱,水煎服。此方之奇,在用柴胡一味入于补血药之中,盖血亏则筋病,用补血药以治筋,宜矣。何以又用柴胡以舒散之? 不知筋乃肝之余,肝气不顺,筋乃缩急,甚而佝偻。今用柴胡舒其肝脉之郁,郁气既除,而又济之以大剂补血之品,则筋得其养而宽,筋宽则诸症悉愈矣。

　　血脉不足之症,任、督、阴阳各跷经络不足,或毛发之干枯,发鬓之凋落,或色泽之不润,或相貌之憔悴是也。此等之症,人以为气之衰也,谁知血之竭乎? 法当补其血,而血不可骤补也,须缓缓补之。当归一钱,白芍三钱,川芎一钱,熟地四钱,白果五个,何首乌三钱,桑叶七片,水煎服。此汤即四物汤。妙在用白果以引至唇齿,用桑皮以引至皮毛,用何首乌以引至发鬓,则色泽自然生华,而相貌自然发彩矣。此治脉之法,人亦宜知。

　　张公曰:筋脉之治,予尚有二奇方传世。用当归三钱,芍药一两,熟地二两,柴胡一钱,白术五钱,肉桂一钱,白芥子一钱,水煎服。此方乃肾肝同治之法。筋虽属肝,而滋肝必责之肾。今大补其肾,又加之舒肝之药,而筋有不快然以养者耶?

　　脉治法:当归一两,白芍三钱,生地三钱,麦冬三钱,熟地一两,万年青三分,枸杞子二钱,旱莲草一钱,花椒三分,天门冬三钱,水煎服。此方药味俱是补血之品,而又上走于面。久服自然两鬓变黑,容颜润泽矣,可与天师法并传也。

　　华君曰:无方。乌须我有绝奇之方,世间方甚多,皆不能取效于旦夕。我之奇方,不须十天,保汝重为乌黑。熟地三两,何首乌三两,用生不用熟,用红不用白,用圆不用长,黑芝麻一两,炒,万年青二片,桑叶二两,山药三两,白果三十个,桔梗三钱,各为细末。不可经铁器,为丸。每日早饭后服一两,十日包须乌黑。乃余自立之方,治人亲验者也。

岐天师:加花椒一钱。此方奇绝,华君不畏泄天机耶?

温治法

论虚劳

天师曰:温治者,不可用寒凉,又不可用辛热,不得已乃用温补之药,以中治之也。如人病虚劳,四肢无力,饮食少思,怔忡惊悸,失血之后,大汗之后是也。此等各症,俱不可用偏寒偏热之药,必须温平之品,少少与之,渐移默夺,庶几奏效。倘以偏师出奇,必有后患。方有熟地五钱,白术五钱,茯苓五钱,白芥子五分,山药二钱,枸杞子一钱,当归一钱,枣仁五分,麦冬一钱,神曲三分,芡实三钱,水煎服。此方去湿之药居多,使健脾利气,生血养精,既无偏热之虞,又鲜偏寒之虑,中和纯正,久之可服,湿去则脾气自行,血足则精神自长,此温治之所以妙也。

张公曰:温治法妙,予亦有一方可存。熟地五钱,山药一钱,茯苓一钱,甘草一钱,女贞子一钱,麦冬三钱,白芍三钱,当归二钱,菟丝子一钱,枣仁一钱,远志八分,山药一钱,陈皮三分,砂仁一粒,覆盆子一钱,水煎服。此方不凉不热,补肾肝肺脾心之五脏,而无偏重之忧,可以温治者,幸留意于此方。

华君曰:未传。

清治法

论肺燥

天师曰：清治者，不可用凉药，又不可用温补，乃改用清平之剂，故曰清治。此等病，必是肺气之燥。肺金之气一燥，即有意外之虞，若不急治，必变成肺痿、肺痈等症。盖燥极成火，自宜用凉药矣。此不可凉药者何？肺居上流，用凉药以寒肺，或药不能遽入于肺中，势必趋脾胃，肺之热未除，而胃口反成虚寒之症，必致下泻，泻久而胃口无生气矣。胃既无生气，又何能生肺金而养肺气哉？故不若用清平之味，平补胃口，而上清肺金之气之为得也。方用元参三钱，麦冬五钱，桔梗一钱，天门冬一钱，甘草一钱，紫菀一钱，款冬花一钱，贝母一钱，苏子一钱，水煎服。此方皆一派清平之品，而专入肺金之妙剂也。久服胃既不寒，而肺金得养，又何肺痿、肺痈之生哉！故人久咳不已，即当敬服此方，万勿惑于时师，而用偏寒之药也。

张公曰：清治法，方最妙，予不能赞一词，不留方。

收治法

论久嗽久泻久汗

天师曰：收治者，气散而收之也。如人病久嗽不已，久泻不已，久汗不已是也。久嗽者，人无不为邪之聚也，日日用发散之剂而不效者何？气散故耳。气散矣，而仍用散药，无怪乎经月而不效也。法当用收敛之药一二剂，便见成功。方用人参一钱，白芍三钱，酸枣仁二钱，北五味子一钱，麦冬五钱，苏子一钱，益智仁五分,白芥子一钱,水煎服。一剂轻,二剂痊愈。后服六味地黄丸,加麦冬三两,北五味子一两。服之不再发,否则不能保其不发也。盖久服散药,耗尽真阴,虽暂用收敛之药,一时奏功,而真阴既亏,腠理不密,一经风邪,最易感入,此必须之势也。服地黄丸,水足而肺金有养,腠理自密,又何患重感风邪哉!

大泻之后,必多亡阴,亡阴既多,则元阳亦脱。若不急为收止,则阴绝阳亡,可立而待,法当用止塞之品。或疑邪未尽去,如何止住其水,万一邪居中州,则腹心之患,不可不虑。其言则是,其理则非。吾言大泻者,乃纯是下清水,非言下利也。利无止法,岂泻水亦无止法乎?故人患水泻者,急宜止遏。方用白术五钱,茯苓三钱,车前子一钱,北五味一钱,吴茱萸五分,酸枣仁一钱,水煎服。此方止药少于补药,健脾去湿,水性分消,不收而自收也。若纯以粟壳以涩止之,而不分消其滔天之势,则阻滞一时,势必溃决,反生大害矣。

大汗之病,阳气尽随汗而外越,若不急为止抑,则阳气立散,即时身死。法当以大补之剂煎饮,一线之气可留,而大汗可止。方用人参一两,或黄芪二两代之,当归一两,北五味一钱,桑叶七片,急为煎服。此方即补血汤之变,妙在补气药多于补血,使气旺则血自生,血生汗可止。况方中加五味子以收汗,加桑叶以止汗,有不相得益彰者乎?倘以大汗之人,气必大喘,不可以参、芪重增其气,纯用补血之品,未为无见。然而,血不可骤生,气当急固,不顾气,徒补血,未见功成。此似是而非,又不可不急辨之也。此收法宜知,医可不细加体认乎!

张公曰:俱论得畅而妙,吐泻无可再言。惟久嗽之法,吾意即宜以六味地黄汤,加麦冬、五味治之,似宜不必先用人参以救肺气之害也。然而天师用之,必有深意,他日再敬询之。

大汗症,多系阳脱,有用大剂参附汤者。李子永识。

散治法

论散郁

天师曰:散治者,有邪而郁结胸中,以表散之药散之也。如人头疼身热,伤风咳嗽,或心事不爽,而郁气蕴于中怀,或怒气不舒,而怨愤留于胁下,倘以补药温之,则愈甚矣。方用柴胡一钱,白芍三钱,薄荷一钱,丹皮一钱,当归二钱,半夏一钱,白术一钱,枳壳三分,甘草一钱,水煎服。此方纯治前症,投之无不效应如响,即逍遥散变之也,开郁行气,去湿利痰,无不兼治。散之中有补之法,得补益之利,受解散之功,真药壶之妙药,刀圭之神剂也。散之方无出其右,毋轻视之。

张公曰:固然散之法无出其右,予再言其加入之味。如头疼,加川芎一钱;目痛,加蒺藜一钱,甘菊花一钱;鼻塞,加苏叶一钱;喉痛,加桔梗二钱;肩背痛,加枳壳二钱;两手痛,加桂枝一钱;两胁痛,倍加柴胡、白芍;胸痛,加枳壳一钱;腹痛手不可按者,加大黄二钱;腹痛手按之不痛者,加肉桂一钱。此加减之得宜,人亦不可不知之也。

软治法

论消痞块

天师曰:软治者,病有坚劲而不肯轻易散者,当用软治。如人生块于胸中,积痞于腹内是也。法用药以软之。心中生块,此气血坚凝之故,法当用补血补气之中,少加软坚之味,则气血活而坚块自消。倘徒攻其块,而不知温补之药,则坚终不得消。方用人参一钱,当归一钱,白芍三钱,青盐一钱,熟地五钱,山茱萸二钱,麦冬三钱,北五味一钱,柴胡一钱,半夏一钱,附子一片,水煎服。此方妙在纯用补药,止加青盐一味以软坚,若无意于坚者,久之而坚自软,柔能制刚之妙法也。

痞块之坚,又不可以此法治之。盖坚在于腹中,若徒攻其坚,必致腹中不和,而损伤胃气。法当用和解之中,软以治之,则坚之性可缓,而坚之形可化,坚之气可溃,坚之血可消。否则,有形之物盘踞于中,无形之气必耗于外,日除坚而坚终不得去也。方用白术五两,茯苓三两,神曲二两,地栗粉八两,鳖甲一斤,醋炙,人参五钱,甘草一两,白芍三钱,半夏一两,白芥子一两,萝卜子五钱,厚朴五钱,肉桂三钱,附子一钱,各为末,蜜为丸。每日临睡送下五钱,即以美物压之。一料未有不痊愈者。此方有神功,妙在用鳖甲为君,则无坚不入。尤妙用地栗粉,佐鳖甲以攻邪,又不耗散真气。其余各品,俱是健脾理正之药,则脾健而物自化。尤妙用肉桂、附子,冲锋突围而进,则鳖甲大军相继而入,勇不可当。又是仁者之师,贼虽强横,自不敢抵敌,望风披靡散走。又有诸军在后,斩杀无遗,剿抚并用,有不三月告捷者哉!此更软治之妙。倘不补正气,惟大黄、巴豆、两头尖、阿魏之类,直前攻坚,虽亦有得胜之时,然中州扫荡,田野萧然,终必仓空箱罄。人民匮乏之形,有数年不能培植者也。人乌可徒言攻坚哉!

张公曰:奇论不磨。如人身生块而消者,乃气虚而痰滞也,法当补气,而不可全然消痰,痰愈消而气愈虚矣。方用人参一钱,白术五钱,薏仁五钱,茯苓三钱,黄芪五钱,防风五分,白矾一钱,白芍三钱,陈皮五分,白芥子三钱,水煎服。此方妙在补气多,而祛痰之药少,气足而痰自难留,况又有白芥子无痰不消,白矾无坚不入。况又有白芍以和肝木,不来克脾胃之土,而土益能转其生化之机。又得薏仁、茯苓,以分消其水湿之气,何身块之不消乎!

瘰串之块,必须软治。方用柴胡一钱,白芍五钱,茯苓五钱,陈皮五分,半夏一钱,甘草一钱,连翘一钱,香附一钱,皮硝五分,屋上瓦葱干者三分,生者用一钱,水煎服。一剂动,二剂轻,三剂少愈,四剂痊愈,神方也。人参,弱人加之一钱,不可多加。

坚治法

论注夏

天师曰:坚治者,怠惰不振,用坚药以坚其气,或坚其骨也。坚气者,如人夏月无阴,到三伏之时,全无气力,悠悠忽忽,惟思睡眠,一睡不足再睡,再睡不足,则懒于语言,或梦遗不已,或夜热不休者是也。此皆肾水泄于冬天,夏月阳胜,阴无以敌,所以如此。必须峻补其肾水,水足而骨髓阳胜,充满则骨始有力,而气不下陷矣。方用熟地一两,山茱萸四钱,北五味一钱,麦门冬三钱,白芍三钱,当归二钱,白术三钱,茯苓一钱,陈皮一钱,生枣仁二钱,芡实三钱,水煎服。方名软坚汤。得此方妙在纯是补阴,而全无坚治之法,然坚之意已寓于中矣。盖骨空则软,补其骨中之髓,则骨不坚而坚也。此方之妙,可以治以上之气软骨软,无不痊愈,终不必再立坚骨之法也。

此亦有凡小儿十岁以上,十岁以下,天癸水未至,亦有患前症者,岂皆冬不藏精之故耶? 而非然也。盖小儿最不忌口,一见瓜果凉热之物,尽意饱啖,久则胃气弱矣,再则脾气坏矣,又肾气寒矣,遂至肾水耗去,亦如冬不藏精之症。方又不可全用前方,当以补胃补脾补肾三经为主,不可纯用补肾一经之味也。方用白术一钱,茯苓一钱,熟地三钱,北五味五分,麦冬一钱,当归一钱,白芍二钱,陈皮三分,山楂三粒,枳壳二分,人参五分,水煎服。一剂立愈,不必再服也。此方脾肺肾俱为统治,而又平肝木,肝既得养,则心亦泰然。此五脏皆用补剂,而小儿纯阳,尤易奏功,不若大人之必须多服也。夏天小儿最宜服一二剂,再无注夏之病。此又坚治之一法,留心儿科者,幸察之。

张公曰:坚治法妙。

华君曰:君多小儿症治。

抑治法

论肺火、心火、胃火、肝火、肾水

天师曰:抑治者,抑之使不旺也。或泻其肺中之火,或遏其心中之焰,或止其胃中之气,或平其肝木之盛是也。此四经最多火而最难治。肺经之火,散之则火愈甚,抑之反胜于散之矣。盖肺经之气实,则成顽金,顽金非火不炼,然而肺乃娇脏,终不可以炼法治之,故用抑之之法。方用山豆根一钱,百部一钱,青黛一钱,黄芩一钱,天花粉二钱,桑白皮一钱,水煎服。此方专抑肺金之气,而又不伤气,则肺金有养,自然安宁。倘全以寒凉之药降之，则又不可。盖肺乃娇脏，可轻治而不可重施，以轻清下降之味少抑其火，则胃气不升，心火少敛，肺经煅炼，必成完器，又何必用大散之药哉！

心中之焰，非黄连不可遏，徒用黄连而不加泻木之品，则火虽暂泻而又旺。方用黄连一钱，柴胡一钱，白芍三钱，菖蒲一钱，半夏一钱治之。此方用泻肝之药多于泻心，母衰则子自弱，必然之理。设不用泻木之药，而纯用泻心之黄连，则黄连性燥，转动心火，此所以心肝必须同治也。

胃中之气有余，必且久变为热。人以为我能食冷，乃气之有余也。我能消食，乃脾之健旺也。我能不畏天寒，此肾之有余也。谁知胃气之有余，本之肾水之不足，一遇风寒袭之，夏暑犯之，非变为消渴之症，必成为痿废之人。必须平日用大剂六味地黄丸吞服，自然气馁而火息，胃平而热除也。无如世人不信，自号曰强，不肯多服，又托言我不能吞丸药，下咽则吐，不听仁人之语，因循不服，及至火病，则曰快与我用竹叶石膏汤，晚矣。吾今立一方为汤药，省其不可吞服丸药。方用元参三钱，熟地五钱，麦冬三钱，北五味一钱，山茱萸三钱，山药三钱，丹皮一钱，天花粉八分，水煎服。此方乃平胃火之圣药，妙在补肾补肺补肝，全不纯去平胃。中州安泰，岂有阻滞抑郁之理，自然挽输有路，搬运无虞，上不凌铄肺金，下不侵克脾土，旁不关害肝木。一方之中，众美备臻，又何患胃火之上腾哉！至于胃火既旺，或丸药原有艰难之道，世人不知，予并发明之。盖人之胃口，虽是胃土主事，其实必得肾水上滋，则水道有路，粮食搬运而无阻隔之虞。今胃火既盛，水仅可自救于肾宫，又安能上升于咽喉口舌之间？

况丸药又是硬物,原非易得下喉,此所以不肯服,非天性不能服也。如反胃之病,食入反出,非明验欤?无肾水之人,无食以下喉,犹然吐出,盖胃中无肾水以润故耳。彼无肾水冲上,尚不能入于胃中,况又有胃火之盛,无肾水之润者,无怪乎到口难咽也。

肝木之盛,抑之之法,必须和解。然和解之中而不用抑之之法,则火愈盛,木愈旺矣。方用白芍五钱,甘草一钱,炒栀子三钱,当归二钱,白芥子一钱,柴胡一钱,荆芥一钱,泽泻一钱,水煎服。此方用柴、荆以散肝木之气,更妙用白芍、栀子以清肝木之火,火去而木衰,此善于抑之也。

张公曰:抑治法,说得如此透辟,不刊之书,益信然也。

肾中之水,有火则安,无火则泛。倘人过于入房,则水去而火亦去,久之水虚而火亦虚,水无可藏之地,则必上泛而为痰矣。治之法,欲抑水之下降,必先使火之下温。法当仍以补水之中,而用火热之药,使水足以制火,而火足以生水,则水火有相得之美也。方用熟地三两,山茱萸一两,肉桂三钱,茯苓一两,北五味一钱,牛膝三钱,水煎服。一剂而痰即下行,二剂而痰消无迹矣。盖肉桂乃补肾中火之圣药,倘止用之以温命门,水亦可以下降。然而不补其肾宫之水,则肾宫匮乏,水归而房舍空虚,难以存活,仍然上泛,故必用补水以补火也。方用熟地、山茱萸,纯是补水之药,而牛膝又是引下之绝品。水有火之温,又有水之养,又有引导之使,自安然而无泛上之理也。

扬治法

论气沉血滞

天师曰:扬治者,乃气沉而不能上,血滞而不能行是也。气得扬而展舒,血得扬而活动。倘沉抑不扬,则必有呃逆蹙废之症。必用药以扬之,则气舒展而血活动也。方用当归三钱,白芍三钱,黄芪三钱,白术三钱,柴胡五分,熟地五钱,升麻五分,人参一钱,茯苓一钱,川芎一钱,水煎服。此八珍汤也。妙是血气平补,若用甘草而不用黄芪,则不是八珍汤矣。气血平补,既无偏曲,而后以升麻、柴胡扬之,使血气流动,自无气并血而成蹙废之症,亦无血并气而成呃逆之症矣。此扬治之不可废也,故又立一门耳。设止补阳而不补阴,则阳旺而阴愈息;设止补其阴而不补其阳,则阴旺而阳愈息。故必兼补之,而扬法始为有益,不可与发散之一类而并观之也。

张公曰:阐发细微,无可道。

痰治法

论治初起之痰　已病之痰　久病之痰　论老痰　顽痰

天师曰:痰治者,痰塞于咽喉之间,虽是小病,而大病实成于此,古人所以另立门以治之。然而所立之方,皆是治痰之标,不足治痰之本也。故立二陈汤,以治上中下新暂久之病,通治之而无实效也。今另立三方,一治初起之痰,一治已病之痰,一治久病之痰。痰病虽多,要不能越吾之范围也。初起者,伤风咳嗽吐痰是也。用半夏一钱,陈皮一钱,天花粉一钱,茯苓一钱,甘草一钱,苏子一钱,水煎服。二剂可以消痰矣。此方去上焦之痰也。上焦之痰,原止在胃中而不在肺。去其胃中之痰,而肺金气肃,何致火之上升哉!已病之痰,痰在中焦也。必观其色之白与黄而辨之,最宜分明。黄者,乃火已将退也;白者,火正炽也。火炽者,宜有寒凉之品;火将退者,宜加祛逐之品。吾今立一方,俱可治之。白术三钱,茯苓五钱,陈皮一钱,甘草一钱,白芥子三钱,栀子一钱,火痰加之,枳壳五分,水煎服。此方系健脾之剂,非祛痰之剂也。然而痰之多者,多由于脾气之湿。今健其脾气,则水湿之气下行,水湿既不留于脾中,又何从而上出,况又加之消痰之圣药,而痰有不安静速亡者乎!至于久病之痰,切不可以作脾湿生痰论之。盖久病不愈,未有不肾水亏损者,非肾水泛上为痰,即肾火沸腾为痰。此久病之痰,当补肾以祛逐之。方用熟地五钱,茯苓三钱,山药三钱,薏仁五钱,芡实五钱,山茱萸三钱,北五味一钱,麦冬三钱,车前子一钱,益智仁三分,水煎服。此治水泛为痰之圣药。若火沸为痰者,内加肉桂一钱。此方之妙,纯是补肾之味,而又兼祛湿之品,化痰之味。水入肾宫,自变化为真精,又安有升为痰者乎!此治下焦有痰之法也。有此三方,再看何症,出入加减,治痰无余事矣。

张公曰:三方极妙,可为治痰之圣方也。然予尚有方在,初起之痰,用天师方可也。已病之痰,予方亦佳,并附于后。用白术三钱,茯苓三钱,陈皮一钱,天花粉二钱,益智仁三分,人参三分,薏仁三分。有火者,加黄芩一钱;无火者,加干姜一钱,水煎服。此方亦健脾而去湿,且不耗气,不助火之沸腾,二剂而痰症自消。久病之痰,用予六味丸汤加麦冬、五味,实有奇功,可与天师方并传万古也。无火者,加附子、肉桂可耳。

华君曰:予尚有二方,治痰之久而成老痰者。方用白芍三钱,柴胡一钱,白芥子五钱,茯苓三钱,陈皮三分,甘草一钱,丹皮二钱,天花粉八分,薏仁五钱,水煎服。此方妙在用白芥子为君,薏仁、白芍为臣,柴胡、花粉为佐,使老痰无处可藏,自然渐渐消化。此方可有八剂,老痰无不消者,方名消渴散。又方治顽痰成块而塞在咽喉者为顽痰,留在胸膈而不化者为老痰也。方用贝母三钱,甘草一钱,桔梗三钱,紫菀二钱,半夏三钱,茯苓三钱,白术三钱,神曲三钱,白矾一钱,水煎服。此方妙在贝母与半夏同用,一燥一湿,使痰无处藏避,而又有白矾以消块,桔梗、紫菀以去邪,甘草调停中央,有不奏功如响者乎! 二方亦不可废也。

火沸为痰,反加肉桂,此火不从水折也。李子永识。

火治法

论阳明胃火　论治各经之火

天师曰:火治者,治火之有余也。火症甚多,惟阳明一经最难治。前论虽悉,尚有未尽之议也。知治阳明之法,则五脏之火,各腑之火,无难专治矣。阳明本胃土也,如何有火? 此火乃生于心包,心包之火,乃相火也。君火失权,则心包欺之,以自逞其炎赫之势。是必以辛凉大寒之品,大剂投之,恣其快饮。斯火得寒而少息,热得凉而略停,然必添入健胃之药,始可奏功。盖胃火之沸腾,终由于肾气之不足,去胃火,必须补胃土,然而徒补胃土,而不去水湿之痰,亦不得也。方用石膏一两或二两或三两,看火势之盛衰,用石膏之多寡,知母三钱,麦冬五钱,甘草一钱,糯米一合,竹叶百片,人参三钱,水煎服。方则人参竹叶石膏汤也。胃火之盛,非此汤不能平。还问其人必大渴饮水,见其有汗如雨者,始可放胆用之,否则不可轻用。盖无汗而渴,亦有似此症者,不可不辨也。此方纯是降胃火之药,所以急救先天之肾水也。此症一日不治,即熬干肾水而不救,故不得已用此霸道之药也。倘无汗而渴,明是肾火有余而肾水不足,又乌可复用石膏汤,以重伤其肾水乎?然则又当何方以治之?用熟地三两,山茱萸二两,北五味三钱,麦冬二两,元参一两。此方乃治似白虎症,而非胃火之热者,人更宜知之也。其余心火用黄连,肝火用栀子,肺火用黄芩,前言悉之矣,兹不再赘。

张公曰:不意吾方得真人阐发至此,大快也。然予更有说,阳明之火虽起于心包,实成于肝木之克之也。肝木旺则木中有火,不特木来克土,而转来助焰。肝木之火,半是雷火,一发则震地轰天。阳明得心包之火而沸腾,又借肝木龙雷之火以震动,如何可以止遏。故轻则大渴,重则发狂也。予治此症,往往白芍加至数两,未曾传世,世所以不能发明之也。先用石膏汤以去火,随加白芍以平木,木平而火无以助焰,自然胃火孤立无援。又加麦冬以平肺金之气,则金有水润,不必取给于胃土,而胃土可以自救,况又有石膏、知母之降火哉!此狂之所以定,而热之所以除也。方用石膏一两,知母三钱,麦冬一两,半夏三钱,甘草一钱,竹叶一百片,糯米一合,先煎四碗,又加白芍二两同煎。此方之妙,不在石膏、知母之降胃火,妙在白芍之平肝木,使木气有养不来克土,并不使木郁生火,以助胃火也。又妙在麦冬以清肺金,使金中有水,胃火难炎,且去制肝,无令克土也。

华君曰:予方又不同。传远公乃专论阳明,传予乃论各经之火也。有方并传子。栀子三钱,白芍五钱,甘草一钱,丹皮三钱,元参三钱,水煎服。心火,加黄连一钱;肺火,加黄芩一钱;胃火,加石膏三钱;肾火,加知母一钱,黄柏一钱;大肠火,加地榆一钱;小肠火,加麦冬三钱,天门冬三钱;膀胱火,加泽泻三钱。治火何以独治肝经也?盖肝属木,木易生火,故治火者首治肝,肝火一散,而诸经之火俱散。所以,加一味去火之药,即可以去各经之火也。

静治法

论解火郁

天师曰:静治者,静以待之而不可躁也。如人病拂逆之症,躁急之状,不可一刻停留,此火郁而不得舒,故尔如此。倘用寒凉之品急以止之,则火郁于中,而反不得出。静以待之,使其燥气稍息,而后以汤药投之,任其性而无违其意,则功易奏而病易去矣。方用白芍、当归各三钱,茯苓五钱,柴胡五分,甘草一钱,白芥子一钱,丹皮二钱,枣仁一钱,水煎服。方名静待汤。此方之妙,全无惊张之气,一味和解,火郁于肝木之中,不觉渐渐自散。此静治之妙法也。

张公曰:妙。从无医人讲至此,更欲立方而不可得。气躁,乃气中有火也,亦宜以静法待之。予酌一方,用白术三钱,茯苓三钱,白芍三钱,陈皮五分,甘草五分,麦冬三钱,元参三钱,天花粉一钱,苏子一钱,水煎服。名为静气汤。此方和平安静,无惊张之气,可治心烦气动,肺燥胃干之症。

血燥,乃血热之故,往往鼻衄血,心烦不寐,不能安枕,怔忡等症,亦宜以静待之。方用当归三两,芍药三钱,熟地五钱,生地三钱,丹皮一钱,地骨皮五钱,沙参三钱,白芥子一钱,甘草三钱,炒枣仁一钱,水煎服。此方亦无惊张之气,又加荆芥五分,血动者最宜服之。

动治法

论治手足麻木

天师曰:动治者,因其不动而故动之也。如双脚麻木,不能履地,两手不能执物者是也。法当用竹筒一大个,去其中间之节,以圆木一根穿入之,以圆木两头缚在桌脚下,病人脚心先踏竹筒而圆转之如踏车者,一日不计其数而踏之,然后以汤药与之。方用人参一钱,黄芪三钱,当归一钱,白芍三钱,茯苓三钱,薏仁五钱,白术五钱,半夏一钱,陈皮五分,肉桂三分,水煎服。此方俱是补药之中,妙有行湿之味。盖此等病,必湿气侵之,始成偏废,久则不仁之症成也,成则双足自然麻木。乘其尚有可动之机,因而活动之,从来足必动而治,血始活。因湿侵之,遂不能伸缩如意,所以必使之动,而后可以药愈也。否则,徒饮前汤耳。两手之动,又不如是,必使两人反转病人之手在背后,以木槌转捶之,捶至两臂酸麻,而后以汤与之可愈。方用人参一钱,茯苓三钱,黄芪五钱,防风一钱,半夏一钱,羌活一钱,水煎服。此方又妙在防风、黄芪同用,而以黄芪为君,人参为臣,祛痰祛湿为使,又乘其动气之时与服,则易成功。否则,亦正不能奏效耳。

张公曰:动治法最妙。予则更有法,于二症尤当。使人抱起坐了,以一人有力者,将其手延拳回者不已,后服天师之药更妙,可并志之。

春夏治法

论春宜理气　夏宜健脾

天师曰:春夏治者,随春夏发生之气而治之得法也。春宜疏泄,夏宜清凉,亦不易之法也。然而舒发之中,宜用理气之药,清凉之内,宜兼健脾之剂,未可尽为舒发与清凉也。春用方,春则用人参一钱,黄芪一钱,柴胡一钱,当归二钱,白芍三钱,陈皮五分,甘草一钱,神曲五分,水煎服。此方有参、芪以理气,又有柴、芍、当归以养肝而舒木气,则肝不克脾土,自然得养矣。夏则用麦冬三钱,元参三钱,五味子一钱,白术五钱,甘草一钱,香薷八分,神曲三分,茯苓三钱,陈皮五分,水煎服。此方妙在健脾之中,而有润肺之药,脾健而肺润,又益之去暑之品,又何患暑仍之侵入哉! 此春夏之法,所宜知者。

张公曰:春夏治法最妙,以老幼加减法门法通用之,妙甚。

秋冬治法

论秋宜润肺　冬宜补肾

天师曰:秋冬治者,以顺秋气之肃,冬气之寒也。然秋天而听其气肃,冬令而顺其气寒,则过于肃杀矣。法当用和平之药以调之,使肃者不过于肃,而寒者不过于寒也。秋则用麦冬五钱,北五味一钱,人参一钱,甘草一钱,百合五钱,款冬花一钱,天花粉一钱,苏子一钱,水煎服。此方妙在不寒不敛,不热不散,则肺金既无干燥之患,而有滋润之益,又何虑金风之凉也。冬则用白术五钱,茯苓三钱,山茱萸二钱,熟地五钱,肉桂三分,生枣仁一钱,枸杞子一钱,菟丝子一钱,薏仁三钱,水煎服。此方补肾之水多,补肾之火少,使水不寒而火不沸,又何虞冬令之寒哉!秋冬治法之佳妙者。

张公曰:妙。亦以老少门法加减之。

奇治法

论治奇症四十七

天师曰:奇治者,不以常法治之也。如人生怪病于腹中,或生异症于身上,或生奇形于口上是也。奇病岂是常药可治,余当以奇药治之。倘人腹中忽有应声虫,此将何法以治之乎?用杀虫药治之,不应;用祛痰药治之,不应;用寒药凉之,又不应;用热药消之,又不应。然则终何以治之哉?古人有将本草读之,而虫不应声者,用之即愈,此奇治之一法也。余别有一神奇法治之,省阅本草之劳神。用生甘草一味,加入白矾,各等分,不须二钱,饮下即愈。盖应声出,非虫也,乃脏中毒气有祟以凭之也。用甘草以消毒,用白矾以消痰,况二物一仁一勇,余又以智用之,智、仁、勇三者俱全,祟不觉低首而却走矣。

张公曰:妙绝矣,不可思议。

天师曰:倘人身上忽生人面疮者,有口鼻双眼之全,与之肉且能食,岂非怪病乎,而治之法奈何?世人有以贝母末敷之,而人面疮愁眉而愈。人以为此冤家债主也,而余以为不然,盖亦有祟凭焉。我有一方奇甚,效更捷于贝母。方用雷丸三钱,一味研为细末,加入轻粉一钱,白茯苓末一钱,调匀敷上即消。盖雷丸此药,最能去毒而逐邪,加入轻粉,深入骨髓,邪将何隐。用茯苓不过去其水湿之气耳。此中奇妙,最难言传,余不过道其理之奥妙,而不能言其治之神奇也。

倘人口中忽生疮于舌上,吐出在外寸余,上结成黄靥,难以食物。人以为病在心也,心热故生此疮。此亦近理之谈,而不知非也,亦有祟以凭之也。方用冰片一分,入在蚌口内,立化为水,乃以鹅翎敷扫其上,立刻收入其舌,便可饮食矣。蚌乃至阴之物,以至阴攻至阴之邪,则邪自退走。况又加以冰片之辛温,逐邪不遗余力,自然手到功成也。

倘鼻中生红线一条,长尺许,少动之则痛欲死,人以为饮酒之病也,而余以为不然,亦祟也。方用硼砂一分,冰片一分,研为末,以人乳调之,轻轻点在红线中间。忽然觉有人如将病人打一拳一般,顷刻即消。奇绝之方也。盖硼砂亦是杀祟之物也。

耳中闻蚂蚁战斗之声者,此则非祟,乃肾水耗尽,又加怒气伤肝所致。方用白芍三两,柴胡三钱,栀子三钱,熟地三两,山茱萸三两,麦冬一两,白芥子三钱,水煎服。方中纯是补肾平肝之圣药。饮之数日,其战斗之声渐远,服一月即愈。此乃奇病,而以伯道之方治之也。

耳中作痒,以木刺之,尚不足以安其痒,必以铁刀刺其底,铮铮有声,始觉快然,否则痒极欲死。此肾肝之火结成铁底于耳中,非汤药可救。余立一方,用龙骨一钱,皂角刺一条,烧灰存性,冰片三分,雄鼠胆一枚。先将前药为末,后以鼠胆水调匀,而后以人乳再调如厚糊一般。将此药尽抹入耳孔内,必然痒不可当,必须人执其两手,痒定而自愈矣。愈后,服六味丸三十斤可也。

如人无故见鬼如三头六臂者，或如金甲神，或如断手无头死鬼，或黑或白或青或红之状，皆奇病也。然此皆心虚而祟凭之。方有白术三两，苍术三两，附子一钱，半夏一两，天南星三钱，大戟一两，山慈菇一两，各为细末，加入麝香一钱，为末，做成饼子，如玉枢丹一样。此方更妙于紫金锭。凡遇前病，用一饼，姜汤化开饮之，必吐顽痰碗许而愈。

更有山魈木客，狐狸虫蛇作祟凭身者。方用生桐油搽其下身不便处，最妙。然余更有奇法，以本人裤子包头，则妖自大笑而去，永不再犯。盖妖原欲盗人之精气也，然最喜清洁，见人污物包头，则其人之不洁可知，故弃之而去，亦因其好洁而乱之也。不成器之物，而睡梦中来压人者，亦以此法治之。

如人背脊裂开一缝，出虱千余，此乃肾中有风，得阳气吹之，不觉破裂而虱现。方用熟地三两，山茱萸三两，杜仲一两，白术五钱，防己一钱，荙草三钱。二剂，裂缝生虱尽死。

张公曰：方皆妙绝奇绝。脊缝生虱，方用蓖麻三粒，研成如膏，用红枣三枚，捣成为丸，如弹子大。火烧之熏衣上，则虱死而缝合。亦绝奇方也，真不可思议矣。蓖麻子能杀虱而去风，虱去风出则缝自合矣。

天师曰：如人粪从小便出，小便从大便出者，此夏天暑热之症。人以五苓散治之亦妙，而予更有奇方。止用车前子三两，煎汤三碗，一气服完即愈。

人有腹中生蛇者，乃毒气化成也，或感山岚水溢之气，或感四时不正之气，或感尸气，病气而成也。方用雄黄一两，白芷五钱,生甘草二两,各为细末,端午日修合为丸,粽子米和而丸之,如大桐子大。饭前食之,食后必作痛,用力忍之,切不可饮水,一饮水不则效矣。切记。

张公曰:生蛇腹中,以身上辨之,身必干涸如柴,似有鳞甲者,蛇毒也,最易辨。吾尚有一方,治之最验。白芷一味为丸,每日米饮汤送下五钱,即痊愈。

天师曰:生鳖者,乃饮食饥饱之时,过于多食,不能一时消化,乃生鳖甲之虫,似鳖而非鳖也。亦以前方,再用马尿一碗,加人尿半合,童便尤妙,饮之立消。雄黄乃杀蛇之药,白芷乃烂蛇之品,甘草乃去毒之剂,而马尿化鳖之圣药也,故用之随手而效耳。此则奇病而用奇药也。

人有生鸟鹊于头上臂上,外有皮一层包之,或如瘤状,或不如瘤,而皮肤高起一块者,内作鸟鹊之声,逢天明则啼,逢阴雨则叫,逢饥寒则痛疼,百药不效。必须用刀割破其皮,则鸟鹊难以藏形,乃破孔而出,宛似鸟鹊,但无羽毛耳。鸟鹊出孔之后,以前生肌散敷之,外加神膏,三日后依然生合,乃人不敬神道而戏弄之耳。此病予见之数次矣。扁鹊之治,华佗之医,皆我教之也。

如人遍身生疙疸,或内如核块,或外似蘑菇、香蕈、木耳之状者,乃湿热而生也。数年之后,必然破孔出血而死。当先用外药洗之,后用汤药消之则愈。外浴洗方,苍耳子草一斤,荆芥三两,苦参三两,白芷三两,水一大锅,煎汤倾在浴盆内,外用席围而遮之,热则熏,温则洗,洗至水冷而止。三日后,乃用煎方,白术五钱,薏仁一两,芡实五钱,人参一两,茵陈三钱,白芥子三钱,半夏三钱,泽泻三钱,附子一钱,黄芩三钱,水煎服。一连十剂,自然全消无踪矣,外边亦无不消也。

如人有腹中高大,宛似坐胎者,形容憔悴,面目瘦黑,骨干毛枯,此乃鬼胎也。方用红花半斤,大黄五钱,雷丸三钱,水煎服。倾盆泻出血块如鸡肝者数百片而愈,后乃用六君子汤调治之,自然复元。此等之病,乃妇人淫心忽起,有物以凭之,才生此症。无论室女出嫁之人,生此病者,邪之所凑,其气必虚,况又起淫心,有不邪以亲邪者乎!方中妙在用红花为君,又用至半斤,则血行难止,有跃跃自动之貌,又加以大黄走而不守之味,则雷丸荡邪之物,自然功成之速也。

如人有头角生疮,当日即头重如山,第二日即变青紫,第三日青至身上即死,此乃毒气攻心而死也。此病多得之好吃春药。盖春药之类,不过一丸,食之即强阳善战,非用大热之药,何能致此?世间大热之药,无过附子与阳起石之类是也。二味俱有大毒,且阳起石必须火煅而后入药,是燥干之极,自然克我津液。况穷工极巧于妇女博欢,则筋骸气血俱动,久战之后,必大泄尽情,水去而火益炽矣。久之贪欢,必然结成大毒,火气炎上,所以多发在头角太阳之部位也。初起之时,若头重如山,便是此恶症。急不待时,速以金银花一斤煎汤,饮之数十碗,可少解其毒,可保性命之不亡,而终不能免其疮口之溃烂也。再用金银花三两,当归二两,生甘草一两,元参三两,煎汤。日用一剂,七日仍服,疮口始能收敛而愈。此种病世间最多,而人最不肯忌服春药也,痛哉!脚大指生疽,亦多不救,亦可以此法治之。

张公曰:有人脚板下忽生二指,痛不可忍者,乃湿热之气结成,触犯神祇之故。方用硼砂一分,瓦葱一两,冰片三分,人参一钱,为末。以刀轻刺出血,刺在生出指上,即时出水,敷星星在血流之处,随出随糁,以血尽为度。流三日不流水矣,而痛亦少止。再用人参三钱,白术五钱,生甘草三钱,牛膝三钱,萆薢三钱,薏仁一两,半夏一钱,白芥子三钱,水煎服。四剂可痊愈,而指尽化为水矣。外用天师膏药,加生肌散敷之即愈矣。

如人有背上忽然疼痛,裂开一缝,窜出蛇一条,长二尺者,颇善跳跃。予亲手治之而验。其症必先背脊疼甚,而又无肿块,久则肿矣,长有一尺许一条,直似立在脊上。予乃用刀轻轻破其皮,而蛇忽跳出,其人惊绝。予乃用人参一两,半夏三钱,天南星三钱,附子一钱,治之忽苏,生肌散敷其患处而愈。予问其何故而背忽痛耶?彼人云:我至一庙,见塑一女娘,甚觉美丽非常,偶兴云雨之思,顿起脊背之痛,今三月以来,痛不可忍,若有蛇钻毒刺光景。余心疑似生怪物,见其人又健壮,故用刀刺开皮肉,不意蛇出,而人竟死也。予随用三生饮救之而愈。可立医案,以见病之奇而神道之不可玩也。

又有七孔流血者,亦肾虚热也。用六味地黄汤加麦冬三钱,五味子一钱,骨碎补一钱治之。

天师曰:如人有足上忽毛孔摽血如一线者,流而不止即死。急以米醋三升,煮滚热,以两足浸之,即止血。后用人参一两,当归三两,穿山甲甲片一片,火炒为末,煎参归汤,以穿山甲末调之而饮,即不再发。此症乃酒色不禁,恣意纵欲所致,世上人多有之。方书不载,今因陈子之问,而立一奇方也。凡有皮毛中出血者,俱以此方救之,无不神效。脐中出血,亦是奇症,然法不同,用六味汤加骨碎补一钱,饮之即愈。如齿上出血,亦以此方投治。盖脐、齿亦俱是肾经之位,而出血是肾火之外越也。六味汤滋其水,则火自息焰矣。骨碎补专能止窍补骨中漏者也,故加入相宜耳。

如人有觉肠中痒而无处扒搔者,只觉置身无地。此乃火郁结而不散之故,法当用表散之药。方用柴胡三钱,白芍一钱,甘草二钱,炒栀子三钱,天花粉三钱,水煎服即愈。

如有人先遍身发痒,以锥刺之少已。再痒,以刀割之快甚。少顷又痒甚,以刀割之觉疼,必流血不已,以石灰止之,则血止而痒作。又以刀割之,又流血,又以石灰止之,止之又痒。势必割至体无完肤而后止。此乃冤鬼索命之报也,无法可救。我悯世人不知作恶误犯者亦有之,余今酌定一方救之。方用人参一两,当归三两,荆芥三钱,水煎服。贫者无力买参,则用黄芪二两代之。服此药三剂必救,而痒止痛亦平。但须对天盟誓,万勿作犯法之事,有冤仇者,为之忏经礼佛,庶几不再发。否则,发不能再救。

如人有皮肤手足之间如蚯蚓唱歌者,此乃水湿生虫也。方用蚯蚓粪,敷于患处即鸣,以水调涂之,厚一寸可也。鸣止,再用煎汤。方用白术五钱,薏仁一两,芡实一两,甘草三钱,黄芩二钱,附子三分,防风五分,水煎服即愈。此治湿则虫无以养,况又有生甘草以解毒化虫,防风去风而逐瘀,附子斩关而捣邪,所以奏功如神也。

如有人臂上忽生头一个,眼耳口鼻俱全,且能呼人姓名,此乃债主索负之鬼结成此奇病也。方用人参半斤,贝母三两,白芥子三两,茯苓三两,白术五两,生甘草三两,白矾二两,半夏二两,青盐三两,各为末,米饭为丸。每日早晚白滚水送下各五钱,自然渐渐缩小而愈,病奇而方神也。此病初起之时,必然臂痛发痒,以手搔之,渐渐长大,久则渐渐露形,大如茶钟,但无头发须眉而已。如用刀割之,立刻死亡不救。服吾药后,亦以忏经念佛为妙。

如人舌吐出不肯收进,乃阳火盛强之故。以冰片少许,点之即收。后用黄连三钱,人参三钱,菖蒲一钱,柴胡一钱,白芍三钱,水煎服,二剂可也。

如人舌缩入喉咙,不能语言者,乃寒气结于胸腹之故。急用附子一钱,人参三钱,白术五钱,肉桂一钱,干姜一钱,治之,则舌自舒矣。

如人舌出血如泉者,乃心火旺极,血不藏经也。当用六味地黄汤加槐花三钱,饮之立愈。

有人唇上生疮,久则疮口出齿牙于唇上者,乃七情忧郁,火动生齿,奇症也。方用柴胡三钱,白芍三钱,黄连一钱,当归三钱,川芎一钱,生地三钱,黄芩一钱,天花粉二钱,白果十个,水煎服。外有冰片一分,僵蚕末一钱,黄柏炒为末三钱,糁之自消齿矣。

人掌中忽高起一寸,不痛不痒,此乃阳明经之火不散而郁于手也。论理该痛痒,而今不痛痒,不特火郁于腠理,而且水壅于皮毛也,法当用外药消之。盖阳明之火盛,必然作渴,引饮不休。今又不渴,是胃中之火尽散,而流毒于掌中。必其人是阳明之火盛,手按于床席之上,作意行房,过于用力,使掌上之气血不行,久而突突而高也。不痛不痒,乃成死肉矣。方用附子一个煎汤,以手溃之,至凉而止。如是者十日,必然作痛,再溃必然作痒,又溃而高者平矣。盖附子大热之物,无经不入,虽用外溃,无不内入也。倘以附子作汤饮之,则周身俱热,又引动胃火,掌肉不消而内症蜂起,予所以外治而愈也。或附子汤中,再加轻粉一分,引入骨髓,更为奇效耳。

有人鼻大如拳,疼痛欲死,此乃肺经之火热壅于鼻而不得泄。法当清其肺中之邪,去其鼻间之火可也。方用黄芩三钱,甘草三钱,桔梗五钱,紫菀二钱,百部一钱,天门冬五钱,麦冬三钱,苏叶一钱,天花粉三钱,水煎服,四剂自消。此方全在群入肺经,以去其火邪,又何壅肿之不消耶! 此奇病而以常法治之者也。

男子乳房,忽然壅肿如妇人之状,扪之痛欲死,经岁经年不效者,乃阳明之毒气结于乳房之间也。然此毒非疮毒,乃痰毒也。若疮毒,不能经久,必然外溃。今经岁经年壅肿如故,非痰毒而何? 法当消痰,通其瘀,自然奏功如响矣。方用金银花一两,蒲公英一两,天花粉五钱,白芥子五钱,附子一钱,柴胡二钱,白芍三钱,通草三钱,木通一钱,炒栀子一钱,茯苓三钱,水煎服。此方妙在金银花与蒲公英直入阳明之经,又得清痰通滞之药为佐,附子引经,单刀直入,无坚不破,又何患痰结之不消。或疑附子大热,诸痛皆属于火,似不可用。殊不知非附子不能入于至坚之内,况又有栀子、芍药之酸寒,虽附子大热,亦解其性之烈矣,又何疑于过热哉!

人脚板中,色红如火,不可落地,又非痰毒,终岁经年不愈。此病亦因人用热药,立而行房,火聚于脚心而不散,故经岁经年不愈也。法当用内药消之,若用外治,必然烂去脚板。方用熟地三两,山茱萸五钱,北五味三钱,麦冬一两,元参一两,沙参一两,丹皮三钱,甘菊花五钱,牛膝三钱,金钗石斛一两,茯苓五钱,泽泻三钱,车前子三钱,萆薢二钱,水煎服。十剂消,二十剂痊愈。然须忌房事三月,否则必发,发则死矣,慎之哉!

人有手足脱下,而人仍不死之症,此乃伤寒之时口渴,过饮凉水,以救一时之渴,孰知水停腹内,不能一时分消,遂至四肢受病,气血不行,久而手足先烂,手指与脚指堕落。或脚指堕落之后,又烂脚板,久之连脚板一齐堕落矣。若有伤寒口渴,过饮凉水者,愈后倘手足指出水者,急用吾方,可救指节脚板之堕落也。方用薏仁三两,茯苓二两,肉桂一钱,白术一两,车前子五钱,水煎服。一连十剂,小便大利,而手脚不出水矣,永无后患,不必多服。

更有人手指甲尽行脱下,不痛不痒,此乃肾经火虚,又于行房之后,以凉水洗手,遂成此病。方用六味汤加柴胡、白芍、骨碎补治之而愈。

有人指缝流血不止,有虫如蜉蝣之小,钻出少顷,即能飞去,此症乃湿热生虫也。然何故生虫而能飞耶?盖不止湿热,而又带风邪也。凡虫感风者,俱有羽翼能飞,安在人身得风之气,转不能飞也。方用茯苓三钱,黄芪五钱,当归三钱,白芍三钱,生甘草三钱,人参一钱,柴胡一钱,荆芥一钱,熟地五钱,川芎一钱,白术三钱,薏仁五钱,水煎服。此方之妙,全不去杀虫,而但补其气血,而佐之去湿去风。人身气血和,自不生虫。补气血之和,则虫自无藏身之窟,况又逐水消风,虫更从何处生活耶?此方之所以平而奇也。服四剂则血不流,而虫不出。再服四剂,手指完好如初矣。

人有喉患大肿，又非瘿瘤，忽痛忽不痛，外现五色之纹，中按之半空半实，此乃痰病结成，似瘤非瘤，似瘿非瘿也。方用海藻三钱，半夏三钱，白芥子三钱，贝母三钱，天南星三钱，人参三钱，茯苓五钱，昆布一钱，附子一分，桔梗三钱，甘草一钱，水煎服。此方乃消上焦之痰圣药也。又有海藻、昆布，以去其瘿瘤之外象，消其五色之奇纹，妙在消痰而仍不损气，则胃气健而痰易化也。一剂知，二剂消大半，三剂则全消，四剂永不再发。此方兼可治瘿症，神效。

人有脐口忽长出二寸，似蛇尾状，而又非蛇，不痛不痒，此乃祟也。然亦因任带之脉痰气壅滞，遂结成此异病也。人世之间，忽生此病，必有难喻之灾。盖人身而现蛇龟之象，其家必然败落，而时运亦未必兴隆也。法当以硼砂一分，白芷一钱，雄黄一钱，冰片一分，麝香一分，儿茶二钱，各为末。将其尾刺出血，必然昏晕欲死，急以药点之，立刻化为黑水，急用白芷三钱，煎汤服之而愈。倘不愈，则听之，不可再治，盖妖旺非药能去之，非前世之冤家，即今生之妖孽也。

人有粪门内拖出一条，似蛇非蛇，或进或出，便粪之时，又安然无碍，此乃大肠湿热之极，生此怪物，长于直肠之间，非蛇也，乃肉也。但伸缩如意，又似乎蛇。法当内用汤药，外用点药，自然消化矣。内用当归一两，白芍一两，枳壳一钱，槟榔一钱，萝卜子三钱，地榆五钱，大黄一钱，水煎，饭前服之。二剂后，外用冰片点之。先用木耳一两，煎汤洗之，洗后将冰片一分，研末而扫，扫尽即缩进而愈，神验。

亦有人粪门生虫，奇痒万状，似人之势进出而后快者。此乃幼时为人戏耍，乘风而入之，以见此怪症也。以蜜煎成为势一条，用蛇床子三钱，生甘草一钱，楝树根三钱，各为细末，同炼在蜜内，导入粪门，听其自化。一条即止痒而愈，神方也。

人有小便中溺五色之石，未溺之前痛甚，已溺之后，少觉宽快，此即石淋也。交感之后入水，或入水之后交感，皆有此症。方用熟地三两，茯苓五两，薏仁五两，车前子五两，山茱萸三两，青盐一两，骨碎补二两，泽泻三两，麦冬五两，芡实八两，肉桂三钱，各为末，蜜为丸。早晚白滚水吞下各一两。十日必无溺石之苦矣。此症成之最苦，欲溺而不溺，不溺而又欲溺，尿管中痛如刀割，用尽气力，止溺一块，其声铮然，见水不化，及膀胱之火熬煎而成此异病也。其色或红或白，或黄或青或黑不一，总皆水郁而火煎之也。此方之妙，全不去治石淋，而转去补肾水之不足。水足而火自消，火消而水自化，其中有奥妙之旨也。倘治膀胱，则气不能出，又何以化水哉！

人有脚肚之上忽长一大肉块，如瘤非瘤，如肉非肉，按之痛欲死，此乃脾经湿气结成此块，而中又带火不消，故手不可按，按而痛欲死也。法宜峻补脾气，而分消其湿为是。然而外长怪状，若在内一时消之，恐不易得。当用内外夹攻之法，自然手到病除。内服方：用白术一两，茯苓三钱，薏仁一两，芡实一两，泽泻五钱，肉桂五分，车前子三钱，人参三钱，牛膝二钱，草薢三钱，白矾三钱，陈皮二钱，白芥子三钱，半夏二钱，水煎服。二剂后，用蚯蚓粪一两，炒，水银一钱，冰片五分，硼砂一分，黄柏五钱，炒，儿茶三钱，麝香五分，各为细末，研至不见水银为度，将此药末用醋调成膏，敷在患处。一日即全消矣，神效之极也。此膏可治凡有块者，以此内外治之，无不效应如响。

人腰间忽长一条肉痕，如带围至脐间，不痛不痒，久之饮食少进，气血枯槁。此乃肾经与带脉不和，又过于行房，尽情纵送，乃得此疾。久之带脉气衰，血亦渐耗，颜色黯然，虽无大病，而病实笃也。法当峻补肾水，而兼外带脉，自然身壮而形消。熟地一斤，山萸肉一斤，杜仲半斤，山药半斤，白术一斤，破故纸三两，白果肉三两，炒，当归三两，白芍六两，车前子三两，各为末，蜜为丸。每日早晚各服一两，十日后，觉腰轻，再服十日，其肉浅淡，再服全消，不须二料也。然必须忌房事者三月，否则无效。此方乃纯补肾经，而少兼任、带脉也。任、带之病，而用任、带之药，何愁不建功哉！

有人眼内长肉二条，长一寸，如线香之粗，触出于眼外，此乃祟也。虽是肝胆之火，无祟则不能长此异肉。法当药点之。冰片一分，黄连一分，硼砂半分，甘草一分，各为细末，无声为度。用人乳调少许，点肉尖上。觉眼珠火炮出，一时收入而愈。更须服煎药，用白芍五钱，柴胡一钱，炒栀子三钱，甘草一钱，白芥子三钱，茯苓三钱，陈皮一钱，白术三钱，水煎服。此方妙在舒肝胆之气，而又泻其火与痰，则本源已探其骊珠，又何愁怪肉之重长耶！

人身忽长鳞于腹间胁上，此乃妇人居多，而男子亦间生焉。盖孽龙多化人，与妇人交，即成此症。而男子与龙合，亦间生鳞甲也。此病速治为妙，少迟则人必变为龙矣。今先传一方，用雷丸三钱，大黄三钱，白矾三钱，铁衣三钱，雄黄三钱，研末，各为末,枣肉为丸。凡得此病,酒送下三钱,立时便下如人精者一碗,胸中便觉开爽。再服三钱,则鳞甲尽落矣。远公,吾传术至此,非无意也汝将来救人不少,此方之妙,妙在雷丸无毒不散,而龙又最恶雄黄,故相济而成功,又何疑哉!况各药又皆去毒去水之品乎?此方之最神奇者也。

此书无一症不全,无一论不备,真天地之奇宝,轩岐之精髓也。善用之,成医之圣,岂但良医而已哉!愿远公晨夕研穷,以造于出神入化耳。吕道人又书。

华君曰:奇病尚有数症未全,我今尽传无隐。人手上皮上现蛇形一条,痛不可忍。此蛇乘人之睡,而作交感于人身,乃生此怪病,痛不可忍。此蛇乘人之睡,而作交感于人身,乃生此怪病,服汤药不效。以刀刺之,出血如墨汁,外用白芷为末,糁之少愈。明日又刺,血如前,又以白芷末糁之,二次化去其形。先刺头,后刺尾,不可乱也。

尚有一症更奇,喉中似有物行动,吐痰则痛更甚,身上皮肤开裂,有水流出,目红肿而又不痛,足如斗肿而又可行,真绝世不见之症。此乃人食生菜,有蜈蚣在叶上,不知而食之,乃生蜈蚣于胃口之上,入胃则胃痛,上喉则喉痛,饥则痛更甚也。方用鸡一只,煮熟,五香调治,芬馥之气逼人,乘人睡熟,将鸡列在病人口边,则蜈蚣自然外走。倘有蜈蚣走出,立时拿住,不许其仍进口中。或一条,或数条不等,出尽自愈。大约喉间无物走动,则无蜈蚣矣。然后以生甘草三钱,薏仁一两,茯苓三两,白芍五钱,当归一两,黄芪一两,防风五分,荆芥一钱,陈皮一钱,水煎服。服十剂,则皮肤之裂自愈,而双足如斗亦消矣。盖蜈蚣在上焦,非药食能杀。因药下喉，即至胃中，而蜈蚣却在胃口之上，故不能杀之也。所以引其外出，然后以药调治其气血自愈。皮肤能杀之也。所以引其外出，然后以药调治其气血自愈。皮肤开裂者，乃蜈蚣毒气盘踞肺边，肺主皮毛，故皮肤开裂。两足如斗，足乃肾之部位，肺居上，为肾之母，母病则予亦病。然肾水终是不乏，而毒气留于肾部，故足之皮大而浮，非骨之病也，所以能走耳。眼属肝，肝受肺气之毒熏蒸而红肿矣。

更有奇症，人有胃脘不时作痛，遇饥更甚，尤胃大寒，日日作楚。予以大蒜三两，捣汁灌之，忽吐蛇一条，长三尺而愈。盖蛇最畏蒜气，此予亲手治人者。

更有人忽头面肿如斗大，看人小如三寸，饮食不思，呻吟如睡，此痰也。用瓜蒂散吐之，而头目之肿消。又吐之，而见人如故矣。后用人参、白术各三钱，茯苓三钱，甘草一钱，陈皮五分，半夏三钱，水煎服三剂愈。

更治陈登之病，中心闷甚，面赤不能饮食。予谓有虫在胸中，必得之食腥也。以半夏三钱，瓜蒂七个，甘草三钱，黄连一钱，陈皮一钱，人参三钱吐之。吐虫三升，皆赤头而尾如鱼。予谓能断酒色，可长愈，否则，三年后必病饱满而死。登不听吾言，三年果死。

相传：华真人治一人，被犬咬其足指，随长一块，痛痒不可当。谓疼者有针十个，痒者有黑白棋子二枚，以刀割开取之。果然否？真人云：并无此事，后人附会之也。更治一人，耳内忽长肉一条，手不可近，色红带紫。予曰：此肾火腾烧于耳也。用硼砂一分，冰片一分点之，立化为水。后用六味地黄丸，大料饮之，服二料痊愈。

　　张公曰:人大腿肿痛,坚硬如石,痛苦异常,欲以绳系足,高悬梁上,其疼乃止。放下疼即如砍,腿中大响一声,前肿即移大臀之上,肿如巴斗,不可着席,将布兜之悬挂,其疼乃可,此亦祟凭之也。方用生甘草一两,白芍三两,水煎服。盖生甘草专泻毒气,白芍平肝木以止痛也,痛止则肿可消,毒出则祟可杜也。

　　人有心窝外忽然生疮如碗大,变成数口,能作人声叫喊。此乃忧郁不舒,而祟凭之也。用生甘草三两,人参五钱,白矾三钱,茯神三钱,金银花三两,水煎服,即安不鸣矣,再用二剂即愈。盖甘草消毒,人参、茯神以安其心,白矾以止其鸣,金银花以解其火热,故易于奏功也。

平治法

论气虚、血虚、肾虚、胃虚、脾虚诸用药方

　　天师曰:平治者,平常之病,用平常之法也。气虚者,用六君子、四君子汤。血虚者,用四物汤。肾虚无火者,用八味汤;肾虚有火者,用六味地黄汤。肺虚者,用生脉散。心虚者,用归脾汤或天王补心丹。肝虚者,用建中汤。胃虚者,用四君子汤。脾虚者,用补中益气汤。郁症,用逍遥散。伤风,用小柴胡汤或参苏饮。有热者,用二黄汤。胃热甚者,用竹叶石膏汤。诸如此类,俱可以平常法治之,何必出奇眩异哉! 此平治之宜知也。

奇治法

论单味治病

天师曰:奇治者,可以一味而成功,不必更借重二味也,故曰奇治,非奇异之奇也。如吐病用瓜蒂散,止用瓜蒂一味足矣,不必再添别药,反牵制其手也。如泻病,止用车前子一两饮之,即止水泻是也,不必更加别药,以分消之也。又如气脱、吐血等症,止要一味独参汤治之是也。又如腰痛不能俯仰,用白术四两,酒二碗,水二碗,煎汤饮之,即止疼痛,不必更加他药也。盖瓜蒂专能上涌,若杂之他药,反不能透矣。譬如人善跳跃,一人牵扯其身,转不自如。车前子性滑而能分水谷,倘兼附之他药,又如人善入水者,一人牵其足,则反下沉。人参善能补气,接续于无何有之乡,加之别药则因循宛转,所以可以专用,而不可以双用也,此奇治之宜知者。

偶治法

论双味治病

天师曰:偶治者,方中不能一味奏功,乃用二味兼而治之也。如吐血用当归、黄芪之类,中寒用附子、人参之类,中热有元参、麦冬之类是也。夫吐血则必血虚,用当归一味以补血足矣,何以又佐之黄芪也。盖血乃有形之物,不能速生,必得气旺以生血,故必用黄芪以补其气也。夫中寒之症,阴寒逼人,阳气外越,祛寒用附子足矣,必加之人参者何也。盖元阳既不归合,则一线之气在若存若亡之间,不急补其气,则元阳出走而不返矣,故必兼用人参,以挽回于绝续之顷也。夫中热之症,上焦火气弥漫,不用降火之品,何能救焚,似乎用元参以退其浮游之火足矣,何以加入麦冬。盖胃火沸腾,则肺金自燥,胃口自救不暇,又何以取给以分润肺金之气? 故必用麦冬以润之,则肺足以自养,不借胃土之奉膳,则胃土足以自资,而火自然可息。此皆偶治之妙法,谁能知奥耶? 举三方可通其余,至于三之四之,至于十之外,均可于偶方之法广悟也。

形治法

论目痛　头痛　手痛　脚痛

天师曰:形治者,四肢头面有形可据而治之也。如见其目痛则治目,见其头痛则治头,见其手痛则治手,见其脚痛则治脚也。其病见之形象,何必求之于无形,此形治之宜审也。审何经之病,用何经之药,自然效应。如手之麻木,乃气虚而风湿中之,必须用手经之药引入手中,而去风去湿之药始能有效,否则,亦甚无益。倘舍外形之可据,而求内象之无端,无怪其不相入也。方用白术五钱,防风五分,黄芪五钱,人参二钱,陈皮五分,甘草一钱,桂枝五分,水煎服。方中黄芪、人参、白术,俱补气去湿之药,防风乃去风之品,然必得桂枝,始能入于手经也。经络既清,自然奏功。举一而可类推,愿人审诸。

张公曰:天师太略,予补一二可也。脚痛之症最多,而最难治。盖脚乃人身之下流,水湿之气一犯,则停蓄不肯去,须提其气,而水湿之气始可散也。今人动以五苓散治湿,亦是正经,然终不能上升而尽去其湿也。予今立一方,可以通治湿气之侵脚者。方用人参、白术各三钱,黄芪一两,防风一钱,肉桂一钱,薏仁五钱,芡实五钱,陈皮五分,柴胡一钱,白芍五钱,半夏二钱,水煎服。此方乃去湿之神剂。防风用于黄芪之中,已足提气而去湿,又助之柴胡以舒气,则气更升腾,气升则水亦随之而入于脾矣。方中又有白术、芡实、薏仁,俱是去水去湿之圣药,有不奏功如响者乎!凡有湿病,幸以此方治之。

目之红肿也,乃风火入于肝胆之中,湿气不散,合而成之也。初起之时,即用舒肝舒胆之药,而加之去湿散火之品,自然手到功成。无如人止知散邪,而不知合治之法,所以壅结而不能速效。少不慎疾,或解郁于房闱,或留情于声色,或冒触于风寒,遂变成烂眼流泪之症,甚则胬肉扳睛有之。吾今定一方,即于初起之三五日内,连服二剂,即便立愈。方用柴胡三钱,白芍三钱,白蒺藜三钱,甘菊花二钱,半夏三钱,白术五钱,荆芥一钱,甘草一钱,草决明一钱,水煎服。一剂轻,二剂愈。有热者,加栀子三钱,无热者不必加入。此方之妙在火、风、湿同治,而又佐之治目之品,所以药入口而目即愈也。其余有形之治,可以类推。

气治法

论气逆痰滞　论气虚痰多　气虚痰寒　气虚痰热

天师曰:气治者,气病实多,吾亦举其大者言之,如气逆痰滞是也。夫痰之滞,非痰之故,乃气之滞也。苟不利气,而惟治痰,吾未见痰去而病消也。方用人参一钱,白术二钱,茯苓三钱,陈皮一钱,天花粉一钱,白芥子一钱,神曲一钱,苏子一钱,豆蔻三粒,水煎服。此方之妙,在治痰之中,而先理气,气顺则痰活,气顺则湿流通,而痰且不生矣。此气治之宜知,可即一方,而悟滞气之法。

张公曰:气治法甚多,天师方甚略,吾再传二方,可以悟治法矣。气虚痰多之症,痰多本是湿也,而治痰之法,又不可徒去其湿,必须补气为先,而佐以消痰之品。方用人参三钱,茯苓三钱,薏仁五钱,半夏三钱,神曲一钱,陈皮一钱,甘草一钱,水煎服。此方虽有半夏、陈皮消痰,然而不多用人参,则痰从何消。有人参以助气,有薏仁、茯苓之类,自能健脾以去湿,湿去而痰自除矣,此气治之一法也。

更有气虚痰寒者,即用前方,加肉桂三钱,干姜五分足矣。

有气虚痰热者,不可用此方。当用麦冬三钱,天花粉一钱,甘草一钱,陈皮一钱,白芥子一钱,茯苓二钱,神曲三分,白芍三钱,当归三钱,水煎服。此方之妙在不燥而又是补气之剂,润以化痰,痰去而气自足也。得此二方,则治气无难矣。

暗治法

论儿门暗疾　论产门生虫　产门生疮

天师曰:暗治者,乃人生暗疾而不可视之症,最难治而最易治也。大约暗疾,妇人居其九,或生于儿门之外,或生于儿门之中,或生于乳上,或生于脐间,或生于粪门之旁,或生于金莲之上,止可陈说,然犹有羞愧而不肯尽言者,止可意会而默思之也。患在身体之外者,必系疮疡,以疮疡前法治之,不再论也。惟是儿门之内,不可不立一方,以传行医之暗治。大约儿门内之病,非痒则痛。吾言一方,俱可兼治,取效甚神。方用当归一两,栀子三钱,白芍五钱,柴胡一钱,茯苓五钱,楝树根五分,水煎服。此方之妙,皆是平肝去湿之品,无论有火无火,有风有湿,俱奏奇功,正不必问其若何痒,若何痛,若何肿,若何烂,此暗治之必宜知者也。有痰,加白芥子一钱;有火,加黄芩一钱;有寒,加肉桂一钱,余不必加。

张公曰:何奇至此,吾不能测之矣。

华君曰:有二法未传,我传与远公。产门内生虫,方用鸡肝一副,以针刺无数孔,纳入产门内,则虫俱入鸡肝之内矣。三副痊愈,不必添入药味也。止要刺孔甚多,则虫有入路。三副后,用白芍五钱,当归五钱,生甘草三钱,炒栀子三钱,陈皮五分,泽泻三钱,茯苓三钱,白术五钱,水煎服。四剂不再发。

又方治产门外生疮久不愈,神效。黄柏三钱,炒,为末,轻粉五分,儿茶三钱,冰片五分,麝香三分,白薇三钱,炒,为末,蚯蚓粪三钱,炒,铅粉三钱,炒,乳香三钱,出油,潮脑三钱,各为末,调匀。以药末糁口上,二日即痊愈,神效之极。兼可治各色之疮,无不神效。

明治法

论治疮毒　论头面上疮　论身上手足疮

天师曰:明示人之病症,而不必暗治之也。如生毒在手面,或结毒在皮肤,或生于面上,或生于颏间是也。有疮俱照前传疮毒之法消之,但不可如发背,肺痈重症而治之也。我今再传以治小疮毒如神。方用金银花一两,当归一两,蒲公英一两,生甘草三钱,荆芥一钱,连翘一钱,水煎服。一剂轻,二剂消,三剂愈。

此明治之妙法，人亦宜知之，不可忽也。头上最不可用升药，切记切记。下病宜升，而上病不宜升也。头上病最宜用降火之药。

张公曰：吾不能加一言。

华君曰：予尚有二方。一方头面上疮，用金银二两，当归一两，川芎五钱，蒲公英三钱，生甘草五钱，桔梗三钱，黄芩一钱，水煎服。一剂轻，二剂全消，不必三剂。一方治身上手足之疮疽，神效。金银花三两，当归一两，生甘草三钱，蒲公英三钱，牛蒡子二钱，芙蓉叶七个，无叶时用梗三钱，天花粉五钱，水煎服。一剂即消，二剂痊愈。神方也。与远公方各异，不在何故。

天师曰：二方俱神效，并传可也。

卷 五 书集

久治法

论虚寒久治

天师曰:久治者,日久岁长而治之也。此乃寒虚之人,不可日断药饵。如参、苓、芪、术之类,日日煎饮治好,否则即昏眩怔忡是也。方用人参一钱,白术二钱,黄芪二钱,茯苓二钱,甘草五分,白芥子一钱,神曲五分,肉桂一分,麦冬二钱,北五味三分,苏子五分,水煎服。心不宁,加生枣仁一钱;不寐,加熟枣仁一钱,远志一钱;饱闷,加白芍二钱;口渴,加当归二钱,熟地三钱;梦遗,加芡实三钱,山药三钱;饮食不开,加麦芽一钱,山楂三四粒;有痰,加半夏五分;咳嗽,加桔梗一钱;有浮游之火,加元参二钱;头痛,加蔓荆子七分,或川芎一钱;有外感,加柴胡一钱;鼻塞,加苏叶一钱;目痛,加柴胡一钱;心微痛,加栀子五分;胁痛,加芍药一钱;腹痛,加肉桂三分。此久治之法。

张公曰:妙极。

暂治法

论伤风 伤食 伤暑 伤湿

天师曰:暂治者,乃强壮之人素不服药,一朝得病,用药暂治之也。如人外感伤寒,用伤寒专门治之,兹不再赘。其余伤风、伤食、伤暑、伤湿，俱可以暂治而愈。伤风则用柴胡三钱，荆芥一钱五分，白芍三钱，苍术五分，茯苓二钱，炒栀子二钱，枳壳一钱，丹皮一钱，白芥子一钱，水煎服。此方发散之药虽重，然因其素不患病，则腠理必密，故以重剂散之。然方中有健脾之药，正不必忧散药之太重也。

如伤食作痛，胸腹饱闷填胀，欲呕而不得，方用白术三钱，枳壳二钱，山楂三十粒，麦芽三钱，半夏一钱，甘草一钱，砂仁三粒，厚朴一钱，水煎服。此方纯是攻药，而不至消气，妙用白术为君，故不消气而转能消食。然亦因其形壮体健而用之，倘体弱久病之人，不敢以此方投之。

伤暑者，乃暑气因其劳而感之，必非在高堂内寝之中而得之也。方用香薷二钱，青蒿五钱，石膏一钱，干葛一钱，车前子一钱，茯苓三钱，白术一钱，厚朴一钱，陈皮一钱，甘草一钱，水煎服。此方纯是解暑之药，亦因其气壮而用之，气虚人最忌。

伤湿之症，两足浮肿，手按之必如泥，乃湿侵于脾也。急用茯苓五钱，猪苓三钱，白术三钱，泽泻三钱，肉桂二分治之。亦因其体壮气盛而用之，倘气虚还须斟酌。此皆暂治之法。

远治法

论中风　臌胀　痿症　食炭

天师曰：远者，病得之年远，而徐以治之也。如中风已经岁月，臌胀已经年许，痿症而卧床者三载，如癫痫食炭数年是也。此等之症，卧床既久，起之最难卒效。然而治之得法，亦可起之于旦夕。如中风手足不仁，不能起立行步者，但得胃气之健，而手足不致反张,便足蹙者,皆可起之。方用人参五两,白术半斤,薏仁三两,肉桂三钱,附子一钱,茯苓一两,半夏一两,南星三钱,水二十碗,煎四碗。分作二次服,早晨服二碗,即卧,上以棉被盖之,令极热,汗出如雨,任其口呼大热,不可轻去其被,任其自干。再用后二碗晚服,亦盖之如前,不可轻去其被。一夜必将湿气冷汗尽行外出,三日可步履矣。后用八味地黄丸四料为丸,服完,永不再发。

臌胀经年而不死者,必非水臌。水臌之症,不能越于两年,未有皮毛不流水而死者。今二三年不死,非水臌,乃气臌、血臌、食臌、虫臌也。但得小便利而胃口开者,俱可治。方用茯苓五两,人参一两,雷丸三钱,甘草二钱,萝卜子一两,白术五钱,大黄一两,附子一钱,水十碗,煎汤二碗。早服一碗,必然腹内雷鸣,少顷必下恶物满桶,急拿出倾去,再换桶,即以第二碗继之,又大泻大下,至黄昏而止,淡淡米饮汤饮之,不再泻。然人弱极矣。方用人参一钱,茯苓五钱,薏仁一两,山药四钱,陈皮五分,白芥子一钱,水煎服。一剂即愈。忌食盐者一月,犯则无生机矣。先须断明,然后用药治之。

痿症久不效者,阳明火烧尽肾水也。然能不死长存者何?盖肾水虽涸,而肺金终得胃气以生之,肺金有气,必下生肾水,肾虽干枯,终有露气,夜润肾经,常有生机,故存而不死也。方用麦冬半斤,熟地一斤,元参七两,五味子一两。水二十碗,煎六碗。早晨服三碗,下午服二碗,半夜服一碗,一连二日,必能坐起。后改用熟地八两,元参三两,麦冬四两,北五味三钱,山茱萸四钱,牛膝一两。水十碗,煎二碗。早服一碗,晚服一碗,十日即能行步，一月即平复如旧矣。盖大滋其肺肾之水，则阳明之火不消而自消矣。

癫痫之症，亦累岁经年而未愈，乃痰入于心窍之间而不能出。喜食炭者，盖心火为痰所迷，不得发泄，炭乃火之余，与心火气味相投，病人食之，竟甘如饴也。方用人参一两，天南星三钱，鬼箭三钱，半夏二钱，附子一钱，肉桂一钱，柴胡三钱，白芍三钱，菖蒲二钱，丹砂末二钱。先将前药煎汤二碗，分作二服，将丹砂一半调入药中，与病人服之。彼不肯服，即以炭饴之，服了与汝炭吃，彼必欣然服之索炭也，不妨仍与之炭。第二服亦如前法，则彼不若前之欣然，当令人急灌之，不听，不妨打之以动其怒气，怒则肝木火起以生心，反能去痰矣。皆绝妙奇法，世人未见未闻者，吾救世心切，不觉尽传无隐。此皆远治之法，最宜熟记。

张公曰：中风之有胃气，则脾健可知。但脾胃俱有根源，何难用药？天师所用之药，又是健脾之品，使脾一旺，则气益旺可知，气旺则湿自难留。方中又全是去湿之药，湿去则痰消。又有消痰之品，痰消则寒自失。而又有补火之剂，所以奏功也。然非大剂煎饮，则一杯土安能止汪洋之水，而重筑其堤岸哉！

臌胀之症，年久不死，原是可救，所以用下药以成功，非土郁之中固有水积，若果水症，早早死矣，安能三年之未死也。然而，虽非水症，而水必有壅阻之病。方中仍用茯苓为君，以雷丸、大黄为佐，不治水而仍治水，所以奏功如神也。

痿症久不死，虽是肺经之润，亦由肾经之有根也。倘肾水无根，纵肺金有夜气之生，从何处生起，吾见立槁而已矣。惟其有根，所以不死。故有大剂补肾之品，因之而病愈，亦因其有根可救而之也。

癫痫之病，虽时尝食物，肠中有水谷之气，可以养生不死，亦其心之不死也。倘心早死，即无病之人，食谷亦亡。况有癫痫之症，吾见其早亡，不能待于今日。惟其中心不死，不过胃痰有碍，一时癫痫，其脾胃犹有生气也。故用人参以治心，加附子、菖蒲、肉桂温中以祛邪，加柴胡舒肝平木，加南星、鬼箭、半夏逐痰荡邪，加丹砂定魂镇魄，自然邪气少而正气多也。皆天师未言，而予发其奥妙如此。方则天师至神至奇，予不能赞一辞也。

华君曰：予无此之多，各有小异，不必尽言，只言异处可也。臌胀方不同，传余之方，乃有甘遂三钱，牵牛三钱，水三碗，煎半碗服之，则泻水一桶。泻极，用人参一钱，茯苓三钱，薏仁一两，山药五钱，芡实一两，陈皮五分，白芥子一钱，水煎服。一剂即愈，亦忌盐一月。

痿症方亦不同，方用元参一两，熟地三两，麦冬四两，山茱萸一两，沙参三两，五味子五钱，水煎服。十日即可起床。予曾亲试之，神验。不知天师何故不传此方，而更传新方也。想天道之薄而人身亦殊，用药更重也。

癫痫余未传方，然别有治癫之方，亦奇妙。方用柴胡五钱，白芍三两，人参一两，半夏三钱，白芥子五钱，南星三钱，用牛胆制过者，附子一钱，茯神三钱，菖蒲三钱，水十碗，煎二碗。先与一碗服之，必倦怠，急再灌一碗，必熟睡。有睡至一二日者，切不可惊醒，如死人一般，任其自醒。醒来病如失，即索饮食，说从前之病，不可即与饮食，饿半日，与之米粥汤，内加人参五分，陈皮五分，煎粥与之。再用人参三钱，白术一两，甘草一钱，茯苓五钱,陈皮五分,白芥五钱,水煎与之,彼必欣然自服。服后再睡,亦听其自醒,则永不再发,亦奇妙法也。

天师曰:此方未尝不佳妙。

近治法

论猝倒 心伤暴亡 腹痛欲死 中恶 中痰 心疼

天师曰:近治者,一时猝来之病而近治之也。如一时眼花猝倒,不省人事,一时心痛暴亡,一时腹痛,手足青而欲死者是也。此等之症中风雨骤至,如骏马奔驰,不可一时止遏,不可少缓,须臾以治之也。眼花猝倒,非中于恶,则中于痰。然中恶中痰,实可同治。盖正气之虚,而后可以中恶;中气之馁,而后可以痰迷,然则二症皆气虚之故。故补其气,而中气正气自回,或加以祛痰之品,逐邪之药,无有不奏功顷刻者。方用人参三钱,白术五钱,附子一钱,半夏一钱,南星一钱,陈皮一钱,白薇一钱,水煎服。下喉即愈。此方妙在补气之药多于逐痰祛邪。中气健于中,邪气消于外,又何惧痰之不速化哉!

心痛暴亡,非寒即火。治火之法,止消二味。用炒栀子五钱,白芍五钱,煎汤服之。下喉即愈。治寒之药,必须多加。方用人参三钱,白术五钱,肉桂一钱,附子一钱,甘草一钱,白芍一钱,熟地一两,山茱萸四钱,良姜一钱,水煎服。二方各有深意。前方因火盛而泻以肝木也,后方因大寒而神肾气也,多寡不同,而奏功之神则一耳。

腹痛之症,一时痛极,甚手足皆青,救若少迟,必致立亡。此肾经直中寒邪也。法当急温命门之火,而佐热其心包之冷,使痛立除，而手足之青亦解。方用人参三钱，白术五钱，熟地五钱，附子一钱，肉桂一钱，吴茱萸五分，干姜五分，水煎服即愈。此方之妙，补火于真阴之中，祛寒于真阴之内，自然邪去而痛止，不致上犯心而中犯肝也。此近治之法，当于平日留心，不致临症急遽，误人性命也。

华君曰：余亦有传，但不同耳。中恶中痰方：人参三钱，茯苓五钱，天南星三钱，附子一钱。虚人多加人参至一两，水煎服即苏。

心痛方：治有火者神效，贯仲三钱，白芍三钱，栀子三钱，甘草二钱，水煎服。一剂即止痛。

轻治法

论小柴胡汤

天师曰：轻者，病不重，不必重治，而用轻剂以治之也。如人咳嗽、头痛、眼目痛、口舌生疮，皆是小症，何必用重剂以补阳，用厚味以滋阴哉！法当用轻清之品，少少散之，无不立效，如小柴胡之方是也。然而小柴胡汤，世人不知轻重之法，予再酌定之，可永为式。方用柴胡一钱，黄芩一钱，半夏一钱，陈皮五分，甘草一钱，此小柴胡汤。予更加人参五分，茯苓二钱，更为奇妙。盖气足则邪易出，而汗易发。世人见用人参，便觉失色，匪独医者不敢用，即病者亦不敢服。相沿而不可救药者，滔滔比是，安得布告天下医人，详察其病源，而善用之也。此轻治之法，极宜究心。

张公曰：天师言小柴胡汤，治外感者也。予言治内伤者，补中益气汤是也。然补中益气汤，东垣立方之后，世人乱用，殊失重轻之法。予再酌定之，可传之千古不敝。柴胡一钱，升麻四分，黄芪三钱，白术三钱，当归三钱，陈皮八分，甘草一钱，人参一钱，人气虚者多加，可至一两，看人之强弱分多寡耳。若有痰，加半夏一钱；有热，加黄芩一钱；有寒，加桂枝一钱；头痛，加蔓荆子八分，或川芎一钱；两胁痛，加白芍三钱；少腹痛，亦加白芍三钱；有食，加麦芽二钱；伤肉食，加山楂二十粒；胸中痛，加枳壳五分，神曲五分。如此加用，自合病机。无如人不肯用此方以治内伤也，法最宜留心。大约右手寸口脉与关脉大于左手之脉者，急用此汤，无不神效。

小柴胡本是半表半里少阳经药，内用参苓，以病在少阳，恐渐逼里，乘之于所胜也。故先扶胃气，使邪不入而已，入者亦得正旺而自退耳。李子永识。

重治法

论大渴　大汗　大吐　大泻　阴阳脱

天师曰：重治者，病出非常，非轻淡可以奏功，或用之数两，或用半斤、一斤，而后可以获效。如大渴、大汗、大吐、大泻、阴阳脱之症，从前俱已罄谈，而方法亦尽，余可不言。然而尚未尽者，大渴之症，必用石膏，往往有一昼夜而用至斤许者。盖热之极，药不得不用之重，此时倘守定不可多与之言，反必杀之矣。第此等症，乃万人中一有之，不可执之以治凡有胃火之人也。

张公曰：大渴之症，有石膏以平胃火，无人不知矣，尚有未知其故者。胃火沸腾奔越，不啻如火之燎原，必得倾盆大雨，始能滂沛而息灭之。原取一时权宜之计,故可以暂时用之,多能取效。必不可久用,久有则败亡也。

天师曰:大汗之症,必用参芪,往往有用参斤许者。然亦偶尔有之,不可拘执以治凡有汗亡阳之症。盖阳药不宜偏多,而阴药可以重有故耳。

张公曰:大汗势必用补气之药,以救亡阳之症。然而,过用补气之药,仍恐阳旺而阴消。服数剂补气之后,即宜改用补阴之品。况亡阳之后,阴血正枯,进以补水之药,正投其所好也。阴定则阳生,而阴阳无偏胜之弊矣。

天师曰:大吐之症,明是虚寒,亦有用参至数两者。然而吐不可一类同观。其势不急,不妨少用,可以徐加。倘寒未深,而吐不甚,亦以参数两加之,恐增饱满之症矣。

张公曰:大吐之症,虚寒居多,然亦有热而吐者,不可不讲。热吐者,必随痰而出,不若寒吐之纯是清水也。热吐不可用参,以二陈汤饮之得宜。若寒吐,必须加人参两许,而杂之辛热之品,始能止呕而定吐。第人参可以暂用,而不可日日服之。吐多则伤阴,暂服人参止吐则可,若日日服之,必至阳有余而阴不足,胃中干燥,恐成闭结之症矣。所以,人参可暂而不可常也。

大泻之症,往往用止泻之药至数两者,亦一时权宜之计,而不可执之为经久之法。

大泻,涩之始能止泻。若过于酸收,则大肠细小矣,下不能出,又返而上。故止泻之药,止可一时用之,而不可经久用之也。

阴阳脱,亦有用参至数斤者。然脱有不同,有火盛而脱有水虚而脱。水虚者,用人参数斤,实为对药。倘肾中有火,作强而脱,止可用参数两,挽回于一时,而不可日日用参数斤,以夺命于后日也。盖重治之法,前已备言其功。兹更发明其弊,愿人斟酌善用之。

阴阳脱症,明是气虚之症,用参最宜,最可多服,即肾中有火,亦可用之。但脱后用参以救脱则可,救活之后,亦当急用熟地、山茱,大剂作汤饮之,使已脱之精重生,则未脱之气可长。否则,阳旺阴消,恐非善后之策,不特肾中有火者不宜久服人参也。倘能用熟地、山茱萸、北五味、麦冬之类于人参之中,又各各相宜,不必避忌人参之不宜用也。

华君曰:前已明言,然余尚有方并传,以为临症之鉴。大渴不止,方用石膏数两,知母三钱,糯米一撮,麦冬三两,人参亦数两,与石膏同用,半夏三钱,甘草一钱,竹叶百片,元参二两,水煎服。

大汗方:用人参四两,北五味三钱,麦冬三两,生地二两,水煎服。一剂即止汗。更有奇方,以救贫乏之人。黄芪三两,当归二两,桑叶十四片,北五味三钱,麦冬二两,水煎服。一剂即止汗。

大吐方:人参一两,陈皮二钱,砂仁三粒。此治有火之吐,倘寒甚而吐,加丁香二钱,干姜三钱,神效。更有肾火沸腾而吐,食入即出等症,用六味汤一料,煎汤二碗,服之即止吐。更有肾寒之极,今日饮食,至明日尽情吐出者,用六味汤一料,加附子一个,肉桂二两,煎汤二碗,服之即不吐。二方予亲试而验者也。

大泻方:用白术一两,茯苓一两,肉桂五分,泽泻三钱,猪苓三钱,一剂即止泻。更有肾经作泻,五更时痛下七八次者,亦用八味地黄汤一料,煎汤二碗与之。当日即减大半二服愈,四服痊愈。

阴阳脱无可说,大约必得人参以救之。天师之说,亦言其变也。

吐症,张公旋覆花汤最妙,宜补入。李子永识。

瘟疫治法

天师曰:瘟疫之症,其来无方。然而召之亦有其故。或人事之错乱,或天时之乖违,或尸气之缠染,或毒气之变蒸,皆能成瘟疫之症也。症既不同,治难画一。然而瘟疫之人,大多火热之气蕴蓄于房户,则一家俱病;蕴蓄于村落,则一乡俱病;蕴蓄于市廛,则一城俱病;蕴蓄于道路,则千里俱病。故症虽多,但去其火热之气,而少加祛邪逐秽之品,未有不可奏功而共效者也。方用大黄三钱,元参五钱,柴胡一钱,石膏二钱,麦冬三钱,荆芥一钱,白芍三钱,滑石三钱,天花粉三钱,水煎服。此方可通治瘟疫之病,出入加减,无不奏功。此方之妙,用大黄以荡涤胸腹之邪,用荆芥、柴胡以散其半表半里之邪气,用天花粉以消痰去结,用石膏以逐其胃中之火,用芍药以平肝木,不使来克脾气,则正气自存,而邪气自出。此方最妥最神,治瘟疫者,以此为枕中秘。

张公曰:瘟疫不可先定方,瘟疫来之无方也。不可空缺一门,天师所以酌定此方,可以救世。大约可据之以治时气之病,而终不可治气数之灾也。

瘴疠治法

天师曰:瘴疠者,乃两粤之气郁蒸而变之者也。其气皆热而非寒,其症皆头痛而腹满。土人服槟榔无碍者,辛以散之也。盖火气得寒,反抑郁而不伸,槟榔气辛,同气易入,其味却散,故适与病相宜。然止可救一时之急,终不可恃之为长城也。今立一方,可长治瘴疠之侵。人参一钱,白术五钱,茯苓三钱,陈皮五分,甘草五分,半夏一钱,槟榔一钱,枳壳五分,柴胡五分,五味子五粒,麦冬三钱,水煎服。此方之妙,全非治瘴疠之品,而服之自消。盖健脾则气旺,气旺则瘴疠不能相侵,即既感者,方中已有去瘴疠之药,岂有不奏功立应者乎! 此瘴疠治法,又宜知之也。

或人有感疠而成大麻风者,又不可如是治法。盖大麻风纯是热毒之气,裹于皮肤之间,湿气又藏遏于肌骨之内,所以外症皮红生点,须眉尽落,遍体腐烂,臭气既不可闻,又安肯近而与治。予心痛之,乃立一奇方。用元参四两,苍术四两,熟地四两,苍耳子四两,薏仁四两,茯苓四两,名为四六汤。各为末,蜜为丸。每日吞用一两,二料必然痊愈。

盖此方之妙,能补肾健脾,而加入散风去湿,正补则邪自退,不必治大风,而大风自治矣。急宜先刻一张,广行施舍,功德又何可量哉! 止忌房事而已。

华君曰:传予方不同。用槟榔一钱,白芍三钱,柴胡八分,白术三钱,茯苓三钱,车前子二钱,枳壳五分,白芥子三钱,水煎服。有火,加黄连五分,水煎服二剂即瘴消,亦妙方也。

大麻风,予有奇方。用苍术二两,熟地二两,元参二两,苍耳子二两,车前子二两,生甘草二两,金银花十两,蒲公英四两,白芥子二两,各为末,蜜为丸,一料痊愈。此方中和之中有妙理,似胜天师传方也。尚有论二篇,并传之。

一论真假。病有真假,则药岂可无真伪。盖假对假,而真乃现。苟必真以治假,则假症反现真病以惑人。故必用假药以治假症也。如上焦极热,而双足冰凉,此下寒乃真寒,而上热乃假热也。设我以凉药投之,下喉自快,及至中焦,已非其所喜,必且反上而不纳。况药又不肯久居于中焦,势必行至下焦而后已。乃下焦冰凉世界,以寒入寒,虽同气相通,似乎可藏,殊不知阴寒之地,又加冰雪,必然积而不流,成冰结冻,何有已时?必得大地春回,阳和有气而后化。人身假热之症,亦正相同。倘以寒药投之,自然违背,先以热药投之,亦未必遂顺其性。法当用四逆汤,加人尿、胆汁,调凉与服。则下喉之时,自觉宽快,不致相逆其拂抑之气。及至中焦,味已变温,性情四合,引入下焦,则热性大作,不啻如贫子得衣,乞儿逢食。下既热矣,则龙雷之火有可归之宅,自然如蜃之逢水,龙之得珠,潜返于渊,不知不觉,火消乌有矣。四逆汤,热药也。乱之以人尿、胆汁,则热假为寒,以骗症之假寒作热,实有妙用。倘执定以热攻寒之说,而不知以假给热之方,则肾且坐困。尽以真热之药,遽治假热之病,必至扞格而不入。此真假之宜知,予所以特为作论。此一端之法,可通之治假寒之症矣。

二论内外治法。内病治内,外病治外,人皆知之矣。不知内病可以外治,而外病可以内攻也。夫外病徒于外治之,必致日久而难效,必须内治之,可旦夕奏功也。如痈疽结毒之类是也。入见痈疽等症之发于外,以铁箍散围之,以刀圭刺之,以膏药贴之,以末药敷之,纵然药神,亦不能速效。必用内药内散,不过一二日之间,便为分消乌有,然则何可徒治其外哉!至于内病以药内散,实多奇功,不比外症之难愈。然而内外两施,表里兼治,其功更捷。如引导之奇,按摩之异,又不可不急讲也。

天师曰:二论俱欠明快警切,似不必传。

得治法

天师曰:得治者,言治之得法也。如伤寒而得传经、直中之宜;伤暑而得中暑、中喝之宜;中风而得中气、中火、中痰之宜;中湿而得中水、中气、中食、中虫之宜;中燥而得中凉、中热之宜;中寒而得中肝、中肾、中心、中脾、中脏、中腑之宜。因病下药,又何至杀人顷刻哉?虽得之治无方之可言,而得之鉴,实为人之幸也。吾存得之一门者,欲人知得则有功,不得则有过也。

得治之法,看病人色泽之真伪,看病人脉息之实虚,有神无神,问病人之喜好若何,饮食若何,有痰无痰若何,痰之色若何,再察病人舌之颜色若何,滑与不滑若何,能食不能食,心腹之间痛不痛。观其情意,详审其从违,徐听其声音,再闻其气息,病之症了然于心中,又何患不得哉!

失治法

天师曰:失治者,不能知病之真假,症之虚实与阴阳寒热,而妄治之也。信口雌黄,全无见识。喜攻人之短,炫自己之长。不识药味之温和,动言可用,何知方法之大小,辄曰难投。视熟地、人参为冤家仇敌,珍黄柏、知母为亲子娇儿。用寒凉之品,全无畏忌之心;见平补之施,顿作惊疑之色。喜攻喜散,矜消导为神奇;怒抑怒扬,薄通塞为怪涎。但明泻火,而不悟从治之妙,鄙茱萸为无用之材;仅晓益水,而不晓变症之方,笑甘遂为可弃之物。消痰而不消痰之本,诧病难攻;泻火而不泻火之原,叹方可废。奇平之法,原未曾熟究于胸中;正变之机,安能即悟于指下。无怪动手即错,背谬殊多,举意全非,失乱不少。以致冤鬼夜号,药柜中无非黑气,阴魂惨结,家堂上尽是啼声。愿学医者,见失以求得,庶可改过以延祥。然则求得延祥之法奈何?见寒药投之而拒格,即当改用大热之方;见热药投之而燥烦,即当改用清凉之剂;见消导之而转甚者,宜改温补;见祛邪之则更加者,宜用平调;见利水而水益多者,补肾为先;见散邪而邪益盛者,助正为急。此皆补过之文,抑亦立功之术,临症切须详审,慎弗忽略。

意治法

天师曰:医者,意也。因病人之意而用之,一法也;因病症之意而用之,又一法也;因药味之意而用之,又一法也。因病人之意而用之奈何?如病人喜食寒,即以寒物投之,病人喜食热,即以热投之也。随病人之性,而加以顺性之方,则不违而得大益。倘一违其性,未必听信吾言,而肯服吾药也。所以古人有问可食蜻蜓、蝴蝶否?而即对曰可食者,正顺其意耳。因病症之意而用之奈何?如人见弓蛇之类于怀内,必解其疑;见鬼祟于庭边,必破其惑是也。因时令之异而用之奈何?时当春寒而生疫病,解散为先;时当夏令而生瘟症,阴凉为急之类是也。因药味之意而用之又奈何？或象形而相制，或同气而相求，或相反而成功，或相畏而作使，各有妙理，岂曰轻投。此意治之入神，人当精思而制方也。

神治法

天师曰：神治者，通神之治，不可思议，而测度之以人谋也。或剖腹以洗肠，或破胸以洗髓，或决窍以出鸟雀，或用药以化龟蛇，此尤不经之奇，未足以取信也。惟是寻常之中，忽然斗异，死亡之刻，顿尔全生。药品是人之同施，功效实世之各别。非学究天人之奥理，通鬼神之玄机，何能至此哉！洞垣之术，饮之上池之水；刮骨之疗，得之青囊之书。远公既神授于今朝，岂难通灵于他日。愿寝食于兹编，为天下万世法。

岐天师载志于篇终，欲远公极深而研几之也。冬至后六日书于客邸。

伤寒相舌秘法

天师曰：我有伤寒相舌法。凡见舌系白苔者，邪火未甚也，用小柴胡汤解之。舌系黄苔者，心热也，可用黄连、栀子以凉之。凡见黄而带灰色者，系胃热也，可用石膏、知母以凉之。凡见黄而带红者，乃小肠膀胱也，可用栀子以清之。见舌红而白者，乃肺热也，用黄连、苏叶以解之。见舌黑而带红者，乃肾虚而挟邪也，用生地、元参，又入柴胡以和解之。见舌红而有黑星者，乃胃热极也，用石膏以治之，元参、干葛亦可，终不若石膏之妙。见舌红而有白点者，乃心中有邪也，宜用柴胡、黄连以解之，心肝同治也。见舌红而有大红点者,乃胃热而带湿也,须茵陈五苓散以利之。盖水湿必归膀胱以散邪,非肉桂不能引入膀胱,但止可用一二分,不可多入。见舌白苔而带黑点,亦胃热也,宜用石膏以凉之。见舌黄而有黑者,乃肝经实热也,用柴胡、栀子以解之。见舌白而黄者,邪将入里也,急用柴胡、栀子以解之,不使入里。柴胡乃半表半里,不可不用之也。见舌中白而外黄者,乃邪入大肠也,必须五苓散以分水,水分则泄止矣。见舌中黄而外白者,乃邪在内而非外,邪在上而非下,止可加柴胡、枳壳以和解,不可骤用大黄以轻下也。天水加五苓亦可,终不若柴胡、枳壳直中病原,少加天水则更妥,或带湿也,亦须用石膏为君,而少加去水之品,如猪苓、泽泻之味也。见舌黄而隔一瓣一瓣者,乃邪湿已入大肠,急用大黄、茵陈下之,不必用抵当,十枣汤也,若下之迟,则不得不用之。然须辨水与血之分,下水用十枣,下血用抵当也。见舌有红中如虫蚀者,乃水未升而火来乘也,亦须用黄连、柴胡以和解之。见舌红而开裂如人字者,乃邪初入心,宜用石膏、黄连以解之。见舌有根黑而尖带红者,乃肾中有邪未散,宜用柴胡、栀子以解之。见舌根黑而舌尖白者,乃胃火乘肾,宜用石膏、知母、元参以解之,不必论其渴与不渴不必问其下利也。舌根黑而舌尖黄者,亦邪将入肾,须急用大黄下之。然须辨其腹痛与不痛,按之腹而手不能近者,急下之,否则,只用柴胡、栀子以和解之。见舌纯红而独尖黑者,乃肾虚而邪火来乘也,不可用石膏汤,肾既虚而又用石膏,是速之死也,当用元参一两或二两以救之,多有能生者。见舌有中心红晕,而四周边防纯黑者,乃君相之火炎腾,急用大黄加生地两许,下而救之,十人中亦可救五六人。见舌有中央灰黑，而四边微红者，乃邪结于大肠也，下之则愈，不应则死。以肾水枯槁，不能润之推送，此时又不可竟用熟地补肾之药，盖邪未散不可补，补则愈加胀急，适所以害之也，必邪下而后以生地滋之则可，然亦不可多用也。见舌有纯灰色，中间独两晕黑者，亦邪将入肾也，急用元参两许，少加柴胡治之。见舌有外红而内黑者，此火极似水也，急用柴胡、栀子、大黄、枳实以和利之。若舌又见刺，则火亢热之极矣，尤须多加前药。总之，内黑而外白，内黑而外黄，皆前症也，与上同治，十中亦可得半生也。惟舌中淡黑，而外或淡红，外或淡白，内或淡黄者，较前少轻，俱可以前法治之，十人中可得八人生也。见舌有纯红而露黑纹数条者，此水来乘火，乃阴症也，其舌苔必滑，必恶寒恶水，下喉必吐。倘现纯黑之舌，乃死症也，不须治之。水极似火，火极似水，一带纯黑，俱不可治。伤寒知舌之验法，便有把握，庶不至临症差误耳。

伤寒得仲景而大彰，今又得天师而大著，又得吾子之补论，而无遗蕴矣。兹相舌法，正天师所传，较《金镜录》更备，且无误治之虞，诚济世之慈航，救生之实录也。愿世人细心观之，保无有操药杀人之祸矣。吕道人书于燕市。

《伤寒大成》中，相舌法较备，可参看。李子永识。

雷真君十七论

雷公真君曰：我受广成夫子之传，深知医道。世人止推我炮制，可慨也。今得远公陈子，可以尽泄吾秘。汝注《内经》，无微不扬，无隐不出，虽岐公之助，然亦汝之灵机足以发之也。第其中止可因经发明，不能于经外另出手眼秘奥。虽岐公传汝《石室秘录》，实为医术之奇，而其中尚有未备，我今罄予子，附于《石室秘录》之后，以广岐天师之未备，使后世知我医道之神，不止以炮制见长，亦大快事也。当详言之，子细记之可耳。

一论五行

雷公真君曰：五行火木土金水，配心肝膊肺肾，人尽知之也。然而，生中有克，克中有生，生不全生，克不全克，生畏克而不敢生，克畏生而不敢克，人未必尽知之也。何以见中有克？肾生肝也，肾之中有火存焉，肾水干枯，肾不能生肝木矣，火无水制，则肾火沸腾，肝木必致受焚烧之祸，非生中有克乎！治法当急补其肾中之水，水足而火息，肾不克木，而反生木矣。肝生心也，肝中有水存焉，肝火燥烈，肝不能生心火矣。木无水养，则肝木焦枯，心火必有寒冷之虞，非生中有克乎！治法当急补其肝中之水，水足而木旺，肝不克火，而反生火矣。心中之火，君火也，心包之火，相火也，二火之中，各有水焉。二火无水，则心燔灼而胞络自焚矣，又何能火生脾胃之土乎！火无所养，则二火炽盛，必有燎原之害，此生中有克，不信然乎！治法当神其心中之水，生君火，更当补其肾中之水，以滋相火。水足而地火皆安，不去克脾胃之土，而脾胃之土自生矣。脾土克水者也，然土必得水以润之，而后可以生金。倘土中无水，则过一亢热，必有赤地千里、烁石流金之灾，不生金而反克金矣。治法当补其脾阴之水，使水足以润土，而金之气有所资，庶几金有生而无克也。肺金生水者也，然金亦必得水以濡之，而后可以生水，倘金中无水，则过于刚劲,必有煅炼太甚,崩炉飞汞之忧,不生水而反克水矣。治法当补其肺中之水,使水足以济金,而水之源有所出,庶几水有生无克也。以上五者,言生中有克,实有至理,非漫然立论。倘肾中无水,用六味地黄丸汤,大剂与之;肝中无水,用四物汤;心中无水,用天王补心丸;心包无水,用归脾汤;脾胃无水,用六君、四君。肺经无水,用生脉散,举一而类推之可也。

何以见克中有生乎? 肝克土也。而肝木非土,又何以生? 然而肝木未尝不能生土,土得木以疏通,则土有生气矣。脾克水也,而脾土非水,又何以生? 然而脾土未尝不生水,水得土而蓄积,则水有根基矣。肾克火也,而肾水非火不能生,无火则肾无温暖之气矣。然而心火必得肾水以生之也,水生火,而火无自焚之祸。心克金也,而心火非金不能生,无金火,则心无清肃之气矣。然而肺金必得心火以生之也,火生金,而金无寒冷之忧。肺克木也,而肺金非木不能生,无木则金无舒发之气矣。然而肝木必得肺金以生之也,金生木,而木无痿废之患。以上五者,亦存至理,知其颠倒之奇,则治病自有神异之效。

何以见生不全生乎? 肾生肝也,而不能全生肝木。盖肾水无一脏不取资也。心得肾水,而神明始焕发也;脾得肾水,而精微始化导也;肺得肾水,而清肃始下行也;肝得肾水,而谋虑始决断也;六腑亦无不得肾水,而后可以分布之。此肾经之不全生,而无乎不生也。

何以见克不全克乎? 肾克火也,而不至全克心火,盖肾火无一脏不焚烧也。心得肾火,而躁烦生焉;脾得肾火,而津液干焉;肺得肾火,而喘嗽病焉;肝得肾火,而龙雷出焉;六腑亦无不得肾火，而燥渴枯竭之症见矣。此肾经之不全克，而无乎不克也。

何以见生畏克而不敢生乎？肝木本生心火也，而肝木畏肺金之克，不敢去生心火，则心气愈弱，不能制肺金之盛，而金愈克木矣。心火本生胃土也，而心火畏肾水之侵，不敢去生胃土，则胃气转虚，不能制肾水之胜，而水益侵胃土矣。心包之火本生脾土也，而心包之火畏肾水之泛，不敢去生脾土，则脾气更困，不能伏肾水之土，畏肝木之旺，不敢去生肺金，则肺金转衰，不敢制肝木之犯，而木愈侮土矣。肾经之水，所以生肝木也，而肾水畏脾之土燥，不敢去生肝木，则肝木更凋，不能制胃二土之并，而土愈制水矣。见其生而制其克，则生可全生，忘其克而助其生，则克且更克。此医道之宜知，而用药者所宜究心也。

何以见克畏生而不敢克乎？金克木也，肺金之克肝，又何畏于肾之生肝乎？不知肾旺则肝亦旺，肝旺则木盛，木盛则肺金必衰，虽性欲克木，见茂林而自返矣。故木衰者，当补肾以生肝，不必制肺以扶肝。木克土也，肝之克脾，又何畏于心之生脾乎？不知心旺则脾亦旺，脾旺则土盛，土盛则肝木自弱，虽性恩克土，遇焦土而自颓矣，故土衰者，当补心以培土，不必制木以救土。土制水者也，脾之克肾，又何畏于肺之生肾乎？不知肺旺则肾亦旺，肾旺则水盛，水盛则脾土自微，虽性欲制水，见长江而自失矣，故水衰者，当补肺以益水，不必制土以蓄水。水制火者也，肾水之克心，又何畏肝之生心乎？不知肝旺则心亦旺，心旺则火盛，火盛则肾水必虚，虽性喜克火，见车薪而自退矣，故火衰者，当补肝以助心，不必制火以援心。火制金者也，心之克肺，又何畏脾之生肺乎？不知脾旺则肺亦旺，肺旺则金盛，金盛则心火自

衰,虽性欲克金,见顽金而难煅矣,故金衰者,当补土以滋金,不
必息火以全金也。此五行之妙理,实医道之精微。能于此深造
之,医不称神,未之前闻也。

长沙守张真人曰:阐发至此,精矣神矣。自有轩岐之书,从
未有谈五脏之五行,颠倒神奇至此。实有至理存乎其中,用之却
有效。莫惊言过创辟可喜,而难见施行也。

二论脏腑

雷真君曰:五脏六腑,人所知也。然而,五脏不止五,六腑不
止六,人未之知也。心肝脾肺肾,此五脏也。五脏之外,胞胎亦
为脏。虽胞胎系妇人所有,然男子未尝无胞胎之脉。其脉上系
于心,下连于肾,此脉乃通上通下,为心肾接续之关。人无此脉,
则水火不能相济,下病则玉门不关,上病则怔忡不宁矣。若妇人
上病,与男子同,下病则不能受妊。是生生之机属阴,而藏于阳,
实另为一脏也。然既为一脏,何以不列入五脏之中?因五脏分
五行,而胞胎居水火之两歧,不便分配,所以止言五脏而不言六
脏也。或疑胞胎既是一脏,不列入五脏之中,何以千古治病者,
不治胞胎,竟得无恙,是胞胎亦可有可无之脉,其非五脏之可比,
而不知非也。盖胞胎不列入五脏,亦因其两歧。故病在上则治
心,而心气自通于胞胎之上;病在下则治肾,而肾气自通予胞胎
之下。故不必更列为一脏,而非胞胎之不为脏也。或又疑女子
有胞胎以怀妊,以胞胎为一脏固宜,而男子亦曰有胞胎,其谁信
之。不知男子之有胞胎,论脉之经络,而非胞之有无也。于心之
膜膈间,有一系下连于两肾之间,与妇人无异,惟妇人下大而上

细,男子上下俱细耳,妇人下有口,而男子下无口为别。此脉男女入房,其气下行,而妇人之脉,其口大张,男子泄精,直射其口,而胞胎之口始闭而受妊矣。若男子精不能射,或女子气不下行,或痰塞,或火烧,或水冷,其口俱不敢开,断不能受妊。此胞胎之为一脏甚重也。至小肠、大肠、膀胱、胆、胃、三焦,此六腑也。六腑外,更有膻中,亦一腑也。膻中,即心胞络,代君火司令者也。膻中与心,原为一脏一腑,两相表里,今独称心而遗膻中,非膻中不可为腑,尊心为君火,不得不抑膻中为相火也。或曰千古不治膻中,何以治心而皆效? 不知心与膻中为表里,表病则里亦病,故治里而表自愈,况膻中为脾胃之母,土非火不生,心火不动,必得相火之往来以生之,而后胃气能入,脾气能出也。膻中既为脾胃母,谓不足当一腑之位乎! 此膻中之为一腑,人当留意。

张真君曰:六脏七腑,今日始明,真一快事。

尝论五脏各相生相克,实各相成。一经之病,每兼数经以治,此经之邪,或向别经而求,故用药不得胶柱,过于区别。然论其大概,亦不可混。肺为金脏,其质娇,畏寒畏热,而过寒过热之药,不可以之治肺也。脾为土脏,其质厚,可寒可热,而偏寒偏热之药,无不可以之治脾也。心为火脏,体居上,忌用热,其有以热药治心者,乃肾虚而坎不交离,本肾病而非心病也。肾为水脏,体居下,忌用寒,其有以寒药治肾者,乃心实而阳亢烁阴,本心病而非肾病也。至于肝为木脏,木生于水,其源从癸,火以木炽,其权挟丁,用热不得远寒,用寒不得废热,古方治肝之药,寒热配用,反佐杂施,职此故也。其五脏之不同如此,谨附志以俟后来者之鉴诸。李子永识。

三论阴阳

雷真君曰：天地之道，不外阴阳，人身之病，又何能离阴阳也。内经论阴阳，已无余义。然而止论其细微，反未论其大纲也。人身之阴阳，其最大者，无过气血，《内经》虽略言之，究未尝言其至大也。盖气血之至大者，在气之有余与血之不足。气有余，则阳旺而阴消；血有余，则阴旺而阳消。阳旺而阴消者，当补其血；阴旺而阳消者，当补其气。阳旺而阴消者，宜泄其气；阴旺而阳消者，宜泄其血。欲阴阳补泻之宜，视气血之有余不足而已。

四论昼夜

雷真君曰：昼夜最可辨病之阴阳，然而最难辨也。阳病昼重而夜轻，谓阳气与病气交旺也，然亦有阳病而昼不重者，盖阳气虚之故耳。阴病昼轻而夜重，阴气与病气交旺也，然亦有阴病而夜反轻者，盖阴气虚之故耳。夫阳气与病交旺者，此阳未虚之症，故元阳敢与邪气相争而不止，虽见之势重，其实病反轻，当助其阳气以祛邪，不可但祛邪而不补其阳气也。阴气与病气交旺者，此阴未衰之症，故真阴与邪气相战而不已，虽见之势横，其实病未甚也，助其阴气以逐邪，不必仅逐邪而不补其阴气也。阳虚则昼不重，视其势若轻，而不知其邪实重。盖元阳虚极，不敢与阳邪相战，有退缩不前之意，非阳旺而不与邪斗也。阴虚而夜反轻，视其势亦浅，而不知其邪实深。盖真阴微甚，不敢与阴邪相犯，有趋避不遑之象，非阴旺而不与邪角也。此阴阳辨于昼夜，不可为病之所愚。然而尚不可拘于此也,或昼重而夜亦重,或昼轻而夜亦轻,或有时重,有时不重,或有时轻,不时不轻,此阴阳之无定,而昼夜之难拘。又不可泥于补阳之说,当峻补于阴,而少佐其补阳之品,则阴阳有养,而邪气不战自逃矣。

张真君曰:论阴阳亦不能出经之微。

五论四时

雷真君曰:春夏秋冬,各有其令,得其时则无病,失其时则病生,《内经》亦详言之矣。而余更取而言之者,劝人宜先时加谨,不可后时以恃药也。别有导引法,欲传世久矣,知天师已先有之,然法未尝不佳,可并行不悖也。法开后。

先春养阳法　每日闭目冥心而坐,心注定肝中,咽津七口,送下丹田,起立,双手自抱两胁,微摇者三,如打恭状,起立俟气定,再坐如前法,咽津七口,送下丹田,永无风症之侵。一月行六次可也。多多更妙。

先夏养阴法　每日闭目冥心而坐,心中注定于心,咽津十四口,送下心中,永无暑气之侵。

先秋养阴法　每日闭目冥心而坐,心注肺中,咽津送下丹田者十二口,以双手攀足心者三次,候气定,再如前咽津送下丹田者七口而后止,永无燥热之病。

先冬养阳法　每日五更坐起,心不注定两肾,口中候有津水,送下丹田者三口,不必漱津,以手擦足心,火热而后已,再送津三口至丹田,再睡,永无伤寒之症。而长生之法,亦在其中矣。长夏不必更有方法。

张真君曰:妙方也。惜人不肯行耳,行则必能却疾。

六论气色

雷真君曰:有病必须察色,察色必须观面,而各有部位,不可不知。面之上两眉心,候肺也。如色红则火,色青则风,色黄则湿,色黑则痛,色白则寒也。两眼之中为明堂,乃心之部位。明堂之下,在鼻之中,乃肝之部位。肝位之两傍以候胆也。鼻之尖上以候脾。鼻尖两傍以候胃。两颧之上以候肾。肾位之上以候大肠。肝胆位下,鼻之两傍,以候小肠。肺位之上为额,以候咽喉。额之上以候头面。心位之傍,以候膻中。鼻之下人中为承浆,以候膀胱。三焦无部位,上焦寄于肺,中焦寄予肝,下焦寄于膀胱。其余各部位,俱照《灵枢》无差错也。五色之见,各出于本部,可照五色以断病。一如肺经法断之,无不神验,但其中有生有克。如青者而有黄色,则木克土矣;红者而有黑色,则水克火矣;黄者而有红色,则火生土矣;黑者有白色,则金生水矣。克者死,生者生也。治之法,克者救其生,生者制其克,否则病不能即瘥。然其中有从内出外,有从外入内。从内出外者,病欲解而不欲藏;从外入内者,病欲深而不欲散。欲解者病轻,欲深者病重也。治之法,解者助其正,深者逐其邪,否则病不能遽衰。男女同看部位,无有分别,《灵枢》误言也。但内外何以别之? 色之沉而浊者为内,色之浮而泽者为外也。五色既见于部位,必细察其浮沉,以知母病之浅深焉;细审其枯润,以观其病之生死焉;细辨其聚散,以知其病之远近焉;细观其上下,而知其病之脏腑焉。其间之更妙者,在察五色之有神无神而已。色暗而神存,虽重病亦生;色明而神夺,虽无病亦死。然有神无神,从何辨之?辨之于色之黄明。倘色黄而有光彩,隐于皮毛之内,虽五色之分见,又何患乎!此观神之法,又不可不知之也。

七论脉诀

雷真君曰:脉诀,《内经》已畅言矣,王叔和又发明之,予又何言。虽然尚有未备者,不可不一论之。脉诀,大约言愈多则旨益晦,吾独尚简要以切脉,不必纷纷于七表八里也。切脉之最要者在浮沉,其次则迟数,又其次则大小,又其次则虚实,又其次则涩滑而已。知此十脉,则九人之病不能出其范围。至于死脉,尤易观也。不过鱼虾之游、禽鸟之喙、屋漏弹石、劈索水流之异也。知十法之常,即可知六法之变,又何难知人之疾病哉!《灵枢》之形容脉象,不可为法也。

张真君曰:脉诀原不必多,多则反晦。明言十法,至简至要,可以为万世切脉之法。

八论强弱

人有南北之分者,分于强弱也。南人之弱,不及北人之强也远甚。然而南人亦有强于北人者,北人亦有弱于南人者,亦不可一概而论。然而统治强弱,又断断不可,当观人以治病,不可执南北以治强弱也。盖天下有偏阴偏阳之分,偏于阳者,虽生于南而亦强;偏于阴者,虽生于北而亦弱。故偏于阳者,宜用寒凉之荆;偏于阴者,宜用温热之品也。

张真君曰:是。

九论寒热

雷真君曰:病之有寒热也,半成于外来之邪,然亦有无邪而身发寒热者,不可不知。无邪而身发寒热,乃肝气郁而不得宣,胆气亦随之而郁。木之气既郁滞,而心之气自然不舒,心肝胆三经皆郁,则脾胃之气不化,肺金无养,其金不刚,上少清肃之气下行,而木寡于畏,土且欲发泄而不能,于是作寒作热,似疟非疟,而不能止。倘用祛邪之药,则其势更甚,惟有舒其木气,而寒热自除矣。

张真君曰:亦创论也。方宜用逍遥散,大加白芍可也。

十论生死

雷真君曰:知生死而后可以为医。生中知死,死中知生,非易易也。何以知生中之死,如伤寒症,七日不汗死是也。何以知死中有生,如中风、中恶、中毒是也。生中之死,而辨其不死;死中之生,而辨其不生,医道其庶几乎! 伤寒至七日犹无汗,人皆谓必死矣,而予独断其不死者,非因其无汗而可生也。盖伤寒邪盛,禁汗之不得出,其人无烦躁之盛,肾水犹存,邪不能熬干之也,虽无汗,必有汗矣,七日来复,岂虚言哉! 此生中之死,而辨其不死之法也。中风不语,中恶不出声,中毒致闷乱,虽其人之气犹存,似乎不死,然而,遗尿则肾绝矣,手撒则肝绝矣,水不下喉则脾胃绝矣。舌本强则心绝矣,声如酣则肺绝矣。五脏无一生,无有不死者;倘有一脏之未绝,未死也。看何脏之绝,而救何脏之气,则死犹不死矣。然而,五脏之中尤最急者,莫过心肾。

心肾之药，莫过人参、附子二味，二味相合，则无经不入。救心肾，而各脏亦无不救之矣。虽将死之人，必有痰涎之作祟，似祛痰化涎之药，亦不可轻度。然不多用人参，而止用祛痰化涎之药，适足以死之也。即或偶尔生全，未几仍归于死。此死中之生，而辨其不生之法也。

张公曰：真奇绝之文。

十一论真假

雷真君曰：病之有真有假也。大约寒热之症居多，《内经》已辨之无遗义矣。予再取而论之者，以真假之病难知，而用药者不可徒执泛逆之治法也。予有治真寒假热之法，而不必尚夫汤剂也。如人下部冰凉，上部大热，渴欲饮水，下喉即吐，此真寒反现假热之象以欺人。自当用八味汤，大剂搅冷与饮。人或不敢用，或用之不多，或病人不肯服，当用吾法治之。以一人强有力者，擦其脚心，如火之热，不热不已，以大热为度，后用吴茱萸一两为末，附子一钱，麝香一分，为细末，以少少白面入之，打为糊，作膏二个，贴在脚心之中，少顷必睡熟，醒来下部身热，而上部之火自息矣，急以八味汤与之，则病去如失。至于治真热假寒之法，则又不然。如人外身冰凉，内心火炽，发寒发热，战栗不已，此内真热反现假寒之象，自当用三黄石膏汤加生姜，乘热饮之。医或信之不真，或病家不肯与服，予法亟宜用之也。井水一桶，以水扑心胸，似觉心快，扑之至二三十次，则内热自止，面外之战栗不觉顿失。急以元参、麦冬、白芍各二两，煎汤与之，任其恣饮，则病不至再甚矣。

张公曰:何方法之奇至此,遵而行之,人无死法矣。

十二论老少

雷真君曰:老人与小儿最难治。老人气血已衰,服饮食,则不生精而生病。小儿精气未满,食饮食,则伤胃而伤脾,故老人小儿当另立一门。虽岐天师已立,有门有方,然终觉未全。今另留数方,半治老人之生精,半治小儿之伤胃也。生精者,生其肾中精也。人生肾气有余,而后脾胃之气行,脾胃气行,而后分精四布于各脏腑,俱得相输以传化,方名养老丸。用熟地八两,巴戟天四两,山茱萸四两,北五味一两,薏仁三两,芡实四两,车前子一两,牛膝三两,山药四两,各为末,蜜为丸。每日吞五钱。自能生精壮气,开胃健脾也,又何虑饮食之难化乎! 小儿之方,单顾其胃,天师已有神方传世,今再立一方,亦治肾以生土也。论小儿纯阳,不宜补肾,不知小儿过于饮食,必至伤胃,久之,胃伤而脾亦伤,脾伤而肺金亦伤,肺金伤而肾水更伤矣。小儿至肾水之伤,则痨瘵之症起,鸡胸犬肚之证见。苟治之不得法,而仍以治胃之药,未能奏功,杂然攻利之药迸进,殇人夭年可悯。今立一方,治小儿肾脏之损,实有奇功,方名全幼丸。用熟地二两,麦冬一两,山药三两,芡实三两,车前子一两,神曲五钱,白术一两,地栗粉三两,鳖甲三两,生何首乌三两,茯苓一两,各为末,蜜为丸。每日白滚汤送下三钱,一料前症尽愈。二方实可佐天师之未逮也。

张真君曰:妙绝之论,妙绝之方。

十三论气血

雷真君曰:气无形也,血有形也。人知治血必须理气,使无形生有形,殊不知治气必须理血,使有形生无形也。但无形生有形,每在于仓皇危急之日,而有形生无形,要在于平常安适之时。人见用气分之药速于见功,用血分之药难于奏效,遂信无形能生有形,而疑有形不能生无形。不知气血原叠相生长,但止有缓急之殊耳。故吐血之时,不能速生血也,亟当补其气;吐血之后,不可纯补气也,当缓补其血。气生血,而血无奔轶之忧;血生气,而气无轻躁之害。此气血之两相须而两相得也。

张真君曰:论妙极,无弊之道也。

十四论命门

雷真君曰:命门为十二经之主,《内经》已详言之。余再取而尚论者,盖命门之经虽彰,而命门之旨尚晦。命门既为十二经之主,而所主者何主也。人非火不能生活,有此火,而后十二经始得其生化之机。命门者,先天之火也。此火无形,而居于水之中。天下有形之火,水之所克;无形之火,水之所生。火克于水者,有形之水也;火生于水者,无形之水也。然而无形之火,偏能生无形之水,故火不藏于火,而转藏于水也。命门之火,阳火也,一阳陷于二阴之间者也。人先生命门,而后生心,其可专重夫心乎? 心得命门,而神明有主,始可以应物。肝得命门而谋虑,胆得命门而决断,胃得命门而能受纳,脾得命门而能转输,肺得命门而准节,大肠得命门而传导,小肠得命门而布化,肾得命门而作强,三焦得命门而决渎,膀胱得命门而收藏,无不借命门之火以温养之也。此火宜补而不宜泻,宜于水中以补火,尤宜于火中以补水,使火生于水,而还以藏于水也。倘日用寒凉以伐之,则命门之火微,又何能生养十二经耶? 此《内经》所谓主不明则十二官危,非重言命门欤!

张真君曰:命门得天师之辨,正若日月之经天。今又得雷真君之尚论,则命门何至于晦而不彰乎? 万世之大幸也。

张景岳先生谓善补阴者,宜于阳中补阴,无伐阳以散阴。善补阳者,宜于阴中补阳,无伐阴以救阳。深得此意。李子永识。

十五论任督

雷真君曰:任督之脉,在脏腑之外,别有经络也,每为世医之所略。不知此二部之脉不可不讲,非若冲、跷之脉可有可无也。任脉起子中极之下,以上毛际,循腹里,上关元,至咽喉,上颐循面入目,此任脉之经络也。督脉起于少腹以下骨中央,女子入系廷孔,在溺孔之际,其络循阴器,合篡间,绕篡后,即前后二阴之间也,别绕臀,至少阴,与巨阳中络者,合少阴上股内后廉,贯脊属肾,与太阳起子目内眦,上额交颠上,入络脑,还出别下项,循肩膊,挟脊抵腰中,入循膂络肾。其男子循茎于至篡,与女子等。其少腹直上者,贯脐中央,上贯心入喉,上颐环唇,上系两目之下中央,此督之经也。二经之病,各有不同,而治法实相同也。盖六经之脉络,原相贯通,治任脉之疝瘕,而督脉之遗溺,脊强亦愈也。然此二脉者,为胞胎之主脉,无则女子不受妊,男子难作强以射精,此脉之宜补而不宜泻明矣。补则外肾壮大而阳旺,泻则外肾缩细则阳衰；补则子宫热而受妊，泻则子宫冷而难妊矣。

张真君曰：妙绝。今人不知任督之至要，所以用药不效也。知任督，何难治病哉！

十六论子嗣

雷真君曰：人生子嗣，虽曰天命，岂尽非人事哉！有男子不能生子者，有女子不能生子者。男子不生子有六病，女子不能生子有十病。六病维何？一精寒也，一气衰也，一痰多也，一相火盛也，一精少也，一气郁也。精寒者，肾中之精寒，虽射入子宫，而女子胞胎不纳，不一月而即堕矣。气衰者，阳气衰也，气衰则不能久战，以动女子之欢心，男精已泄，而女精未交，何能生物乎？精少者，虽能射，而精必衰薄，胞胎之口大张，细小之入，何能餍足？故随入而随出矣。痰多者，多湿也，多湿则精不纯，夹杂之精，纵然生子，必然夭丧。相火盛者，过于久战，女精已过，而男精未施，及男精既施，而女兴已寝，又安能生育哉！气郁者，乃肝气抑塞，不能生心包之火，则怀抱忧愁，而阳事因之不振，或临炉而兴已阑，对垒而戈忽倒，女子之春思正浓，而男子之浩叹顿起，则风景萧条，房帏岑寂，柴米之心难忘，调笑之言绝少，又何能种玉于兰田，毓麟于兰室哉！故精寒者温其火，气衰者补其气，痰多者消其痰，火盛者补其水，精少者添其精，气郁者舒其气，则男子无子者可以有子，不可徒补其相火也。十病维何？一胎胞冷也，一脾胃寒也，一带脉急也，一肝气郁也，一痰气盛也，一相火旺也，一肾水衰也，一任督病也，一膀胱气化不行也，一气血虚而不能摄也。胎胞之脉，所以受物者也，暖则生物，而冷则杀物矣。纵男子精热而射入,又安能茹之而不吐乎?脾胃虚寒,则带脉之间必然无力,精即射入于胞胎,又安能胜任乎?带脉宜驰不宜急,带脉急者,由于腰脐之不利也,腰脐不利,则胞胎无力,又安能载物乎?肝气郁则心境不舒,何能为欢于床第?痰气盛者,必肥妇也,毋论身肥则下体过胖,子宫缩入,难以受精,即或男子甚健,鼓勇而战,射精直入,而湿由膀胱,必有泛滥之虞。相火旺者,则过于焚烧,焦干之地,又苦草木之难生。肾水衰者,则子宫燥涸,禾苗无雨露之润,亦成萎黄,必有堕胎之叹。任督之间,倘有疝瘕之症,则精不能施因外有所障也。膀胱与胞胎相近,倘气化不行,则水湿之气必且渗入于胎胞,而不能受妊矣。女子怀胎,必气血足而后能养。倘气虚则阳衰,血虚则阴衰,气血双虚,则胞胎下坠而不能升举,小产之不能免也。故胎胞冷者温之;脾胃寒者暖之;带脉急者缓之;肝气郁者开之;痰气盛者消之;相火旺者平之;肾水衰者补之;任督病者除之;膀胱气化不行者,助其肾气;气血不有摄胎者,益其气血也。则女子无子者,亦可以有子,不可徒治其胞胎也。种子方,莫妙用岐天师之方,故不再定。

张真君曰:男女之病,各各不同,得其病之因,用其方之当,何患无子哉!以男子六病,女子十病,问人之有无,即可知用药之宜也。

十七论瘟疫

雷真君曰:古人云疫来无方,非言治疫之无方,乃言致疫之无方也。然亦未尝无方,疫来既有方,而谓治之无方可乎?大约瘟疫之来,多因人事之相召,而天时之气运,适相感也。故气机相侵,而地气又复相应,合天地之毒气,而瘟疫成焉,侵于一乡,则一乡之人病,酿于一城,则一城之人病,流于千里,则千里之人病。甚至死亡相继,阖门阖境,无不皆然,深可痛也。此等病必须符水救之,然而符水终不浪传于世。今别定一法,用管仲一枚,浸于水缸之内,加入白矾少许,人逐日饮之,则瘟疫之病不生矣。真至神之法也。

张真人曰:妙方。此先制瘟疫之法也。

岐天师儿科治法

天师曰:儿科得其要,无难治人。今传一法门,使万世小儿尽登仁寿。法在先看气色,后看脉。小儿有疾,其颜色必鲜艳,以鼻之上眼之中间,中正精明穴上辨之。色红者,心热也,红筋横直现于山根,皆心热也。色紫者,心热之甚,而肺亦热也。色青者,肝有风也;青筋直现者,乃肝热也;青筋横现者,亦肝热也。直者风上行,横者风下行也。色黑者,风甚而肾中有寒。色白者,肺中有痰。色黄者,脾胃虚而作泻,黄筋现于山根,不论横直,总皆脾胃之症。止有此数色,无他颜色,故一览而知小儿之病矣。大人看脉于寸关尺,小儿何独不然,但小儿不必看至数,止看其数与不数耳。数甚则热,不数则寒也。数之中,浮者风也,沉者寒也,缓者湿也,涩者邪也,滑者痰也,如此而已。七有八里,俱不必去看。自知吾诀,则《脉诀》亦不必读也。有止歇者,乃痛也,余亦不必再谈。小儿症,大约吐泻厥逆、风寒暑热而已,其余痘疹瘄,余无他病。或心疼腹痛,或有痞块,或有疮疔,可一览而知也。然而,小儿之病,虚者十之九,实者十之一,故药宜补为先,今立三方,通治小儿诸症。第一方:人参三分,白术五分,茯苓一钱,甘草一分,陈皮二分,神曲三分,半夏一分,此六君子加减也,通治小儿脾胃弱病,神效。如伤肉食者,加山楂五粒;伤米食者,加麦芽五分;伤面食,加萝卜子三分;吐者,加白豆蔻一粒,去甘草,加生姜三片;泻者,加干姜三分,猪苓五分。第二方:治外感也。或伤风伤寒,或咳嗽,或发热,或不发热,或头痛,或鼻塞,或痰多,或惊悸,或角弓反张,皆以此方通治之,无不神效。方用柴胡七分,甘草三分,桔梗五分,半夏三分,黄芩三分,白芍二钱,白术二钱,当归五分,陈皮二分,茯苓五分,水煎服。头痛,加蔓荆子三分;心痛手不可按者,乃实火也,加栀子一钱,按之不痛者,乃虚火也,加甘草八分,贯仲五分,广木香三分,乳香一分;胁痛者,加芍药三钱;腹痛者,以手按之,手按而疼甚者,乃食也,加大黄一钱。按之而不痛者,乃寒也,非食也,加肉桂三分,干姜三分;有汗出不止者,加桑叶一片;眼痛而红肿者,乃火也,加黄连三分,白蒺藜一分;喉痛者,加山豆根三分。第三方:治虚寒之症,夜热出汗、夜啼不寐、怔忡、久嗽不已、行迟语迟、龟背狗肚、将成痨瘵等症,方用熟地三钱,山茱萸二钱,麦冬二钱,北五味五分,元参二钱,白术二钱,茯苓一钱,薏仁三钱,丹皮一钱,沙参二钱,地骨皮二钱,水煎服。倘兼有外感,少加柴胡五分,白芍三钱,白芥子一钱。余无可加减矣。

诸真人传授儿科

痘疮计日 痘疮坏病 疹痘治法

天师曰:今人看痘为难治,不知得其法则无难也。初起之时,不论身弱身强,先以补气补血之药为君,加之发散之药,则重者必轻,而轻者必少。无如世人皆以寒凉之品为主,又助以劫散之味,此所以轻变重,重至死也。吾今传五方,朝夕服之,至七日,无不结靥,再无回毒之症,十人十活,不杀一小儿也。

第一日方:见小儿身热,眼如醉眼者,此出痘兆也。若不是醉眼,则非出痘,不可用此方,用治外感方治之。若见醉眼,急投此方,则痘点即现,必不待三日而自出也。方用黄芪三钱,白术一钱,甘草一钱,当归二钱,川芎二钱,茯苓三钱,柴胡一钱五分,升麻五分,麦冬二钱,元参三钱,陈皮五分,荆芥一钱,金银花先用五分,水三碗,煎汤二碗,再煎药至五分,与小儿饮之。此方五岁以上俱照此分两,五岁以下减半,周岁内者又递减之。服此药,自然神思清爽。病家不肯服,劝其速服,包其速愈,不妨身任之。服后见点,再用第二方。

第二日方:白术二钱,麦冬三钱,甘草一钱,桔梗二钱,当归五钱,生地五钱,元参三钱,柴胡一钱,升麻三分,荆芥一钱,茯苓二钱,白芍三钱,白芥子二钱,金银花三钱,水煎服。服此药后,一身尽现点矣,其色必红,而无色白色黑之虞矣。

第三日方:人参五分,白芍三钱,白术三钱,茯苓三钱,元参二钱,神曲三分,丹皮一钱,水煎服。此方服后,尽皆灌浆,无不气血之足,永不退症之虞矣。再服第四日方。

第四日方：人参一钱，当归二钱，熟地五钱，茯苓三钱，金银花三钱，陈皮五分，甘草一钱，元参三钱，白术三钱，白芍二钱，神曲五分。服此方后，小儿必然口健，要吃食不已，不妨少少频与，亦不可多食也。第五方可不必用矣。然更传之者，恐小儿多食则生他病，故又传此方。

第五日方：人参一钱，茯苓三钱，白术三钱，甘草一钱，有食，加麦芽五分，山楂五粒。若不伤食不必加，止加金银花三钱。能服此五方，期七日前而回春也。以上小儿年岁小者，俱照第一方减之。如小儿已身热三日，则用第三方，四日则用第四方。如坏症，另用坏症方。

秦真人传坏症方：治痘疮坏症已黑者，人将弃之，下喉即活。人参三钱，陈皮一钱，蝉蜕五分，元参二钱，当归二钱，荆芥穗一钱，水二钟，煎八分，灌下喉中即活。大约坏症，皆元气虚而火不能发也。我用参以助元气，用元参以去浮游之火，用陈皮去痰开胃，则参无所碍，而相得益彰，荆芥以发之，又能引火归经，当归以生新去旧消滞气，蝉蜕亦解毒去斑。世人如何知此妙法？初起不可服，必坏症乃可，一剂即可回春，不必再剂也。

雷真君传痘疮坏症方：痘疮坏症，最为可怜，身如黑团之气，口不能言，食不能下，世人到此，尽弃之沟中，医者到此，亦置而不顾，谁知尽人皆可生之乎！吾有奇方，名必全汤。人参三钱，元参一两，荆芥一钱，金银花一两，陈皮三分，水煎五分灌之。下喉而眼开，少顷而身动，久之而神气回，口能言，食能下矣。不必再服他药。痘疮自面而生全，至奇至神之方也。盖痘疮坏症，皆气虚而火不能发也。火毒留于中而不得泄，故形如死状，其实脏腑未坏,我用参以固元气,用元参以去火,用金银花以消毒,用陈皮以化痰,用荆芥以引经,而发出于外,内中原有生机,所以一剂回春也。

疹治法,凡疹初起,小儿必发热,口必大渴呼水。其发疹之状,如红云一片,大约发斑相同。但斑无头粒,而疹有头粒也。头如蚤咬之状,无他别也。我今传四时之疹方:用元参三钱,麦冬二钱,苏叶一钱,升麻五分,天花粉一钱,金银花三钱,陈皮三分,甘草一钱,生地三钱,黄芩八分,桂枝二钱,水钟半,煎五分,热服。凡有疹子,无不神效。惟夏天加青蒿三钱可也。小儿初生数月减半,一周外俱照此分两,不必再传方。服吾方一剂即愈,何至三喫。

张真人传痘疹门

痘疹初起方:白芍二钱,柴胡一钱,当归一钱,陈皮五分,荆芥八分,防风三分,生地二钱,甘草一钱,桔梗一钱,麦冬一钱,干葛一钱,水煎服二剂,痘疮恶者必变为良。

痘疮出齐方:人参一钱,黄芪一钱,甘草一钱,白芍二钱,生地二钱,麦冬二钱,柴胡八分,红花五分,水煎服。有热,加黄连五分,或黄芩一钱,栀子一钱,亦可;有惊,加蝉蜕去翅足三分;色黑者,加肉桂五分;大便闭结不通,加大黄三分;腹痛,加芍药一钱,甘草一钱;泄泻,加茯苓一钱;有汗,倍加黄芪;有痰,加白芥子一钱,痒,加荆芥子六分;身痛者,加广木香三分;色白者,寒也,加肉桂一钱,人参、黄芪俱多加;痘疮头不突者,气虚也,倍黄芪;腰不满者,血虚也,加当归一钱,熟地二钱可也。

痘疮将回方:人参一钱,白术一钱,茯苓一钱,甘草三分,桔梗三分。升提其气,而又益肺金,使皮毛得诸补药之益也,水煎服。有红紫干燥黑陷者,热未退也,本方加黄芩一钱;如痘色白黑色灰黑而陷,寒虚也,加肉桂三分,人参一钱;灌脓者,倍加人参,再加黄芪二钱,当归二钱;泄泻,加干姜五分,茯苓一钱;心慌闷乱者,多加人参;呕吐者,亦加人参、干姜;身痒者,加广木香三分;当靥不靥,多加人参;大便闭者,加大黄三分;口渴者,热也,加麦冬二钱,元参一钱;失音者,加石菖蒲三分,桔梗一钱;痘疮入眼成翳者,加蝉蜕五分。从前初起方中即加蝉蜕七个,则目无痘矣。咽喉之中,防其生痘者,初起方即用桔梗一钱,即无此症。小儿痘症,有此三方,再无死法,神而通之,可谓神医矣。坏症亦以此方治之,无不生者。总之,小儿宜补不宜散,一言尽之矣。

疹乃热也,不可用人参白术,当用补血,而不可散血,俱宜切记。方用当归二钱,元参三钱,升麻三分,甘草三分,干葛一钱,水煎服。此治疹奇方也。有此奇方为骨,又出入加减可也。心火热极,加黄连三分;肝火,加栀子六分;肺火,加黄芩一钱,麦冬一钱。辨各经病,亦看小儿山根之色,然看之时,须用洗去面上尘土,细看之。《痘疹全书》统诸症以立言,而余总秘要以传方。有此四方为骨,参之彼书,出入加减,神奇之极矣。

钱真人传痘疮神方

不论初起、灌浆、收靥,俱用之,神奇无比。

人参一两,白术八钱,茯苓五钱,陈皮三钱,白芍一两,生甘草三钱,元参八钱,蝉蜕一钱,柴胡二钱,黄连五分,神曲三钱,山楂肉二钱,各为细末,水打成丸,如绿豆大。遇前症,与一钱,未起者即起,已起者即灌浆,不收靥者收靥。神奇之极,毋视为常也。愿将此方广传人世。

岐天师传治回毒方

名为回毒即消丹:金银花五钱,生甘草一钱,人参二钱,元参三钱,水二碗,煎三分,与小儿服之。一剂即消大半,二剂痊愈,不须三剂也。符符一道,焚在药中煎汁,神效。凡服药不效,焚符于药中,煎药与小儿饮之,十人十生。

又传疹方:治夏日发疹者,神效。苏叶一钱,麦冬二钱,桔梗一钱,生甘草一钱,升麻五分,生地二钱,元参三钱,青蒿三钱,水煎服。

岐真人曰:张真人治四时之疹,余方治夏时热疹也。切记此二方,何患疹病之难治哉!

又传治水痘方:亦治热症而有水气也。柴胡一钱,茯苓二钱,桔梗一钱,生甘草五分,黄芩五分,竹叶十片,灯草一圆,水煎服。有痰者,加天花粉三分;有食,加山楂三粒,麦芽三分;有火,加黄连一分,余可不必。有此一方,水痘无难治矣。

岐天师又传治回毒岁久不愈方

金银花一两,当归、人参、白术各一两,黄芪二两,薏仁三两,生甘草二钱,白芥子三钱,柴胡、肉桂各五分。先将薏仁用水四碗,煎汤二碗,再煎前药半碗,饥服一剂。再用金银花一两,当归五钱,黄芪、薏仁各一两,白术五钱,生甘草、白芥子各二钱,陈皮

五分,水三碗,煎半碗,四服痊愈。其服药之时,更须用药洗之,
金银花一两,生甘草三钱,生葱三条,煎二碗。

岐真人传儿科秘法

山根之上有青筋直现者,乃肝热也,用柴胡三分,白芍一钱,
当归五分,半夏三分,白术五分,茯苓一钱,山楂三粒,甘草一分,
水煎服。有青筋横现者,亦肝热也,但直者风上行,横者风下行,
亦用前方,多加柴胡二分,加麦芽一钱,干姜一分。有红筋直现
者,乃心热也,亦用前方,加黄连一分,麦冬五分,去半夏,加桑白
皮三分,天花粉二分。有红筋斜现者,亦心热也,亦用前方,加黄
连二分。盖热极于胸中也,亦不可用半夏,用桑白皮、天花粉。
有黄筋现于山根者,不必论横直,总皆脾胃之症,或水泻,或上
吐,或下泻,或腹痛,或不思饮食。余定一方皆可服,服之无不神
效。如皮黄,即黄筋也,方用白术五分,茯苓五分,陈皮二分,人
参二分,神曲一分,麦芽二分,甘草一分,水一钟,煎半酒盏,分二
起服,加淡竹叶七片。有痰,加半夏一分,或白芥子二分,或天花
粉二分;有热,如口渴者是,加麦冬三分,黄芩一分;有寒者,加干
姜一分;吐者,加白豆蔻一粒;泻者,加猪苓五分;腹痛者,如小儿
自家捧腹是,须用手按之,大叫呼痛者,乃食积也,加大黄三分,
枳实一分;如按之不痛,不呼号者,乃寒也,再加干姜三分。如身
热者,不可用此方,予另立一方。

万全汤:凡小儿发热者,毋论夜热、早热、晚热,用之无不神
效。方用柴胡五分,白芍一钱,当归五分,白术三分,茯苓二分,
甘草一分,山楂三粒,黄芩三分,苏叶一分,麦冬一钱,神曲三分,

水一钟,煎半酒钟服,或分二起服。冬天,加麻黄一分;夏天,加石膏三分;春天,加青蒿三分;秋天,加桔梗三分;有食,加枳壳三分;有痰,加白芥子三分;泻者,加猪苓一钱;吐者,加白豆蔻一粒。小儿诸症不过如此,万不可作惊风治之。有惊者,此方加人参五分,即定惊如神。有疳者,用脾胃方,加蒲黄三分,黄芩三分可也。

长沙张真人传治小儿感冒风寒方

柴胡五分,白术一钱,茯苓三分,陈皮二分,当归八分,白芍一钱,炙甘草三分,半夏三分,水一钟,煎半钟,热服,一剂即愈,不必再剂。

治小儿痢疾神方:当归一钱,黄连二分,白芍一钱五分,枳壳五分,槟榔五分,甘草三分,水一钟,煎半钟,热服。一剂轻,二剂愈。红痢,加黄连一倍;白痢,加泽泻三分;腹痛者,倍加甘草,多加白芍;小便赤,加木通三分;下如豆汁,加白术一钱;伤食,加山楂、麦芽各三分,气虚者,加人参三分。此方通治小儿痢疾,加减之,无不神效。

治小儿疟疾方:柴胡六分,白术一钱,茯苓一钱,归身一钱,白芍一钱五分,半夏五分,青皮五分,厚朴五分,水一钟,煎半钟,露一宿,再温之与服。热多者,加人参、黄芪各五分;寒多者,加干姜三分;痰多者,加白芥子一钱;夜发热者,加何首乌、熟地各二钱,日间发者不用加;腹痛,加槟榔三分。

治小儿咳嗽神方:苏叶五分,桔梗一钱,甘草一钱,水一酒钟,煎五分,热服,二剂即痊愈。有痰,加白芥子五分可也。

治小儿口疳流水口烂神方:黄柏二钱,人参一钱,为末,敷口内,二日即愈。一匙一次,一日不过用二次而已。小儿之疳,皆虚热也,用黄柏以去火,人参以健脾土也。大人亦可用,神效。

治小儿便虫神方,诸虫皆可治。榧子去壳五个,甘草三分,为末,米饭为丸。服完虫尽化为水矣。大人亦用此去虫。盖榧子最能杀虫,又不耗气,食多则伤脾。

治小儿虫积方:使君子十个,去壳炒香,槟榔一钱,榧子十个,甘草一钱,各为细末,米饭为丸,如梧桐子大。与十丸小儿服之,二日即便虫,五日痊愈,神方也。

儿　科

惊　疳　吐　泻　生下不肯食乳　初生脐汁不干　肚脐突出

小儿病,惊、疳、吐、泻尽之矣。然而惊、疳、吐、泻,不可不分别言之也。世人动曰惊风,谁知小儿惊则有之,而风则无。小儿纯阳之体,不宜有风之入,而状若有风者,盖小儿阳旺则内热,热极则生风,是风非外来之风,乃内出之风也。内风何可作外风治之,故治风则死矣。法当内清其火,而外治其惊,不可用风药以表散之也。吾今特传奇方,名为清火散惊汤,方用白术三分,茯苓二钱,陈皮一分,甘草一分,栀子三分,白芍一钱,半夏一分,柴胡三分,水煎三分服。此方健脾平肝之圣药,肝平则火散,脾健则惊止,又加去火散痰之品,自然药下喉而惊风定也。

疳症乃脾热也,然亦因心热而脾火旺极,遂至口中流涎。若不平其心火,则脾火更旺,而湿热上蒸,口涎正不能遽止。治法不可徒清脾火，而当先散心火。方用止疳散，芦荟一钱，黄连三分，薄荷三分，茯苓二钱，甘草一分，桑白皮一钱，半夏三分，水煎服三分。此方心脾两清之圣药，不专清脾，引水下行，则湿热自去，湿热去，疳病自愈也。

吐症，虽胃气之弱，亦因脾气之虚，盖小儿恣意饱餐，遂至食而不化，久而停积于脾中，又久之而上冲于胃口，又久之而大吐矣。故治吐必先治胃，而治胃尤先治脾。吾有奇方，止吐速效，方名定吐汤。人参一钱，砂仁一粒，白术五分，茯苓二钱，陈皮二分，半夏一分，干姜一分，麦芽五分，山楂三粒，水煎服。夏月加黄连三分，冬月加干姜三分，无不愈者。此方即六君子之变方，乃治脾胃之圣药。脾胃安而化导速，自然下行，不至上吐。沉方中加减得宜，消积有法，有不奏功如神者乎！

泻症，则专责之脾矣，论理亦用煎汤，可以取效，然而泻有不同，有火泻，有寒泻，不可不分。火泻者，小儿必然身如火热，口渴舌燥，喜冷饮而不喜热汤，若亦以前方投之，则益苦矣。予另有奇方，名为泻火止泻汤。方用车前子二钱，茯苓一钱，白芍一钱，黄连三分，泽泻五分，猪苓三分，麦芽一钱，枳壳二分，水煎服。一剂即止泻。车前、茯苓、泽泻、猪苓，皆止泻分水之圣药，白芍以平肝，使不来克脾，黄连清心火，不来助脾之热，而麦芽、枳壳消滞气以通水道，不必止泻，泻自止也。寒泻者，腹痛而喜手按摩，口不干而舌滑，喜热汤不喜冷饮，又不可用泻火之汤，五苓散可也。然而五苓尚欠补也，盖小儿致于寒泻，未有不大伤脾气者，脾气既伤，非人参不能救，五苓散无人参，仅能止泻，元气未能顿复。我今传一奇方，名为散寒止泻汤。方用人参一钱，白术一钱,茯苓二钱,肉桂二分,甘草一分,干姜一分,砂仁一粒,神曲五分,水煎服。此方参、苓、白术乃健脾补气之神品,分湿利水之圣药也。又加肉桂、干姜以祛寒,砂仁、甘草、神曲以调和之,则寒风自然越出,而泄泻立止矣。

雷公真君曰:小儿惊症,皆本于气虚,一作风治,未有不死者。或治风而兼补虚,可以苟全性命,要之断断不可作风治也。我今特传奇方,名压惊汤,人参五分,白术五分,甘草三分,茯神一钱,半夏三分,神曲五分,砂仁一粒,陈皮一分,丹砂三分,水煎服。此即六君子之变方也。小儿止有脾病,治脾而惊自定。故用六君子以健脾,少加压惊之品奏功如神耳。

小儿吐泻,伤食之故也。盖饮食饱餐,自难一时消化,不上吐,必下泻矣,亦用前方六君子汤。但吐者去甘草加砂仁,泻者加车前子治之,自能奏功于俄顷。倘不知补脾,而惟图消克,非救儿生,乃送儿死矣。愿人敬听吾言,共登和龄于百岁也。

小儿生下不肯食乳者,乃心热也。葱煎乳汁,令小儿服之亦妙,终不若用黄连三分,煎汤一分,灌小儿数匙,即食乳矣,神效。

小儿初生,脐汁不干,用车前子炒焦,为细末,敷之即干,神效。

小儿肚脐突出半寸许,此气旺不收也。若不急安之,往往变为角弓反张。方用茯苓一钱,车前子一钱,甘草二分,陈皮三分,通草三分,如无通草,灯心一圆,共煎汤灌之一剂即安,神方也。

卷 六 数集

伤寒门

雷公真君曰:伤寒两感,隔经相传,每每杀人。如第一日宜在太阳,第二日宜在阳明,第三日宜在少阳,第四日宜在太阴,第五日宜在少阴,第六日宜在厥阴,此顺经传也。今第一日太阳即传阳明,第二日阳明即传少阳,第三日少阳即传太阴也。更有第一日太阳即传少阳,第二日阳明即传太阴,第三日少阳即传少阴,第四日太阴即传厥阴,此隔经传也。第一日太阳即传少阴,第二日阳明即传太阴,第三日少阳即传厥阴,此两感传也。顺传者,原有生机,至七日而病自愈过传者,有生有死矣。隔传者,死多于生矣。两感而传者,三日水浆不入,不知人即死。虽仲景张公立门原有治法,然亦止可救其不死者,而不能将死者而重生之也。我今悯世人之枉死,特传二方,一救过经传之伤寒,一救隔经传之伤寒。过经传方,名救过起死汤。麻黄一钱,柴胡一钱,厚朴一钱,石膏五钱,知母一钱,青蒿五钱,半夏一钱,黄芩一钱,茯苓五钱,炒栀子五分,当归三钱,水煎服。一剂即生。盖过经之传,必然变症纷纭,断非初起之一二日也。所以方中不用桂枝以散太阳之邪,止用麻黄以散其表。伤寒至三四日,内热必甚,故以石膏、知母为君,以泻阳明之火邪。阳明火一退,而厥阴之木不舒,则木以生火,邪退者复聚,故又用青蒿、柴胡、栀子散以凉散之，木不自焚，而各经之邪不攻自散。况又有茯苓之重用，健脾行湿，引火下行，尽从膀胱而出之乎！且黄芩以清肺，厚朴以逐秽，半夏以清爽，又用之咸宜，五脏无非生气矣。所以不必问其日数，但见有过经之传者，即以此方投之，无不庆更生也。

隔经传方，名救隔起死汤。人参五钱，石膏五钱，知母一钱，青蒿一两，柴胡二钱，白芍三钱，半夏一钱，炒栀子三钱，甘草一钱，水煎服。隔经之传，必至三日而症乃明，虽已过阳明，而余火未散，故少阴之火助其陷，少阳之火失其权，若不仍用石膏、知母，则阳明之火热不退，而少阴之火势不息也，故必须用此二味为主。然徒用二味，而太阴脾土不急为救援，则火极凌亢，何以存其生气，故又用人参以助生气。但生气既存，而厥阴受邪，则木气干燥，势必克太阴之脾土，仅存之生气，又安能保乎！故又用柴、芍、栀、蒿，以凉散其木中之邪。木之邪散，则木气得养，自然不去克土，而太阴之气生。太阴土有生气，则阳明之火必消归无有矣，又何至焚烧，自灭其少阴之脏哉！况方中半夏清痰，甘草和中，又用之无不宜乎！起死为生，实非虚语。故一见有隔经之传，即以此方投之，必能转败为功也。或疑青蒿用之太多，不知青蒿不独泻肝木之火，尤能泻阳明之焰，且性静而不动，更能补阴。火旺之时，补阴重药又不敢用，惟青蒿借其攻中能补，同人参兼用，实能生阴阳之气于无何有之乡。若但用人参，止生阳气，而不能生阴气矣。阴生则阳火无权，制伏之道，实非世人所能测也。

其两感传者，近岐天师已传四方，可以救死，予不必再传。远公固请奇方以救世。我于第三日少阳与厥阴两感，水浆不入，不知人者，再传一方，以佐天师之未逮。方名救脏汤。人参一两,麦冬三两,当归一两,天花粉三钱,元参二两,白芍二两,荆芥二钱,水煎服。余方多当归者,助肝胆以生血也。多加麦冬者,救肺气之绝,以制肝胆之木,使火不旺而血易生,而后胃气有养,脏腑可救坏也。与天师方,大同小异,各有妙用。

伤寒发狂,至登高而歌,弃衣而走,见水而入,骂詈呼号,不避亲疏者,去生远矣。仲景以竹叶石膏汤救之,妙矣。盖阳明之火,其势最烈,一发而不可救,非用大剂白虎汤,何能止其燎原之势。而世人畏首畏尾,往往用之而特小其剂,是犹杯水救车薪之焰也。故用石膏必须至三四两,或半斤,一剂煎服,火势始能少退,狂亦可少止也。然石膏性猛,虽善退火,未免损伤胃气,必须与人参兼用为妙。我今传一方,用白虎汤之半,而另加药味,方名祛热生胃汤。石膏三两,知母三钱,人参五钱,元参三两,茯苓一两,麦冬三两,车前子五钱,水煎服。此方石膏、知母以泻胃火,人参以生胃气,元参去浮游之焰,麦冬生肺中之阴,茯苓、车前子引火下行于膀胱,从小便而出,且火盛者,口必渴,口渴必多饮水,吾用此二味以分湿,则水流而火自随水而散矣。方中泻火又不伤气,似胜于白虎汤。一剂而狂定,二剂而口渴减半,三剂而口渴止,火亦息,正不必用四剂也。凡有火热而发狂,或汗水如雨下,口渴舌燥,或如芒刺者,以此方投之立救,断不至于死也。

伤寒发斑,死症也。然而斑亦有不同,有遍身发斑者,有止心窝内发斑者。遍身发斑,症似重而反轻,心窝发斑,症似轻而转重。盖遍身发斑,内热已尽发于外,心窝发斑,热存于心中而不得出,必须用化斑之药,以解其热毒之在中也。我有一方最神,名起斑汤。升麻二钱,当归一两,元参三两,荆芥三钱,黄连三钱,天花粉五钱,甘草一钱,茯神三钱,水煎服。火毒结于内,必须尽情发出,然内无血以养心,则心中更热,火毒益炽,而不能外越也。故用当归、元参以滋心中之血,用黄连以凉心中之火,天花粉以消心中之痰。然而无开关之散,则火藏于内而不得泄,故又用升麻,荆芥以发之,甘草、茯神以和之,自然引火出外而不内畜矣。火既外越,斑亦渐消,又何至于丧命哉!

伤寒太阳症,结胸症具,烦躁者主死。言不可下,即下而亦死也。夫结胸而加烦躁,此胃气之将绝也。胃气欲绝,津液何生?津液既无,心何所养?故结胸而又烦躁,所以症或不可治也。虽然津液之竭非五脏之自绝,亦因结胸之故耳。是必攻其中坚,使结胸症愈而津液自生,死症可望重苏也。我今传一奇方,名化结汤。天花粉五钱,枳壳一钱,陈皮五分,麦芽三钱,天门冬三钱,桑白皮三钱,神曲三钱,水煎服。一剂即结胸开,而津液自生也。此方用天花粉以代栝蒌,不至陷胸之过猛。然而天花粉即栝蒌之根也,最善陷胸,而无性猛之忧。枳壳消食宽中;麦芽与桑白皮同用,而化导更速;神曲、陈皮调胃,实有神功;天门冬善生津液,佐天花粉有水乳之合,世人未知也。天花粉得天门冬,化痰化食,殊有不可测识之效。所以既结者能开,必死者可活。若以大陷胸汤荡涤之于已汗已下之后,鲜不速其死矣。

伤寒有脏结之症,载在太阳经中,其实脏结非太阳经病也。然则仲景载在太阳经者何故?正辨太阳经有似脏结之一症,不可用攻,故载之以辨明也。脏结之症,小腹之内与两脐之旁,相连牵痛,以至前阴之筋亦痛,重者有筋青而死者,此乃阴邪而结于阴地也。原无表证,如何可作表治,必须攻里为得。我有一方，专补其阴中之虚，而少佐之祛寒之味，则阴邪自散，而死症可生，方名散结救脏汤。人参一两，白术五钱，甘草一钱，附子一钱，当归一两，肉桂五分，水煎服。白术利腰脐之气，人参救元阳之绝，当归活周身之血，血活而腰脐之气更利也，甘草和中以定痛，附、桂散寒以祛邪，脏中既温，结者自解矣。用攻于补之内，祛寒于补之中，其奏攻为独异耳。

伤寒阳明症中，有直视谵语喘满者死，而下利者亦死之文。此必症犯直视谵语，而又喘满下利，一齐同见也。苟有一症未兼，尚不宜死。倘三症皆也见，明是死证矣。虽然直视谵语之生，多是胃火之盛，自焚其心，而肾水不能来济，于是火愈盛而无制。喘满者，火炎而气欲上脱也；下利者，火降而气欲下脱也。此犹欲脱未脱之危症，苟治之得法，犹可望生。吾有奇方，名曰援脱散。石膏五钱，人参一两，麦冬一两，白芍一两，竹茹三钱，水煎服。此方用人参以救脱，用石膏以平火，用麦冬以平喘，白芍以止利，用竹茹以清心，自然气不绝而可救也。

伤寒坏症，乃已汗、已吐、已下，而身仍热如火，此不解之症也。其时自然各死症纷见矣，我用何法以生之乎？夫已汗而不解者，乃不宜汗而汗之；已吐而不解者，乃不宜吐而吐之；已下而不解者，乃不宜下而下之也。于不宜汗而救其失汗，于不宜吐而救其失吐，于不宜下而救其失下，固是生之之法，然而终无一定之法也。我今特传奇方，于三者之失而统救之，名救坏汤。人参五钱，茯苓五钱，柴胡一钱，白芍一两，元参五钱，麦冬五钱，白芥子二钱，当归五钱，陈皮五分，水煎服。此方妙在全不去救失吐、失汗、失下之症，反用参、苓、归、芍大补之剂，少加柴胡以和解之，自能退火而生胃气。倘鉴其失吐而重吐之，失汗而重汗之，失下而重下之，孱弱之驱，何能胜如是之摧残哉？必死而已矣。故必用吾方，而后死者可生也。

伤寒少阴症，恶寒身蜷而下利，手足逆冷，不治之病也。盖阴盛无阳，腹中无非寒气，阳已将绝，而又下利不止，则阳随利而出，不死何待。虽然阳气将绝，终非已绝也。急用补阳气之药，挽回于无何有之乡，则将绝者不绝。方用人参二两，附子二钱，甘草二钱，干姜二钱，白术一两，茯苓五钱，水煎服。方名救逆止利汤。一剂而逆回，二剂而利止，三剂痊愈矣。此方用人参、附子，回元阳于顷刻，以追其散失，祛其阴寒之气；用白术、茯苓以分消水湿，而仍固其元阳；用甘草、干姜调和腹中，而使之内热，则外寒不祛而自散，又何有余邪之伏莽哉！自然寒者不寒，而蜷者不蜷；逆者不逆，而利者不利也。寒蜷逆利之尽去，安碍而不生乎！

伤寒少阴症，吐利兼作，又加烦闷，手足四逆者，死病也。上吐下泻，且兼烦躁，则阴阳扰乱，拂抑而无生气可知。况加手足四肢之逆冷，是脾胃之气又将绝也，自是死症无疑。然而治之于早，未尝不可救。如一见此等症，急以人参二两，白术二两，肉桂二钱，丁香二钱灌之，尚可救耳。方名止逆奠安汤。人参救元阳之绝，原有奇功；白术救脾胃之崩，实有至效；丁香止呕，肉桂温中又能止泻。救中土之危亡，奠上下之变乱，转生机于顷刻，杜死祸于须臾，舍此方又何有别方哉！

伤寒少阴症，下利虽止，而头眩昏晕，亦是死症。盖阳虽回而阴已绝，下多亡阴，竟至阴绝，原无救法。虽然阴阳之道，未尝不两相根而两相生也，今因阴绝而诸阳之上聚于头者，纷然乱动,所以眩冒,阳欲脱而未脱。夫阳既未绝,补其阳而阳气生,阳生则阴之绝者可以重续,阴生于阳之中也。方用参桂汤:人参二两,肉桂二钱,煎服可救。人参返阳气于无何有之乡,是止能返阳气也,如何阴绝者亦能回之?不知人参虽属阳而中存阴气,阳居其八,阴居其二,阳既回矣,阴气亦从之而渐返。肉桂虽是纯阳之品,而性走肝肾,仍是补阴之圣药,故用之而成功也。

伤寒少阴症,四逆,恶寒身蜷,脉不至,不烦而躁,本是死症,而吾以为可救者何?全在脉不至,不烦而躁也。夫病至四肢之逆,其阴阳之将绝可知;脉之不至,未必非寒极而伏也,不然阳绝则心宜烦矣,而何以不烦。但嫌其不烦而躁,则阳未绝而将绝,为可畏耳。阳既欲绝,则阴亦随之而绝矣。故一补其阳,阳回而阴亦回矣。阴阳之道,有一线未绝,俱为可救。譬如得余火之星星,引之可以焚林,况真阴真阳非有形之水火也,乃先天之气耳,一得接续,便有生机。放一见此等之症,急以生生汤救之,可以重生。方用人参三两,附子三钱,炒枣仁五钱,水煎服。此方得人参以回其阴阳,得附子以祛其寒逆,加枣仁以安心,则心定而躁可去,躁定而脉自出矣。死中求生,其在斯方乎!

伤寒少阴病,六七日息高者死。息高见于六七日之间,明是少阴之症,而非太阳之症也。息高与气喘大殊,太阳之症乃气喘,气喘本于邪盛;少阴之症乃息高,息高本于气虚。而息高与气喘,终何以辨之?气喘者,鼻息粗大;息高者,鼻息微小耳。此乃下元之真气,欲绝而未绝而未绝,牵连气海之间,故上行而作气急之状,能上而不能下也,最危最急之候。方用止息汤,人参三两,熟地三两,牛膝三钱,麦冬二两,破故纸三钱,胡桃仁一个,干姜五分,水煎服。此方大补关元气海,复引火之下行,绝不去祛寒逐邪,庶几气可回,而息高者可平也。倘疑是太阳喘症,而妄用桂枝汤,杀人于顷刻矣。故必用止息汤救之,十人中亦可望生五六人。然必须多服久始得,苟或服一剂而辄止,亦未能收功者,又不可不知。

伤寒少阴病,脉微沉细,但欲卧,汗出,不烦,自欲呕吐,至五六日自利,复烦躁,不能卧寐者,死症也。伤寒而脉微沉细,明是阴症,况欲卧而不欲动乎! 汗已出矣,内无阳症可知。心中不烦,时欲呕吐,此阳邪已散,而阴邪作祟,急以祛寒为是。乃失此不温,至五六日而下利,是上下俱乱也。此时倘不烦躁,则肾中之真阳未散,今又加烦躁不得卧寐,明是奔越而不可回之兆矣,非死症而何? 然而其先原因失治,以至于不可救,非本不可救,而成此扰乱之症也。我有奇方,名转阳援绝汤。用人参一两,白术一两,炒枣仁一两,茯神五钱,肉桂二钱,水煎服。一剂即可安卧而回春矣。此方用人参以救绝,用白术、茯神以分消水湿而止下利,又用肉桂以温中而去寒,加枣仁以安心而解躁,用之得宜,自然奏功如响也。

伤寒脉迟,自然是寒,误与黄芩汤以解热,则益加寒矣。寒甚宜不能食,今反能食,病名除中。仲景为是死症者,何也? 夫能食者,是胃气有余,如何反曰死症? 不知胃寒而知之寒药,反致能食者,此胃气欲绝,转现假食之象,以欺人也。此不过一时能食,非可久之道。病名除中者,正言其胃中之气除去而不可留也。虽然,此病虽是死症,而吾以为犹有生机,终以其能食,胃气将除而未除,可用药以留其胃气也。方用参苓汤加减。人参一两,茯苓五钱,肉桂一钱,陈皮三分,甘草一钱,水煎服。此方参、苓健脾开胃,肉桂祛寒,陈皮化食,甘草留中,相制得宜,自然转败为功,而死者可重生矣。

伤寒六七日,脉微,手足厥冷,烦躁,灸厥阴,厥不还者死。此仲景原文也。夫伤寒阴症发厥,灸其厥阴之经,亦不得已之法,原不及汤药之神也。灸厥阴不还,听其死者,亦仅对贫寒之子而说,以其不能备参药也。倘以参附汤救之,未有不生者。我今怜悯世人,另传一方,名还厥汤。用白术四两,附子三钱,干姜三钱,水煎服。一剂而苏。凡见有厥逆等症,即以此方投之,无不神效如响。盖白术最利腰脐,阴寒之初入,原从腰脐始,吾利其腰脐,则肾宫已有生气,况佐之附子、干姜,则无微不达,而邪又安留乎! 况白术健脾开胃,中州安奠,四肢边旁,有不阳回顷刻者乎!

伤寒发热下利,又加厥逆,中心烦躁而不得卧者,死症也。身热未退,邪犹在中,今既发厥,身虽热而邪将散矣,宜下利之自止。乃不止,而心中转添烦躁不得卧,此血干而心无以养,阳气将外散也,不死何待? 又将何法以生之? 亦惟有补元阳之气而已矣。方用参术汤:人参三两,白术三两,炒枣仁一两,麦冬三钱,水煎服。此方参、术补气,气足而血自生,血生而烦躁可定,况又佐之枣仁以安魂,麦冬以益肺,有不奏功如神者乎! 纵不能尽人可救,亦必救十之七八也。

伤寒发热而能发厥,便有可生之机,以发厥则邪能外出也。然厥可一二而不可频频,况身热而下利至甚,如何可久厥而不止乎? 其为死症何疑。盖下寒而上热,郁结于中,而阴阳之气不能彼此之相接也。必须和其阴阳,而通达其上下,则死可变生。方用人参三两,白术五钱,甘草一钱,苏子一钱,附子二钱,水煎服。此方通达一下,以和其阴阳之气,自然厥止而利亦止,厥利既止,死可变生。倘服后而厥仍不止,则亦无药不可救,正不必再与之也。盖阴阳已绝,而上下之气不能接续矣。

伤寒热六七日不下利,忽然变为下利者,已是危症,况又汗出不止乎? 是亡阳也。有阴无阳,死症明甚,吾何以救之哉? 夫阳之外越,因于阴之内祛也。欲阴之安然于中而不外祛,必先使阳之壮于内而不外出。急以人参三两,北五味一钱,煎汤救之可生。然而贫寒之子,安可得参? 我另定一方,用白术三两,黄芪三两,当归一两,北五味一钱,白芍五钱,水煎服。此方补气补血,以救阳气之外越,阳回则汗自止;汗止而下利未必遽止,方中特用当归、白芍者,正所以止利也。水泻则当归是所禁用,下利非水泻也,正取当归之滑,白芍之酸,两相和合,以成止利之功。况又有五味之收敛,不特收汗,并且涩利。若遇贫贱之子,无银备参者,急投此方,亦可救危亡于顷刻。

伤寒下利,手足厥冷,以致无脉,急灸其关元之脉者,以寒极而脉伏,非灸则脉不能出也。今灸之而脉仍不出,反作数喘,此气逆而不下,乃奔于上而欲绝也。本是死症,而吾以为可生者,正以其无脉也。夫人死而后无脉,今人未死而先天无脉,非无也,乃伏也。灸之不还,岂真无脉之可还乎? 无脉应死矣,而仍未死,止作微喘,是脉欲还而不能遽还也。方用人参一两,麦冬一两,牛膝三钱,熟地五钱,甘草一钱,附子一钱,名为还脉汤。一剂而脉骤出者死,苟得渐渐脉出,可望生全矣。

伤寒下利后,脉绝,手足厥冷,猝时还脉,而手足尽温者生,此亦用灸法而脉还者也。然亦必手足温者可生，正见阳气之尚留耳。倘脉不还，则手足之逆冷，终无温热之时，是阳不可返，而死不可生矣。今将何以救之哉？不知脉之不返者，因灸法而不能返也。灸之力微，终不及药之力厚。吾以人参三两灌之，则脉自然骤出矣。夫少阴下利厥逆无脉者，服白通汤，恶脉之骤出。兹厥阴下利，厥逆脉绝者，用灸法欲脉之猝还，一死一生者何也？一用灸而一用药也。可见用药之能速出脉，不于此益信乎？吾所以用独参汤救之而可生也。

伤寒下利，日十余行，脉反实者死，何也？盖下多亡阴，宜脉之虚弱矣，今不虚而反实，现假实之象也。明是正气耗绝，为邪气所障，邪盛则正气消亡，欲不死不可得矣。然则何以救之哉？仍补其虚，而不必论脉之实与不实也。方名还真汤。人参一两，茯苓二两，白芍一两，水煎服。此方人参以固元阳，茯苓以止脱泻，白芍以生真阴，阴生而阳长，利止而脱固，则正气既强，虚者不虚，而后邪气自败，实者不实也。假象变为真虚，则死症变为真生矣。

产后感太阳风邪，大喘大吐大呕，不治之症也。喘则元阳将绝，况大喘乎；吐则胃气将亡，况大吐乎；呕则脾气将脱，况大呕乎。产后气血大弱，如何禁此三者，自是死症无疑。吾欲于死里求生，将用何方以救之？仍然大补气血，而少加止吐止呕止喘之药，而太阳风邪反作未治而已矣。方用转气救产汤：人参三两，麦冬三两，白术一两，当归一两，川芎三钱，荆芥一钱，桂枝三分，水煎服。一剂而喘转，呕吐止，便有生机，否则仍死也。人参夺元气于欲绝未绝之间，麦冬安肺气于将亡未亡之候，白术救脾胃之气于将崩未崩之时，当归、川芎不过生血而已，荆芥仍引血归经而兼散邪,助桂枝祛风而同入膀胱,下行而不上逆也。方中酌量,实有深意,非漫然或多或少而轻用之。大约此方救此症,亦有七人生者,总不可惜人参而少用之耳。

产后感冒风邪,是太阳之症。口吐脓血,头痛欲破,心烦不止,腹痛如死,或作结胸,皆在不救。以产后气血大亏不可祛邪,而病又犯甚拙,不能直治其伤故耳。如口吐脓血者,血不下行而上行也;头痛欲破者,血不能养阳,而阳欲与阴绝;心烦不止者,心血已尽,肾水不上滋也;腹痛如死者,腹中寒极,肾有寒侵,命门火欲外遁也;或作结胸,胃中停食不化,胃气将绝也。诸症少见一症,已是难救,况一齐共见乎? 必死无疑矣。予欲以一方救之,何也? 盖产后感邪,原不必深计,惟补其正,而邪自退。予用佛手散,多加人参,而佐之肉桂、荆芥,不必治诸症,而诸症自必皆去。当归二两,川芎一两,人参三两,荆芥二钱,肉桂一钱。一剂即见功,再剂而痊愈。盖佛手散原是治产后圣方,加之人参则功力更大,生新去旧,散邪归经,止痛安心,开胃消食,所以奏效皆神也。

产后减少阳风邪,谵语不止,烦燥不已,更加惊悸者死,盖少阳,胆经也,胆中无计则不能润心,心中无血则不能养心,于是心中恍惚,谵语生矣,而烦燥惊悸,相因而至,总皆无血之故。无血补血,如何即是死症。不知胆木受邪,不发表则血无以生,然徒发表则血更耗散,顾此失彼,所以难救。然而非真不可救也,吾用佛手散加减治之,便可生全。方用当归二两,川芎一两,人参一两,炒枣仁一两,麦冬三钱,竹茹一团,丹砂一钱,熟地五钱,水煎服。此方归、芎生血以养心,又加人参、枣仁、麦冬、竹茹、丹砂,无非安心之药,而熟地又是补肾之妙剂,上下相需,心肾两济,又何烦燥之不除,惊悸之不定,而谵语之不止者乎!

产后感中阳明之风邪,大喘大汗者,亦不治。盖风邪人于阳明,寒变为热,故大喘大汗。平人得此病,原该用白虎汤,而产妇血气亏损,如何可用乎?虽然大补产妇之气血,而兼治阳明之邪火,未必不降,而大喘大汗未必不除也。方用补虚降火汤:麦冬一两,人参五钱,元参五钱,桑叶十四片,苏子五分,水煎服。此方人参、麦冬补气,元参降火,桑叶止汗,苏子定喘,助正而不攻邪,退邪而不损正,实有奇功也。

产后感阳明之邪,发狂亡阳者,不救之症也。狂症多是实热,产后发狂又是虚热矣。实热可泻火而狂定,虚热岂可泻火以定狂哉?然吾以为可救者,正以其亡阳也。亡阳多是气虚,虽实热而气仍虚也,故泻实热之火,不可不兼用人参,况产后原是虚症乎?大约亡阳之症,用药一止汗,便有生机,吾今不去定狂,先去止汗。方用救阳汤:人参三两,桑叶三十片,麦冬二两,元参一两,青蒿五钱,水煎服。一剂而汗止,再剂而狂定,不可用三剂也。二剂后即单用人参、麦冬、北五味、当归、川芎调理,自然安也。此方止可救亡阳之急症,而不可据之为治产之神方。盖青蒿虽补,未免散多于补,不过借其散中有补,以祛胃中之火,一时权宜之计。倘多服又恐损产妇气血矣,所以二剂后,必须改用他方。

妊妇临月,忽感少阴经风邪,恶寒蜷卧,手足冷者,不治之症也。少阴,肾经也,无论传经至少阴,与直中入少阴,苟得此症,多不能治。盖少阴肾经,宜温而不宜寒,今风寒入之,则命门之火微,而肾宫无非寒气,势必子宫宜寒,手足冷者,脾胃寒极之非也。脾胃至于寒极,不死何待?而吾以为可生者,以胎之未下也。急以温热药救之,方名散寒救胎汤。人参一两,白术二两,肉桂一钱,干姜一钱,甘草一钱,水煎服。一剂而寒散,不恶寒矣,再剂而手足温,不蜷卧矣,三剂痊愈。夫人参、白术,所以固气,肉桂干姜,所以散寒,甘草和中,亦可已矣,不知肉桂干姜,虽是散寒,用之于临月之时,何愁胎堕?然必竟二味性甚猛烈,得甘草以和之,则二味单去祛腹中之寒,而不去催胎中之子,助人参、白术以扫除,更有殊功耳,岂漫然而多用之哉!

妊妇临月,感少阴经症,恶心腹痛,手足厥逆者,不治。亦以寒入肾宫,上侵于心,不独下浸于腹已也,较上症更重。夫肾水滋心,何以反至克心?盖肾之真水,心藉之养,肾之邪水,心得之亡。今肾感寒邪,挟肾水而上凌于心,故心腹两相作痛,手足一齐厥逆。此候至急至危,我将何术以救之?亦仍治其少阴之邪而已。方用回阳救产汤:人参一两,肉桂一钱,干姜一钱,白术五钱,甘草一钱,当归一两,水煎服。此方妙在加当归。盖少阴之邪,敢上侵于心者,欺心中之无血也,用当归以补血,助人参之力以援心。则心中有养,而肉桂、干姜无非法祛寒荡邪之品,况有白术、甘草之利腰脐而调心腹乎?自然痛止而逆除矣。仲景谓子生则可治,用独参汤以救之,亦救之于生子之后,而非救之于未生子之前也。子未生之前,当急用吾方,子既生之后,当急用仲景方。

产妇临月,忽感少阴症者,急以人参、白术大剂温之,不应则死。此仲景之文也,似乎舍人参、白术无可救之药矣。吾以为单用人参、白术,尚非万全,苟用人参、白术不应,急加入附子、肉桂、干姜,未必不应如响也。吾今酌定一方,名全生救难汤。人参一两,白术一两,附子一钱,甘草五分,水煎服,可治凡感少阴经之邪者，神效。

产妇三四日至六七日，忽然手足蜷卧，息高气喘，恶心腹痛，不效。此症盖感少阴寒邪，而在内之真阳，逼越于上焦，上假热而下真寒也。倘治之不得法，有死而已。急用平喘祛寒散：人参二两，麦冬五钱，肉桂二钱，白术三两，吴茱萸五分，水煎服。一剂喘止，二剂痛止。此方亦补气反逆之圣药，祛寒定喘之神方，但服之不如法，往往偾事。必须将药煎好，俟其微寒而顿服之。盖药性热而病大寒，所谓顺其性也。

产妇半月后至将满月，亦患前症，又不可用前方矣，当改用护产汤。人参五钱，茯苓五钱，附子一钱，白术五钱，当归一两，熟地一两，山茱萸五钱，麦冬五钱，牛膝一钱，水煎服。盖产妇后产至半月以后与将满月，不比新产血气之大亏也。故参可少用，而补阳之中，又可用补阴之剂，有附子以祛寒，何患阴滞而不行哉！

产妇产后，手足青，一身黑，不救。此阴寒之最重，而毒气之最酷者也。原无方法可以回生，然见其未死而不救，毋宁备一方救之而不生。吾今酌定一方，名开青散黑汤。人参四两，白术四两，附子一钱，当归一两，肉桂三钱，水煎服。此方服下，手足之青少退，身不黑，便有生机，否则仍死也。盖毒深而不可解，寒结而不可开耳。

产后足纯青，心下痛，虽较上症少轻，而寒毒之攻心则一，故亦主死。以前方投之，往往多效，不比一身尽黑者之难救也。盖此症由下而上，一散其下寒，而上寒即解，所以易于奏效。

产后少阴感邪，肾水上泛，呕吐下利，真阳飞越者，亦死症也。盖产妇肾水原枯，如何上泛而至呕吐。不知肾水之泛滥，因肾火之衰微也。火为寒所祛,水亦随寒而趋。此症犯在平人,尚然难救,况产妇乎？而吾以为可救者,有肾水之存耳。急用补阳之药,入于补阴之中,引火归原,水自然下行而不致上泛。方用补火引水汤:人参五钱,白术一两,熟地一两,山茱萸五钱,茯苓一两,附子一钱,肉桂三钱,车前子一钱,水煎服。一剂而肾水不泛滥矣。此方火补命门之火,仍于水中补之,故水得火而有归途,火得水而有生气,两相合而两相成也。

产后四五日,忽感风邪发厥者,死症也。厥症多是热,而产后发厥,岂有热之理,是热亦虚热也。欲治厥而身虚不可散邪,欲清热而身虚不可用凉,所以往往难治。谓是死症,而实非尽是死症也。我定一方,名转厥安产方。当归一两,人参一两,附子一钱,水煎服。一剂即厥定而人生矣。盖产后发厥,乃阳气既虚而阴血又耗,复感寒邪以成之者也。我用人参以回元气于无何有之乡,用当归以生血于败瘀未复之后,用附子以祛除外来之邪,故正回而邪散,血生而厥除也。

产后吐蛔虫者,不治之症也,以胃气将绝,虫不能安身耳。夫蛔虫在人之胃中,大寒不居,太热亦不居。今产后吐蛔,必在发厥之后,其吐蛔也,必然尽情吐出,非偶然吐一条也,更有成团逐块而吐出者,真是恶症,吾欲生之何也？正因其吐蛔之尚可生也。盖人脏既绝,虫亦寂然,今纷然上吐,是胃中尚有气以逼迫之,吾安其胃气,则虫自定而人可生。方用安蛔救产汤:人参一两,白术一两,榧子仁一两,白薇三钱,肉桂一钱,神曲五分,水煎服。一剂而蛔定矣,此方参、术以生胃气,榧子、白薇、肉桂以杀虫,所以奏功独神耳。

产后口吐血脓，又复发斑，此千人中偶一有之。本是不救，然治之得法，亦有不死者。此症盖因夏月感受暑热之气，未及发出，一至生产，而火毒大彰，又因身虚，而火势犹不能一时尽发，故口吐脓血以妄行，而身生斑点以拂乱也。论理产后不宜用凉药化斑，然此等症不得不用凉药，为权宜之计，吾今酌定一方，名为化火救产汤。人参五钱，当归一两，川芎五钱，麦冬五钱，荆芥三钱，元参一两，升麻一钱，水煎服。一剂而血脓止，再剂而斑稀，三剂而斑化矣，不可用四剂也。三剂后当改用佛手散，大剂多饮，自然无后患，否则恐有变寒之患。吾方原不大寒，即变寒而可救，倘从前一见斑，即用黄连解毒之药，以救一时之急，及至热退寒生，往往有寒战而死者，凉药可轻用乎？故宁可服吾方，以渐退斑而缓降血，不可用霸药以取快于一时也。

产后患厥阴症，呕吐，两胁胀满者，必便血，不治之症也。盖伤肝而血乃下行，本无血而又伤血，岂有不死之理？而吾必欲救之，将恃何法乎？正因其便血耳。倘肝受风邪，而不下行，则邪留两胁，反是腹心之病。今血尽趋大便而出，是肝中之邪散，吾清其大肠之火，似可奏功矣。但产妇宜温补不宜清理，用凉药以消其火，非所以救产后之妇也。不知火之有余，乃水之不足，大补其水，则火自消归无有矣。方用平肝救血汤：当归一两，川芎五钱，麦冬一两，三七根末一钱，水煎服。一剂而血止，两胁之胀满亦除矣，又何至上呕食而下便血哉！

产后下利厥逆，躁不得卧，或厥不得止，俱是死症。盖下利则亡阴，厥逆则亡阴，已是难救。况躁不得卧，虽血无以养心矣，而厥更不止，则汗出又无已也，欲不死得乎？我欲于死中求生，舍人参、当归无别药也。方名参归汤。人参二两，当归二两，荆芥一钱，水煎服。用参、归补气血以生新，则旧血可止，旧血止而新血益生，自然有血以养心，厥可定而心可安，躁可释也。

中寒门

雷公真君曰：阴寒直中少阴经肾中，手足青黑者，不治之症也。盖阴毒结成于脾胃之间，而肾中之火全然外越，如何可救？然而心尚不痛，则心中尚有星星余火，存于其中。急用救心荡寒汤：人参三两，良姜三钱，附子三钱，白术三两，水煎服。助心中之火不使遽绝，则相火得君火之焰而渐归。火势既旺，寒邪失威，自然火生土，而脾胃之气转，一阳来复，大地皆阳春，手足四肢尽变温和矣。此方妙在良姜入心，同附子斩关直入，然非参、术之多用，亦不能返元阳于无何有之乡也，故必须多用而共成其功耳。

阴寒直中肾经，面青鼻黑，腹中痛欲死，囊缩，较前症更重矣。死亡顷刻，救之少迟，必一身尽黑而死。急用救亡丹：人参五钱，白术三两，附子一个，干姜三钱，肉桂五钱，水煎急灌之。吾方似较仲景张公之用热更重，不知此症全是一团死气，现于身之上下，若不用此等猛烈大热重剂，又何以逐阴寒而追亡魂，祛毒气而夺阳魄哉？故人参反若可少用，而附、桂不可不多用也。然而白术又何以多用之耶？不知白术最利腰脐，腹痛欲死，非此不能通达，故多用之以驱驾桂、附，以成其祛除扫荡之功，而奏返魄还魂之效耳。

阴寒直中肾经，心痛欲死，呕吐不纳食，下利清水，本是不治之病。盖寒邪犯心,而脾胃将绝,急不待时,此时觅药,缓不济事,速用针刺心上一分,出紫血少许,然后用逐寒返魂汤救之。人参一两,良姜三钱,附子五钱,茯苓五钱,白术三两,丁香一钱。此方专入心以逐祛,返元阳于顷刻,心若定而诸邪退走,脾胃自安,不至上下之逆,庶可重坐。否则因循观望,必至身死矣。

阴寒直中肾经,两胁作痛,手足指甲尽青,囊缩,拽之而不出,蜷曲而卧,亦不治之症也。此乃阴寒从肾以入肝,而肝气欲绝,故筋先受病将死也。虽症较前三症少轻,而能死人则一。余又将何法以生之乎?夫肝木之绝,由于肾气之先绝,欲救肝不得不先救肾。方用救肾活肝汤:白术三两,当归一两,人参五钱,熟地一两,山茱萸五钱,附子一钱,肉桂二钱,水煎服。此方祛寒之中,仍用回阳之药,然加入熟地、山茱萸,则参、术无过燥之忧,附、桂有相资之益,肝得火而温,亦得水而养,自然筋活而青去,囊宽而缩解也。

阴寒而直中肾经,舌黑眼闭,下身尽黑,上身尽青,大便出,小便自遗,此更危急之症,虽有仙方,恐难全活。而予必欲生之,因定一方,虽不敢曰人尽可救,亦庶几于十人中而救一二人乎!方名救心汤。人参五两,附子一个,白术半斤,肉桂一两,菖蒲五分,良姜三钱,水煎服。此方参、术多用者,恐少则力量不能胜任,以驾御夫桂、附之热药也,故必多加,而后可望其通达上下,以尽祛周身之寒毒。倘得大便止而小便不遗,便有生机,再进一剂,则眼开而舌黑可去,身黑身青俱可尽解也。苟服药后仍前大小便之不禁,不必再服药,听其身死而已矣。大约此方救此病,十人中亦可救三四人。

凡人直中阴寒，冷气犯于小腹，不从传经伤寒而自寒者，命曰直中阴经。阴经者，少阴肾经，其症必畏寒，腹痛作呕，手足厥逆，有手足俱青，甚则筋青囊缩。若不急以温热之药治之，有立时而死者，最可惧之症也。方用荡寒汤：白术三两，肉桂三钱，丁香一钱，吴茱萸一钱，水煎服。一剂而阴消阳回，不必再剂也。此方妙在独用白术至三两，则腰脐之气大利，又得肉桂以温热其命门之火，丁香、吴茱萸止呕逆而反厥逆，则阴寒之邪何处潜藏，故一剂而回春也。

中暑门

雷公真君曰：中暑亡阳，汗出不止，立时气脱者，死症也。盖亡阳则阳气尽从汗出，故气尽而死。法当急补其阳气，则阳气接续阴气，而不至有遽脱之忧，用独参汤炒矣。而贫家何从得参，不若以当归补血汤。用当归一两，黄芪二两，加桑叶三十片救之。盖二味价廉，而功亦不亚于人参，且桑叶又有补阴之功，无阴则阳不化，黄芪补气，得当归则补血，得桑叶则尤能生阴也。

中暑发狂，气喘，汗如雨下，如丧神失守，亦死亡顷刻也。盖热极无水以养神，心中自焚，逼汗于外，亡阳而且失神也，急宜用白虎汤救之。然少亦不济也，必须石膏用四两，人参亦用四两，加黄连三钱，水煎服。一剂而神定，二剂而汗止矣。或疑心中无水，而身何以有汗。不知发狂之症，口未有不渴者。口渴必饮水自救，水入腹中，不行心而行脾，脾必灌注于肺，肺主皮毛，故从外泄。然则汗乃外来之水，非内存之液也。况汗从外泄，阳气亦从之而出，阳出而心中之阴气亦且随之而散亡，所以丧神失守耳。吾以黄连平其心火，石膏除其胃火，而大加人参以救其亡阳之脱，庶几火散而正气独存，神存而外邪皆失也。

中暑循衣摸床，以手撮空，本是死症。然而可救者，以暑气在心，解心中之热，则五脏即有生气。方用独参汤三两，加黄连三钱灌之，而循衣摸床、撮空等症遽止者即生。盖人参救心气之绝，而黄连散心中之火，火散气回，其生也必矣。

中暑猝倒，心痛欲死者，不治之症也。暑气最热，而心乃火宫，以火入火，何以相犯而竟至心痛欲死也。不知心火，君火也；暑火，邪火也。邪火凌心，与邪水浸心，原无彼此之异。故寒暑之气不犯则已，犯则未有不猝然心痛者也。心君至静，有膻中之间隔，犯心者犯膻中也。邪犯膻中，便猝然心痛，此时即以祛暑之药，直引入膻中，则暑散火退，而心君泰然也。方用散暑救心汤：青蒿一两，黄连三钱，人参三钱，茯神五钱，白术三钱，香薷一钱，藿香五钱，半夏一钱，水煎服。一剂而痛即止。此方神效者，炒在青蒿同用，直入膻中，逐暑无形，所以止痛如响耳。

中暑忽倒，口吐白沫，将欲发狂，身如火烧，紫斑烂然者，多不可救，而予谓有一线可救者，正以其紫斑之发出也。倘不发出，则火毒内藏，必至攻心而亡。今嫌其斑虽发出，而其色纯紫，则毒气太盛，恐难化耳。方用救斑再苏汤：元参三两，升麻三钱，荆芥三钱，黄连三钱，黄芩三钱，麦冬三两，天冬一两，青蒿一两，水煎服。一剂而斑色变红，再剂而斑红变淡，三剂而斑色变红，再剂而斑红变淡，三剂而斑色尽消，便庆再苏也，否则终亦必亡而已矣。

夏日感暑，至生霍乱，欲吐而不能，不吐不可，最急之病也，用香薷饮亦得生。然有用之而不纳,随饮即吐,尤为至凶,法当从治,我有妙方,名转治汤。白术三钱,茯苓三钱,芍药五钱,藿香一钱,紫苏五分,陈皮五分,天花粉一钱,肉桂五分,香薷五分,白豆蔻一粒,水煎冷服,下喉即纳,霍乱即定矣。此方之妙,妙在用芍药为君,而佐之白术、茯苓,则肝气自平,不束下克脾土,则霍乱自定,况又有解暑之药乎!尤妙在用肉桂、香薷、藿香温热之药,顺暑热之气,引邪下行,而暗解纷纭,此实有神鬼不测之机,而用之于刀圭之内也。

霍乱腹痛,欲吐不能,欲泻不得,四肢厥逆,身青囊缩,必死之症也。予亦何必再为立方?然而其人一刻不亡,岂可听之而不救乎?此症乃下虚寒,而上感暑热之气,阴阳拂乱,上下不接,最危最急之候。法当用阴阳水探吐之。若不应,急以救乱汤治之。人参五钱,香薷三钱,吴茱萸三钱,茯苓三钱,白术三钱,附子五分,藿香一钱,木瓜三钱,水煎服。下喉而气即回矣,真治干霍乱之神方也。若湿霍乱,又不可用此方,用白术五钱,香薷一钱,青蒿五钱,茯苓五钱,陈皮一钱,砂仁三粒,一剂即回春也。

产后忽感中暑,霍乱吐泻,法在不救。然而亦有用药救之而能生者,总不可用香薷也。方用消暑活产丹:人参一两,当归二两,川芎一两,肉桂二钱,青蒿一钱,水煎服。一剂即愈。盖产妇止补气血,气血既回,暑气自散,况方中又有祛寒解暑之味乎?所以奏功独神也。或疑感暑是热,胡为反用肉桂。不知产妇气血大虚,遍身是寒,一感暑气,便觉相拂,非有大热之气深入腹中也,不过略暑气,与本身之寒两相攻击,以致霍乱。今仍用肉桂以温其虚寒,以青蒿而解其微暑,用之于大剂补气补血之中,是以驾御而不敢有变乱之形,此立方之妙,而建功之神也,又何必疑哉!

夏令火热,烁石流金,人有一时感犯暑邪,上吐下泻,立刻死者,最可惧之症也。切勿轻用香薷饮,亦莫妄用白虎汤。我有一方,名曰解热消暑散。青蒿一两,干葛一钱,香薷一钱,茯苓一两,白术三钱,白扁豆二钱,陈皮一钱,治之即安。此方妙在用青蒿、茯苓为君。青蒿最能解暑而去热,一物而两用之,引其暑热尽从膀胱而出,而干葛、香薷之类,不过佐青蒿以去暑也。尤妙少用白术以健脾胃之气,则暑热退而胃气不伤,胜于香薷饮多矣。

水湿门

雷公真君曰:水气凌心包之络,呃逆不止,死症也。而吾以为可救者,心包为水气所凌,惟恐犯心,所以呃逆不止者,欲号召五脏之气共救水气之犯心也。水气凌心包,以成呃逆之症,亦止须分消其水湿之气,而呃逆自除也。方用止呃汤:茯神一两,苍术三钱,白术三钱,薏仁一两,芡实五钱,半夏一钱,人参三钱,陈皮一钱,丁香五分,吴茱萸三分,水煎服。一剂而呃即止,二剂而呃即愈。此方健胃固脾,虽利湿分水,而不消真气,故能补心包而壮心君之位,不必治呃而呃有定矣。

水湿结在膀胱,点滴不能出,以致目突口张,足肿气喘者,不治之症也。而吾以为可治者,膀胱与肾为表里,膀胱之开合,肾司权也,水湿结在膀胱者,肾气不能行于膀胱耳。吾通其肾气而膀胱自通,诸症自愈矣。方用通肾消水汤:熟地一两,山茱萸五钱,车前子三钱,茯神五钱,肉桂一钱,牛膝一钱,山药一两,薏仁一两,水煎服。此方专治肾以通膀胱之气,膀胱得肾气而水自难藏,水不能藏而下行,则气亦自顺而不逆,又何至有目突气喘之病哉!上病渐消,而下病寻愈,足肿之水不觉尽归于膀胱,从溺而尽出也。

黄瘅之症,一身尽黄,两目亦黄,却是死症。倘初起即治之,亦未必即死也。我有奇方,名为消黄去瘅汤。茵陈三钱,薏仁三两,茯苓二两,车前子三两,肉桂三分,水煎服。一连四剂,黄去瘅消矣。黄瘅虽成于湿热,毕竟脾虚不能分消水湿,以致郁而成黄。吾用茯苓、薏仁、车前子大剂为君,分消水湿,仍是健脾固气之药,少用茵陈以解湿热,用肉桂引入膀胱,尽从小便而出,无事张皇,而暗解其湿热之横,此方之谵而妙,简而神也。四剂之后减半,加白术一两,煎汤饮之,再用四剂,则瘅愈而无后患矣。

黄瘅之症,原不宜死,然治之不得法,往往生变为死。盖黄瘅外感之湿易治,内伤之湿难医,外感单治湿而瘅随愈,内伤单治湿而瘅难痊。泻水则气愈消,发汗则精愈泄,又何能黄瘅之速愈哉!我有方单治内伤而得黄瘅者,名治内消瘅汤。白术一两,茯苓一两,薏仁一两,茵陈二钱,炒栀子二钱,陈皮五分,水煎服。此方妙在用白术、茯苓、薏仁之多,使健脾又复利水,助茵陈、栀子以消湿热,尽从膀胱内消,不必又去退皮肤之湿,而皮肤之湿自消。大约此方用至十剂,无不消者,不必十剂之外。服十剂减半,去栀子再服五剂,则瘅愈,人亦健旺矣。至妙至神之力,有益无损,可为治内伤而成湿者之法。

产妇感水肿,以致面浮手足浮,心胀者,不治之症也。然而此浮非之水气也,乃虚气作浮耳,若作水湿治之,必死矣。吾今不治水湿,单去健脾,反有生意。方用助气分水汤:白术二两,人参三两,茯苓五钱,薏仁一两,陈皮五分,萝卜子三分,水煎服。此方参、苓、薏、术皆健脾之圣药,陈皮、萝卜子些微以消其胀,脾气健而水湿自行,水湿行而胀自去,胀去而浮亦渐消矣。但此方须多食见效,不可一剂而即责其近功也。

产妇痢疾,而加之呕逆者,必死之症也。盖痢疾亡阴,平人尚非所宜,何况产妇气血之大虚乎?今又加呕逆,则胃中有火,遏抑拂乱,而气血更虚,势必至胃气之绝,不死何待乎?然而胃气有一线未绝,即可救援。吾有一方,不必服药。止须将田螺一个捣碎,入麝香一厘,吴茱萸一分,为细末,掩在脐上,即不呕吐,便庆再生。盖田螺最利水去火,痢疾本是热症,而又加湿也。产妇痢疾,因气血之虚,不可竟用去热散火之药,以虚其虚,今用田螺外治,法至巧也。呕逆一回,速以当归一两,白芍三钱,甘草一钱,枳壳三分,槟榔三分,水煎服。二剂而痢自除,后用独参汤调理可也。

产妇一身发黄者,湿热壅滞而不散,欲治黄而气血更消,欲补虚而湿黄更甚,此方法之穷,而医人束手,亦听其死亡而已矣。虽然湿热之成原本于虚,补虚以治黄症,未有不可,但宜兼治之得法耳。吾有一方,治因虚而发黄者神效,不独治产妇也。方名补虚散黄汤。白术一两,薏仁一两,车前子五钱,茯苓五钱,荆芥一钱,茵陈五分,水煎服。常人非产妇者,茵陈用三钱。此方之妙,健脾以利水,而不耗气,既补虚又去湿,湿去而黄不退者,未之有也。

产妇湿气感中胞络,下阴肿胀,小水点滴不出,死症也。盖水入腹中,必趋膀胱而出之小便,今不由膀胱,而尽入于胎胞之络,是相反不相顺也,如何不死乎?然则予将何法以救之?亦仍利膀胱而已。夫膀胱之能化水者,得肾气以化之也。产妇气血大虚,则肾气亦虚,肾气虚则膀胱之气亦虚,膀胱气虚,故不化水,而水乃入于胎胞而不散,故初急而后肿,肿极而水点滴不出也。吾今不独治膀胱,而先治肾,肾气足而膀胱之气自行,水道自顺也。方用通水散:白术一两,熟地一两,茯苓三钱,山茱萸五钱,薏仁一两,肉桂五分,车前子三钱,人参一两,水煎服。此方补肾而兼补心。盖胎胞上连心,下连肾,吾补其心肾,则胎胞之气通,自不受水,而转输于膀胱矣。况膀胱又因肾气之通,自能化水而消于大小肠,下趋于便门而出,此实有妙用,非泛然以立方也。

产妇水气凌肺,作喘不已者,亦是死症。然治之得法,正不死也。产妇因虚以受水气,原不可全治夫水也。虽作喘不已,似为水气所犯,然徒治其水,则喘且益甚,而治之之法将若何?亦助其脾气之旺,使之无畏乎水,则水自不能凌脾,脾不受凌,喘将何生乎?方用补土宁喘丹:人参一两,白术一两,麦冬一两,茯苓三钱,苏子一钱,水煎服。此方人参补气以健脾,白术利腰以健脾,麦冬养肺以健脾,茯苓、苏子不过借其佐使,以行水止喘而已,然而治喘实有神功也。脾健则土旺,土旺则水不敢泛滥,何至有胀喘之生哉!

热症门

雷公真君曰:热病发狂,如见鬼状者,死症也。与热病不知人,正复相同,然而热症同而死症异也。发狂如见鬼状者,实热也;热病不知人者,虚热也。实热宜泻火,虚热宜清火。热极而至发狂,大约阳明之火居多,火热燔烧,自己之心亦焚,心中自焚,则心之神外越而见鬼矣。非如见鬼也,而实实见鬼耳。人至见鬼,与死为邻矣,将用何药以救之乎？方用火齐汤:石膏一两,元参三两,人参二两,知母一钱,黄连三钱,茯神一两,白芥子三钱,水煎服。此方石膏以降胃火,元参以降浮游之火,知母以降肾火,黄连以降心火,茯神以清心,引诸火从小便而泄出,白芥子以消痰,则神清而心定,然非多加人参,则胃气消亡,又安能使诸药之降火哉？此方之所以妙而神也。一剂而狂止,再剂而不见鬼矣,三剂而火全退也。热病不知人者,虽亦阳明之火,然非尽阳明之火也。乃肝气郁闷,木中之火不得泄,于是木克胃,而胃火亦旺,热气熏蒸,心中烦乱,故不知人。然神尚守于心中,而不至于外越也。方用开知汤:白芍一两,当归一两,甘草兰钱,石膏一两,柴胡一钱,炒栀子五钱,白芥子三钱,菖蒲三钱,麦冬一两,水煎服。此方用归、芍以滋肝,用柴胡以开郁,用石膏、栀子平胃肝之火,用白芥子、麦冬消痰清肺,用菖蒲启心中之迷,自然热去而心安,又何至闷乱不知人哉？故一剂顿解,二剂痊愈也。

人有火盛之极,舌如芒刺,唇口开裂,大渴呼饮,虽非伤寒之症所得,而人患此病,即不身热,亦去死不久也。白虎汤亦可救,但过于太凉,恐伤胃气,往往有热退而生变,仍归于亡,故白虎汤不可轻投也。我有一方,名曰清凉散。元参二两,麦冬一两,甘菊花五钱,青蒿五钱,白芥子三钱,生地三钱,车前子三钱,水煎服。此方妙在元参为君,以解上焦之焰;麦冬为臣,以解肺中之热;甘菊、青蒿为佐,以消胃中之火;尤妙车前子、白芥、生地为使,或化痰,或凉血,尽从膀胱以下泻其大热之气。是上下之间,无非清凉,而火热自散,又不损胃,故能扶危而不至生变也。

产妇产半月,忽然大汗如雨,口渴舌干,发热而躁,有似伤寒症者,死症也。若作伤寒治之,无不死矣。此乃内水干枯,无血以养心阳,气无阴不化,乃发汗亡阳而身热耳。故口虽渴而不欲饮水,舌虽干而苔又滑甚,心躁而不至发狂,此所以异于伤寒之外症也。此时急用人参二两,当归二两,黄芪二两,桑叶三十片,北五味一钱,麦冬五钱,水煎服。方名收汗丹。参、归、黄芪大补其气血,麦冬、五味清中有涩,佐桑叶止汗,实有神功。盖此等虚汗,非补不止,而非涩亦不收也。故一剂而汗止,二剂而汗收,起死回生,非此方之谓乎!

燥症门

雷公真君曰:血燥肺干,又生痈疽者,多不可救,恐无血以济之也。此等病多得之膏粱之人,纵情房帏,精血大耗,又忍精而战,精不化而变为脓血,乃阴毒,非阳毒也。如以治阳毒法治之,则死矣。我今特留奇方,名化痈汤。金银花五两,荆芥三钱,白芥子三钱,肉桂三分,当归三两,元参三两,水煎服。一剂而阴变阳矣,二剂而未溃者全消,已溃者生肉,三剂即愈,四剂收功,神效之极。倘疮口大溃大烂,已成坏症者,肯服吾方,亦断无性命之忧,坚守长服,断必收功。盖此方消毒而不散气,尚补而不尚攻,治阴毒之痈疽,实有鬼神莫测之妙。

血崩之后,口舌燥裂,不能饮食者死。盖亡血自然无血以生精,精涸则津亦涸,必然之势也。欲使口舌干者重润,必须使精血之竭者重生。补精之方,六味丸最妙。然而六味丸,单补肾中之精,而不能上补口舌之津也。虽补肾于下,亦能通津于上,然终觉缓不济急。吾今定一奇方,上下兼补,名上下相资汤。熟地一两,山茱萸五钱,葳蕤五钱,人参三钱,元参三钱,沙参五钱,当归五钱,麦冬一两,北五味二钱,牛膝五钱,车前子一钱,水煎服。此方补肾为君,而佐之补肺之药,子母相资,上下兼润,精生而液亦生,血生而津亦生矣,安在已死之症,不可庆再生耶!

燥症,舌干肿大,溺血,大便又便血不止,亦是死症。盖夏感暑热之毒,至秋而燥极,肺金清肃之令不行,大小便热极而齐便血也。论理见血宜治血矣,然而治血,血偏不止,反至燥添而不可救。吾不治血,专治燥,方用兼润丸:熟地一两,元参二两,麦冬二两,沙参二两,车前子五钱,地榆三钱,生地五钱,当归一两,白芍一两,水煎服。一剂轻,二剂血止,便有生机也。此方纯是补血妙品,惟用地榆以清火,车前子以利水,火清水利,不必治血,血自止也。

干燥火炽,大肠阴尽,遂至粪如羊屎,名为肠结,不治之症也。然而阴尽即宜死,今不死而肠结,是阴犹未尽也。真阴一日不尽,则一日不死,一线不绝,则一线可生。吾有奇方,专补其阴,使阴生而火熄,阴旺而肠宽也。方用生阴开结汤:熟地二两,元参一两,当归一两,生地五钱,牛膝五钱,麦冬五钱,山茱萸五钱,山药三钱,肉苁蓉五钱,酒洗淡,水煎服。一连数剂,肠结可开,粪即不如羊屎矣,可望再生。然必须日日一剂,三月终,改用六味地黄汤,或不用汤,而用丸调理岁余,永不肠结之苦也。

燥症干甚,小肠细小,不能出便,胀甚欲死者,亦不治之症也。而我欲治之者何?盖小肠之开合,小肠不得而司令,肾操其权也。倘徒治小肠，则小肠益虚，失其传导之官，而胀且益甚。我今不治小肠而专治肾，则肾气开，小肠亦开也。方名治本消水汤。熟地二两，山茱萸一两，车前子五钱，麦冬一两，北五味二钱，茯苓五钱，牛膝三钱，刘寄奴三钱，水煎服。一剂少通，再剂肠宽，小便如注矣。方用熟地、山茱萸以补肾，麦冬、五味补肺气，以使清肃之气下行于膀胱，茯苓、车前子分消水势，牛膝、刘寄奴借其迅速之气，导其下行，而不使上壅，此肾气通，水亦顺也。

肺燥复耗之，必有吐血之苦，久则成肺痿矣，如何可治？然我乘其未痿之前而先治之，何尽至于死乎？方用救痿丹：麦冬三两，元参三两，金银花三两，白芥子三钱，桔梗三钱，生甘草三钱，水煎服。此方专资肺气，虽用金银花之解毒，仍是补阴之妙药，故肺痿可解，而吐血之症又不相犯。倘专治肺痿，则肺痿未必愈，而血症重犯，不可救药矣，故必用吾方而肺痿可愈也。

燥极生风，手足牵掣者，死症也。盖脾胃干枯，不能分荫于手足，故四肢牵掣而动。风生于火，肝木又加燥极，复来克土，则脾胃更虚，愈难滋润于手足，而牵掣正无已时也。方用润肢汤：人参一两，元参一两，当归一两，白芍一两，炒栀子三钱，麦冬一两，山药五钱，水煎服。一剂少安，再剂渐定，三剂而风止矣。此方用人参、山药生胃以健脾，归、芍平肝以生血，麦冬以生肺气，元参、炒栀子清火去风，兼且解燥，内热既除，外症牵掣自愈，死症可望生也。

燥热之极，已生膹郁之症，不可起床者，不治之症也。膹郁者，两胁胀满，不可左右卧，而又不能起床。此肝经少血，而胃气干枯，久之肾气亦竭，骨中无髓，渐成痿废，如何可治？不知此症起于夏令之热,烁尽肺金之津,不能下生肾水,遂至肾水不能生肝木,木不能生心火,火不能生脾土,而成臌郁也。然则只救肺肾,而脾胃不治自舒矣。方用金水两资汤:熟地一两,山茱萸五钱,麦冬一两,北五味二钱,人参一两,白芍一两,水煎一服。此方虽曰金水两资,实肾肝肺三经同治。盖补肺肾则金有源,燥症自润。若不平肝木,则胃气难生,未易生精生液,欲骨坚能步,胁安能卧,不易得矣,所以补肾补肺之中,不可无治肝之圣药。白芍最能平肝,且能生血,用之于补肾补肺之中,更善调剂,而奏功更神也,久服自有生机,但不可责其近效耳。

燥极口吐白血者,不治之症也。夫血未有红者也,如何吐白?不知久病之人,吐痰皆白沫者,乃白血也。吐白沫何以名白血?以其状如蟹涎,绝无有败痰存乎其中,实血而非痰也。世人不信,取所吐白沫,露于星光之下,一夜必变红矣。此沫出于肾,而肾火挟之沸腾于咽喉,不得不吐者也。虽是白沫而实肾中之精,岂特血而已哉!苟不速治,则白沫变成绿痰,无可如何矣。方用六味地黄汤:熟地一两,山茱萸五钱,山药五钱,丹皮二钱,泽泻二钱,茯苓五钱,麦冬一两,北五味一钱,水煎服。日日服之,自然白沫止而化为精也,沫化为精则生矣。

燥极一身无肉,嗌干面尘,体无膏泽,足心反热者,亦不治之症也。此血干而不能外养,精涸而不能内润耳。吾有奇方,实可救之,名曰安润汤。当归五钱,白芍五钱,熟地一两,川芎二钱,麦冬五钱,牛膝三钱,人参三钱,桑叶三十片,水煎服。此四物汤而加味者也。妙在加人参、桑叶,则四物更加大补,一身之气血无不润,又何至干燥之苦哉!

燥症善惊,腰不能俯仰,丈夫癫疝,妇人小腹痛,目盲眦突者,不治之症也。然予谓可治者,以诸症皆肾病也。肾虚可补,补肾则心中有血,可以止惊,补肾则腰中有精,可以俯仰,补肾则任督有水,男子去疝,而女子可去痛,又何患目盲眦突之小症乎?予今特传一方,名资本润燥汤。熟地二两,桑叶三十片,山茱萸五钱,沙参一两,白术一两,甘菊花三钱,水煎服。此方纯是补肾,而少佐之健脾者何也?善燥甚必口渴,口渴必多饮水,水多则腰必有水气而不得散。白术最利腰脐,又得熟地补肾之药,则白术不燥,转得相助以成功,此立方之妙也。倘遇此等病,即以吾方投之,未有不生者。

燥症咳嗽,已伤肺矣,复加吐血吐脓,乌得不死,而必欲生之迂矣。不知燥症以致咳嗽,原是外感,非比内伤,虽吐脓血,亦因咳嗽之伤而来。救咳嗽而肺金有养,嗽止而脓血亦消也。方用养肺救燥丹:麦冬三两,金银花三两,元参三两,甘草三钱,天门冬三钱,桔梗三钱,水煎服。此方单入肺经以润津液,兼消浮火而止脓血,内气既润,外感又除,何愁死症之难制哉!

产后血燥而晕,不省人事,此呼吸危亡时也。盖因亡血过多,旧血既出,新血不能骤生,阴阳不能接续,以致如此。方用救晕至圣丹:人参一两,当归二两,川芎一两,白术一两,熟地一两,炒黑干姜一钱,水煎服。人参以救脱,归、芎以逐瘀生新,熟地、白术利腰脐而补脾肾,黑姜引血经以止晕,一剂便可获效,夺死为生,真返魂之妙方也。

产妇产后,大便燥闭,欲解不能,不解不可,燥躁身热者,往往不救。盖此症因亡血过多,肠中无肾水以相资,所以艰涩而不得出,一用大黄下之,鲜不死矣。必须用地黄汤大补之,亦有生者。但不论服之效与不效,日日与服一剂,或四五日,或十余日,自然大便出而愈,切勿见其一二服不效,即用降火之剂以杀之也。吾今酌定地黄汤:熟地二两,山茱萸一两,山药五钱,丹皮五钱,泽泻三钱,茯苓三钱,麦冬一两,北五味一钱,水煎服。照吾分两,治大便燥结俱妙,不独产发产后之闭结也。

产妇产后,失血衄血,症俱不治,盖血少而又耗之也。然肯服六味地黄丸,亦能不死。而予更有奇方,名止失汤:人参一两,当归五钱,麦冬三钱,山茱萸五钱,三七根末三钱,水煎调服。一剂而血止,再剂而有生气矣。此方补气血以顾产,滋肺脉以救燥,止血以防脱,用之咸宜,所以奏功独神,胜于六味汤也。

产后血燥成瘰症者,乃产怯也。亦缘产时,失于调理,故在瘰瘵,如何可治?亦于未成之先,而急治之乎?或于一月之外,见怯弱而不能起床者,急用救瘵丹救之:熟地一两,当归一两,黄芪一两,人参一两,鳖甲五钱,山茱萸五钱,麦冬一两,白芍五钱,白芥子一钱,水煎服。此方气血双补,不寒不热,初起瘰瘵最宜,而产后尤能奏效。乘其初起,投以此方,无不生者。万勿因循,至于日久而不可救也。

产后血崩不止,口舌燥裂,不治之症也。然以大补药救之,往往有生者。予有奇方,名定崩救产汤。人参一两,当归一两,黄芪一两,白术一两,三七根末三钱,水煎服。此方亦补气血,不纯去止崩,而血自止,所以为妙。止三七根末乃止崩之味,然又是补药,同群共济,收功独神,血崩止而口舌燥裂亦愈也。倘惟图止崩,不去补虚,则血崩不止而死矣。

内伤门

雷公真君曰：凡人忽然碎倒不知人，口中痰声作响，人以为中风也。谁知是气虚，若作风治，未有不死者。盖因平日不慎女色，精亏以致气衰，又加起居不慎，故一时猝中，有似乎风之吹倒也。方用培气汤：人参一两，白芥子三钱，黄芪一两，白术一两，茯神五钱，菖蒲二钱，附子一钱，半夏二钱，水煎服。此方补气而不治风，消痰而不耗气，反有生理。一剂神定，二剂痰清，三剂痊愈。

凡人有一时昏眩，跌倒，痰声如锯，奄乎不知人。此似中风，而非中风，不可作真中风治也。虽然不可作中风治，但其中有阴虚阳虚之不同。阴虚者，肾中之水虚，不能上交于心也。阳虚者，心中之火虚，不能下交于肾也。二症各不能使心气之清，往往猝倒。更有肝气过燥，不能生心中之火猝倒者，亦阴虚也。更有胃气过热，不能安心中之火而猝倒者，亦阳虚也。辨明四症而治之，毋难起死回生。阴虚虽有二症，而治阴虚之法，止有一方，名再苏丹。熟地二两，山茱萸一两，元参一两，白芥子三钱，柴胡一钱，菖蒲一钱，麦冬一两，北五味一钱，茯神五钱，水煎服。一剂而苏醒，再剂而声出，十剂而痊愈矣。此方之妙，全不去治中风，竟大补其肾中之水，使真水速生，自能上通心中之气。尤妙滋肺中之气，不特去生肾水，更能制伏肝木，不来下克脾土，则脾土运用，而化精尤易，至于茯神、菖蒲安心而通心窍，柴胡舒肝以生心气，使白芥子易于消痰，使元参易于解火，实有妙用耳。

阳虚须用二方，一方治心中火虚，不能下交于肾也。方名交肾全生汤。人参一两，生半夏三钱，附子三钱，菖蒲一钱，茯神五钱,生枣仁一两,白术一两,甘草一钱,水煎服。下喉即痰净而声出矣,连服数剂,安然如故。此方妙在人参、白术、附子、半夏同用,直补心脾之气而祛痰,则气旺而神易归,阳生而痰易化矣。尤妙在用生枣仁一两,则心清不乱,况又有菖蒲、茯神之通窍而安心,甘草之和中而调气乎?主见死症之变为生矣。一方名抑火安心丹,治胃热而不能安火之症也。人参一两,石膏五钱,天花粉五钱,茯神一两,菖蒲一钱,麦冬三钱,元参一两,水煎服。一剂而心定,再剂而火消,三剂病痊愈矣。此方妙在用石膏于人参、茯苓之中,补心而泻胃火,则火易消,气又不损,况天花粉之消痰,菖蒲之开窍,又佐之各得其宜,有不定乱而为安乎?以上四症,虚实寒热不同,苟细悉之于胸中,断不至临症之错误也。

更有中风之症,口渴引饮,眼红气喘,心脉洪大,舌不能言,又不可作气虚治之,倘作气虚用参、芪之药,去生亦远。此乃肾虚之极,不能上滋于心,心火亢极自焚,闷乱遂至身倒,有如中风也。法当大补肾水,而佐之清心祛火之药,自然水足以济火。方用水火两治汤:熟地一两,山茱萸五钱,麦冬一两,五味子二钱,当归一两,生地一两,元参一两,茯神三钱,黄连二钱,白芥子三钱,水煎服。此方补肾兼补肝,肝肾足而心血生,又得祛火之剂以相佐,火息而痰消,喘平而舌利,何至有性命之忧哉!

心痛之症有二:一则寒气侵心而痛,一则火气焚心而痛。寒气侵心者,手足反温;火气焚心者,手足反冷,以此辨之最得。寒痛与火痛不同,而能死人则一。吾传二方,一治寒,一治热,无不效应如响。治寒痛者,名散寒止痛汤。良姜三钱,肉桂一钱,白术三钱,甘草一钱,草乌一钱,苍术三钱,贯仲三钱,水煎服。此方妙在用管仲之祛邪,二术之祛湿,邪湿去而又加之散寒之品,自然直中病根,去病如扫也。治热痛者,名泻火止痛汤。炒栀子三钱,甘草一钱,白芍二两,半夏一钱,柴胡一钱,水煎服。此方妙在用白芍之多,泻水中之火,又加栀子直折其热,而柴胡散邪,半夏逐痰,甘草和中,用之得当,放奏功如神也。二方皆一剂奏效,可以起死为生。

胁痛之症,乃肝病也。肝宜顺而不宜逆,逆则痛,痛而不止则死矣。故治胁痛必须平肝,平肝必须补肾,肾水足而后肝气有养,不必治胁痛,胁痛自平也。方用肝肾兼资汤:熟地一两,白芍二两,当归一两,白芥子三钱,炒栀子一钱,山茱萸五钱,甘草三钱,水煎服。此方补肝为君,补肾为佐,少加清火消痰之味,自然易于奏效,一剂而痛定矣。

腹痛之最急者,绞肠痧也。世人惧用官料药,殊不知药能去病,何畏官料哉!吾有一方最妙,不用官料之味,而功力十倍胜之。方用马粪一两,炒黑,入黄土一撮,微妙,用黄酒乘热服五钱,一剂即痛去如失。盖马粪最善止痛,而治腹痛尤神。用黄土者,因马粪过行之迅速,得土而少迟,且黄土与脾土同性相亲,引之入于病处,使马粪易于奏功也。况又用黄酒佐之,则无微不达,非吐则泻,气一通而痛辄定矣。

阴阳脱症,乃男女贪欢,尽情纵送,以致兴酣畅美,一时精脱而不能禁也。少治之缓,则精尽气散而死矣。夫症本脱精,自当益精以救脱,然精不能速生也。此时精已尽泄,惟有生存,然精尽而气亦甚微,不急补其气,何以生元阳而长真水哉!方用生气救脱汤:人参三两,附子一钱,黄芪三两,熟地一两,麦冬一两,北五味一钱,水煎服。此方大用参、芪,补元阳于无何有之乡,加熟地、麦冬以生精,加五味以止脱,加附子温经以走经络,庶几气旺而神全,精生而身旺也。倘不补气而惟补精,则去生远矣。

人有小解之时,忽然昏眩而倒者,亦阴阳之气脱也。此症多得之入内过于纵欲。夫纵欲宜即亡于男女之身,兹何以离男女而暴亡?盖亡于男女之身,乃泄精甚酣,乐极情浓使然也。离男女而亡者,乃泄精未畅,平日肾气销亡,肾火衰弱,既泄其精,更加虚极,故气随小便而俱绝,二症虽异而实同。救法亦不必大异,惟死于男女之身,桂、附可不必重加,而脱于小便之顷,桂、附断须多用,至人参则二症皆当用至二三两。予有一方,名逢生丹。人参二两,附子二钱,白术一两,菖蒲一钱,半夏一钱,生枣仁一两,水煎服。此方妙在人参急救其气,以生于无何有之乡,加附子以追其散亡之气,菖蒲启心窍而还迷,半夏消痰饮而辟邪,尤妙用白术以利腰脐而固肾气之脱,用枣仁以安魂魄而清心君之神,自然绝处逢生也。此方阴阳脱,俱可兼治而收功。

怔忡之症,扰扰不宁,心神恍惚,惊悸不已,此肝肾之虚,而心气之弱也,若作痰治,往往杀人。盖肾虚以致心气不交,心虚以致肝气益耗,不治虚而反功痰,安得不速死乎?吾有一方,名宁静汤。人参一两,白术五钱,白芍一两,熟地一两,元参一两,生枣仁五钱,白芥子三钱,麦冬五钱,水煎服。此方一派补心肝肾之药,三经同治,则阴阳之气自交,上下相资,怔忡自定,而惊悸恍惚之症,亦尽除矣。怔忡治之不得法,多致危亡。此症乃因泄精之时,又得气恼,更不慎色而成者也。似乎宜治肾为主,不知愈补肾而心气愈加怔忡者何故?因肝得气恼,肝气大旺,补肾则肝气更旺,反去增心之火,故愈加怔忡也。然则心不可补乎?心不补则火不能息,补心而又加去火之药,则得生矣。方用化忡丹:人参二钱,麦冬五钱,生枣仁二钱,白芍五钱,元参五钱,茯神五钱,黄连一钱,白芥子一钱,甘草五分,水煎服。此方妙在不去定心,反去泻火,尤妙在不去泻肝,反去补肝,尤妙在不去补肾,反去补肺。盖泻心火,即所以定心气也。补肝气则肝平,肝平则心亦平;补肺气则肺旺,能制肝经之旺矣。制服相宜,自然心气得养,而怔忡有不痊愈者乎!

痨病最难治者,痨虫尸气也。此症感之日久,遂至生虫,而蚀人脏腑,每至不救。灭门灭户,传染不已,若不传方救之,则祸且中于后世。我有奇方,久服自然消除,名救痨杀虫丸。鳖甲一斤,醋炙,茯苓五两,山药一斤,熟地一斤,白薇五两,沙参一斤,地骨皮一斤,人参二两,山茱萸一斤,白芥子五两,鳗鱼一斤,煮熟。先将鳗鱼捣烂,各药研末,米饭为丸。每日更时服一两,半料即虫化为水矣。此方大补真阴,全非杀虫伤气之药,然补中用攻,而虫又潜消于乌有,真治痨神方也。

离魂之症,乃魂出于外,自觉吾身之外,更有一吾,此欲死未死之症。然而魂虽离,去身未远,尚有可复之机,盖阴阳未至于决绝也。急用定魂全体丹救之:人参一两,茯神五钱,柏子仁三钱,生枣仁一两,远志一钱,白芥子三钱,丹砂一钱,当归一两,白术一两,甘草一钱,麦冬五钱,龙齿末五分,水煎服。此方救心气之虚,心虚而后魂离,心气足而魂自定,况方中又用引魂合一之味于补虚之中乎?所以一剂即见功也。

反胃有食入而即出者,此肾水虚,不能润喉,故喉燥而即出也。有食久而反出者,此肾火虚,不能温脾,故脾寒而反出也。治反胃者,俱当治肾,但当辨其有火无火之异,则死症可变为生也。治反胃之症,莫妙用仲景地黄汤,但无火者,加附子、肉桂,则效验如响。然而世人亦有用仲景方而不验者,何也? 以所用之不得其法,而非方之不神也。我今酌定二方,一治无火而反胃者,熟地二两,山茱萸一两,附子三钱,茯苓三钱,泽泻三钱,丹皮三钱,肉桂三钱,山药六钱,水煎服。一治有火而反胃者,熟地二两,山茱萸五钱,山药一两,泽泻三钱,丹皮三钱,茯苓五钱,麦冬五钱,北五味二钱,水煎服。二方出入加减,自然治反胃有神功也。

反胃之症,虽一时不能遽死,然治之不得其宜,亦必死而后已。反胃多是肾虚无火,故今日食之,至明日尽吐,即《内经》所谓食入即出是也。夫食入于胃中而吐出,似乎病在胃也。谁知胃为肾之关门,肾病而胃始病。饮食之人于胃,必得肾水以相济,而咽喉有水道之通,始上可输挽,下易运化。然而肾中无火,则釜底无薪,又何以蒸腐水谷乎? 此肾寒而脾亦寒,脾寒不能化,必上涌于胃,而胃不肯受,则涌而上吐矣。方用定胃汤:熟地三两,山茱萸二两,肉桂三钱,茯苓三钱,水煎服。一剂而吐止,十剂而病痊愈。此治朝入暮吐,暮服朝吐者也。倘食下即吐,又不可用肉桂。加麦冬一两,北五味子一钱,亦未尝不效应如响。盖二方全是大补肾中之水火,而不去治胃,胜于治胃也。

失血之症,有从口鼻出者,有从九窍出者,有从手足皮毛之孔而出者,症似各异。吾有一方,可统治之,名收血汤。熟地二两,生地一两,荆芥一钱,三七根末三钱,当归一两,黄芪一两,水煎服。此方补血而不专补血,妙在兼补气也,止血而不专止血,妙在能引经也。血既归经,气又生血,自然火不沸腾,相安无事,何至有上中下之乱行哉!故无论各症用之而皆效也。

癫痫之症,多因气虚有痰,一时如暴风疾雨,猝然而倒,口吐白沫,作牛羊马声。种种不同,治之不得法,往往有死者。吾今留一方,名祛痰定癫汤。人参三钱,白术五钱,白芍五钱,茯神三钱,甘草一钱,附子一片,半夏三钱,陈皮一钱,菖蒲三钱,水煎服。此方参、术、茯、芍,皆健脾平肝之圣药;陈皮、半夏、甘草,不过消痰和中;妙在用附子、菖蒲,以起心之迷,引各药直入心窍之中,心清则痰自散,而癫痫自除矣。既不耗气,又能开窍,安有死法哉!

中邪遇鬼,亦阳气之衰也。阳气不衰,则阴气不能中人,况鬼祟乎!惟阳气衰微,而后阴鬼来犯,治之又何可不补其正气哉!倘或止治痰以逐邪,而不加意于元阳之峻补,则气益虚而邪且不肯轻退,反致死亡之速矣。我今传一方,名扶正辟邪丹。人参一两,当归一两,茯苓五钱,白术二两,菖蒲一钱,半夏三钱,白芥子三钱,丹参五钱,皂角刺五分,山羊血五分,附子一钱,水煎服。此方山羊血、皂角刺,开关之圣药也;半夏、白芥子,消痰之神剂也。然不多用人参各补药,以回阳补气,必不能起死回生。大约用此方,一剂便觉鬼去,二剂而痰消人健矣。

中恶之症,乃中毒气也,犯之亦不能救。如犯蛇毒之气,与各虫之毒气也,其症肚胀腹大,气满口喘,身如燥裂而不可忍之状,大便闭结,小便黄赤,甚则阴头胀大,疼痛欲死。此等症必须消毒,不可骤用补剂,犯则杀人。吾今酌定奇方,治之最效而且最神,名解恶神丹。金银花三两,生甘草三钱,白矾五钱,白芷三钱,水煎服。此方解恶而不伤气,化毒于无形,实有妙用。大约中恶之症,服吾方不须二剂,便可庆生全也。

晕眩似乎小症,然而大病皆起于晕眩。眼目一时昏花,卒致猝倒而不可救者,比比也。故世人一犯晕眩之症,治之不可不早。吾今传一奇方,名防眩汤。人参三钱,白术一两,当归一两,熟地一两,川芎五钱,白芍一两,山茱萸五钱,半夏三钱,天麻二钱,陈皮五分,水煎服。此方单治气血之虚,不治头目之晕。盖气血足则阴阳和,阴阳和则邪火散,又何虑晕眩之杀人哉! 多服数剂,受益无穷,不可见一二剂不能收功,便弃之而不用也。

呕吐之症,一时而来,亦小症也。然而倾胃而出,必伤胃气,胃气一伤,多致不救。其症有火有寒,火吐宜清火而不可降火,寒吐宜祛寒而不可降寒。盖降火则火引入脾而流入于大肠,必变为便血之症;降寒则寒引入肾而流入于膀胱,必变为遗溺之症矣。我今酌定二方。一治火吐,名清火止吐汤。茯苓一两,人参二钱,砂仁三粒,黄连三钱,水煎服。此方解火退热则呕吐自止,妙在茯苓分消火势,引火缓行于下,而非峻祛于下也。尤妙人参以扶胃气,则胃土自能克水,不必止吐,吐自定也。况又有砂仁之止呕乎,所以一剂而吐止耳。一治寒吐,名散寒止呕汤。白术二两,人参五钱,附子一钱,干姜一钱,丁香三分,水煎服。此方散寒而仍用补脾健土之药,则寒不能上越,而亦不敢下行,势不得不从脐中而外遁也。一剂亦即奏功如响。

泻症,乃水泻也。寒泻宜治,火泻难医,往往有一日一夜泻至数百遍者,倾肠而出,完谷不化,粪门肿痛,泻下如火之热,此亦百千人一病也。然无方救之,必致立亡。我今酌定一方,名截泻汤。薏仁二两,车前子一两,人参三钱,白芍二两,黄连三钱,茯苓五钱,甘草二钱,山芍一两,肉桂三分,水煎服。一剂而泻减半,再剂而泻止,神方也。愈后用六君子汤调治。此等症因火盛之极,挟水谷之味,一直下行,不及传导,所以完谷而出也。若认作脾气之虚,以止塞之,则火益旺而势益急,我乘其势而利导之,则水气分消,火势自散,所以奏功能神。

喘症与短气不同,喘乃外感,短气乃内伤也。短气之症,状似乎喘而非喘也。喘必抬肩,喉中作水鸡之声;短气则不然,喘不抬肩,喉中微微有息耳。若短气之症,乃火虚也,作实喘治之立死矣。盖短气乃肾气虚耗,气冲于上焦,壅塞于肺经,症似有余而实不足。方用归气定喘汤。人参二两,牛膝三钱,麦冬一两,熟地二两,山茱萸五钱,北五味一钱,枸杞子二钱,胡桃一个,破故纸一钱,水煎服。一剂而气少平,二剂而喘可定,三剂而气自平矣。此方妙在用人参之多,下达气原,以挽回于无何有之乡。其余纯是补肾补肺之妙品,子母相生,水气自旺,水旺则火自安于故宅,而不上冲于咽门。此治短气之法,实有异于治外感之喘症也。

喘症不同,有虚喘,有实喘。实喘看其症若重而实轻。用黄芩二钱,麦冬三钱,甘草五分,柴胡一钱,苏叶一钱,山豆根一钱,半夏一钱,乌药一钱,水煎服。一剂喘止,不必再服也。然实症之喘,气大急,喉必作声,肩必抬也。虚喘乃肾气大虚,脾气又复将绝,故奔冲而上,欲绝尚未绝也。方用救绝止喘汤:人参一两,山茱萸三钱,熟地一两,牛膝一钱,麦冬五钱,五味子一钱,白芥子三钱,水煎服。一剂轻,二剂喘止,十剂痊愈。此病实死症也,幸几微之气,流连于上下之间。若用凉药以平火,是速其亡也;然用桂、附以补火,亦速其亡。盖气将绝之时,宜缓续而不宜骤续,譬如炉中火绝,止存星星之火,宜用薪炭引之,若遽投之以硫黄之类,反灭其火矣。更以寒温之物动之,鲜有生气矣。方中妙在一派补肾补肺之药,与人参同用,则直入于至阴之中,而生其气,肾气生而脾气亦生,自能接续于无何有之乡。况人参又上生肺,以助肾之母,子母相生,更能救绝也。

消渴之症,虽分上中下,而肾虚以致渴,则无不同也。故治消渴之法,以治肾为主,不必问其上中下之消也。吾有一方最奇,名合治汤。熟地三两,山茱萸二两,麦冬二两,车前子五钱,元参一两,水煎服。日日饮之,三消自愈。此方补肾而加清火之味,似乎有肾火者宜之,不知消症非火不成也,我补水而少去火,以分消水湿之气,则火从膀胱而出,而真气仍存,所以消症易平也,又何必加桂、附之多事哉!惟久消之后,下身寒冷之甚者,本方加肉桂二钱,亦响应异常。倘不遵吾分两,妄意增减,亦速之死而已,安望其有生哉!消渴之症虽有上中下之分,其实皆肾水之不足也。倘用泻火止渴之药,愈消其阴,必至更助其火,有渴甚而死者矣。治法必须补肾中之水,水足而火自消。然而此火非实火也,实火可以寒消,虚火必须火引,又须补肾中之火,火温于命门,下热而上热顿除矣。方用引火升阴汤。元参二两,肉桂二钱,山茱萸四钱,熟地一两,麦冬一两,北五味子一钱,巴戟天五钱,水煎服。此方火补肾中之水,兼温命门之火,引火归原而水气自消,正不必止渴而渴自除,不必治消而消自愈也。

梦遗之症,久则玉关不闭,精尽而亡矣。世人往往用涩精之药,所以不救。倘于未曾太甚之时,大用补精补气之药,何至于此?我有奇方传世,芡实一两,山药一两,莲子五钱,茯神二钱,炒枣仁三钱,人参一钱,水煎服。此方名保精汤。先将汤饮之,后加白糖五钱,拌匀,连渣同服。每日如此,不须十日,即止梦不遗矣。方中药味平平,淡而不厌,收功独神者,盖芡实、山药固精添髓,莲子清心止梦,茯神、枣仁安魂利水,得人参以运用于无为,不必止梦而梦自无,不必止精而精自断也,又何至于玉关不闭,至于夭亡哉!

痿症不起床席,已成废人者,内火炽盛,以熬干肾水也。苟不补肾,惟图降火,亦无生机。虽治痿独取阳明,是胃火不可不降,而肾水尤不可不补也。我今传一奇方,补水于火中,降火于水内,合胃与肾而两治之,自然骨髓增添,燔热尽散,不治痿而痿自愈。方名降补丹。熟地一两,元参一两,麦冬一两,甘菊花五钱,生地五钱,人参三钱,沙参五钱,地骨皮五钱,车前子二钱,水煎服。此方补中有降,降中有补,所以为妙。胃火不生,自不耗肾中之阴;肾水既足,自能制胃中之热,两相济而两相成,起痿之方,孰有过于此者乎!

凡人有两足无力,不能起立,而口又健饭,如少忍饥饿,即头面皆热,有咳嗽不已者,此亦痿症。乃阳明胃火,上冲于肺金,而肺金为火所逼,不能传清肃之气于下焦,而肾水烁干,骨中髓少,故不能起立,而胃火又焚烧,故能食善饥,久则水尽髓干而死矣,可不急泻其胃中之火哉!然而泻火不补水,则胃火无所制,未易息也。方用起痿至神汤:熟地一两,山药一两,元参一两,甘菊花一两,人参五钱,白芥子三钱,当归五钱,白芍五钱,神曲二钱,水煎服。一剂火减,二剂火退,十剂而痿有起色,三十剂可痊愈也。此方奇在甘菊花为君,泻阳明之火,而又不损胃气,其余不过补肾水,生肝血,健脾气,消痰涎而已。盖治痿以阳明为主,泻阳明然后佐之诸药,自易成功耳。

痹症虽因风寒湿三者之来,亦因身中元气之虚,邪始得乘虚而入。倘惟攻三者之邪,而不补正气,则痹病难痊,必有死亡之祸矣。我今传一方,于补正之中,佐之祛风、祛湿、祛寒之品,则痹症易愈也。方名散痹汤。人参三钱,白术五钱,茯苓一两,柴胡一钱,附子一钱,半夏一钱,陈皮五分,水煎服。此方健脾利湿,温经散风,正气不亏而邪气自散,二剂而痹症如失。

阴蛾之症,乃肾水亏乏,火不能藏于下,乃飞越于上,而喉中关狭,火为得直汇,乃结成蛾,似蛾而非蛾也。早晨痛轻,下午痛重,至黄昏而痛更甚,得热则快,得凉则加,其症之重者,滴水不能下喉。若作外感阳症治之,用山豆根、芩、连、栀子之类,则痛益甚而关不开,有不尽命而死者矣。我今传一方,单补阴虚,用引火归源之法,而痛顿失也。方名化蛾丹。熟地一两,山茱萸一两,附子一钱,车前子三钱,麦冬一两,北五味二钱,水煎服。此方大补肾之水,不治蛾之痛,壮水则火息,引火则痛消,故一剂即可收功,奇绝之法也。

水臌,满身皆水,按之如泥者是。若不急治水,留于四肢而不得从膀胱出,则变为死症而不可治矣。方用决流汤:牵牛二钱,甘遂二钱,肉桂三分,车前子一两,水煎服。一剂而水流斗余,二剂即痊愈,断不可与三剂也,与三剂,反杀之矣。盖牵牛、甘遂,最善利水,又加之车前子、肉桂,引水以入膀胱,但利水而不走气,不使牵牛、甘遂之过猛,利水并走气也。但此二味,毕竟性猛,多服伤人元气,故二剂逐水之后,断宜屏绝,须改用五苓攻,调理二剂,又用六君子汤以补脾可也。更须忌食盐,犯则不救。

气臌,乃气虚作肿,似水臌而非水臌也。其症一如水臌之状,但按之皮肉不如泥耳。必先从脚面肿起,后渐渐肿至不身,于是头面皆肿者有之。此等气臌,必须健脾行气,加利水之药,则可救也。倘亦以水臌法治之,是速之死也。我今传一奇方,名消气散。白术一两,薏仁一两,茯苓一两,人参一钱,甘草一分,枳壳五分,山药五钱,肉桂一分,车前子一钱,萝卜子一钱,神曲一钱,水煎服。日日一剂,初服觉有微碍,久则日觉有效,十剂便觉气渐舒,二十剂而全消,三十剂而痊愈。此方健脾,而仍是利水之品,故不伤气,奏功虽缓,而起死实妙也。然亦必禁食盐,三月后可渐渐少用矣,即秋石亦不可用,必须三月后用之。

虫臌,惟小腹作痛,而四肢浮胀,不十分之甚,而色红而带点,如虫蚀之象,眼下无卧蚕微肿之形,此是虫臌也,必须杀虫可救。然过于峻逐,未免转伤元气,转利转虚,亦非生之之道。方用消虫神奇丹:雷丸三钱,当归一两,鳖甲一两,醋炙,地栗粉一两,鲜者取汁一茶瓯,神曲三钱,茯苓三钱,车前子五钱,白矾三钱,水前服。一剂即下虫无数,二剂虫尽出无留矣。虫去而臌胀有消,不必用三剂也。盖雷丸最善逐虫去秽,而鳖甲、地栗更善化虫于乌有。然虫之生,必有毒结于肠胃之间,故又用白矾以散之。诚虑过于峻逐,又佐之当归以生血,新血生而旧瘀去,更佐之茯苓、车前子,分利其水气,则虫从大便而出,而毒从小便而行,自然病去如扫矣。但此药服地剂后,必须服四君、六君汤去甘草,而善不之调理也。

血臌之症,其由来渐矣。或跌闪而血瘀不散,或忧郁而结而不行,或风邪而血蓄不发,遂至因循时日,留在腹中致成血臌。饮食入胃,不变精血,反去助邪,久则胀,胀则成臌矣。倘以治水法逐之,而症犯非水,徒伤元气;倘以治气法治之,而症犯非气,徒增饱满,是愈治愈胀矣。我有奇方,妙于逐瘀,名水分瘀荡秽汤。水蛭三钱,必须炒黑可用,大约一两炒黑,取末用三钱,当归二两,雷丸三钱,红花三钱,枳实三钱,白芍三钱,牛膝三钱,桃仁四十粒,去皮尖捣碎,水煎服。一服即下血斗余,再服即血尽而愈。盖血臌之症,惟腹胀如鼓,而四肢手足并无胀意,故血去而病即安也。服此方一剂之后,切勿再与二剂,当改用四物汤调理,于补血内加白术、茯苓、人参,补气而利水,自然痊愈。否则血臌虽痊,恐成千枯之症。

血 症

雷公真君曰:凡人有一时忽吐狂血者,人以为火也,多用寒凉药泻火,乃火愈退而血愈多,或用止血药治之,而仍不有不死者矣。当用补气之药,而佐之归经之味,不必止而自止矣。方用引血汤:人参五钱,当归一两,炒黑荆芥三钱,丹皮二钱,水煎服。一剂而血无不止。此方妙在不专去补血,反去补气补血,尤妙在不单去止血,反去行血以止血。盖血逢寒则凝滞而不行,逢散则归经而不逆,救死于呼吸之际,此方实有神功也。

人有大怒而吐血者,或倾盆而出,或冲口而来,一时昏晕,亦生死顷刻也。倘以止血药治之,则气闷而不能安;倘以补血药治之,则胸痛而不可受,往往有变症蜂起而毙者,不可不治之得法也。方用解血平气汤:白芍二两,当归二两,荆芥炒黑三钱,柴胡八分,红花二钱,炒栀子三钱,甘草一钱,水煎服。一剂而气舒,二剂而血止,三剂而病痊愈。盖怒气伤肝,不能平其气,气愈旺而血愈吐矣。方中芍药多用之妙,竟去平肝,又能舒气,荆芥、柴胡皆引血归经之味,又适是开郁宽胁之剂,所以奏功甚速,而止血实神,全非用当归补血之故,当归不过佐芍药以成功耳。

凡人有血崩不止者,妇人之病居多,亦一时昏晕,或有不知人而死者。此病多起于贪欲,若治之得法,日有止涩之药,未有不轻变重而重变死者。方用安崩汤治之:人参一两,黄芪一两,白术一两,三七根末三钱,水煎,调三七根末服之。一剂即止崩,可返危为安也。盖崩血之后,惟气独存,不补气而单补血,缓不济事,今亟固其欲绝之气,佐之三七以涩其血,气固而血自不脱也。

腹　痛

雷公真君曰:凡人有腹痛不能忍,按之愈痛,口渴饮冷水则痛止,少顷依然大痛,此火结在大小肠,若不急治,亦一时气绝。方用定痛至神汤:炒栀子三钱,甘草一钱,茯苓一两,白芍五钱,苍术三钱,大黄一钱,厚朴一钱,水煎服。此方妙在舒肝经之气,用白芍、甘草和其痛。尤妙多有茯苓为君,以利膀胱之水,更在栀子以泻郁热之气。又恐行之欠速,更佐之大黄,走而不守,则泻火逐瘀,尤为至神也。

喉　痛

雷公真君曰：凡人有咽喉忽肿作痛，生双蛾者，饮食不能下，五日不食即死矣。但此症实火易治，而虚火难医。实火世人已有妙方，如用山豆根、芩、连、半夏、柴胡、甘草、桔梗、天花粉治之立消。惟虚火乃肾火不藏于命门，浮游于咽喉之间，其症亦如实火，惟夜重于日，清晨反觉少轻，着实火清晨反重，夜间反轻。实火，口燥舌干而开裂；虚火，口不甚渴，舌滑而不裂也。以此辨症，断不差错。此种虚痛，若亦以治实火之法治之，是人已下井，而又益之石也。故不特不可用寒凉，并不可用发散。盖虚火必须补也，然徒补肾水，虽水能制火，可以少差，而火势太盛，未易制伏，又宜于水中补火，则引火归源而火势顿除，有消亡于顷刻矣。方用引火汤：熟地一两，元参一两，白芥子三钱，山茱萸四钱，北五味二钱，山药四钱，茯苓五钱，肉桂二钱，水煎服。一剂而痰声静，痛顿除，肿亦尽消，二剂痊愈。盖熟地、山茱萸、五味之类，纯是补肾水圣药，茯苓、山药又益精而利水，助肉桂之下得，元参以消在上之浮火，白芥子以消壅塞之痰，上焦既宽，而下焦又得肉桂之热，则龙雷之火有不归根于命门者乎？一剂便生，真有鬼神莫测之机，又胜于八味地黄汤也。倘喉肿闭塞，勺水不能下，虽有此神方，将安施乎？我更不法，用附子一个，破故纸五钱，各研末，调如糊作膏，布摊如膏药，大如茶钟，贴脚心中央，以火烘之一时辰，喉即宽而开一线路，可以服药矣，又不可不知此妙法也。

气 郁

雷公真君曰:凡人有郁郁不乐,忽然气塞而不能言,苟治之不得法,则死矣。夫郁症未有不伤肝者也,伤肝又可伐肝乎?伐肝是愈助其郁,郁且不能解,又何以救死于顷刻哉?方用救肝开郁汤:白芍二两,柴胡一钱,甘草一钱,白芥子三钱,白术五钱,当归五钱,陈皮二钱,茯苓五钱,水煎服。一剂而声出,再剂而神安,三剂而郁气尽解。此方妙在用白芍之多至二两,则直入肝经,以益其匮乏之气,自然血生而火熄。又用白术、当归健土以生血,柴胡以解郁,甘草以和中,白芥子以消膜膈之痰。又妙在多用茯苓,使郁气与痰涎尽入于膀胱之中,而消弭于无形也。倘人有郁气不解,奄奄黄瘦,亦急以吾方治之,何至变生不测哉!

癫 症

雷公真君曰:癫病之生也,多生于脾胃之虚寒,脾胃虚寒,所养水谷,不变精而变痰,痰凝胸膈之间不得化,流于心而癫症生矣。苟徒治痰而不补气,未有不速之死者。方用祛癫汤:人参五钱,白术一两,肉桂一钱,干姜一钱,白芥子五钱,甘草五分,菖蒲五分,半夏三钱,陈皮一钱,水煎服。此方用人参、白术专补脾胃,用桂、姜以祛寒邪,用白芥子、半夏以消顽痰,用甘草、菖蒲以引入心而开窍,自然正气回而邪痰散。一剂神定,再剂神旺,又何癫病之不能愈哉!惟是花癫之症,乃女子思想其人而心邪,然亦因脾胃之寒而邪入也。本方加入白芍一两,柴胡二钱,炒栀子三钱,去肉桂,治之亦最神,一剂而癫止矣。盖柴胡、白芍、炒栀子，皆入肝以平木，祛火而散郁，故成此奇功也。

狂　症

雷公真君曰：狂病有伤寒得之者，此一时之狂也。照仲景张公伤寒门治之，用白虎汤以泻火矣。更有终年狂病而不愈者，或欲拿刀杀人，或欲见官而大骂，亲戚之不认，儿女之不知，见水则大喜，见食则大怒，此乃心气之虚，而热邪乘之，痰气侵之，遂成为狂矣。此等症欲泻火，而火在心之中不可泻也；欲消痰，而痰在心之中不易消也。惟有补脾胃之气，则心自得养，不必祛痰痰自化，不必泻火火自无矣。方为化狂丹，人参一两，白术一两，甘草一钱，茯神一两，附子一分，半夏三钱，菖蒲一钱，菟丝子三钱，水煎服。一剂钱定，再剂病痊。此方妙在补心脾胃之三经，而化其痰，不去泻火。盖泻火则心气愈伤，而痰涎愈盛，狂将何止乎？尤妙用附子一分，引补心消痰之剂，直入心中，则气尤易补，而痰尤易消，又何用泻火之多事乎？此所以奏功如神也。

呆　病

雷公真君曰：呆病如痴，而默默不言也，如饥而悠悠如失也。意欲癫而不能，心欲狂而不敢，有时睡数日不醒，有时坐数日不眠，有时将已身衣服密密缝完，有时将他人物件深深藏掩，与人言则无语而神游，背人言则低声而泣诉，与之食则厌薄而不吞，不与食则吞炭而若快。此等症虽有祟凭之，实亦胸腹之中，无非痰气。故治呆无奇法，治痰即治呆也。然而痰势最盛，呆气最深，若以寻常二陈汤治之，安得获效？方用逐呆仙丹：人参一两，白术二两,茯神三两,半夏五钱,白芥子一两,附子五分,白薇三钱,菟丝子一两,丹砂三钱,研末。先将各药煎汤,调丹砂末与半碗,彼不肯服,以炭绐之,欣然服矣。又绐之,又服半碗,然后听其自便。彼必倦怠欲卧矣,乘其睡熟,将其衣服被褥尽行火化,单留身上所服之衣,另用新被盖之,切不可惊醒。此一睡,有睡至数日者,醒来必觅衣而衣无,觅被而被非故物,彼必大哭,然后又以前药与一剂,必不肯服,即绐之炭,亦断不肯矣,不妨以鞭责之,动其怒气,用有力之人,将前药执而灌之,彼必大怒,已而又睡去矣。此时断须预备新鲜衣服被褥等项,俟其半日即醒,彼见满房皆是新人,心中恍然如悟,必又大哭不已,诸人当好言劝之,彼必说出鬼神之事。亲人说幸某人治疗,已将鬼神尽行行祛遣,不必再虑,彼听之欣然而病亦痊愈矣。此方之妙,妙在大补心脾。以茯神为君,使痰在心者尽祛之而出,其余消痰之药,又得附子引之,无经不入,将遍身上下之痰,尽行祛入膀胱之中,而消化矣,白薇、菟丝子,皆是安神妙药,而丹砂镇魂定魄,实多奇功,所以用之而奏效也。

厥　症

雷公真君曰:人有忽然发厥,口不能言,眼闭手散,喉中作酣声,痰气甚盛,有一日即死者,有二三日而死者。此厥多犯神明,然亦因毒有痰气而发也。治法自宜攻痰为要,然徒攻痰而不开心窍,亦是徒然。方用启迷丹:生半夏五钱,人参五钱,菖蒲二钱,菟丝子一两,甘草三分,茯神三钱,皂角荚一钱,生姜一钱,水煎服。此方人参、半夏备用五钱,使攻补兼施,则痰宜消,而气宜复。尤妙用菟丝子为君，则正气升而邪气散。更妙用皂荚、菖蒲、茯神，开心窍以清心，自然气回而厥定。倘疑厥症是热，而轻用寒凉之药，则去生远矣。半夏用生不用制者，取余厥症，岐天师新定于《内经》可考。伤寒厥症，张仲景载于伤寒门中可稽，故不再传。

斑　疹

雷公真君曰：人有一时身热，即便身冷，而满体生斑如疹者，乃火从外泄，而不得尽泄于皮肤，故郁而生斑。人尽以为热也，用寒凉泻火之药不效，有斑不得消而死者，亦可伤也。亦用消斑神效汤治之：元参一两，麦冬一两，升麻三钱，白芷一钱，白芥子三钱，沙参三钱，丹皮五钱，水煎服。一剂斑势减，再剂斑纹散，三剂斑影尽消矣。此方妙在用无参、麦冬以消斑，尤妙在升麻多用，引元参、麦冬以入于皮肤，使群药易于奏功，而斑无不消也。

亡　阳

雷公真曰：凡人毋论有病无病，一日汗如雨出，不肯止者，名曰亡阳。汗尽，止有气未绝，最危之症也。若因汗出而用止汗之药，则汗不能止；若因汗尽用补之药，则血难骤生。所当急补其之气，尚可挽回。然而补气之药，舍人参实无他药可代。方用收汗生阳汤：人参一两，麦冬一两，北五味三钱，黄芪一两，当归五钱，熟地一两，炒枣仁五钱，甘草一钱，水煎服。一剂而汗收，再剂而气复，三剂而气旺，四剂而身健矣。此方之妙，妙在气血均补，而尤补于气，使气足以生阳，阳旺而阴亦生矣。夫亡阳之症，虽是阳亡，其实阴虚不能摄阳，以致阳气之亡也。倘阴足以摄阳，则汗虽出，何至亡阳？然治亡阳之症，乌可徒救阳乎？我所以救阳兼救阴也。

痢　疾

雷公真君曰：凡人夏秋感热之气，患痢便血，一日间至百十次不止者，至危急也。苟用凉药以止血，利药以攻邪，俱非善法。我有神方，可以救急援危，又不损伤气血，痢止身亦健也。方用援绝神丹：白芍二两，当归二两，枳壳二钱，槟榔二钱，甘草二钱，滑石末二钱，广木香一钱，萝卜子一钱，水煎服。一剂轻，二剂止，三剂痊愈。此方妙在用白芍、当归至二两之多，则肝血有余，不去制克脾土，则脾气有生发之机，自然大肠有传导之化。加之枳壳、槟榔、萝卜子、俱逐秽祛积之神药，尤能于补中用攻，而滑石、甘草、木香，调和于迟速之间，更能不疾不徐，使瘀滞之尽下，而无内留之患也。其余些小痢疾，不必用如此之多，减半治之，亦无不奏功。不必分红白、痛与不痛，皆神效。

五　绝

五绝，乃缢死、跌死、魇死、淹死、压死是也。世人祸成仓促，往往不救。然此等之死，五脏未绝，因外来之祸，而枉死者也。其魂魄守于尸旁，相去太远，苟以神术招之，魂魄即附体而可生也。我传神符一道，先书黄纸上，焚化在热黄酒内，掘开牙关，灌入喉中，后再用药丸化开，亦用黄酒调匀，以人口含药水，用葱管送于死人喉内，少顷即活。招魂符式无咒。但书符时，一心对雷真君天医使者书之,自然灵应无比。药丸名救绝仙丹。山羊血二钱,菖蒲二钱,人参三钱,红花一钱,皂角刺一钱,半夏三钱,制苏叶二钱,麝香一钱,各为末,蜜为丸,如龙眼核大,酒化开用。修此丸时,端午日妙,如临时不必如许之多,十分之一可也。此方神奇之极,又胜于秦真人。闲时备药,修合一料,大可救人。若到临期,缓不济事。此方不特救五绝,凡有邪祟昏迷,一时猝倒者,皆可灌之,以起死回生也。

砒　毒

雷公真君曰:世人有服砒霜之毒,五脏欲裂者,腹必大痛,舌必伸出,眼必流血而死,最可怜也。方用泻毒神丹:大黄二两,生甘草五钱,白矾一两,当归三两,水煎汤数碗饮之,立时火泻即生,否则死矣。此砒毒已入于脏,非可用羊血、生甘草上吐两愈,我所以又变下法救之。饮之而不泻,此肠已断矣,又何救乎! 倘用之早,未有不生者,不可执吐法而无变通。若初饮砒毒,莫妙用生甘草三两,急煎汤,加羊血半碗,和匀饮之,立吐而愈。若饮之不吐,速用大黄之方,则无不可救也。

虎　伤

雷公真君曰:世人被虎咬伤,血必大出,其伤口立时溃烂,其疼不可当。急用猪肉贴之,随贴随化,随化随易。速用地榆一斤,为细末,加入三七根末三两,苦参末四两,和匀掺之,随湿随掺,血即止而痛即定。盖地榆凉血,苦参止痛,三七根末止血,合三者之长,故奏功实神。

汤火伤

火烧 汤池

雷公真君曰：凡人有无意之中，忽为汤火所伤，遍身溃烂，与死为邻。我有内治妙法，可以变死而生，方名逐火丹。用大黄五钱，当归四两，荆芥三钱，炒黑，生甘草五钱，黄芩三钱，防风三钱，黄芪三两，茯苓三两，水煎服。一剂痛减半，二剂痛全减，三剂疮口痊愈，真至神圣之方也。此方妙在重用大黄于当归、黄芪之内，既补气血又逐火邪，尤妙用荆芥、防风，引黄芪、当归之补气血，生新以逐瘀，更妙用茯苓三两，使火气尽从膀胱下泻，而皮肤之痛自除，至于甘草、黄芩，不过调和而清凉之已耳。

痈疽并无名疮毒

雷公真君曰：凡人痈疽发于背，或生于头顶，或生于胸腹，或生于手足臂腿腰脐之间，前阴粪门之际，无论阳毒阴毒，一服吾方，无不立消，已溃者即敛，真神方也。金银花四两，蒲公英一两，当归二两，元参一两，水五碗，煎八分。饥服，一剂尽化为无有矣。切勿嫌其药料之重，减去分两，则功亦减半矣。此方既善攻散诸毒，又不耗损真气，可多服久服，俱无碍，即内治肺痈、大小肠痈，亦无不神效也。

我已传完，汝另抄一本，存之医述之中，以成全书。他年刊布天下，传之万年，以见吾道之大，亦快事也。

雷公真君传于燕市，时康熙戊辰七月晦日也。我无他言，但愿汝修道，以答上帝之心也。

跋

　　余与陈子远公同里而神交,偶得是编,读之叹为神奇,故亟梓以济世。远公淹贯经史,才思泉涌,论议数千言,娓娓不穷。盖是编原期救人,而非取乎采藻。窃恐以词害志,故略有所删改,要使雅俗一览了然。至定方用药之间,总不敢增减一字,知我当不罪我也。以谋谨识。

全集五

辨证录

序

医,小道也,而益于民生者甚大。习医,曲艺也,而关于民命者最深。岐黄以下,代有名贤,其间著书立说以传于世者,千百年来不啻汗牛盈栋矣。然而意见各别,言论参差,求能去糟粕、掇菁华、更相表里,若出一人之手,不少概见。无惑乎医道之难明,而医门之贻祸匪浅也。余于斯术,夙所未娴,迩年屏弃尘事,颇爱闲居,尝检东垣李氏、丹溪朱氏之书,排遣寒暑,反复寻绎。一主清凉,一主温补,以故宗朱者诎李,宗李者诎朱,两家考难,犹如水火。愚窃谓药性有温凉,病症亦有虚实,参观互取,不惟可以相通,兼可以相济,则证之疑似,不可不亟辨也彰彰矣。庚午秋间,汉川友人客于邙上,假馆小斋,业工医术。因举平日疑义相质,乃为予条分缕晰,洞开胸臆,而于征候一节,尤有发明。询其所传,则会稽陈子远公也,叩其所读之书,亦即陈子自著《辨证录》一编也。予索观焉,即启箧笥,抄本持赠。展阅数过,凡辩论证候,别具新裁,实能阐扬《灵》《素》所未备。亟商付梓,公诸当世。客欣然笑曰:此予与陈君有志未逮者也,若果行此,厥功懋矣。于是汇辑全稿,细加厘订,卷分一十有二,门分九十有一,脉诀、外科、幼科以次类附焉,越期年而告竣。陈君笃实君子也,自言授受之际,踪迹甚奇,要皆救世婆心,而非故为大言以欺人者,学者服膺。是编穷其辨证之精微,究其制方之妙旨,引而伸

之,触类而长之,毋按图而索骥,刻舟而求剑,是则陈君之矢念也
夫,抑予之所厚望也夫。

时维

乾隆十二年秋八月望后六日天都黄晟别号退庵书于槐荫
草堂

辨证录自序

丁卯秋，余客燕市，黄菊初放，怀人自远，忽闻剥啄声，启扉迓之，见二老者衣冠伟甚，余奇之，载拜问曰："先生何方来，得毋有奇闻诲铎乎？"二老者曰："闻君好医，特来辨难耳。"余谢不敏。二老者曰："君擅著作才，何不著书自雄，顾呫呫时艺，窃耻之。"余壮其言。乃尚论《灵》《素》诸书，辨脉辨证，多非世间语。余益奇之。数共晨夕，遂尽闻绪论。阅五月别去，训铎曰："今而后君可出而著书矣。"铎退而记忆，合以所试方，日书数则，久乃成帙。夫医道之难也，不辨脉，罔识脉之微；不辨证，罔识证之变。今世人习诊者，亦甚多矣，言人人殊，究不得其指归，似宜辨脉不必辨证也。虽然，辨脉难知，不若辨证易知也。古虽有"从脉不从证"之文，毕竟从脉者少，从证者众。且证亦不易辨也，今人所共知者，必不辨也；古人所已言者，不必辨也，必取今人之所不敢言，与古人之所未及言者，而畅辨之，论其证之所必有，非诡其理之所或无，乍闻之而奇，徐思之而实未奇也。客曰："布帛菽粟，可以活人，安在谈医之必奇乎？"余谢之曰："布帛菽粟，平淡无奇，而活人之理实奇也。日服之而不知其何以温，日食之而不知其何以饱，致使其理之彰可乎？铎之辨证，犹谈布帛菽粟之理耳。"客又笑曰："君辨理奇矣，已足显著作之才，奚必托仙以炫奇耶？"铎，尼山之弟子也，敢轻言著作乎？闻二先生教，亦述之而已矣，何必讳其非仙哉，仙不必讳，而必谓是书非述也，得毋欺世以炫奇乎？书非炫奇，而仍以"奇闻"名者，以铎闻二先生之教，不过五阅月耳，数十万言，尽记忆无忘，述之成帙，是则可奇者乎，岂矜世以炫奇哉？

　　山阴陈士铎敬之甫别号远公又号朱华子题于大雅堂

凡　例

一、是编皆岐伯天师、仲景张使君所口授，铎敬述广推以传世，实遵师诲，非敢自矜出奇。

一、辨证不辨脉者，以证之易识也。苟能知证，何必辨脉哉？虽然辨症更能辨脉，则治病益精，又在人善用之耳。

一、辨论证候，均出新裁，阐扬《灵》《素》所未备，于二经不无小补云。

一、编中不讲经络穴道，以经络穴道之义，已显载于《灵》《素》二经，人可读经自考也。

一、各门辨证，专讲五行生克之理，生中有克，克中有生，经权常变，颠倒纷纭，贵人善读之耳。

一、铎壮游五岳，每逢异人，传刀圭之书颇富，凡有引证，附载于各辨证条后，以备同人采择。

一、祖父素好方术，遗有家传秘本，凡关合各症者，尽行采入，以成异书。

一、吾越多隐君子，颇喜谈医，如蒋子羽、姚复庵、倪涵初、金子如、蔡焕然、朱瑞林诸先生，暨内父张公噩仍与同辈余子道元、叶子正叔、林子巨源、钱子升璎、丁子威如、家太士，或闻其余论，或接其片言，均采入靡遗。

一、兹编不讲针灸，非轻之也，盖九针治病之法，已畅论于《灵》《素》书中，不必再为发明耳。

一、人病最多，集中所论，恐不足概世人之病。然生克之理既明，常变之法可悟，此编旁通治法，正有余也。

一、二师所传诸方，与鄙人所采诸法，分两有太多过重之处，虽因病立方，各合机宜，然而气禀有厚薄之分，生产有南北之异，宜临症加减，不可拘定方中，疑畏而不敢用也。

一、铎年过六旬，精神衰迈，二师传铎之言，愧难强记，恐至遗忘，辨论之处，或多未备，尤望同人之教铎也。

一、是编方法，亲试者十之五，友朋亲串传诵者十之三，罔不立取奇验。故敢付梓告世，然犹恐药有多寡轻重，方有大小奇偶，又将生平异传诸方，备载于后，便世临床酌用也。

一、岐天师传书甚富，而《外经》一编尤奇。篇中秘奥皆采之《外经》，精鉴居多，非无本之学也。铎晚年尚欲笺释《外经》，以求正于大雅君子也。

一、铎勤著述，近年以来，广搜医籍，又成一编，决寿夭之奇，阐生克之秘，有益于人命不浅。卷帙浩繁，铎家贫不克灾梨，倘有同心好善之士，肯捐资剞劂，铎顷囊付之，不吝惜也。

大雅堂主人远公识

卷之一

伤寒门四十三则

冬月伤寒，发热头痛，汗出口渴，人以为太阳之症也，谁知太阳已趋入阳明乎！若徒用干葛汤以治阳明，则头痛之症不能除；若徒用麻黄汤以治太阳，则汗出不能止，口渴不能解，势必变症多端，轻变为重。法宜正治阳明，而兼治少阳也。何则？邪入阳明，留于太阳者，不过零星之余邪，治太阳反伤太阳矣。故太阳不必至，宜正治阳明，盖阳明为多气多血之府，邪入其中，正足大恣其凶横，而挟其腑之气血为炎氛烈焰者，往往然也。故必须用大剂凉药，始可祛除其横暴。方用：

石膏一两　知母二钱　麦冬二两　竹叶二百片　茯苓三钱　甘草一钱　人参三钱　柴胡一钱　栀子一钱　水煎服。

一剂而头痛除，二剂而身热退，汗止而口亦不渴矣。此即白虎汤变方，用石膏、知母以泻其阳明之火邪，用柴胡、栀子以断其少阳之路径，用麦冬以清补其肺金之气，使火邪不能上逼，用茯苓引火下趋于膀胱，从小便而出，而太阳余邪尽随之而外泄也。至于人参、甘草、竹叶，不过取其调和脏腑，所谓攻补兼施也。

或惧前方太重，则清肃汤亦可用也。并载之，以备选用：石膏五钱　知母一钱　麦冬一两　甘草、人参、柴胡、栀子各一钱　独活、半夏各五分　水煎服。

冬月伤寒,发热,口苦,头痛,饥不欲饮食,腹中时痛,人以为太阳之症也,谁知少阳之病乎!夫伤寒未有不从太阳入者,由太阳而入阳明,由阳明而入少阳者,传经之次第也。何以邪入太阳,即越阳明而入于少阳耶?人以为隔经之传也,而孰知不然。盖少阳乃胆经也,胆属木,木最恶金,肺属金而主皮毛,风邪之来,肺金先受,肺欺胆木之虚,即移其邪于少阳。故太阳之症,往往多兼少阳同病者。然则,此症乃二经同感,而非传经之症也,治法似亦宜二经同治矣,而又不然,单治少阳,而太阳之病自愈。方用:

柴胡二钱　白芍五钱　甘草一钱　陈皮一钱　黄芩一钱
神曲一钱　白术三钱　茯苓三钱　水煎服。

一剂而热止,二剂而腹不痛,头不疼,而口亦不苦矣。此方即逍遥散之变方也。盖病在半表半里之间,逍遥散既解散表里之邪,而太阳膀胱之邪何能独留?况方中原有茯苓、白术以利腰脐,而通膀胱之气乎。余所以止加神曲、黄芩,少解其胃中之火,以和其脾气,而诸症尽除也。

此病用舒经汤亦佳:薄荷二钱　白芍五钱　甘草八分　黄芩二分　白术二钱　茯苓五钱　桂枝三分　水煎服。

冬月伤寒,发热,口渴,谵语,时而发厥,人以为热深而厥亦深也,疑是厥阴之症,谁知为太阴之症乎!夫太阴脾土也,脾与阳明胃经为表里,表热而里亦热,此乃胃邪移入于脾经也,此症最危最急。盖人以脾胃为主,脾胃尽为火邪所烁,而肾水有不立时熬干者乎?治法宜急救脾胃矣,然而救脾则胃火愈炽,救胃则脾土立崩,此中之消息最难,惟当速救肾水之干枯而已。方用:

玄参三两　甘菊花一两　熟地一两　麦冬二两　枳实五钱
水煎服。

此方名为救枯丹,用玄参以散其脾胃浮游之火,甘菊以消其胃中之邪,麦冬以滋其肺中之液,助熟地以生肾水,庶几滂沱大雨,自天而降,而大地焦枯,立时优渥,何旱魃之作祟乎?又恐过于汪洋,加入枳实以健其土气,而仍是肾经之药,则脾肾相宜,但得其灌溉之功,而绝无侵凌之患。故一剂而谵语定,再剂而口渴除,三剂而厥亦止,身亦凉也。此症世人未知治法,即仲景张使君亦未尝谈及。天师因士铎之请,特传神奇治法,以为伤寒门中之活命丹也。

此症用清土散亦妙:石膏一两　麦冬一两　生地一两　甘草一钱　金银花五钱　白术三钱　水煎服。

冬月伤寒,大汗而热未解,腹又痛不可按,人以为邪发于外未尽,而内结于腹中,乃阳症变阴之症也,余以为不然。夫伤寒而至汗大出,是邪随汗解,宜无邪在其中,何至腹痛?此乃阳气尽亡,阴亦尽泄,腹中无阴以相养,有似于邪之内结而作痛,盖阴阳两亡之急症也。夫痛以可按为虚,不可按为实,何以此症不可按,而又以为虚乎?不知阴阳两亡,腹中正在将绝之候,不按之已有疼痛难忍之时,况又按而伤其肠胃,安得不重增其苦,所以痛不可按也。如遇此症,急不可缓,方用急救阴阳汤。

用人参二两　黄芪三两　当归一两　熟地二两　甘草三钱
白术二两　水煎服。

一剂而腹痛顿止,身热亦解,汗亦尽止矣。此方用参、芪以补气,使阳回于阴之内;用当归、熟地以补血,使阴摄于阳之中;

用白术、甘草和其肠胃,而通其腰脐,使阴阳两归于气海关元,则亡者不亡,而绝者不绝也。倘认是阳症变阴,纯用温热之剂,加入肉桂、干姜、附子之类,虽亦能回阳于顷刻,然内无阴气,阳回而阴不能摄,亦旋得而旋失矣。

此症用救亡散亦易奏功:人参、当归、熟地各一两　甘草二钱　附子一片　水煎服。

冬月伤寒,大汗热解,腹微痛,腰不可俯仰,人以为邪在肾经未出,欲用豨莶丸加防己治之,非其治也。此乃发汗亡阳,阳虚而阴不能济之故也。夫阴阳相根,此症因汗泄过多,阳气无几,而阴又自顾不遑,不敢引阳入室,而阳无所归,故行于腹,孤阳无主而作痛,肾中之阴,又因阳气不归,而孤阴无伴,不敢上行于河车之路,故腰不可以俯仰,方用引阳汤治之。

杜仲一钱　山药五钱　甘草一钱　茯苓二钱　芡实三钱人参三钱　肉桂三分　白术五钱　水煎服。

一剂而腹痛止,二剂而腰轻,三剂而俯仰自适矣。此方助阳气之旺,而不去助阴气之微,盖阴之所以杜阳者,欺阳气之衰也,予所以助阳而不助阴也。倘用豨莶、防己,以重损其阴阳,则终身不为废人者几希矣!

此症济阳汤亦可用:杜仲二钱　山药一两　甘草一钱　人参五钱　白术五钱　破故纸一钱　水煎服。

冬月伤寒,大汗,气喘不能息,面如朱红,口不能言,呼水自救,却仅能一口,而不欲多饮,人以为热极,欲用白虎汤以解其阳明之火也,而不知此为戴阳之症,乃上热而下寒也。若用白虎汤,虽多加人参,下喉即亡矣。方用:

八味地黄汤半斤,大锅煎汤,恣其渴饮。

必熟睡半日,醒来汗必止,气必不喘,面必清白,口必不渴矣。盖此症原不宜汗而汗之,以致大发其汗,汗既大出,而阳邪尽泄,阳气尽散,阴亦随之上升,欲尽从咽喉而外越,以皮毛出汗而阴气奔腾,不得尽随汗泄,故直趋咽喉大路,不可止抑矣。阴即上升,阳又外泄,不能引阴而回于气海,阳亦随阴而上,而阴气遂逼之而不可下,故气喘不能息也。且阳既在上,火亦在上者势也;况阴尽上升,则肾宫寒极,下既无火,而上火不得归源,故泛炎于面,而作红朱之色也。上火不散,口自作渴,呼水自救者,救咽喉之热,而非欲救肠胃之热也。夫实热多成于胃火,而胃热之病,必多号啕狂呼之状,今气虽喘息而宁,口欲言语而不得,非虚热而何?此真所谓上假热而下真寒也。八味地黄汤补水之中火,仍是补火之药,下喉之时,火得水而解,入胃之后,水得火而宁,调和于上下之间,灌注于肺肾之际,实有妙用也。夫发汗亡阳,本是伤气也,何以治肾而能奏功耶?不知亡阳之症,内无津液,以致内火沸腾,我大补其真阴,则胃得之而息其焰,胃火一息,而肾之关门闭矣,肾之关门闭,而胃之土气自生,胃之土气生,而肺金之气有不因之而得养者乎?肺气一生,自然清肃之令行,母呼子归,同气相招,势必下引肾气而自归于子舍矣。肾气既归,而肾宫之中,又有温和春色以相熏,又得汪洋春水以相育,则火得水而生,水得火而悦,故能奏功之神且速也。

返火汤治此症亦神:熟地三两　山茱萸一两　肉桂三钱
水煎服。

冬月伤寒,发厥,面青手冷,两足又热,人以为直中阴寒也,宜用理中汤治之，而不知非其治也。此乃肝气邪郁而不散，风邪在半表半里之间也，若用理中汤治也，必然发狂而死矣。夫直中阴寒之症，未有不从足而先冷者也，今两足既热，其非直中肝经明矣。夫邪既不在肝经，似乎不可径治肝经矣，然而邪虽不在肝经之内，而未尝不在肝经之外也。邪在门外与主人何豫，而忽现发厥、面青、手冷之症耶？不知震邻之恐，犹有警惕之心，岂贼在大门之外，而主人有不张皇色变者乎？倘用理中汤，是用火攻以杀贼，贼未擒烧而房舍先焚，贼且乘火而突入于中庭，必至杀主人而去矣。治法用小柴胡汤加减，以散其半表半里之邪，而肝气自安，外邪化为乌有。方用：

柴胡二钱　白芍五钱　甘草一钱　当归一钱五分　黄芩一钱　半夏一钱　水煎服。

一剂而手温，再剂而厥止，身热尽除，而面青自白矣。

此症用七贤汤亦甚效：白芍、白术各五钱　甘草一钱　肉桂三分　柴胡一钱　丹皮三钱　天花粉二钱　水煎服。一剂即安。

冬月伤寒，身热汗自出，恶寒而不恶热，人以为阳明之症也，欲用石膏汤治之，而不知非也。汗出似阳明，然阳明未有不恶热者，今不恶热而恶寒，此阳气甚虚，邪欲出而不出，内热已解而内寒未散之症也。此症必因误汗所致，方用补中益气汤。

人参三钱　黄芪三钱　白术二钱　当归二钱　柴胡一钱　升麻四分　陈皮一钱　甘草一钱　加桂枝五分　水煎服。

一剂而汗止身凉，寒亦不恶矣。夫补中益气之汤，非治伤寒之症也，李东垣用之以治内伤之病，实有神功，我何所取乎？不知伤寒之中,亦有内伤之病,正不可拘拘于伤寒,而不思治变之方也。况此症因误汗而成者,汗已出矣,邪之存于经络者必浅,即有畏寒,其寒邪亦必不重,是外感而兼内伤也。补中益气汤补正之中而仍有祛邪之药,故兼用之而成功也,况又加桂枝散寒之味乎。倘误认作阳明之症,而妄用白虎汤,少投石膏,鲜不变为虚寒之病而死矣!辨症乌可不明哉。

温正汤亦可用:人参五钱　黄芪一两　当归五钱　柴胡一钱　甘草五分　神曲一钱　桂枝三分　水煎服。

冬月伤寒,身热五、六日不解,谵语口渴,小便自利,欲卧,人以为是阳明之余热未解也,而予以为不然。夫谵语虽属胃热,然胃热谵语者,其声必高,拂其意必怒,今但谵语而低声,非胃热也。但既非胃热,何以口中作渴,欲饮水以自救耶?然口渴饮水,水不化痰上涌,反直走膀胱而小便自利,其非胃热又明矣。夫阳明火盛,多致发狂,今安然欲卧,岂是胃热之病?但既不是胃热,何以谵语口渴不解,至五、六日而犹然耶?不知此症乃心虚之故也,心虚则神不守舍而谵语,心虚则火起心包而口渴。夫心与小肠为表里,水入心而心即移水于小肠,故小便自利也。治法用:

茯苓五钱　麦冬一两　丹皮二钱　柴胡一钱　甘草五分
水煎服。

一剂而谵语止,二剂而口渴除,身热亦解。此方名为清热散,用麦冬以补心,用茯苓以分消火热,用柴胡、丹皮、甘草以和解其邪气。心气足而邪不能侵,邪尽从小肠以泄出,而心中宁静,津液自生故渴除,而肾气上交于心,而精自长,亦不思卧矣。倘疑为胃热,而用白虎或用青龙之汤,鲜不败矣!

凉解汤亦可用：茯神三钱　麦冬五钱　玄参一两　柴胡一钱　甘草三分　炒枣仁三钱　水煎服。

冬月伤寒至五、六日，往来寒热，胸胁苦满，或呕或吐，或渴或不渴，或烦或不烦，人以为少阳之病也，宜用小柴胡汤和解之，夫小柴胡汤治少阳邪之圣药，用之似乎无不宜也。以少阳居于表里之间，邪入而并于阴则寒，邪出而并于阳则热；故痰结于胸而苦满，欲吐不吐，欲渴不渴，而烦闷生矣。用柴胡汤以和解之，自易奏功，然而止可一用，而不可常用也。盖少阳胆木最喜者水耳，其次则喜风，柴胡风药，得之虽可以解愠，然日以风药投之，则风能燥湿，愈见干枯，必以大雨济之，则郁郁葱葱，其扶疏青翠为何如耶？譬之炎夏久旱，禾苗将至枯槁，必得甘霖霈足，庶乎可救。故用柴胡汤之后，必须用补水之剂以济之，方用济生汤：

熟地五钱　玄参五钱　麦冬三钱　山茱萸一钱　山药三钱　茯苓二钱　白芍三钱　柴胡五分　神曲三分　竹茹一圆　水煎服。

一剂而烦满除，再剂而寒热止，三剂而前症尽失也。此方多是直补肾水之味，直补其胆木之源，则胆汁不枯，足以御邪而有余，况加入白芍、柴胡，仍散其半表半里之邪，安得不收功之速乎！倘疑伤寒之后，不宜纯用补肾之药，恐胃气有伤，难以消化，不知少阳之症，由太阳、阳明二经传来，火燥水涸，不但胆汁为邪所逼，半致熬干，而五脏六腑尽多炎烁，是各经无不喜盼霖雨，非惟少阳胆木一经喜水也。然则用补水之药，正其所宜，何至有停隔之虞哉？

此症用和隔散亦妙：柴胡一钱　白芍一两　生地五钱　玄

参三钱　麦冬二钱　茯苓二钱　竹茹一圆　白芥子一钱　水煎服。

冬月妇人伤寒，发热至六七日，昼则了了，夜则谵语，如见鬼状，按其腹，则大痛欲死，人以为热入血室，而不知非止热入血室也。虽亦因经水适来，感寒而血结，故成如疟之状，然而其未伤寒之前，原有食未化血，包其食而为疟母也，论理小柴胡为正治，然而小柴胡汤止能解热，使热散于血室之中，不能化食，使食消于血块之内。予有一方最神，治热入血室，兼能化食，可同治之也，方名两消丹，用：

柴胡二钱　丹皮二钱　鳖甲三钱　山楂肉一钱　枳壳五分
炒栀子二钱　甘草一钱　白芍五钱　当归三钱　桃仁十粒
水煎服。

一剂而痛轻，二剂而鬼去，谵语亦止，腹亦安然，杳无寒热之苦矣。盖此方既和其表里，而血室之热自解，妙在用鳖甲进攻于血块之中，以消其宿食，所谓直捣中坚，而疟母何所存立以作祟乎？服吾药实可作无鬼之论也。

此症用清白饮治之亦妙：丹皮三钱　柴胡、前胡各二钱　白芍一两　青蒿三钱　人参、甘草、半夏各一钱　青皮、炒栀子各二钱　茯苓、当归各三钱　水煎服。

冬月伤寒，项背强几几，汗出恶风，服桂枝加葛根治之而不愈，人以为太阳、阳明合病，舍前方，又将用何药以治之，而不知不可执也。夫太阳之邪，既入阳明，自宜专治阳明，不必又去顾太阳也。况于葛根汤中，仍用桂枝以祛太阳之邪乎，是太阳之邪轻，而阳明之邪重矣。方用竹叶石膏汤，以泻阳明之火，而前症

自愈,但不必重用石膏也。余定其方:

石膏三钱　知母八分　半夏一钱　麦冬三钱　竹叶五十片
甘草一钱　水煎服。

一剂而汗止,再剂而项背强几几之症尽去,而风亦不畏矣。
倘必拘执仲景方法,而仍用桂枝加葛根汤,虽病亦能愈,而消烁
津液亦多矣。予所以更示方法,使治伤寒者宜思变计,而不可死
泥古人之文也。

此症用清胃汤亦佳:玄参五钱　生地五钱　知母二钱　半
夏一钱　甘草五分　水煎服。

冬月伤寒,头痛几几,下利。夫头痛太阳之症也,几几阳明
之症也,是二经合症无疑,似乎宜两解其邪之为得,然而不可两
治之也,正以其下利耳。夫阳明胃土也,今挟阳明胃中之水谷而
下奔,其势欲驱邪而尽入于阴经,若不专治阳明而急止其利,则
阳变为阴,热变为寒,其害有不可言者矣。方用解合汤治之:

葛根二钱　茯苓五钱　桂枝三分　水煎服。

一剂而利止,二剂而几几头痛之病顿愈。盖葛根乃太阳、阳
明同治之圣药,况加入桂枝,原足以散太阳之邪,而茯苓不独分
消水势,得桂枝之气,且能直趋于膀胱。夫膀胱正太阳之本宫
也,得茯苓澹泄,而葛根亦随之同行,祛逐其邪尽从小便而出,小
便利而大便自止矣。此不止利而正所以止利,不泻阳明而正所
以泻阳明,两解之巧,又孰能巧于此者乎?此予所以谓不必两
治,而止须一治之也。

此症用葛根桂枝人参汤大妙:葛根三钱　桂枝五分　人参
一钱　水煎服。

冬月伤寒六、七日后,头痛目痛,寒热不已,此太阳、阳明、少阳合病也,而不可合三阳经而统治之,然则终治何经,而三阳之邪尽散乎?夫邪之来者太阳也,邪之去者少阳也,欲去者而使之归,来者而使之去,必须调和其胃气,胃气一生,而阳明之邪自孤,势必太阳、少阳之邪,尽趋阳明以相援,而我正可因其聚,而亟使之散也。譬如贼人散处四方,自难擒剿,必诱其蚁屯一处,而后合围守困,可一举而受缚也。方用破合汤:

石膏三钱　葛根三钱　茯苓三钱　柴胡一钱　白芍三钱陈皮一钱　甘草一钱　水煎服。

此方治阳明者十之七,治太阳者十之一,治少阳者十之二,虽合三经同治,其实仍专治阳明也。故一剂而目痛愈矣,再剂而头痛除矣,三剂而寒热解矣。此皆胃气发生之故,而奏功所以甚速也。倘不治阳明,而惟治少阳,则损伤胃气,而少阳之邪且引二经之邪,尽遁入阴经,反成变症而不可收拾矣。

此症和阳汤亦妙:石膏五钱　葛根、白芍各二钱　人参二钱麻黄三分　柴胡、甘草各一钱　天花粉五分　水煎服。

冬月伤寒五、六日,吐泻后,又加大汗,气喘不得卧,发厥者,此误汗之故,人以为坏症而不可治也。夫大汗之后,宜身热尽解矣,今热不退,而现此恶症,诚坏症之不可治也,吾欲于不可治之中,而施可救之法,亦庶几于不宜汗之中,而救其失汗乎。盖伤寒至吐泻之后,上下之邪必散,而热未解者,此邪在中焦也,理宜和解,当时用柴胡汤调治之,自然热退身凉,而无如其误汗之也。今误汗之后而热仍未退,身仍未凉,是邪仍在中焦也,此时若用柴胡汤,则已虚而益虚,不死何待乎?必须大补其中气,使汗出亡阳仍归于腠理之内，少加柴胡以和解，则转败为功，实有妙用也。方用救汗回生汤：

人参三两　当归二两　柴胡一钱　白芍一两　陈皮五分　甘草一钱　麦冬五钱　水煎服。

一剂而汗收，再剂而喘定，可以卧矣，三剂而厥亦不作，然后减去柴胡，将此方减十分之六，渐渐调理，自无死法。此救坏病之一法也，人见人参之多用，未必不惊用药之太峻。殊不知阳已尽亡，非多用人参，何以回阳于无何有之乡？尚恐人参回阳，而不能回阴，故又佐之当归之多，助人参以奏功。至于白芍麦冬之多用，又虑参归过于勇猛，使之调和于肺肝之中，使二经不相战克，而阳回于阴之中，阴摄于阳之内，听柴胡之解纷，实有水乳之合也，何必以多用参归为虑哉？

此症用救败散，亦效如响：当归、麦冬、人参各五钱　白芍五钱　柴胡、甘草各五分　北五味十粒　神曲三分　水煎服。

冬月伤寒，汗吐后又加大下，而身热犹然如火，发厥，气息奄奄欲死，皆为坏症不可救矣，然亦有可救之法，正以其误下耳。夫误下，必损脾胃之气，救脾胃，未必非生之之道也。惟是邪犹未解，补脾胃之气，未必不增风寒之势，必须救脾胃而又不助其邪始可耳。方用援下回生丹：

人参三钱　白术一两　茯苓五钱　柴胡五分　甘草一钱　赤石脂末一钱　水煎调服。

一剂而泻止厥定，二剂而身热解，口思饮食矣。此时切戒：不可遽与饮食，止可煎米汤少少与饮，渐渐加入米粒，调理而自安。设或骤用饮食，必变为结胸之症，断难救死也。夫同是坏症,前条何以多用人参,而此条少用人参耶?盖大汗亡阳,其势甚急;大下亡阴,其势少缓。亡阳者,阳易散也;亡阴者,阴难尽也。亡阳者,遍身之阳皆泄,非多用人参,不能挽回于顷刻;亡阴者,脾胃之阴尽,而后及于肾,故少用人参而即可救于须臾。此方之妙,参术以固其脾胃肾之气;茯苓以分消其水湿之邪;柴胡、甘草以调和于邪正之内;加入赤石脂以收涩其散亡之阴。所以奏功实神,此又救坏症之一法也。

此症用定乱汤亦神:人参、山药各一两　茯苓、薏仁各五钱　甘草、黄连各五分　陈皮、神曲各三分　砂仁一粒　水煎服。

冬月伤寒,汗下后又加大吐气逆,呕吐饱闷,胸中痞满,时时发厥,昏晕欲死,谵语如见神鬼,且知生人出入,此亦坏症之不可救者。盖不宜吐而误吐,以成至危之症,则当深思安吐之方,舍转气之法,又将何求乎?方用转气救吐汤治之:

人参一两　旋覆花一钱　赭石末一钱　茯神五钱　水煎服。

一剂而气逆转矣。另用招魂汤:

人参三钱　茯苓三钱　山药三钱　芡实三钱　陈皮三分神曲三分　麦冬三钱　柴胡一钱　白芍五钱　水煎服。

一剂而身凉,神魂宁贴,前症尽愈。夫汗下之后而身热未解者,此邪在半表半里也,理宜和解,乃不用和解,而妄用吐药,邪随气涌,气升不降者,因汗下之后,元气大虚,又加大吐,则五脏反覆,自然气逆而不能顺矣。气既逆矣,呕吐何能遽止?胸中无物,而作虚满虚痞之苦,以致神不守舍,随吐而越出于躯壳之外,故阴阳人鬼尽能见之也。似乎先宜追魂夺魄之为急,而必先转气者何也？盖气不转，则神欲回而不能回，魄欲返而不能返，所以先转其气，气顺而神自归也。况转气之中，仍佐以定神之品，安得不奏功如响哉！至于转气之后，返用招魂汤者，岂魂尚未归、魄尚未返，而用此以招之乎？盖气虚之极，用转气之汤以顺之，苟不用和平之剂调之，则气转者，未必不重变为逆也。招魂汤一派健脾理胃之药，土气既生，安魂定魄，而神自长处于心宫，而不再越矣。然则招魂之汤，即养神之汤也，此又救坏症之一法也。

更有救逆散，亦能成功：人参二两 茯苓、白芍各一两 附子一钱 麦冬五钱 牛膝二钱 破故纸一钱 水煎服。

冬月伤寒，身重，目不见人，自利不止，此亦坏症之不可救者，乃误汗误下之故耳，一误再误，较前三条为更重，本不可救，而内有生机者，以胃未经误吐，则胃气宜未伤也，扶其胃气以回阳，助其胃气以生阴，未必非可救之又一法也。方用渐生汤：

人参三钱 白术五钱 茯苓一两 山药一两 芡实一两 黄芪五钱 白芍五钱 甘草一钱 砂仁三粒 水煎服。

一剂而目能见人，再剂而自利止，三剂而身凉体轻矣。此方妙在缓调胃气，胃气生，而五脏六腑俱有生气矣。夫阴阳之衰，易于相生；阴阳之绝，固难以相救。不知阴阳之道，有一线未绝者，犹可再延，此症虽坏，而犹有生气，是阴阳在欲绝未绝之候，故用参、苓、芪、术之品，得以回春也，倘阴阳已绝，又安能续之乎？此又救坏症之一法也。

此症用救脾饮亦效：人参、茯苓、巴戟天各五分 山药、芡实各一两 北五味、陈皮各五分 神曲五分 水煎服。

冬月伤寒，误吐误汗误下，而身热未退，死症俱现，人以为必

死矣,即法亦在不救,吾不忍其无罪而入阴也,再传一起死回生之法,以备无可如何之地,而为追魂夺魄之方,方名追魂丹:

人参一两　茯神五钱　山药一两　附子一分　甘草一钱
生枣仁一两　水煎服。

一剂而大便止者,便有生机,或汗止,或吐止,三者得一,亦有生意。盖阴阳未绝,得一相接,则阴阳自能相生。盖误吐、误汗、误下之症,其阳与阴气原未尝自绝,而亡其阴阳耳,其阴阳之根实有在也,故一得相引,而生意勃发,服之而大便止,是肾阴之未绝也;服之而上吐止,是胃阳之未绝也;服之而身汗止,是五脏六腑之阳与阴俱未绝也。何不可生之有?倘三者杳无一应,是阴阳已绝,实无第二方可救矣。或问:追魂丹方中,纯是回阳回阴之药,而绝不去顾邪者,岂无邪之可散乎? 使身内无邪,宜身热之尽退矣,何以又热如故也? 嗟乎! 经汗吐下之后,又有何邪? 其身热之未退者,因阴阳之虚为虚热耳,使早用补剂,何至有变症之生耶? 故止须大补其阴阳,阴阳回而已无余事,不必又去顾邪,若又顾邪,则追魂丹反无功矣。

此症用夺魂汤亦神:人参、生枣仁、白芍各一两　茯神五钱
附子一分　水煎服。

冬月伤寒八、九日,腹痛下利,便脓血,喉中作痛,心内时烦,人以为少阴之症也,治法不可纯治少阴。然而本是少阴之症,舍治少阴,必生他变。使治脓血而用桃花汤,则心烦者不宜,使治喉中作痛而用桔梗汤,则腹痛者不宜,而我以为二方不可全用,而未尝不可选用也。余酌定一方,名为草花汤,用:

甘草二钱　赤石脂二钱　糯米一撮　水煎服。

一剂而腹痛除,二剂而喉痛止,三剂而利亦愈,烦亦安。盖少阴之症,乃脾气之拂乱也,故走于下而便脓血,奔于上而伤咽喉,今用甘草以和缓之,则少阴之火不上炎,而后以赤石脂固其滑脱,况有糯米之甘以益中气之虚,则中气不下坠,而滑脱无源而自止。何必用寒凉之品,以泻火而化脓血哉?脓血消于乌有,而中焦之间尚有何邪作祟,使心中之烦闷乎?故一用而各症俱痊耳。谁谓桃花甘草之汤,不可选用哉?

此症用脂草饮亦效:甘草、赤石脂各一钱 人参二钱 水煎服。

冬月伤寒一、二日,即自汗出,咽痛、吐利交作,人以为太阴之病也,而不知乃少阴肾寒之病,而非太阴脾虚之症也。盖伤寒初起,宜无汗而反汗出者,无阳以固其外,故邪不出而汗先出耳。此症实似太阴,以太阴亦有汗自出之条,但太阴之出汗,因无阳而自泄,少阴之出汗,因阳虚而自越也。夫少阴之邪,既不出于肾经,不能从皮毛分散,势必随任、督而上奔于咽喉,而咽喉之窍甚小,少阴邪火,直如奔马,因窍小而不能尽泄,于是下行于大肠,而下焦虚寒,复不能传送以达于肛门,又逆而上冲于胃脘,而作吐矣。方用温肾汤:

人参三钱 熟地一两 白术一两 肉桂二钱 水煎服。

一剂而汗止,吐泻亦愈,而咽痛亦除。此症乃下部虚寒,用参术以回阳,用肉桂以助命门之火,则龙雷之火喜于温暖,自然归经,安于肾脏矣,然肉桂未免辛热,恐有助热之虞,得熟地以相制,则水火有既济之欢也

此症可用桂术汤:白术五钱 肉桂一钱 水煎服。

　　冬月伤寒五、六日，腹痛，利不止，厥逆无脉，干呕而烦，人以为直中阴寒之症，而不知非也。夫直中之病，乃冬月一时得之，身不热而腹痛呕吐发厥者，为真。今身热至五、六日之后，而见前症，乃传经少阴之症，而非直中少阴之症也。虽传经之阴症，可通之以治直中之病，而辨症终不可不清也。此症自然宜用白通加猪胆汁汤治之。夫本是阴寒之症，何以加入人尿、胆汁以多事？不知白通汤乃纯是大热之味，投其所宜，恐致相格而不得入，正借人尿、胆汁为向导之物，乃因其阴盛格阳，用从治之法为得也。盖违其性则相背，而顺其性则相安。然此等之症，往往脉伏而不现，服白通汤而脉暴出者，反非佳兆，必缓缓而出者，转有生机，亦取其相畏而相制，原有调剂之宜，不取其相争而相逐，竟致败亡之失也。

　　此症可用桂术加葱汤：白术五钱　肉桂一钱　加葱一条水煎服。

　　冬月伤寒四、五日后，腹痛小便不利，手足沉重而疼，或咳或呕，人以为少阴之症也，宜用真武汤救之，是矣。然而不知其病也，我今畅言之：四五日腹中作痛，此阴寒入腹而犯肾也，然而小便自利，则膀胱尚有肾气相通，可以消寒邪而从小便中出；倘小便不利，则膀胱内寒，无肾火之气矣，火微何以能运动于四肢乎？此手足之所以沉重而作痛也；火既不能下通于膀胱，引寒邪以下走，势必上逆而为咳为呕矣。真武汤补土之药也，土健，而水不能泛滥作祟，仲景制此方于火中补土，土热而水亦温，消阴摄阳，其神功有不可思议者矣！

　　此症用四君加姜附汤亦神：白术一两　茯苓五钱　附子一

钱　人参五钱　甘草一钱　干姜一钱　水煎服。

冬月伤寒四、五日后,手足逆冷,恶寒身蜷,脉又不至,复加躁扰不宁,人以为少阴阳绝之症也,而不知不止阳绝也,阴亦将绝矣,盖恶寒身蜷,更加脉不至,阳已去矣,阳去而不加躁扰,则阴犹未绝,尚可回阳以摄之也。今既躁扰不宁,是基址已坏,何以回阳乎?虽然,凡人有一息尚存,当图救援之术,以人之阴阳未易遽绝也,有一丝之阳气未泯,则阳可救,有一丝之阴气未泯,则阴可援也,阴阳有根,原非后天有形之物,实先天无形之炁也,补先天之气,而后天之气不期其续而自续矣。方用参附汤救之,用:

人参二两　附子二钱　水煎服。

往往有得生者。虽此方不能尽人而救之,然而既有此症,宁使用此方而无济于生,不可置此方而竟听其死也。况人参能回阳于无何有之乡,而附子又能夺神于将离未离之际,使魂魄重归,阴阳再长,原有奇功,乌可先存必死之心,豫蓄无生之气哉?

此症用参术附枣汤亦神:人参一两　白术二两　附子一钱炒枣仁五钱。

冬月伤寒六、七日,经传少阴而息高,人以为太阳之症未除而作喘,而不知非也。夫太阳之作喘,与少阴之息高,状似相同而实殊,太阳之喘,气息粗盛,乃邪盛也;少阴之息高,气息缓漫而细小,乃真气虚而不足以息,息若高而非高也。故太阳之喘宜散邪,而少阴之息高宜补正,因少阴肾宫大虚,肾气不能下藏于气海之中,乃上奔而欲散,实至危之病也。宜用朝宗汤救之:

人参三两　麦冬三两　熟地三两　山茱萸一两　山药一两破故纸一钱　胡桃一枚　水煎服。

一剂而息平，再剂而息定。此方纯用补气填精之药，不去治息而气自归源者，气得补而有所归也。譬如败子将田园消化无存，不能安其室，而逃出于外，岂不欲归家哉？实计无复之耳，倘一旦有资身之策，可以温饱，自然归故里而返旧居，岂肯漂泊于外，而为落魄之人哉？或曰下寒则火必上越，此等息高，独非肾气之虚寒乎？何以不用肉桂引火归源耶？嗟乎！肾气奔腾，实因肾火上冲所致，然而不用桂附者，实亦有说，肾火必得肾水以相养，不先补肾水而遽助肾火，则火无水济，而龙雷必反上升，转不能收息于无声矣。吾所以先补水，而不急补火也。况故纸亦是补火之味，更能引气而入于气海，何必用桂附之跳梁哉。

此症延息汤亦妙：人参、熟地各一两　山茱萸五钱　牛膝、破故纸各三钱　胡桃一个　陈皮三分　炮姜一钱　百合一两水煎服。

冬月伤寒，头痛遍身亦痛，宜用麻黄汤以发汗矣，倘元气素薄，切其尺脉迟缓，虽是太阳正治，而不可轻用麻黄以汗之也。人以为宜用建中汤治之，以城郭不完，兵甲不坚，米粟不多，宜守而不宜战耳。然建中汤止能自守，而不能出战，且贼盛围城，而城中又有奸细，安能尽祛而出之？此症是太阳伤营之病，舍麻黄汤终非治法，用麻黄之汤加人参一两治之，则麻黄足以散邪，而人参足以助正，庶补攻兼施，正既不伤，而邪又尽出也。或谓既是麻黄之症，不得已而加用人参，可少减其分两乎？谁识元气大虚，非用参之多，则不能胜任，故必须用至一两，而后元气无太弱之虞，且能生阳于无何有之乡，可以御敌而无恐矣。倘不加人参于麻黄汤中，则邪留于胸中，而元气又未能复，故能背城一战乎？

此方若以麻黄为君,而人参为佐,必致偾事,今用参至一两,而麻黄止用一钱,是以人参为君,而麻黄转作佐使,正正奇奇,兼而用之,此用兵之妙,而可通之于医道也。

此症亦可用参苓麻草汤:麻黄一钱　人参三钱　茯苓一两甘草一钱　水煎服。

冬月伤寒,吐下汗后,虚烦脉微,八九日心下痞硬,胁痛,气上冲咽喉,眩冒,经脉动惕者,必成痿症,人以为太阳之坏症也,然而不止太阳之坏也。伤寒经汗吐下之后,症现虚烦者,虚之至也,况脉又现微,非虚而何?夫痿症责在阳明,岂未成痿症之前,反置阳明于不治乎?治阳明之火,宜用人参石膏汤矣,然既经汗下之后,石膏峻利,恐胃土之难受,火未必退而土先受伤,非治之得也,方用青蒿防痿汤:

人参一两　青蒿五钱　半夏一钱　陈皮五分　干葛一钱

连服二剂,胃气无伤,而胃火自散,诸症渐愈,而痿症亦可免也。盖此症不独胃火沸腾,而肾肝之火亦翕然而共起,青蒿能去胃火,而更能散肾肝之火也,一用而三得之。然非用人参之多,则青蒿之力微,不能分治于脏腑;尤妙在佐之半夏陈皮,否则痰未能全消,而气不能遽下,痞硬胁痛之症,乌能尽除哉?然而青蒿泻胃火,尚恐势单力薄,复佐之干葛,以共泻阳明之火,则青蒿更能奏功,况干葛散邪而不十分散气,得人参以辅相青蒿,尤有同心之庆也。

此症可用调胃二参汤:人参、玄参各五钱　石膏三钱　天花粉二钱　干葛一钱　水煎服。

冬月伤寒,谵语、发潮热,以承气汤下之不应,脉反微涩者,是里虚也。仲景张公谓难治，不可更与承气汤。岂承气汤固不可用乎？夫既以承气汤下之矣，乃不大便，是邪盛而烁干津液，故脉涩而弱也，非里虚表邪盛之明验乎？倘攻邪，则邪未必去，而正且益虚，故为难治，当此之时，不妨对病家人说："此症实为坏症也，予用药以相救，或可望其回生，而不能信其必生也。"用人参大黄汤救之：

人参一两　大黄一钱　水煎服。

一剂得大便而气不脱即生，否则死知。苟大便而气不脱，再用：

人参三钱　陈皮三分　甘草三分　芍药一钱　煎汤与之，二剂而可庆生全也。

此症亦可用表里兼顾汤：大黄二钱　人参五钱　柴胡三分甘草一钱　丹皮二钱　水煎服。

冬月伤寒，发热而厥，厥后复热，厥少热多，病当愈。既厥之后，热不除者，必便脓血。厥多热少。寒多热少，病皆进也。夫厥少热多，邪渐轻而热渐退也。伤寒厥深热亦深，何以厥少而热反深乎？此盖邪不能与正相争，正气反凌邪而作祟也。譬如贼与主人相斗，贼不敌主，将欲逃遁，而主人欺贼之懦，愈加精神，正气既旺，贼势自衰，故病当愈也。至于既厥之后，而热仍不除，譬如贼首被获，而余党尚未擒拿，必欲尽杀为快，则贼无去路，自然舍命相斗，安肯自死受缚，势必带伤而战，贼虽受伤，而主亦有焦头烂额之损矣。故热势虽消，转不能尽散，虽不敢突入于经络，而必至走窜于肠门，因成便脓血之症矣。治法不必用大寒之药以助其祛除，止用和解之剂，贼自尽化为良民，何至有余邪成群作祟哉？方用散群汤：

甘草二钱　黄芩三钱　当归五钱　白芍一两　枳壳一钱

水煎服。

一剂而无脓血之便者，断无脓血之灾；倘已便脓血者，必然自止。妙在用归、芍以活血，加甘草、黄芩以凉血而和血也，所以邪热尽除，非单借枳壳之攻散耳。

至于厥多热少，寒多热少，无非正气之虚，正虚则邪盛，邪盛自易凌正，而正不能敌邪，自不敢与贼相战，安得而不病进乎？治法宜大补正气，而少加祛邪之药，自然热变多而厥变少，而寒亦少也。方用祛厥汤：

人参五钱　白术一两　甘草二钱　当归五钱　柴胡一钱

附子一分　水煎服。

一剂而转热矣，二剂而厥定寒除矣。

夫热深而厥亦深，似乎消其热即消其厥也，何以反助其热乎？不知此二症非热盛而厥，乃热衰而厥也，热衰者，正气之衰，非邪气之衰也。吾用人参归术以助其正气，非助其邪热也。正旺则敢与邪战而作热，一战而胜，故寒与厥尽除也，方中加入附子者，尤有妙义，参术之类未免过于慈祥，倘不用附子将军之药，则仁而不勇，难成迅扫之功，加入一分，以助柴胡之力，则无经不达，寒邪闻风而尽散，所谓以大勇而济其至仁也。

此症可用胜邪汤：甘草、柴胡各一钱　当归、白芍各五钱

枳壳五分　白术三钱　附子一分　人参二钱　水煎服。

冬月伤寒四五日后，下利，手足逆冷无脉者，人以为厥阴之寒症也，急灸之，不温而脉亦不还，反作微喘，皆云死症，而不必

治也,而吾以为可治者,正因其无脉耳。夫人死而后无脉,今未断气而无脉,乃伏于中而不现,非真无脉也。无脉者固不可救,脉伏而似于无脉,安在不可救乎?用灸法亦救其出脉也,灸之而脉不还,宜气绝矣,乃气不遽绝,而反现微喘之症,此生之机也。盖脉果真绝,又何能因灸而作喘?作微喘者,正其中有脉欲应其灸,而无如内寒之极,止借星星之艾火,何能遽达?是微喘之现,非脉欲出而不能遽出之明验乎!急用参附汤救之,以助其阳气,则脉自然出矣。但参附宜多用,而不宜少用也。方用:

人参二两　附子三钱　水煎服。

一剂而手足温,二剂而脉渐出,三剂而下利自止,而尽愈矣。

夫附子有斩关夺门之勇,人参有回阳续阴之功,然非多用,则寒邪势盛,何能生之于无何有之乡,起之于几微欲绝之际哉?遇此等之症,必须信之深,见之到,用之勇,任之大,始克有济,倘徒施灸法而不用汤剂,或用参、附而不多加分两,皆无识而害之,兼财力不足而不能救也。

此症可用人参双姜汤:人参一两　干姜三钱　生姜三钱水煎服。

冬月伤寒,身热,一日即发谵语。人以为邪传阳明也,谁知其人素有阳明胃火,风入太阳,而胃火即沸然不静乎?治之法,若兼治阳明以泻胃热,治亦无差,然而太阳之邪正炽,不专治太阳,则卫之邪不能散,营之邪不能解,先去退阳明之火,未必不引邪而入阳明,反助其腾烧之祸也。不若单治太阳,使太阳之邪不能深入,而阳明之火不治而自散耳。方用平阳汤:

桂枝三分　麻黄一钱　甘草一钱　青蒿三钱　天花粉一钱

水煎服。

一剂而身热退，谵语亦止矣。此方少用桂枝而多用麻黄者，以寒轻而热重也；用青蒿为君者，青蒿退热而又能散邪，且又能入膀胱而走于胃，既解膀胱之邪，而又解胃中之火，不特不引邪以入阳明，而兼且散邪以出阳明也；方中又加天花粉者，以谵语必带痰气，天花粉善消膈中之痰，而复无增热之虑，入于青蒿、桂枝、麻黄、之内，通上达下，消痰而即消邪也。痰邪两消，又何谵语乎？所以一剂而奏功耳。

此症亦可用争先汤：桂枝五分　麻黄五分　石膏一钱　麦冬五钱　茯苓五钱　半夏八分　水煎服。

冬月伤寒，身热二日，即有如疟之状，人以为证传少阳也，谁知其人少阳之间，原有寒邪，一遇伤寒，随因之而并见乎！世见此等之症，以小柴胡汤投之，亦能奏功，然终非治法也。法当重治阳明，而兼治少阳为是。盖阳明之火邪未散，虽见少阳之症，其邪仍留阳明也。邪留阳明，身发寒热，而谵语发狂之病，未必不因之而起，惟重治阳明，则胃中之火自解，使邪不走少阳，而少阳原存之寒邪，孤立无党，何能复煽阳明之焰，自然阳明火息，而少阳之邪亦解也。方用破邪汤：

石膏三钱　柴胡一钱　半夏一钱　茯苓三钱　甘草一钱麦冬一两　玄参三钱　陈皮一钱　水煎服。

一剂而身热解，如疟之症亦痊。此方用石膏、玄参以治阳明之火，用麦冬以滋肺中之燥。盖肺燥即不能制肝胆之过旺也，且肺燥必取给于胃，则胃土益加干枯，其火愈炽矣。今多用麦冬，使肺金得润，不必有借于胃土，则肺气得养，自能制肝胆之木，而少阳之邪何敢附和胃火以作祟乎？况柴胡原足以舒少阳之气，而茯苓甘草半夏陈皮之类，更能调和于阳明少阳之间，邪无党援，安得而不破哉？

此症用八公和阳汤亦神：石膏一钱　柴胡二钱　茯苓三钱　白术二钱　甘草一钱　炒栀子一钱　青皮三分　天花粉一钱　水煎服。

冬月伤寒，身热三日，腹满自利，人以为阳传于阴矣，而孰知不然，夫阴症腹满自利，而阳症未闻无之也。不辨其是阳非阴，而概用治太阴之法，鲜有不死亡者矣。然阴与阳何以辨之？夫太阴之自利，乃寒极而痛也，少阳之自利，乃热极而痛也，痛同而症实各异。此痛必须手按之，按而愈痛是阳症也。若太阴阴症，按之而不痛矣。故治阳症之法，仍须和解少阳之邪，而不可误治太阴也。方用加减柴胡汤治之：

柴胡一钱　白芍五钱　茯神二钱　甘草一钱　栀子二钱　陈皮一钱　当归三钱　枳壳五分　大黄五分　水煎服。

一剂而腹满除，二剂而自利止矣，不必三剂也。此方和解之中，仍寓微攻之意，分消之内，少兼轻补之思，所以火邪易散，而正气又不伤也。若以大承气下之，未免过于推荡，若以大柴胡下之，未免重于分消，所以又定加减柴胡汤，以治少阳腹满之自利耳。

此症亦可用和攻散：柴胡、栀子、丹皮各二钱　白芍五钱　茯苓三钱　甘草、陈皮大黄各一钱　水煎服。

冬月伤寒，身热四日，畏寒不已，人以为太阴转少阴矣，谁知仍是太阴也。夫太阴脾土也，少阴肾水也，似不相同，然而脾土乃湿土也。土中带湿，则土中原有水象，故脾寒即土寒，而土寒

即水寒也,所以不必邪传入肾,而早有畏寒之症矣。治法不必治肾,专治脾而寒症自消。方用理中汤加减治之:

白术一两　人参三钱　茯苓三钱　肉桂一钱　附子一钱

水煎服。

一剂而恶寒自解,而身热亦解矣。夫方中用桂附,似乎仍治少阴之肾,然而以参术为君,仍是治脾,而非治肾也。虽然脾肾原可同治,参术虽治脾而亦能入肾,况得桂附,则无经不达,安在独留于脾乎?然则治脾而仍是治肾,此方之所以神耳。

此症用加味桂附汤亦效:白术一两　肉桂、干姜各一钱　附子、甘草各五分　水煎服。

冬月伤寒,身热五日,人即发厥,人以为寒邪已入厥阴也,谁知是肾水干燥,不能润肝之故乎!夫发厥本是厥阴之症,邪未入厥阴,何以先为发厥?盖肝血燥极,必取给于肾水,而肾水又枯,肝来顾母,而肾受风邪,子见母之仇,自然有不共戴天之恨,故不必邪入厥阴,而先为发厥,母病而子亦病也。治法无庸治肝,但治肾而厥症自定,母安而子亦安也。方用子母两快汤:

熟地五钱　麦冬五钱　当归二钱　山茱萸三钱　茯苓二钱

芡实二钱　山药二钱　玄参五钱　水煎服。

一剂而厥定,再剂而身热亦愈也。此方纯用补肾之味,惟当归滋肝之血也,治肾而治肝在其中,何必再用白芍以平肝气耶。且此症又不可用白芍也,以白芍虽平肝气,可以定热厥于须臾,然而白芍定厥,未免过于酸收,与补水之药同用于无邪之日,易于生精,与补水之药同用于有邪之顷,亦易于遏火,不若单用补肾之味,使水足以制火,而又无火留之害,为更胜也。故子母两快汤所以不用芍药,而单用当归者,以当归之性动,不比芍药之酸收耳。且当归善助熟地山萸以生水,生水以滋肝,即补肾以制肝也。

冬月伤寒,身热六日而汗不解,仍有太阳之症,人以为邪返于太阳也,谁知是邪欲返于太阳而不能返乎!夫邪既不能返于太阳,当无太阳之症矣。治法宜不治太阳也,然而不治太阳,而邪转有变迁之祸,盖邪既不能复返于太阳,窥太阳之门而欲入者,亦势之所必至也。用太阳之药引邪而归于太阳,而太阳曾已传过,邪走原路而邪反易散矣。方用桂枝汤少以散之,一剂而邪尽化也。倘多用桂枝汤,则焦头烂额,曷胜其祛除乎?此又用药之机权也。

此症用解邪汤亦佳:桂枝三分　茯苓五钱　当归三钱　生地五钱　白术三钱　陈皮三分　甘草一钱　麦冬五钱　水煎服。

冬月伤寒,至七日而热犹未解,谵语不休,人以为证复传阳明也,谁知是邪欲走阳明,而阳明不受乎!夫阳明已经前邪,见邪则拒,似乎邪之难入矣。然而切肤之痛,前已备经,故一见邪再入太阳,惟恐邪之重入阳明也,所以震邻之恐,先即呼号而谵语生,非从前邪实而作谵语者可比。治法不必专治阳明,以截阳明之路,惟散太阳之邪,而邪已尽散,断不复入阳明也。方用桂枝汤,一剂而谵语自止,又何必用石膏汤以重伤胃气哉。

此症用和营汤亦神:麻黄三分　茯苓三钱　当归三钱　玄参五钱　甘草一钱　麦冬五钱　竹叶三十片　半夏五分　水煎服。

冬月伤寒，至八日而潮热未已，人以为邪再传少阳矣，谁知是邪在阳明，欲出而未出乎！夫阳明之府，多气多血之府也，气血既多，脏邪亦正不少。痰在胃膈，原能自发潮热，不必假借少阳之经也。况邪又将出而窥伺少阳，乃少阳前受阳明之贼害，坚壁以拒，未免寒心，故现潮热之症，其实尚未入于少阳也。治法正不须治少阳之邪，而单解阳明之热，阳明热解，而少阳之邪自散矣。方用解胃汤：

青蒿五钱　茯苓二钱　甘草五分　麦冬五钱　玄参三钱
竹叶五十片　水煎服。

一剂而胃热清矣，再剂而潮热退矣，不必三剂也。此方息阳明之焰，而又能解少阳之氛，一方而两治，倘徒解少阳之氛，而阳明愈炽矣。倘徒息阳明之焰，而少阳又燥矣。两阳有偏胜之虞，则二府必有独干之叹，自然轻变为重，邪传正无已时。今一方两治，仍是单治阳明，而少阳治法已包于中，所以能收全功也。

此症用发越汤亦妙：葛根三钱　茯苓五钱　甘草五分　麦冬三钱　玄参一两　生地三钱　柴胡五分　水煎服。

冬月伤寒，至九日而泻利不已，人以为邪入太阴，阳又变阴之症，谁知是阳欲辞阴之病乎！夫变阴与辞阴何以辨之？变阴者，阳传入于阴也；辞阴者，阳传出于阴也。入于阴，则自利，岂出于阴而反自利乎？不知阴阳不相接时，多为泻利不已，但入阴之自利，其腹必痛，出阴之自利，其腹不痛也。倘至九日而泻利不已，其腹不痛者，正离阴之自利也，切戒不可用太阴止利之药，一用止利之药，而邪转入阴，必成危证矣。法宜仍治少阳，而解其表里之邪，则自利自止，而寒热之邪亦散也。方用小柴胡汤加减用之：

柴胡一钱　茯苓三钱　甘草、黄芩各一钱　陈皮五分　水煎服。

一剂即止利，而寒热顿解矣。此方专解半表半里之邪，而又能分消水湿之气，既不入阴，而复善出阳，故取效独捷耳。

此症用合阴汤亦效：柴胡八分　茯苓五钱　甘草五分　天花粉一钱　枳壳三分　神曲五分　白芍三钱　水煎服。

冬月伤寒，至十日，恶寒呕吐，人以为邪再传少阴矣，谁知是邪不欲入少阴乎！夫邪既不欲入少阴，何以恶寒呕吐？不知伤寒传经，而再入于太阴，其中州之气前经刻削，则脾气已虚，脾气既虚，而脾必耗肾中之火气，而肾又曾经邪犯，在肾亦自顾不遑，母贫而子不忍盗母之财，故邪入于脾而脾甘自受，先行恶寒呕吐，不待传入少阴而始见此等征候也。治法单治太阴脾土，而呕吐可止，然而单治脾而不治肾，则肾火不生脾土，而恶寒终不能愈。寒既不除，而呕吐仍暂止而不能久止也。方用脾肾两温汤：

人参三钱　白术五钱　肉桂一钱　巴戟天三钱　丁香三分　肉豆蔻一枚　芡实三钱　山药三钱　水煎服。

一剂而恶寒止，二剂而呕吐尽除也。此方用参术以健脾，用巴戟天，芡实，山药以补肾，而又用肉桂，丁香以辟除寒气，旺肾火以生脾土，则土气自温，母旺而子不贫，亦母温而子不寒也。

此症用加味参术附姜汤亦神：人参五钱　白术五钱　肉豆蔻一枚　附子三分　干姜一钱　水煎服。

冬月伤寒，身热十一日而热反更盛，发厥不宁，一日而三四见，人以为邪再传厥阴也，谁知是邪不能传肝乎！夫少阴寒水也,邪在少阴,未入厥阴,何以发厥而见热证?然而此厥乃似热而非热也。内寒之甚,逼阳外见而发厥,故不待传入厥阴之经,而先发厥耳。症见此等证候,本是死证,而用药得宜,未必至死。仲景夫子未尝立方者,非无方也。以灸法神奇示人,以艾火灸少阴者,正教人不必治厥阴也。虽然灸少阴者固易回春,而汤药又安在不可以起死?方用回生至神汤:

人参三两 肉桂三钱 白术二两 生姜汁一合 葱十条捣汁 同水煎服。

一剂而厥定,再剂而身热解矣。此方虽在用参术之多,第不佐之姜葱二汁,则不能宣发于外,而邪伏于肾中,而不得出也,惟参、术得葱姜之助,导之出外,不必走肝而厥反自安矣。此治法之巧者。

此症亦可用加味人地汤,殊验:熟地二两 人参一两 白术一两 附子一钱 生姜汁一合 水煎调服。

冬月伤寒,身热十二日,而热仍不退,不见发厥,人以为伤寒至厥阴,不发厥而病将退矣,谁知伤寒虚极,欲厥而不可得乎!夫热深者厥亦深,不厥,似乎热之不深矣,然而热深而发厥者,元气足以鼓之也;热深而不能发厥者,元气不足以充之也。传经至十二日,病已入肝,而厥不应者,非热之不深,乃元气之甚困也,乌可因不厥,而即疑其厥阴之不热乎?治法补其肝气,而辅之以解热之品,则厥阴不燥,而木气大舒,邪不能留,非惟热解而见厥,抑亦邪散而消厥也。方用消厥散:

白芍五钱 当归五钱 丹皮三钱 生地二钱 甘草一钱 人参一钱 炒黑荆芥三钱 炒栀子一钱 天花粉二钱 水

煎服。

一剂而厥乃发,再剂而厥反定矣。此方补肝凉血,以治传经之伤寒,世无其胆。然而肝燥而内热,因虚而厥伏也,非滋其肝中之血,则热深者,何能外见乎?故必补其虚而发厥,随可乘其厥而散热也。人亦可闻吾言,而放胆治之矣。

此症用增减逍遥散,大效:白芍、白术各三钱 当归、人参、炒黑荆芥、白芥子各二钱 柴胡一钱 甘草五分 陈皮、神曲各三分 水煎服。

冬月伤寒,至十二日之后,忽然厥发,发去如死人一样,但心中火热,其四肢如冰,有延至三、四日而身体不腐者,人以为尸厥也。谁知是邪火犯心,胞络坚闭其气,以守护其心乎?夫伤寒传遍六经,未有传心者也,一至传心,无不死者,然而邪得以传心者,亦因胞络之虚,力不能障心,使邪之径入也。若胞络素无亏损,邪虽直捣心宫,而膻中膜膈足以相拒。然而三阴三阳俱为邪之所传,各各损伤,胞络相臣,出死力以御贼,号召勤王,绝无一应,惟有坚闭宫门,甘与王同殉。至于各脏腑,见君相号令,不能宣扬于外,自然解体,有国亡无主之象,所以手足肢体先冷如死灰也。此时设有斩围夺门之将,扫荡群妖,救君相于危亡之候,自然外藩响应,不必听旨宣召,无不归诚恐后矣。然则治法奈何?助胞络之气,而加之祛邪之味,可返死而回生也。方用救心神丹:

人参一两 黄连三钱 菖蒲二钱 茯苓五钱 白芍一两半夏三钱 附子一分

水煎一碗,以笔管通于病人喉中,另使亲人含药送下,无不受者。一剂而人之气苏，再剂而心中之大热自解，而四肢手足尽温矣。夫厥症多热，四肢之冷如冰者，正心中之热如火也，热极反为寒颤，颤极而人死，其实人死而心尚未死。此方用人参以固其生气；以黄连清其心中胞络之火邪；加附子一分为先锋；加菖蒲为向导，引人参黄连突围，而共入于心中。又得白芍茯苓半夏平肝而不助火，利湿而共消痰，则声援势盛，攻邪尤易也。或疑"用黄连以清热，是矣，何必助之以人参，而用人参亦不必如此之多？"孰知六经传遍以攻心，则脏腑自虚，多用黄连而不君之人参，则有勇无谋，必至斩杀过甚，反伤元气，又有主弱臣强之虞矣，虽救君于顷刻，而不能卫君于崇朝，不几虚用奇兵哉？

此症用活心丹甚神：人参一两　黄连三钱　菖蒲一钱　麦冬、生枣仁各五钱　天南星一钱　附子三分　良姜五分　生姜十片水煎，灌服。

中寒门七则

人遇严寒之时，忽感阴冷，直入于腑，手足身皆冷，面目色青，口呕清水，腹中雷鸣，胸胁逆满，体寒发颤，腹中觉有凉气一裹，直冲而上，猝不知人，此寒气直冲七腑也。夫中寒之病与伤寒之症大相悬绝。盖伤寒之寒，由表而入于里；中寒之寒，由腑而入于脏；虽入腑入脏同是直中之症，而治法终有不同也。盖入腑之寒，轻于入脏，则治腑之寒，乌可重于治脏哉？惟是腑有七，而中腑之药，似宜分别。大凡阴寒之中人，必乘三焦之寒而先入，温三焦之寒，而七腑之寒可尽散也。然而三焦之所以寒者，

又由于胃气之虚也,徒温三焦之寒,而不急补其胃气,则气虚而不能接续,乌能回阳于顷刻乎？方用救腑回阳汤:

人参五钱　附子一钱　肉桂二钱　巴戟天一两　水煎服。

此方用人参以扶胃气,用肉桂以回阳,亦不必更借巴戟天之为君矣,不知巴戟天补心肾之火,心肾之火旺,而三焦之火更旺矣。且巴戟天生胃气而回阳,故用之为君,尤能统人参附桂同心之将,而扫荡祛除,寓剿于抚之中也,所以一剂奏功,阳回而阴寒立散矣。

此症用术桂干姜汤甚效:白术一两　肉桂三钱　干姜三钱水煎服。

人有严冬之时,忽感阴寒,唇青身冷,手足筋脉挛急,上吐下泻,心痛腹疼,囊缩甲青,腰不能俯仰,此阴寒中脏之病也。夫中脏重于中腑,寒气入于五脏,似宜分脏而治,然而不必分也,但直温其命门之火,则诸脏之寒,可以尽散。盖命门为十二经之主,主不亡,则心君必不为下殿之走;主不亡,则肝木必不为游魂之变;主不亡,则肺金必不为魄散之升;主不亡,则脾土必不为崩解之陆。惟命门既寒,而阳气为阴邪所逼,越出于肾外,则五脏之神不能独安,各随阳而俱遁矣。然则五脏为寒邪所犯,不必治五脏也,独温其命门,而五脏之寒邪可解。虽然命门为五脏之主,而五脏气虚,大兵到处,扫荡群妖,苟无粮草,何以供命？此命门宜温。而五脏之气,亦不可不补也！方用荡阴救命汤:

人参一两　白术三两　熟地三钱　肉桂一钱　附子三钱山茱萸二钱　茯神三钱　水煎服。

一剂而阳回，再剂而痊愈。何神速乃尔？盖寒入五脏，由命门之阳外出，一回其阳，而寒气无留于脏矣。方中以参术为君，似乎止救心脾二经，虽附子、肉桂与熟地、山萸同用，肾亦在所救之中，而肝肺竟置之度外，何以能斩关直入，回阳于顷刻耶？不知五脏为寒邪所犯，大约犯肾之后，即便犯脾而后犯心也，犯肝肺者无多也，故专顾心肾与脾经，而肝肺已在其内。况人参同附子并用，无经不达，又宁有肺肝之不入者乎？而且补肝补肺之药，无非收敛之剂，欲祛邪而使之出，不可留邪而使之入。倘用收敛之味，以补肝肺，反掣人参、附子之手，不能迅于荡阴矣。此用药之不杂，实有秘义也。且肾中水火原不相离，用桂、附大热之药以回阳，未免肾中干燥，与其回阳之后，又补肾水以济阳，何如于用火之时，而先为防微之为得哉。吾所以少用熟地、山萸于桂、附之中，以制火之横，且火得水而归源，水招火而入宅，故能奏既济之勋，而无亢炎之失也。

此症用参术桂附加熟地汤亦妙：人参、白术各一两　附子、肉桂各二钱　熟地五钱　水煎服。

冬月直中阴寒，吐泻交作，身发热者，人以为伤寒传经之症也，然而虽是伤寒，实有分别，此乃直中少阴之邪，而非传经少阴之邪也。夫直中阴经，原无身热之症，兹何以身热耶？此正阳与阴战，乃邪旺而正不肯安于弱，以致争斗而成热也。若传经少阴之症，必至数日后始行吐泻，未有初感一日即身热，而上吐下泻者，故此症确是直中，而非传经也。直中，邪即入里；传经，邪在表而入里，本是悬殊，不可不察。治法有参附茯苓汤：

人参一两　附子一钱　茯苓五钱　水煎服。

一剂而吐泻止,而身热亦退,何其效之速乎?不知此症原因阳气之弱,不胜阴邪之盛,故尔发热,君助其阳气,则阳旺而阴自衰。况又佐之附子之勇猛突围破敌,则阳气更胜,自然转败而成功矣。且益之茯苓之淡泄,分消水气,则胃土得安,而上下之间,无非阳气之升降,阴邪又安能冲决哉?

此症亦可用参苓附术加生姜汤:人参、白术、生姜各一两　附子二钱　茯苓三钱　水煎服。

人有直中阴寒,肾经独受,身颤手战者,人以为寒入于骨中也,谁知是命门火冷,不能外拒夫阴寒乎!盖命门为十二宫之主宰,人有此火则生,无此火则死。火旺则运用于一身,而手足自温;火衰则力不能通达上下,而一身皆冷,又何能温热夫手足耶?故命门火旺,外来之寒邪,可以相拒而不敢相犯,惟火衰之极,而阴寒内逼,直入肾宫,命门畏寒太盛,几几乎有不敢同居之势,身颤者,难以自主也,手战者,难以外卫也。治法亟温补其命门,使命门之火足以胜外来之寒,则命门之主不弱,而后阳气健旺,能通达于上下之间,阴消寒散,不致侵犯心宫也。方用直中阴脏第一方治之:

附子一钱　肉桂二钱　丁香一钱　白术二钱　水煎服。

一剂而寒祛,身颤手战皆定也。此方尽是阳药,以阳药而治阴症,自是相宜,然而至急之症,何以少用分两,而成功至神者?因火欲外越,一助火而火即回宫,火因弱而逃,自必见强而返,火既归矣,又有余火以相助,则命门大旺,毋论足以祛寒,而寒邪亦望火而遁也。

此症用援命拒寒汤实神:白术三两 肉桂三钱 破故纸三钱 杜仲三钱 水煎服。

人有少阴肾经感中邪气,小腹作痛,两足厥逆,人以为寒邪之直犯于肾也,谁知入肾,而兼入于小肠之腑乎!夫邪既入肾,乃入脏也,脏重于腑,何必辨其邪入于小肠乎?然而辨症不清,则用药必然寡效。虽肾开窍于二阴,又曰肾主大小便,肾寒则小肠亦寒,治肾则小肠亦愈,而终不知小肠之与肾同感寒邪也。盖寒客于小肠则腹痛,而脉不通,脉既不通,安得两足之不厥逆乎?不可徒认作寒入于肾而不入于小肠也。但治法不必治小肠而仍须治肾,治肾者温肾也,温肾即所以温小肠矣。方用止逆汤:

附子一钱 白术三钱 车前子三分 吴茱萸五分 水煎服。

一剂而痛除厥止矣。此方用附子以祛寒,用吴茱萸以通气,加白术、车前利腰脐而消湿,虽治小肠,而实温肾宫也。肾宫之命门热,而小肠之气化自行,又乌有不通之病乎?故不必止痛而痛除,不必转逆而逆定耳。

此症亦可用术桂豆苓汤亦效:肉桂一钱 白术一两 茯苓三钱 肉豆蔻一枚 水煎服。

人有猝中阴寒,身不能动,人以为寒中于脾也,谁知仍是寒中于肾乎!夫中寒而致手足之不能动,已是危症,况一身全不能动乎?盖手足冷而不动,犹是四围之病,身僵而不动,实乃中州之患也。人非火不生,而火非心火乃肾火也,肾火旺而脾土自可运用于无穷,肾火衰而脾土难转输于不息,故肾寒而脾亦寒,脾寒而身即不能运动耳。所以治法不可徒治脾,而必须治肾,尤不可统治肾,而必须温肾中之火也。方用直中阴脏第二方治之:

附子一钱　肉桂一钱　熟地二钱　干姜一钱　水煎服。

一剂而身动寒消矣。此方用桂、附、干姜直捣中坚,以迅扫其寒邪,则肾中命门之火,勃然猝发,而寒邪自去矣第过用纯阳,未免偏于太燥,益之熟地以佐之,阳得阴而不至耗水,岂特相济有成哉!

此症亦可用附桂姜术加熟地汤:熟地五钱　白术一两　干姜三钱　肉桂二钱　附子三分　水煎服。

人有猝犯阴寒之气,两胁痛极至不可受,如欲破裂者,人以为寒犯肝也,谁知仍是寒犯肾乎!夫胁乃肝位,犯肾宜病在肾,不宜病在肝,因肾寒而又畏外寒之侵,而肾之气乃逃避于肝子之家,受创深重而不敢复出也。在肝木因肾水遁入,忍见父母之受伤乎?自然奋不顾身,怒极而欲战也,两胁欲破,正木郁难宣之象,治法以火熨其外寒者,少济其一时之急也。方宜用宽肝汤救之:

人参一两　熟地二两　附子一钱　柴胡五分　甘草三分肉桂三钱　水煎服。

一剂而痛定也。人见用参、附以回阳,未必相疑,用熟地以滋阴,不能无疑也,嗟乎!肾气遁入肝宫,而寒邪必乘势以逼肝矣,肝气一怯,非上走于心,必下走于肾矣。走于心,则引邪而上犯,于心君必有下堂之祸;走于肾,则引邪而下侵于相位,必有同殉之虞。故用参以补心,使心不畏邪之犯;用熟地以补肾,使肾不畏邪之侵,而肝气瞻顾于子母之间,两无足虑,自然并力以御寒矣。况又益之以助火舒木之品,而肝中之郁大解,故背城一战而奏捷也。倘用此药而全无一效,是心肾两绝而肝气独存,不能生矣!

　　此症用祛寒舒胁汤亦神:人参五钱　肉桂三钱　白芍二钱当归三钱　柴胡五分　白术一两　甘草五分　水煎服。